Thure von Uexküll
Werner Geigges
Reinhard Plassmann

**Integrierte Medizin**

SCHRIFTENREIHE DER

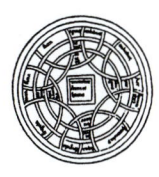

AKADEMIE FÜR INTEGRIERTE MEDIZIN

Die Schriftenreihe
der Akademie für Integrierte Medizin
wird herausgegeben von

**Rolf H. Adler,** Bern
**Wulf Bertram,** Stuttgart
**Werner Geigges,** Glottertal
**Antje Haag,** Hamburg
**Thure von Uexküll,** Freiburg

# Integrierte Medizin

## Modell und klinische Praxis

**Herausgegeben von**

Thure von Uexküll
Werner Geigges
Reinhard Plassmann

**Unter Mitarbeit von**

Angela von Arnim
Joachim Bauer
Sabine Emmerich
Doris Kühnelt
Gerlind Leininger
Manfred Sauer
Michael Schütz
Werner Stadlmayr

Mit 15 Abbildungen
und 4 Tabellen

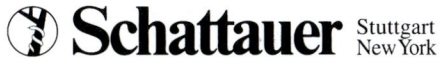 Schattauer Stuttgart New York

Die Deutsche Bibliothek –
CIP-Einheitsaufnahme

Ein Titeldatensatz für diese Publikation ist bei
Der Deutschen Bibliothek erhältlich

© 2002 by Schattauer GmbH,
Hölderlinstraße 3, D-70174 Stuttgart,
Germany
E-Mail: info@schattauer.de
Internet: http://www.schattauer.de
Printed in Germany

Lektorat: Volker Drüke, Essen
Umschlagabbildung: Achilles verbindet den
Arm des verwundeten Patrokles. Schale des
griechischen Töpfers Sosias, 500 v. Chr.
Umschlaggestaltung: Bernd Burkart, Stuttgart
Satz: Satzpunkt Bayreuth GmbH, Bayreuth
Druck und Einband: druckhaus köthen GmbH,
Köthen
Gedruckt auf chlor- und säurefrei gebleichtem
Papier.

ISBN 3-7945-2149-8

**Besonderer Hinweis:** Die Medizin unterliegt einem fortwährenden Entwicklungsprozess, so dass alle Angaben, insbesondere zu diagnostischen und therapeutischen Verfahren, immer nur dem Wissensstand zum Zeitpunkt der Drucklegung des Buches entsprechen können. Hinsichtlich der angegebenen Empfehlungen zur Therapie und der Auswahl sowie Dosierung von Medikamenten wurde die größtmögliche Sorgfalt beachtet. Gleichwohl werden die Benutzer aufgefordert, die Beipackzettel und Fachinformationen der Hersteller zur Kontrolle heranzuziehen und im Zweifelsfall einen Spezialisten zu konsultieren. Fragliche Unstimmigkeiten sollten bitte im allgemeinen Interesse dem Verlag mitgeteilt werden. Der Benutzer selbst bleibt verantwortlich für jede diagnostische oder therapeutische Applikation, Medikation und Dosierung.

In diesem Buch sind eingetragene Warenzeichen (geschützte Warennamen) nicht besonders kenntlich gemacht. Es kann also aus dem Fehlen eines entsprechenden Hinweises nicht geschlossen werden, dass es sich um einen freien Warennamen handelt.

# Vorwort

## Zur Geschichte dieses Buches

Es gibt Lebensgeschichten und Krankengeschichten, aber selten Büchergeschichten. Bücher haben, wenn überhaupt, dann eher Ent-
stehungslegenden, als dass man ihre Geschichte
erführe. Was mögen die Gründe sein? Manche
Bücher wollen objektive Wahrheit enthalten, sie
definieren sich als über das Subjektive erhaben.
Solche Bücher, dem positivistischen Ideal ver-
pflichtet, brauchen keine Geschichte, die sie nur
dem Verdacht der Vergänglichkeit aussetzen
würde. Andere Bücher lassen ihre Entstehungs-
geschichte gerne im Dunkel, vielleicht in einer
Art künstlerischem Schöpfungsmythos, der sich
der Ratio entzieht. Sie beanspruchen für sich eine
Kreativität, die sich nur ahnen, aber nicht beschreiben lässt.

Das vorliegende Buch hingegen wollte eine
Geschichte. Die Autorengruppe war sich einig,
dass dessen Geschichte erzählt werden sollte.
Wahrscheinlich war ich derjenige, der diesen
Gedanken zum passenden Zeitpunkt aussprach,
so dass Thure von Uexküll auf seine unwi-
derstehliche Art mir den Auftrag hierzu gab.
Die Geschichte dieses Vorwortes ist übrigens
paradigmatisch, auf die gleiche Weise sind
zahlreiche Kapitel entstanden, weil die Autorengruppe sie als passend und notwendig empfand.

Nicht nur das Buch, auch unsere Arbeitsgruppe hat eine Geschichte. Ihr Vorgänger war
die Arbeitsgruppe „Subjektive Anatomie", eine
geistige Werkstatt, die 1994 nach siebenjähriger
Tätigkeit das Buch „Subjektive Anatomie" ver-
öffentlicht hat. Aus ihr entwickelte sich über
Zwischenstadien unsere Arbeitsgruppe „Integrierte Medizin" und dies ist der Punkt, mit dem
die Geschichte dieses Buches beginnt.

Das Buch wurde von einer Autorengruppe
geschrieben unter Leitung von Thure von Uexküll, jeder (jede) hatte ein Bedürfnis, welches
gemeinsam durch den Diskurs der Gruppe und
das Schreiben eines Buches befriedigt werden
konnte.

Die Arbeitsgruppe trifft sich seit 1996 in
mehrwöchigem Abstand, anfangs bestehend aus
Thure von Uexküll, Werner Geigges, Joachim
Bauer, Manfred Sauer, Sabine Emmerich und
Werner Stadlmayr. Ab 1997 kamen Gerlind
Leininger, Reinhard Plassmann, ab 1998 Michael Schütz und Marina von Uexküll, ab 1999 Angela von Arnim hinzu. Alle hatten sich mit
integrierter Medizin beschäftigt, waren mit Thure von Uexküll in Kontakt gekommen und in die
Gruppe aufgenommen worden.

Wie arbeitet diese Gruppe, wie kommuniziert
sie, was hält sie zusammen? Man könnte sagen,
daß sie in ihrer Arbeitsweise das enthält, was sie
als Thema auch bearbeitet: Sie ist passende Umwelt für die Autoren. Thure von Uexküll braucht
und liebt solche Arbeitsgruppen. Er hat die Akademie für Integrierte Medizin ins Leben gerufen
als Institution und Organisation, aber eben auch
als passende Umwelt für sich und alle, die mit
einer dualistischen Heilkunde nicht mehr genug
gemeinsame Wirklichkeiten bilden konnten. Die
Akademie ist insofern Ausdruck eines Bedürfnisses, welches aus einer Passungsstörung resultiert. Ihre Mitglieder können innerhalb und mit
den traditionellen Institutionen nicht gut genug
kommunizieren. Genau dieses Motiv – es hat einen dissidenten und einen kreativen Teil – hält
auch die Arbeitsgruppe zusammen. Jeder/jede
hat im eigenen Arbeitsbereich neue Formen der
Passung mit den Patienten entwickelt, nicht so
sehr theoriegeleitet als vielmehr geleitet von einem klinischen Instinkt, dass etwas im Umgang
mit den Patienten bislang „nicht stimmte". In
meinem Fall war es die Erfahrung, dass der
Erfolg einer stationären psychosomatischen
Behandlung keineswegs von dem abzuhängen
schien, was wir taten, sondern vielmehr von dem,
was wir nicht taten. Wir mussten nur die Fehler
vermeiden, die bislang geschehen waren und alles schien wie von selbst zu gehen. Diese Fehler,
so wurde mir dann klar, ließen sich am besten
als Passungsstörung zwischen Patienten und

Umgebung und Patienten und Ärzten beschreiben. Ich zog daraus Konsequenzen für Konzeption und Praxis der psychosomatischen Klinik, schrieb darüber und war schon Mitglied dieser Arbeitsgruppe. Ebenso scheint es allen anderen auch ergangen zu sein.

Besteht die Arbeitsweise dieser Gruppe also in wechselseitigem moralischem Beistand für unsere fabelhaften Ideen? Weit gefehlt. Die in die Gruppe eingebrachten Konzepte und Manuskripte haben sich in jedem Fall als äußerst vorläufig erwiesen. Bei jedem Treffen sollten eines oder zwei der Kapitel diskutiert werden. Oft ging die Gruppe tief befriedigt auseinander, nachdem sie die ersten Sätze eines Manuskriptes besprochen und dabei Grundgedanken des Textes und des gesamten Modells in wesentlichen Teilen neu organisiert hatte. Jeder hat seine Kapitel etwa ein halbes Dutzend mal für fertig gehalten und dann weitgehend neu verfasst. Das gilt nach eigener Aussage auch für Thure von Uexküll, der erst nach vielen Versionen bereit war, sein Kapitel als vorläufig fertig zu akzeptieren. Seine Fähigkeit, Ideen zu integrieren und in zentralen Begriffen zu organisieren, ist, dies darf ich hier anmerken, unübertroffen.

Wie die Lebensabschnitte eines Menschen gehören deshalb alle Vorläuferversionen der einzelnen Kapitel zur Geschichte dieses Buches.

Oder eine andere Metapher: Die Vorläuferversionen sind wie ein Farbgrund, auf den Schicht für Schicht aufgetragen wurde. Geschichte ist geschichtet.

Und noch etwas gehört zur Arbeitsweise dieser Gruppe: Jedes der Treffen klingt in einem genussvollen Abendessen aus, für welches Marina von Uexküll, unsere scharfsinnige Mitdiskutantin, mit einer ihrer genialen Suppen sorgt.

Möge der Leser die epistemologische Herausforderung dieses Buches ebenso als Genuss empfinden.

Für die Herausgeber:
**Reinhard Plassmann**

# Anschriften
# der Herausgeber und Autoren

**Dr. med. Angela von Arnim**
Abteilung für Psychosomatik und
Psychotherapie der Universität Erlangen
Schwabachanlage 6 und 10
91054 Erlangen

**Prof. Dr. med. Joachim Bauer**
Abteilung Psychosomatik
Klinikum der Albert-Ludwigs-Universität
Hauptstr. 8
79104 Freiburg

**Dipl.-Psych. Dipl.-Paed. Sabine Emmerich**
Goethestr. 16
79100 Freiburg

**Dr. med. Werner Geigges**
Reha-Klinik Glotterbad
Fachklinik für Psychosomatik,
Psychotherapeutische und Innere Medizin
Gehrenstr. 10
79286 Glottertal

**Doris Kühnelt**
Assistenzärztin
Burg-Klinik
Klinik für Psychosomatische
und Onkologische Rehabilitation
Burgstr. 19
36457 Stadtlengsfeld

**Dr. med. Gerlind Leininger**
Saarlandstr. 2
79206 Breisach

**Prof. Dr. med. Reinhard Plassmann**
Psychotherapeutisches Zentrum
Erlenbachweg 24
97980 Bad Mergentheim

**Prof. Dr. med. Manfred Sauer**
Neuropädiatrische Abteilung
Universitäts-Kinderklinik
Mathildenstr. 1
79106 Freiburg

**Dr. med. Michael Schütz**
Burg-Klinik
Klinik für Psychosomatische
und Onkologische Rehabilitation
Burgstr. 19
36457 Stadtlengsfeld

**Dr. med. Werner Stadlmayr**
Universitätsfrauenklinik
Inselspital
Schanzeneckstr. 1
CH-3012 Bern

**Prof. Dr. med. Dr. h.c. Thure von Uexküll**
Sonnhalde 15
79104 Freiburg

# Inhalt

# Teil I
# Modell

# 1 Integrierte Medizin – ein lernendes Modell einer nicht-dualistischen Heilkunde

Thure von Uexküll

*„Wär' nicht das Auge sonnenhaft,*
*Die Sonne könnt' es nie erblicken."*
J. W. Goethe

*„Wär' nicht die Sonne augenhaft,*
*An keinem Himmel könnte sie erstrahlen."*
J. v. Uexküll

## 1.1 Das Modell als Entwicklungs-Projekt

Dieses Einleitungskapitel bringt die Ergebnisse der Arbeitsgruppe, deren Geschichte im Vorwort geschildert wird. Sie hat sich vor sechs Jahren zusammengefunden, um ein Modell[1] für eine Heilkunde zu entwickeln, die den Dualismus einer Medizin für Körper ohne Seelen und einer Psychologie für Seelen ohne Körper überwindet. Diese Heilkunde soll in der Lage sein, die biologischen, psychischen und sozialen Aspekte menschlichen Lebens nicht nur additiv, sondern integriert, d.h. als einander ergänzende und beeinflussende Aspekte zu verstehen. Unsere Gruppe ist Mitglied der „Akademie für Integrierte Medizin"[2], die sich die Aufgabe gestellt hat, dieses Ziel in einem weiteren Rahmen zu verfolgen.

Der Umgang mit lebenden Systemen erfordert eine andere Einstellung als die eines Technikers, der lokalisierbare Störungen kausal interpretieren und behandeln muss. Diese Einsicht ist inzwischen der Ausgangspunkt für Diskussionen

in der Systemtheorie, der Theorie dissipativer Strukturen nach René Thom, der Theorie der Autopoiesis nach Humberto Maturana und Francisco Varela oder der semiotischen Wende nach Thomas A. Sebeok und anderen. Grundlegend neue Ansätze wie der „Radikale Konstruktivismus" nach Heinz von Foerster und Ernst von Glasersfeld haben Wege zu Modellentwicklungen aufgezeigt, die ein neues und ungemein fruchtbares Band zwischen Theorie und Praxis knüpfen. Sie lassen das zu Recht beklagte Fehlen anwendungsbezogener Forschung neuer Theorien in einem bezeichnenden Licht erscheinen, indem sie bereits von der Modellbildung den Nachweis der praktischen „Viabilität" (Gangbarkeit) einfordern.

Diese Debatten um Modelle, die ein neues Verständnis lebender Systeme eröffnen, werden zwar von außen an die Medizin herangetragen. Sie betreffen aber die Orientierung und das Vorgehen der Medizin selbst. Da ihre Aufgaben des Erkennens und Handelns in dem Spannungsfeld vieldimensionaler Verknüpfungen somatischer, psychischer und sozialer Probleme angesiedelt sind, müssten ihre Modelle bedeutende Integrationsleistungen erbringen. Diese werden aber durch die herrschende Aufsplitterung der Medizin in somatische, psychische und soziale Bereiche verhindert.

Es geht uns also nicht darum, die ohnehin angespannte Lage des Praktikers durch müßige Diskussionen abstrakter Fragen noch weiter zu komplizieren. Wir wollen ihn im Gegenteil ermutigen, es sich zum Programm zu machen, die isolierten Modelle, denen seine Praxis auf der Grundlage seiner Ausbildung folgen muss, kritisch zu hinterfragen und, wo immer sich dies als notwendig und hilfreich erweist, durch neue und bessere zu ersetzen. Dafür soll ihm das Menschenbild, das unser Modell entwirft, einen Orientierungsrahmen oder ein Meta-Modell vermitteln, in dem er somatische, psychologische

---

1  „Der Begriff leitet sich von dem lateinischen Wort ‚modulus' für Vorbild ab. Für die Geschichte des Begriffs ist wichtig, dass das durch ihn bezeichnete Prinzip im Bereich des Herstellens, der Technik ebenso bedeutsam ist wie im theoretischen Bereich." (Ritter u. Gründer 1984, S. 46)

2  Akademie für Integrierte Medizin e.V., Geschäftsstelle: Hölderlinstraße 3, 70174 Stuttgart

und soziale Modelle als Teilaspekte eines größeren Ganzen einordnen und miteinander verbinden kann.

In der aktuellen Wissenschaftstheorie ist eine starke Hinwendung zu einem neuen Verständnis von Modellen feststellbar (Bardmann 1997). Gefordert wird, dass sie sowohl deskriptive wie auch präskriptive Ansätze vereinen, die aber nicht nebeneinander existieren, sondern einen fruchtbaren Zusammenhang stiften sollen, und dass unbewusste Hypothesen und Modelle durch bewusste und reflektierte ersetzt werden. Angesichts dieser Entwicklungen ist die Medizin heute durch ihre weit verbreitete theoretische Abstinenzhaltung in Gefahr, den Anschluss an diese Diskussionen und damit auch das nötige Maß an Selbstkritik zu verlieren.

Die „Akademie für Integrierte Medizin" verfolgt das Ziel, die Chancen dieser aktuellen Entwicklung zu erkennen und in begründbare Praxis umzusetzen. Zentral dafür ist unsere Methode der „Reflektierten Kasuistik", die Praxis von der Theorie her und Theorie von der Praxis her durchsichtig machen soll. Zu diesem Zweck reflektiert sie Krankengeschichten unter drei Aspekten: der Geschichte einer Krankheit, der Geschichte eines Kranken und der Geschichte der Beziehung zwischen Arzt und Patient. Für diesen Zugang ist es unerlässlich, mit dem Kranken eine Kommunikation aufzubauen, d.h. eine gemeinsame Wirklichkeit zu konstruieren. Konkret verstehen wir darunter eine Arbeit, die unser Modell als diagnostisches und therapeutisches Instrument im Rahmen von Balint-Gruppen kritisch reflektiert (Geigges 1999). Werner Geigges wird unser Vorgehen in Kapitel 2 darstellen.

Wir sind an einen Punkt gelangt, an dem unser Modell Gestalt anzunehmen beginnt, an dem aber auch deutlich wird, dass Modelle einer lebenden Medizin sich weiterentwickeln, d. h. „lernende Modelle" bleiben müssen.

Ich habe es übernommen, dieses „lernende Modell", wie es sich uns als Ergebnis unserer Zusammenarbeit heute darstellt, zu formulieren. Dabei zeigt sich, dass Begriffe, die wir bisher nicht verwendet haben, definiert und andere Begriffe neu definiert werden müssen. Ich werde versuchen, die Definitionen bzw. Neudefinitionen zu formulieren und zu begründen.

# 1.2 Der Ausgangspunkt

Unser Ausgangspunkt ist das Modell der modernen Medizin, dem wir in den letzten 150 Jahren Erfolge verdanken, die alles in den Schatten stellen, was die Medizin früher erreicht hat. Dieses Modell beginnt jedoch zu einer Gefahr zu werden, die Aufgaben des Arztes zu entstellen und Medizin zu einem technisch hoch entwickelten, marktwirtschaftlich gelenkten, ärztlicher Kontrolle entzogenen Betrieb werden zu lassen, in dem das Wohl der Patienten finanziellen und bürokratischen Überlegungen nachgeordnet ist. Ein Symptom für diese Entwicklung ist die Nachricht, dass menschliche Gene patentiert werden können! Wie ist dieser Wandel zu verstehen?

In einem Aufsatz mit dem Titel „Krankheiten der Erkenntnistheorie" beschreibt Gregory Bateson (Bateson 1985), wie Ideen lange Zeit funktionieren und durch ihre Erfolge zu einer allgemeinen Euphorie führen können. Dabei denkt er an den enthusiastischen Fortschrittsglauben, der die Menschen zu Beginn des 20. Jahrhunderts ergriffen hatte. Zu irgendeinem Zeitpunkt können diese Ideen aber aufhören zu funktionieren und sich in eine Gefahr für die Menschen verwandeln, die ihre Kultur auf die scheinbar unerschöpflichen Möglichkeiten dieser Ideen ausgerichtet haben. Jetzt beginnt man zu erkennen, dass sie falsch sind, und bemüht sich, sie loszuwerden, stellt aber zu seinem Entsetzen fest, dass sie wie Leim an unseren Händen kleben und dass es nicht gelingen will, sich von ihnen zu befreien.

Ich zitiere zwei kurze Abschnitte aus Batesons Aufsatz:

*„Jetzt fangen wir an, einige der erkenntnistheoretischen Trugschlüsse der abendländischen Zivilisation zu sehen. Übereinstimmend mit dem allgemeinen gedanklichen Klima in England um die Mitte des 19. Jahrhunderts, entwickelte Darwin eine Theorie der natürlichen Selektion und der Evolution, in der die Einheit des Überlebens entweder der Stammbaum oder die Spezies, Subspezies oder etwas dieser Art war. Heute ist aber ziemlich offenkundig, dass dies nicht die Einheit*

*des Überlebens in der realen biologischen Welt ist. Die Einheit des Überlebens besteht aus Umwelt plus Organismus. Wir lernen durch bittere Erfahrung, dass der Organismus, der seine Umwelt zerstört, sich selbst zerstört. (...) Wir wollen nun überlegen, was passiert, wenn man den erkenntnistheoretischen Fehler macht, die falsche Einheit auszuwählen: Man gelangt zu dem Ergebnis, Spezies versus die anderen Spezies um sie herum oder versus die Umwelt, in der sie wirkt. Mensch gegen Natur. Das Ende ist dann in der Tat, dass die Kaneohe Bay verschmutzt ist, der Eriesee eine schleimige grüne Scheiße, und die Forderung: ‚Bauen wir größere Atombomben, um die nächsten Nachbarn auszurotten‘. Es gibt eine Ökologie schlechter Ideen, genau wie es eine Ökologie des Unkrauts gibt, und es ist charakteristisch für das System, dass sich grundlegende Irrtümer fortpflanzen.“*

Diese Kritik gilt der tragenden Idee des 19. und 20. Jahrhunderts, nach der lebende Organismen einer Natur kausalmechanischer Abläufe gegenüberstehen, denen sie sich anpassen oder zugrunde gehen müssen. Für Bateson ist diese Idee einer eliminatorischen Anpassung Symptom einer kranken Erkenntnistheorie, die unsere Existenz bedroht. Sie entwirft das Szenario eines permanenten Krieges zwischen den Organismen verschiedener Spezies und einer feindlichen Natur. Damit blockiert sie die Möglichkeit, uns eine „Gegenseitigkeit“ von Natur und Leben vorzustellen.

Wir können Batesons Darstellung auf deutsche Verhältnisse übertragen: Hier kam es Mitte des 19. Jahrhunderts zu einem Paradigmawechsel (Kuhn 1973), der das Ende der „romantischen Epoche“ und den Beginn des Industrie-Zeitalters ankündigte (Bernfeld 1981). Die 1842 von Du Bois-Reymond verkündete These, „dass im Organismus keine anderen Kräfte wirksam sind als die gemeinen physikalisch-chemischen“, wurde zum Glaubensbekenntnis der wissenschaftlichen Medizin bis heute. Inzwischen ist es aber ziemlich offenkundig, dass ein Organismus, dessen Kräfte auf die „gemeinen physikalisch-chemischen“ reduziert sind, kein lebender Organismus mehr ist.

## 1.3 Eine erste Neudefinition

Die Begriffe „Umwelt“ und „Umgebung“ werden gewöhnlich unreflektiert als austauschbare Bezeichnungen für eine Welt verwendet, die alle Lebewesen umgibt. Die englische Sprache hat dafür den Begriff „environment“, der auch beides, Umwelt und Umgebung, bedeutet.

Der Biologe Jakob von Uexküll (1864–1944) hat die beiden Begriffe neu definiert (Uexküll 1920). Die Notwendigkeit einer solchen Neudefinition für die Beziehungen, die uns (und jedes Lebewesen) mit der Außenwelt verbinden, macht Bateson (ohne die Schriften Jakob von Uexexternal zu kennen) folgendermaßen klar:

Zu Beginn seines Vortrags über „Krankheiten der Erkenntnistheorie“ führt er ein „kleines Experiment“ durch. Er bittet seine Zuhörer, „ein Handzeichen zu geben“, und fragt: „Wie viele von Ihnen werden damit übereinstimmen, dass Sie mich sehen?“ Er stellt dann fest: „Ich sehe eine Reihe von erhobenen Händen, also nehme ich an, dass die Verrücktheit Geselligkeit liebt. Natürlich sehen Sie mich nicht ‚wirklich‘. Was Sie sehen, ist ein Bündel von Informationen über mich, die Sie zu einer bildlichen Vorstellung von mir synthetisieren. Sie machen dies Bild. So einfach ist das!“

„Die Verrücktheit“, die er „Krankheit der Erkenntnistheorie“ nennt, besteht also darin, dass wir „Bündel von Informationen“ unserer Sinnesorgane mit „der objektiven Außenwelt“ verwechseln, statt uns Rechenschaft zu geben, dass wir aus ihnen „bildliche Vorstellungen von Gegenständen und Vorgängen“ einer objektiven Außenwelt konstruieren.

Um diesen Fehler zu vermeiden, hatte J. v. Uexküll vorgeschlagen, für die subjektiven Weltkonstruktionen den Begriff „Umwelt“ zu verwenden und den Begriff „Umgebung“ für die soziale Konstruktion einer gemeinsamen Welt zu reservieren.

Damit hat er „Umwelt“ als „subjektive Welt“ definiert, die ein Lebewesen aufgrund seiner artspezifischen Organisation, seiner biologischen Bedürfnisse und Verhaltensdispositionen aus seinen Sinneszeichen aufbaut. Diese „Umwelt“

enthält Informationen über die Gegenleistungen der Umgebung, welche die Leistungen des Subjekts ermöglichen oder behindern. Für J. v. Uexküll lebt jedes Tier in seiner eigenen, zu seinen biologischen Bedürfnissen, seinen Sinnes- und Bewegungsorganen passenden Umwelt. Hunde leben in „Hunde-Umwelten", Vögel in „Vogel-Umwelten" und Regenwürmer in „Regenwurm-Umwelten" (Uexküll u. Kriszat 1934).

Auch Menschen leben in „Menschen-Umwelten", die menschlichen Sinnes- und Bewegungsorganen entsprechen. Sie unterscheiden sich aber von den Umwelten ihrer tierischen Mitgeschöpfe durch eine Besonderheit, die unsere psychische Entwicklung hervorbringt: Menschen beginnen im Alter von etwa zwei Jahren damit, eine „Vorstellungswelt" aufzubauen, in der abwesende Dinge gegenwärtig sein können. Diese Entwicklung fällt mit dem Beginn des Spracherwerbs zusammen. Piaget (1975a) beschreibt sie folgendermaßen:

*„Eine letzte wesentliche Konsequenz der Entwicklung der Vorstellung (beim Kinde) ist, daß künftig der eigene Körper selbst als ein Objekt aufgefaßt wird. (...) Derart zu einem Objekt unter den anderen in eben dem Moment geworden, in dem es lernt, sich die Permanenz dieser letzteren (Objekte) sogar außerhalb jeder direkten Wahrnehmung zu gewärtigen, kehrt das Kind schließlich seine anfängliche Welt ganz um (...) und formt sie zu einer festen Welt von koordinierten Objekten um, die den eigenen Körper als Element mit einschließt."*

Menschen leben daher von diesem Alter ab nicht mehr in „subjektiven Umwelten", sondern in „individuellen Wirklichkeiten", denen „Innenwelten der Vorstellung und Phantasie" entsprechen (Uexküll u. Wesiack 1998). Sie müssen auf Umweltveränderungen nicht mehr reflektorisch oder zwanghaft wie die Tiere reagieren, sondern lernen nach Antwortprogrammen zu „antworten", die in ihrer Innenwelt, d.h. ihrer Phantasie, durch „Probehandeln vorgetestet" wurden (= Denken nach Freud).

„Umgebung" kann jetzt als Begriff für die Konstruktionen verwendet werden, die wir aufgrund sozialer bzw. kommunikativer Regeln zu einer Gruppe „objektiver Sachverhalte" oder interindividuell gültigen Informationen synthetisieren.

Diese neuen Begriffsbestimmungen sind gut belegt und von großer Bedeutung für unser Verständnis der Zusammenhänge; denn mit ihnen wird klar, dass alles, was wir „Umgebung", „Außenwelt", „Natur" oder „Kosmos" nennen, Konstruktionen sind, die Menschen aufgrund sozialer Übereinkunft geschaffen haben, um gemeinsame Handlungen zu ermöglichen.

Philosophisch nennt man die Position, die diese Auffassung vertritt, „Konstruktivismus". Moderne Vertreter dieser Richtung sind Jakob von Uexküll, Jean Piaget, Gregory Bateson, Ernst von Glasersfeld, Heinz von Foerster, Paul Watzlawick und andere.

Die Unterscheidung zwischen „Umwelt" bzw. „individueller Wirklichkeit" auf der einen Seite und „Umgebung" auf der anderen ist aus zwei Gründen unerlässlich:

● Der erste Grund ist das Problem der Kommunikation. Nach Watzlawicks rasch populär gewordener These, dass wir nicht nicht kommunizieren könnten, wirkt zwar alles, was wir sagen oder tun, irgendwie auf andere. Wenn wir unter Kommunikation jedoch nicht nur Wirkungen meinen, die Worte oder Gesten auf andere ausüben, sondern den Austausch von Botschaften, die verstanden und beantwortet werden, benötigen wir eine anspruchsvollere Definition. (Das wird in der Medizin besonders deutlich, weil es hier darauf ankommt, die Wirklichkeiten zu verstehen, in denen andere Menschen leben, d.h. fühlen, denken und leiden.)

● Der zweite Grund für die Notwendigkeit, die beiden Begriffe zu unterscheiden, ist die Tatsache, dass wir einen grundsätzlichen Fehler begehen, wenn wir bei der Beobachtung anderer Lebewesen davon ausgehen, die Welt, in der sie leben, sei mit der Welt identisch, in der wir sie sehen. Lebewesen reagieren auf Dinge und Vorgänge ihrer Umwelten, aber nicht auf Dinge und Vorgänge der Wirklichkeit eines menschlichen Beobachters.

Um das Verhalten eines Lebewesens zu verstehen, müssen wir davon ausgehen, dass es die

Vorgänge seiner Umgebung aufgrund der Eigenschaften seiner Rezeptoren und Effektoren für seine biologischen Bedürfnisse „interpretiert". Wir müssen daher seine Interpretationen interpretieren. Das gelingt, wenn wir von seinem Verhalten auf seine subjektive Umwelt schließen, in der es sich nach seinen Modellen verhält. Maturana (1982) hat daher vorgeschlagen, das Verhalten eines Lebewesens als Beschreibung seiner Umwelt zu interpretieren.

Nicht nur die Umwelt eines Tieres ist für den außen stehenden Beobachter eine „Blackbox". Auch die individuelle Wirklichkeit eines Menschen ist ein „geschlossenes, anderen Menschen nicht zugängliches System". Bei dem Versuch, uns mit Menschen zu verständigen, die andere Vorerfahrungen gemacht haben, können wir schnell feststellen, dass Kommunikation, selbst wenn wir die gleiche Sprache sprechen, ein Problem sein kann.

Für den Arzt, der mit Kranken ein diagnostisches und therapeutisches Bündnis schließen muss, sind diese Zusammenhänge essenziell. Für ihn ist die Beherrschung der Fähigkeit, mit einem fremden Menschen eine begrenzte gemeinsame Wirklichkeit aufzubauen, unerlässlich.

## 1.4 Das Zerreißen der Einheit des Überlebens und die „konstruktivistische Wende"

Aber zurück zu unserer ursprünglichen Frage: Wie können fruchtbare Ideen gefährlich werden? Und wie kann es geschehen, dass wir uns trotz wachsender Einsicht in ihre Gefährlichkeit nicht von ihnen befreien können? Ein entscheidender Grund dafür ist die Tatsache, dass wir ein technisches Modell zu einem Welt-Erklärungsprinzip erhoben haben. Bateson formuliert das, indem er zeigt, dass die Idee, zur Erklärung der Evolution Stammbäume der Organismen einer feindlichen Natur gegenüberzustellen, die Einheit des Lebens zerreißt. Um das Gewicht dieser Anklage zu verstehen, müssen wir uns klarmachen, dass es kaum eine Funktion eines Organismus gibt, die nicht auf die passende Gegen-

leistung der Umgebung angewiesen ist. Zum Atmen brauchen seine Lungen die passend zusammengesetzte Luft. Gehen und Stehen können seine Füße nur bei einem passenden Widerstand des Bodens. Die lebensnotwendige Zusammensetzung seiner Körperflüssigkeiten braucht das Wasser zum Trinken und sein Energiestoffwechsel die passende Nahrung zum Überleben.

Der Einwand, diese subtile Gegenseitigkeit zwischen Organismus und Umwelt sei das Ergebnis einer Anpassung, die viele Millionen Jahre in Anspruch nahm, ist der Einwand des außen stehenden Beobachters, für den es in der Natur keine anderen Kräfte geben darf als die gemeinen physikalisch-chemischen. Für den Organismus selbst sehen die Dinge anders aus. Da Organismen ihre eigenen Umwelten konstruieren, gehört alles, was ein außen stehender Beobachter um sie herum ausgebreitet sieht, der Umwelt des Beobachters an, aber nicht der des beobachteten Organismus.

Die Nichtbeachtung des Unterschieds zwischen dem Organismus als „Beobachter erster Ordnung seiner Umwelt" und dem Menschen, der als „Beobachter zweiter Ordnung" die Organismen beobachtet, hat die Biologie in die Irre geführt, solange sie glaubte, Beobachtung könne die Realität „abbilden". Seit der „konstruktivistischen Wende" (Glasersfeld 1996) hat sie einsehen müssen, dass Beobachtung keine Realität abbildet, sondern Realitäten konstruiert und dass wir unsere Realität ebenso konstruieren, wie jedes Lebewesen seine Umwelt als seine biologische Realität konstruiert. Diese Einsicht deckt den erkenntnistheoretischen Fehler auf, dessen gefährliche Konsequenzen Bateson beschreibt.

Seit dieser Einsicht müssen wir „Realität" neu definieren und davon ausgehen, dass jeder Beobachter aus dem, was ihm seine Sinnesorgane mit oder ohne die Hilfe von Beobachtungsinstrumenten (wie Teleskope, Mikroskope, bildgebende Verfahren usw.) zeigen, die Gegenstände und Vorgänge „der Wirklichkeit" konstruieren muss. Seine Konstruktionen müssen sich nur zwei „Kriterien" gegenüber verantworten: dem „pragmatischen" und dem „kommunikativen Realitätsprinzip".

Unter dem „pragmatischen Realitätsprinzip" versteht man die Forderung, dass Handlungen, die wir aufgrund unserer Umweltkonstruktion durchführen, zum Ziel führen. Man kann auch von einem „kybernetischen Realitätsprinzip" sprechen, wenn man unter dem Erfolg einer Handlung die „Rückmeldung" der konstruierten Umwelt bzw. individuellen Wirklichkeit versteht. Wir fassen den Beobachtungsvorgang dann als „Kreisgeschehen" auf, wie ihn Jakob v. Uexküll (1920) als „Funktionskreis" beschrieben hat.

Das „kommunikative Realitätsprinzip" fordert, dass die Wirklichkeitskonstruktionen der Partner von Gemeinschaftshandlungen soweit übereinstimmen, dass der Erfolg der Handlung gesichert ist (Mead 1968). Aber um die Bedeutung dieses Realitätskriterium zu verstehen, müssen wir zunächst wissen, was wir uns unter „Konstruieren einer Realität" konkret vorstellen sollen.

## 1.5 Die zeichentheoretische Konsequenz

Die konstruktivistische Wende hat zunächst eine unerwartete und befremdende Konsequenz: Der Beobachter konstruiert aus seinen Sinneseindrücken eine „solipsistische Wirklichkeit" oder, wie Leibniz es formulierte, eine „Monade ohne Fenster". Er kann diese „Realität" zwar pragmatisch sichern. Aber die Realität eines Lebewesens, dessen Sinneseindrücke er nicht kennt, und d. h. letztlich auch die Realität eines anderen Menschen, ist ihm nicht zugänglich. Lebende Systeme sind füreinander „geschlossene Systeme". Wir müssen daher klären, wie Kommunikation zwischen geschlossenen Systemen möglich wird, wie es ihnen also gelingt, gemeinsame Wirklichkeiten zu konstruieren, um begründet von einem „kommunikativen Realitätsprinzip" sprechen zu können.

Für die Medizin sind das keine abstrakten philosophischen Stilübungen; denn jeder Arzt steht bei der Begegnung mit einem Patienten vor dieser Aufgabe; weder er noch der Patient weiß, wie die Wirklichkeit des anderen aussieht. Um einander verstehen und ein diagnostisches und therapeutisches Bündnis schließen zu können, müssen sie daher eine begrenzte gemeinsame

Wirklichkeit aufbauen, in der jeder weiß, was Gesten und Worte des anderen bedeuten. Dafür genügt, wie wir aus vielen Erfahrungen wissen, die gemeinsame Umgangssprache allein nicht. Das wird in den verschiedenen Kapiteln dieses Buches eindrucksvoll belegt.

Diese Probleme bekommen aber einen neuen Aspekt, wenn wir davon ausgehen, dass unsere Beziehungen zur Außenwelt nicht auf zweigliedrigen Kausalprozessen aus Ursachen und Wirkungen oder Reizen und Reaktionen, sondern auf dreigliedrigen Zeichenprozessen beruhen, die aus einem Zeichen, einem Bezeichneten und einem Interpretanten als Verbindungsglied bestehen.

Die Geschichte der Zeichenlehre reicht bis zu den Jägerkulturen der menschlichen Frühgeschichte zurück. Ginzburg (1983) schildert, wie sie aus dem Spurenlesen der Jägervölker entstanden ist. Später wurde sie von den Babyloniern durch Priester und Wahrsager zu einem System entwickelt, das die Griechen zur rationalen Lehre einer „Indizienwissenschaft" ausbauten, die aufgrund von Spuren (Indizien) in der Lage ist, nicht direkt wahrnehmbare Wirklichkeiten zu rekonstruieren. Ginzburg beschreibt, wie die Indizienwissenschaften dann von den „Galileieschen Wissenschaften" verdrängt wurden, die sich zu den modernen Naturwissenschaften entwickelten. Er hebt jedoch hervor, dass die historischen Wissenschaften, die Jurisprudenz und die Medizin Indizienwissenschaften geblieben seien, da es in ihnen auf Dokumente und das Individuelle ankomme. Auch „Narrativität", die Fähigkeit, eine Geschichte zu erzählen, geht Ginzburg zufolge auf den frühen Jäger zurück, „der als Einziger fähig war, aus den stummen – wenn nicht unsichtbaren – Spuren der Beute eine zusammenhängende Folge von Ereignissen zu lesen und anderen zu übermitteln". Die „erste Geschichte" hätte etwa lauten können: „Hier ist jemand vorbeigekommen."

In der Medizin hat sich dieser Zugang zur Deutung der Krankheitszeichen bis in die zweite Hälfte des 19. Jahrhunderts erhalten. Eich (1986) beschreibt, wie die Lehrbücher für „medizinische Semiotik" erst nach 1860 verschwanden.

Mit ihnen verschwand auch die Erinnerung an ihre „indizienwissenschaftliche und semiotische" Vorgeschichte so vollständig aus dem Bewusstsein der Mediziner, dass der Gedanke, Krankheitssymptome könnten nicht nur Wirkungen von im Körper des Kranken verborgenen physikalischen oder biochemischen Ursachen, sondern auch vom Patienten erlebte Zeichen für eine Passungsstörung seiner Ganzheit sein, heute als Häresie gilt. Damit hatte sich das 1842 verkündete Paradigma voll durchgesetzt, nach dem im Körper keine anderen Kräfte wirksam sein dürfen als die gemeinen physikalisch-chemischen.

Die konstruktivistische Wende bedeutet die Wiederentdeckung der Zeichenlehre: Für sie sind Farben, die wir sehen, Töne, die wir hören, Wärme und Härte, die wir fühlen, Zeichen, aus denen unsere Wahrnehmung Eigenschaften für Vorgänge und Gegenstände einer Welt konstruiert, mit der wir umgehen können. Der Erfolg unseres Verhaltens bei diesem Umgang ist das pragmatische Realitätskriterium für das „Passen" unserer Konstruktionen.

Bei diesen Konstruktionen spielen Bedürfnisse die prägende Rolle als Interpretanten, die den Zeichen ihre Bedeutungen erteilen. Sie entscheiden, welche Bedeutung Farben, Töne, Temperaturen usw. für die Dinge und Vorgänge haben, die wir in unserer Umwelt oder individuellen Wirklichkeit erleben. Und da keiner die Bedürfnisse kennt, welche die Umwelt- oder Wirklichkeitskonstruktion eines anderen bestimmen, sind lebende Systeme füreinander verschlossene Systeme.

Das bedeutet für das Problem der Kommunikation als Vorbedingung für Gemeinschaftshandlungen, auch von Arzt und Patient und für die Bildung sozialer Einheiten, dass lebende Systeme sich über ihre Interpretanten verständigen bzw. gemeinsame Interpretanten „aushandeln" müssen.

Berger und Luckmann (1969) beschreiben die Vis-a-vis-Situation als Beispiel für ein Aushandeln gemeinsamer Wirklichkeiten. Dabei informieren Mimik, Gestik und Tonfall der Stimme über die Interpretanten der Gesprächspartner und dienen ihnen als Mittel, einen Interpretanten „auszuhandeln", der die Konstruktion gemeinsamer Wirklichkeiten ermöglicht. Das kommunikative Realitätsprinzip verlangt, dass dieser gemeinsame Interpretant gefunden und durch den Erfolg von Gemeinschaftshandlungen bestätigt wird.

Christian und Haas (1949) haben ein anschauliches Modell entwickelt, an dem sich zeigen lässt, wie bei der gemeinsamen Arbeit von zwei Partnern mit einer zweigriffigen Baumsäge die gemeinsame Wirklichkeit (sie sprechen von „Bipersonalität") unerwartet und plötzlich – quasi als Überraschung – entsteht: Das Bewegen der Säge gegen den Widerstand des Holzstücks und gegen die unkoordinierten Bewegungen des Partners weicht plötzlich einem Tun, das nicht mehr als mühsames Durchsetzen des eigenen Arbeitsrhythmus gegen den des anderen, sondern als freies Verfügen-Können über die eigenen Kräfte erlebt wird. In diesem Augenblick ist auch das Holzstück aus einem persönlich erlebten Widerstand zu einer gemeinsamen Sache, zu einer „res communis" geworden, die man mit dem Partner teilt. Jetzt haben sie den gemeinsamen Interpretanten für ihre Wirklichkeit gefunden.

Aus solchen Erfahrungen lernen wir, dass wir von „der Realität" nur persönliche Modelle besitzen, die keine Ab- oder Nachbildungen eines Originals, sondern Hypothesen für den Inhalt eines „schwarzen Kastens" sind. Die Hypothese hat die Aufgabe, aus der Beobachtung dessen, was in den Kasten hineingeht, dem Input also, vorherzusagen, was (als Output) aus ihm herauskommen wird oder, umgekehrt, aus dem Output den Input zu rekonstruieren. Wie H. v. Foerster und E. v. Glasersfeld (1999) betonen, dürfen wir aber nie glauben, erfolgreiche Hypothesen könnten den Inhalt eines schwarzen Kastens „abbilden".

Bei ihrer Diskussion über die Bedeutung des Modell-Begriffs schlägt Foerster vor, „Modell" mit „Programm" oder „Anweisung" zu übersetzen. Glasersfeld meint dazu:

*„‚Anweisung' geht manchmal, ‚Programm' auch – aber nicht immer. Eigentlich meine ich es so, wie es (...) in der Kybernetik erster Ordnung verwendet wurde. Da nannte man etwas eine ‚black box', weil man nicht hineinschauen konnte, um die Funktion zu beobachten. Also sagte man sich, ja, wenn der Mechanismus so und so wäre, dann*

*käme bei gleichem Input ebendieser Output heraus, den ich hier an der black box beobachte. Das Modell war also ein hypothetischer oder tatsächlich konstruierter Mechanismus für etwas, an das man nicht herankam. (...) In dem Sinn ist ein Modell ein hypothetisches Konstrukt. Und mir ist wichtig, dass man, wenn man ein Modell gebaut hat, das gut funktioniert, nicht glauben darf, die black box müsste deswegen ebenso sein."*

Die resignierte Feststellung, dass wir von „der Realität" nur Modelle besitzen, die weder Abbildungen noch Nachbildungen eines Originals sind, lässt sich auch positiv formulieren: Wir akzeptieren die These, dass jeder von uns nur seine eigene individuelle Wirklichkeit als Modell für „die Realität" besitzt, die aus den zahllosen individuellen Wirklichkeiten unserer Mitmenschen besteht. Wir können das Beispiel einer Stadt oder einer Landschaft heranziehen, um zu verstehen, dass jeder Bewohner nur sein Modell für seine Straße oder sein Tal besitzt. Damit sich die Bewohner der Stadt oder der Landschaft verständigen können, müssen sie einen Stadtplan oder eine Landkarte als gemeinsamen Interpretanten zu Rate ziehen. Dabei müssen sie sich aber immer bewusst sein, dass der Stadtplan nicht „die Stadt" und die Landkarte nicht „die Landschaft" ist. Die Stadt lebt in den tausenden Modellen, welche die Stadtbewohner von „ihrer Straße" und die Landbewohner von „ihrem Tal" besitzen. Stadtpläne und Landkarten entsprechen dem, was wir „Umgebung" nennen, auf die sich Menschen mit ihren verschiedenen individuellen Wirklichkeiten als gemeinsamen Interpretanten geeinigt haben.

Stadtpläne und Landkarten müssen geändert werden, wenn sie den Benutzern keine sichere Orientierung mehr vermitteln. Auch der psychophysische Dualismus war eine „Landkarte", an der sich Ärzte und Forscher lange Zeit orientieren konnten, die ihnen heute diese Orientierung aber nicht mehr erlaubt. Sie muss daher geändert werden.

# 1.6 Peirce und die Universalkategorien

Ein „Aushandeln gemeinsamer Interpretanten" als Voraussetzung für Kommunikation und für den Aufbau gemeinsamer „Umwelten" ist auch die Voraussetzung für das Entstehen komplexer biologischer Systeme aus Subsystemen, die als Zellen, Organe, Organismen usw. in Integrations-Ebenen gegliedert sind, zwischen denen „Auf- und Abwärts-Effekte" (Uexküll u. Wesiack 1996) die Einheit des Ganzen erhalten.

Bei diesem Aufbau handelt es sich nicht um ein Zusammenfügen selbstständiger Einheiten wie bei Kolonien, sondern um Differenzierung und Spezialisierung der Klone einer Mutterzelle zu Subsystemen mit entsprechend differenzierten Zeichen und Kommunikationsregeln. Diese Selbstentwicklung (Autopoiesis) lebender Systeme wurde zeichentheoretisch erst nachvollziehbar, nachdem die klassische Zeichentheorie durch den Logiker, Naturwissenschaftler und Philologen Charles Sanders Peirce (1839–1914) ihre differenzierte Form erhalten hatte, die auch der Biologie die Konzeption einer „Biosemiotik" ermöglicht.

Seine Zeichenlehre, die heute als Fundament der allgemeinen Zeichentheorie anerkannt ist (Nöth 2000), hat die 10–12 Kategorien von Aristoteles bis Kant und Hegel auf drei „Universalkategorien" kondensiert, die Peirce „Erstheit", „Zweitheit" und „Drittheit" genannt hat. Ihre Bedeutung für die Biologie beruht auf der Möglichkeit einer zeichentheoretischen Deutung der Phylogenese (Deacon 1997). Der Medizin eröffnet diese Deutung die Möglichkeit, die menschliche Ontogenese bzw. Entwicklungspsychologie differenzierter zu verstehen. Doch zunächst: Was meinen diese Begriffe?

Erstheit wird von Peirce (1991) als dasjenige definiert,

*„dessen Sein einfach in sich selbst besteht, das weder auf etwas verweist noch hinter einem anderen steht: Stellen Sie sich ein Bewußtsein vor, in dem es (...) nichts als eine einfache positive Beschaffenheit gibt. Ein solches Bewußtsein*

*könnte vielleicht ein Wohlgeruch sein (...) oder (...) ein unendlicher Todesschmerz. (...) Die erste Kategorie ist dann die Empfindungsqualität oder das, was positiv so ist, wie es ist, ohne Rücksicht auf etwas anderes."*

Von den drei Zeichenklassen, die er „Ikon", „Index" und „Symbol" genannt hat, gehört das Ikon, das (mit dem dazugehörigen Interpretanten) durch seine Ähnlichkeit auf sein Objekt verweist, zu dieser Kategorie. Die ikonischen Zeichen entsprechen den Qualitäten der Wahrnehmung, die ein Lebewesen unterscheiden kann. Deshalb wird das Ikon auch „Quali-Zeichen" genannt.

Zweitheit ist das Sein in Bezug auf ein Zweites. Es ist die Kategorie dessen, das bereits durch sein Dasein auf etwas anderes hinweist.

*„Es könnte keine Anstrengung ohne einen entsprechenden Widerstand geben, ebenso wie es keinen Widerstand ohne eine entsprechende Anstrengung gibt, die ihm widersteht."*

Zu dieser Kategorie gehört der Index, die Zeichenklasse der räumlichen, zeitlichen und kausalen Zusammenhänge, wie Anstrengung und Widerstand oder Rauch und Feuer.

Drittheit ist schließlich „die Beziehung zwischen einem Ersten und einem Zweiten. Es ist die Kategorie des Allgemeinen, des Gesetzmäßigen, der Gewohnheit."

Ihre Zeichenklasse ist das Symbol. Symbole sind für Peirce auf sozialer Übereinkunft beruhende, konventionelle Zeichen. So sind Sprachen symbolische Zeichensysteme. Da Symbole ikonische und indexikalische Zeichen integrieren, schwingen bei unserem Sprechen immer ikonische und indexikalische Inhalte mit, nur mit wechselndem Gewicht.

M. Balint spricht von einer „Aura der Assoziationen, von denen jedes Wort umgeben ist und die in jeder Sprache verschieden ist, verschieden auch in den wechselnden menschlichen Beziehungen bei gleicher Sprache." (Balint 1973)

Man kann vermuten, dass der Effekt therapeutischer Gespräche davon abhängt, ob und wie intensiv die ikonische Dimension erreicht wurde.

In Kapitel 7 beschreibt W. Stadlmayr, welche Bedeutung die Fähigkeit des Arztes gewinnt, das ikonische Erleben der Schwangeren im Verlauf einer Geburt empathisch zu begleiten.

# 1.7 Die entwicklungsgeschichtliche Bedeutung der Universalkategorien

Nach Deacon (1997) lässt sich die phylogenetische Entwicklung als die Folge des Auftretens zunächst ikonischer und dann indexikalischer Zeichen in der Natur verstehen, dem heute die Welten der Pflanzen und der Tiere entsprechen. Die Stufe symbolischer Zeichen, in der diese beiden Zeichen-Ebenen integriert werden, hat nur der Mensch erreicht.

Der Zuwachs an Zeichenprozessen im Verlauf dieser drei phylogenetischen Epochen eignet sich auch für den Entwurf eines ontogenetischen Modells, das die individuelle Entwicklung des Menschen als eine Folge neuer biologischer Programme zur Konstruktion passender Umwelten beschreibt: Danach beginnt die menschliche Entwicklung mit der Konstruktion einer „ikonischen Umwelt", in der „Sollwerte" als Interpretanten in „Regelkreis-Modellen" zur Konstruktion der Systeme des vegetativen Lebens entstehen. Mit den indexikalischen Zeichen und ihren Hinweisen auf räumliche und kausale Zusammenhänge konnte sich das Modell „Funktionskreis" für animalische Systeme entwickeln. Das Modell „Situationskreis" für den Aufbau individueller Wirklichkeiten des Menschen konnte erst nach dem Gewinn der symbolischen Zeichen entstehen.

Unter diesem Aspekt beginnt die früheste Phase menschlichen Lebens mit der Fähigkeit, mithilfe ikonischer Zeichenprozesse primitive Umwelten zu konstruieren, die noch an pflanzliche „Wohnhüllen" erinnern.

In seinem Aufsatz „Friendly experiences – horrid empty spaces" kritisiert M. Balint (1955) die psychoanalytische Terminologie dahingehend, dass sie zur Beschreibung der frühen Phase menschlicher Entwicklung nur orale Phänomene heranzieht und es versäumt, unser Verständnis für diese sehr primitiven Phänomene aus Erfahrungen anderer Bereiche zu erweitern. Er beschreibt solche Phänomene, deren ikonischer Zeichencharakter eindrucksvoll ist:

*„Wärmegefühl, rhythmische Geräusche und Bewegungen, gedämpftes, undefiniertes Summen, die unwiderstehlichen und überwältigenden Wirkungen von Geschmack und Geruch, nahem Körperkontakt, taktiler und durch Muskeln ausgelöster Empfindungen besonders in den Händen und die unleugbare Kraft jedes einzelnen und aller dieser Sinneseindrücke als verursachende und lindernde Aspekte von Angst- und Verdachtsgefühlen, glückseliger Zufriedenheit und furchtbarer, verzweifelter Einsamkeit."* (Balint 1955)

Balint kritisiert auch das Konzept des „primären Narzissmus", nach dem das Kind sich zu Beginn seines Lebens mit seiner ganzen Libido besetzen, d.h. ohne Beziehung zu einer Umwelt nur für sich selbst existieren soll. Er beschreibt die Schwierigkeiten, welche die Anwendung dieses Konzeptes in der Praxis macht:

*„Nach meiner Meinung aber könnten sie (diese Schwierigkeiten) viel einfacher als Argumente zugunsten der Annahme gedeutet werden, daß zwischen dem Fötus-Baby und seiner Umwelt ein früher, intensiver Austausch besteht. Die Geburt unterbricht dann plötzlich eine bisher befriedigende Beziehung zu einer Welt, in der es zwar noch keine Objekte gibt, die wahrlich eine Art unstrukturierter ‚Ozean' ist. (...) Die Geburt ist ein Trauma, das dieses Gleichgewicht in Aufruhr bringt, sie verändert die Umwelt radikal und erzwingt unter einer echten Todesdrohung eine neue Form der Anpassung. Damit beginnt die Trennung zwischen Mensch und Umwelt. (...) Die Harmonie mit dem Grenzenlosen zerbricht."* (Balint 1973)

Balint beschreibt die frühe Entwicklung des Kindes in einer Form, die mit dem semiotischen Konzept von Peirce, dessen Schriften er nicht kannte, in überraschender Weise übereinstimmt. Seine Darstellung der drei Phasen einer zunächst weitgehend unstrukturierten Beziehung, auf die eine „Zweierbeziehung" folgt und zu der ödipalen „Dreipersonen-Beziehung" überleitet, illustriert die entwicklungsgeschichtlichen Aspekte der semiotischen Theorie mit ihren drei Zeichenklassen als die Basis für ikonische, indexikalische und symbolische Umweltkonstruktionen.

Balint betont, dass das „Zerbrechen der Harmonie des Grenzenlosen" und die „Trennung zwischen Mensch und Umwelt" die Einheit des Überlebens aus Organismus und Umwelt nicht zerstört, sondern den Beginn ihrer Differenzierung bedeutet. Für ihn beginnt das Leben nach der Geburt mit dem, was er als „Zweierbeziehung" beschreibt. Jetzt wird auf das „frühe Einssein" nur noch in Situationen der Not, aber auch in Phasen der Entspannung und vor allem im Schlaf zurückgegriffen. Vor allem entsteht zunächst noch keine strukturierte Umwelt mit festen Objekten und Grenzen zwischen Umwelt und Individuum. Der Säugling existiert noch „wie der Fisch im Meer" – und seine Beziehung zur Umgebung entspricht noch unserem Verhältnis zur Luft, die wir „gebrauchen", ohne sie wahrzunehmen, deren Fehlen wir aber als Katastrophe erleben.

Balint beschreibt diese erste Differenzierung der ursprünglichen Einheit wie folgt:

*„Vor allem ist alles, was sich das entwickelnde ‚Individuum' ( = Unteilbare) in den frühen Stadien des postpartalen Lebens vorerst leisten kann, die Aufrechterhaltung einer ausschließlichen Zweierbeziehung in primitivster Form. (...) In dieser harmonischen Zweierbeziehung (welche ‚das frühe Einssein' vor der Geburt ablöst) darf nur der eine Partner Wünsche, Interessen und Bedürfnisse haben; ohne Frage wird vorausgesetzt, dass der andere Partner, das Objekt oder die freundliche Weite, automatisch die gleichen Wünsche, Interessen und Erwartungen hegt. Daher wird dieser Zustand auch oft ‚Omnipotenz' genannt".* (ebd.)

Die Phase der „Zweier-Wirklichkeit" unterscheidet sich grundlegend von der Welt der ödipalen „Dreipersonen-Wirklichkeit". Da sie noch vor der Sprachentwicklung liegt, ist sie für die Sprache des Erwachsenen, auch für die Sprache des

Psychoanalytikers unerreichbar. Er kann aber aus Defekten der ödipalen Wirklichkeit auf Probleme schließen, die in der Phase der Zweierbeziehung nicht gelöst werden konnten. Jeder zur Zweierbeziehung hinzutretende Dritte „passt nicht in die intime Beziehung", die für die Befriedigung aller Bedürfnisse des Kindes sorgt, und wird zu einer unerträglichen Belastung. Für diese Beziehung ist es charakteristisch, dass das Kind, solange seine Bedürfnisse befriedigt werden, von einem Gefühl ruhigen, stillen Wohlbefindens beherrscht wird. Triebversagung, als Ausdruck eines „Nicht-Passens der Beziehung zur zweiten Person", erweckt hingegen heftigste und laute Reaktionen.

In dieser Phase der Zweierbeziehung entwickeln sich die ikonischen und empathischen Fähigkeiten des Menschen, die für das Vertrauen unerlässlich sind, die Konstruktion einer eigenen Umwelt zu wagen. In Kapitel 14 („Psychotische Krisen als scheiternde Passungsentwürfe") beschreiben M. Schütz und R. Plassmann den Fall einer Patientin, die als Folge eines frühen Hirnschadens in ihrer Entwicklung auf dem Zustand einer „Zweierbeziehung" stehen geblieben ist.

Balint nennt diese frühe Form einer Beziehung „primäre Liebe". Sie kennt noch keine Dankbarkeit, sondern erlebt Trieb-Erfüllung als selbstverständliches Lebensrecht. Die Folgen, die sich im späteren Leben aus einem Versagen der Passung von Organismus und Umwelt in dieser frühen Phase ergeben können, werden von Balint (1973) als „Grundstörung" beschrieben. Er definiert diesen Begriff folgendermaßen:

*„Ferner meine ich mit dem Wort ‚Grund' in meinem neuen Begriff ‚Grundstörung' nicht nur, daß es sich um Bedingungen handelt, die einfacher sind als diejenigen, die den Ödipuskomplex charakterisieren, sondern auch, dass ihr Einfluß weiter reicht, sich möglicherweise über die gesamte psychobiologische Struktur des betreffenden Menschen erstreckt und in wechselndem Ausmaß Körper und Seele erfaßt. Dadurch erlaubt uns der Begriff der Grundstörung nicht nur die verschiedenen Neurosen (und vielleicht sogar Psychosen), Charakterschwierigkeiten, psychosomatische Krankheiten usw. als Symptome ein und derselben Ätiologie zu verstehen, son-*dern auch (...) eine große Zahl normaler ‚klinischer Krankheiten'. (...) Meine Beschreibung läßt erkennen, daß ich das Hauptgewicht auf den Mangel des ‚Zueinander-Passens' von Kind und jenen Personen lege, aus denen seine Umwelt sich zusammensetzt".* (Balint 1973)

Semiotisch lässt sich die „Zweierbeziehung", die Balint beschreibt, als Kommunikation auf einer ikonischen Ebene interpretieren, auf der „Ähnlichkeit der Bedürfnisse" als „Identität der Bedürfnisse" erlebt wird. Die Fähigkeit der Mutter, die Bedürfnisse des Säuglings als die ihren zu spüren und zu befriedigen, macht sie für den Säugling zu der hilfreichen Umwelt, die er selbst noch nicht konstruieren kann. Sie lässt die Mutter auch spüren, wie viel Frustrationen sie ihrem Kind zumuten kann, die nötig sind, um sich zu einer autonomen Persönlichkeit zu entwickeln.

Mit diesem Kommunikationsmuster der Zweipersonen-Beziehung beschreibt Balint letztlich auch die Strategie, die ein Arzt lernen muss, der mit seinem Patienten eine gemeinsame Wirklichkeit aufbauen will, in der er die Bedürfnisse und Möglichkeiten des Patienten empathisch, d. h. jenseits einer nur sprachlichen Kommunikation, erkunden kann. In Kapitel 5 („Bewusstwerden nach Koma") beschreiben S. Emmerich und M. Sauer die Bedeutung dieses Prinzips der hilfreichen Umwelt für Patienten, die an der Schwelle des Bewusstwerdens wieder das Vertrauen zur eigenen Konstruktion ihrer Umwelt gewinnen müssen. Auch in dem Kapitel über körperbezogene Psychotherapie von A. von Arnim wird die Bedeutung dieses Prinzips im Rahmen der Therapeut-Patient-Beziehung deutlich.

Winnicott (1973) beschreibt die positiven Möglichkeiten der frühen „Zweipersonen-Beziehung" als „Omnipotenz-Erleben" und betont seine Bedeutung für die Entwicklung einer gesunden Autonomie im späteren Leben. Erikson (1999) spricht von einem „Urvertrauen", das sich in dieser Phase entwickeln muss. Stern (1992) beschreibt diese Beziehung zur Umwelt als „amodale Wahrnehmung". In ihr sind die verschiedenen Wahrnehmungsmodi aufgrund ihrer ikonischen Ähnlichkeit noch „austauschbar".

In dieser Phase ist die Einheit aus Organismus und Umwelt am deutlichsten. Am klarsten hat das Balint beschrieben. Seine Definition dieser Phase der „Zweipersonen-Beziehung" zwischen Mutter und Kind als „primäre Liebe" illustriert ihre Unmittelbarkeit und Unentrinnbarkeit:

*„Eine (...) wichtige Eigenschaft dieser Beziehung (im Unterschied zu späteren) ist der enorme Intensitätsunterschied zwischen den Erscheinungsformen von Befriedigung bzw. Versagung. Während die Triebbefriedigung – das ‚Zueinanderpassen' von Objekt und Subjekt – ein Gefühl ruhigen stillen Wohlbefindens erzeugt, das nur schwer beobachtet werden kann, da es so natürlich und leise erscheint, erweckt die Triebversagung – das Sich-nicht-Einfügen des Objekts – äußerst heftige und laute Reaktionen."* (Balint 1973)

Balint betont aber auch, dass bei Patienten, die an einer „Grundstörung" leiden, eine gefährliche Konstellation entstehen kann, wenn es im Verlauf einer Behandlung zu einer Regression auf die Stufe der Zweipersonen-Beziehung kommt:

*„Aus klinischen Beobachtungen wissen wir, daß bei manchen Patienten diese Regression zu ganz prekären oder tragischen Situationen führt. In ihnen kann sich ‚eine Art gefährlicher Spirale' entwickeln: kaum ist das ‚Verlangen' des Patienten gestillt, erscheinen neue Wünsche und ‚Bedürfnisse', die ihre Befriedigung fordern und schließlich zu suchtartigen Zuständen führen. Man könnte also klinisch von gutartiger und bösartiger Regression sprechen."* (ebd.)

Jeder Arzt, der sich konsequent um eine „patientenzentrierte Medizin" bemüht, wird diese Gefahr erlebt haben. Deshalb ist es für ihn wichtig, die Gefahr der „bösartigen Regression" zu kennen, die zu einer „malignen Übertragung" führen kann, eine Gefahr, die auch im Rahmen des integrierten Ansatzes besteht.

In diesem Zusammenhang ist Winnicotts Beschreibung wichtig, wie die Mutter ihrem Kind langsam und einfühlend wachsende Frustrationen zumuten muss, in denen es lernen kann, „eine ausreichend gute Umwelt selbst in eine vollkommene Umwelt zu verwandeln" (Winnicott 1983, S. 168). Damit hilft sie ihrem Kind aus der Phase der ikonischen Umwelt-Beziehungen in die Phase zu gelangen, in der indexikalische Zeichenprozesse die Umwelt-Konstruktionen erweitern. Nach Stern (1992) beginnt diese Phase nach dem vierten Lebensmonat mit der zunehmenden Entwicklung der Willkürmotorik. Jetzt lernt das Kind, „sich selbst als Ursache für Veränderungen" in der sich entwickelnden, von nun an auch räumlich und kausal nach Ursache und Wirkung gegliederten Umwelt zu erleben.

Diese Erfahrung ist die Quelle des „Autarkie-Erlebens", das die „Autonomie" der Omnipotenzphantasien modifiziert. Ein Versagen in diesem Stadium der frühen Entwicklung kann zu zwanghaften Störungen führen, alles kontrollieren zu müssen. In Kapitel 11 beschreibt W. Geigges diese Entwicklung bei einem Patienten mit Hochdruckkrisen. Bei gesunder Entwicklung können jetzt aus Passungsstörungen Vorgänge konstruiert werden, die kausal-mechanisch angreifen und sich nach dem gleichen Rezept abwehren lassen.

Das symbolische Zeichensystem der Sprache, das nur der Mensch ausbildet, beginnt sich erst nach dem 16.–18. Lebensmonat mit der Entstehung des Vorstellungsvermögens und dem Beginn des Spracherwerbs als Voraussetzung für Objektkonstanz zu entwickeln. Piaget (1975a) spricht von einer „kopernikanischen Wende", in der das Kind seine bisherige Welt „ganz umkehrt" und als eine Vorstellungswelt organisiert, in der auch der eigene Körper zu einem Objekt unter anderen Objekten in seiner Welt wird.

# 1.8 Die Dualismus-Paradoxie

Damit entsteht für das Erleben unserer Körperlichkeit eine tief greifende Ambivalenz: Wir sind (wie alle Lebewesen) unser Körper, den wir keinen Augenblick verlassen können, und wir haben einen Körper (Uexküll 2001, nach Plessner 1976), den wir manipulieren und dessen Behandlung wir an einen Arzt delegieren können. In diesen beiden Körperlichkeiten erleben wir unsere ikonische und indexikalische Vergangenheit in der symbolischen Integration unserer Sprachwelt. Hier liegt die erlebnismäßige Wurzel für die Konstruktionen eines psycho-physischen Dualismus und für die Paradoxie, die darin besteht, dass wir den lebenden Körper gleichzeitig als „geschlossenes" und als „offenes" System erfahren. H. v. Foerster (1993) hat für diese beiden Erfahrungsmodi die Modelle der „trivialen und der nicht-trivialen Maschine" entwickelt.

Er beschreibt damit den erkenntnistheoretischen Hintergrund der verwirrenden Paradoxie, durch die das Begriffspaar „innen/außen" zwei völlig verschiedene Bedeutungen bekommt, Bedeutungen, die man mit den Metaphern „Uhr" und „Geheimnis" umschreiben kann:

Das „Außen und Innen" der Uhr ist räumlich definiert. Ihr „Außen" entspricht dem Zifferblatt und den Zeigern, die uns die Zeit anzeigen, ihr „Innen" meint das Uhrwerk, das die Zeiger bewegt. Die Uhr lässt sich öffnen, und man kann den Mechanismus in ihrem „Innen" untersuchen und verstehen. Nach diesem Modell ist der Körper der Anatomie und Physiologie konstruiert.

„Innen" und „Außen" des Geheimnisses sind anderer Art. Sein „Außen" sind Zeichen, deren Bedeutungen verschlüsselt sind. Sein „Innen" erschließt sich nur einem Beobachter, der die Zeichen „entschlüsseln" kann.

In unserem „Körper-Haben" als offenes und unserem „Körper-Sein" als geschlossenes System wird die Paradoxie von uns erlebt.

Wenn wir von lebenden Systemen als Einheiten oder als Ganzes sprechen, müssen wir den doppelten Aspekt ihres „Innen" und „Außen" mitdenken, ob es sich um einen Menschen, ein Tier, eine Pflanze, ein Organ oder eine Zelle handelt, ob wir als Arzt, als Anatom, als Physiologe oder Zellforscher damit zu tun haben. Daher ist die Kenntnis dieser „zwei Seiten" lebender Gebilde für die Medizin von grundsätzlicher Bedeutung; denn als lebende Einheit ist der Mensch, der seine individuelle Wirklichkeit als Ergänzung seiner Körperlichkeit ständig neu konstruieren muss, für den Arzt ein geschlossenes System.

Im Narrativ der Lebensgeschichte schlägt sich die ikonische und indexikalische Vergangenheit eines Menschen in der symbolischen Einheit der Sprache nieder: Sie eröffnet dem Arzt und dem Patienten einen „Vorstellungsraum in der Zeit", in dem beide gemeinsam aus der Gegenwart in die Vergangenheit gehen können. Die Möglichkeit, bei Erlebnissen, von denen der Patient berichtet, „dabei zu sein", eröffnet dem Arzt einen Zugang zu dessen Wirklichkeit und ihren therapeutischen Möglichkeiten.

Nach traumatischen Ereignissen kann sich bei Patienten aber nicht nur das Gewicht der ikonischen und indexikalischen Anteile seines Erlebens, sondern auch das der Subsysteme radikal verschieben. Um die „Einheit des Überlebens" zu erhalten, kann es in Extremfällen, wie z.B. im Koma, zum Rückzug auf vor-ikonische Ebenen vegetativer Zeichen als letzte Möglichkeit des Überlebens kommen. Bei Hirnverletzungen wird die Paradoxie der Unvereinbarkeit des offenen und des geschlossenen Systems, des Körper-Habens und Körper-Seins oder des indexikalischen und ikonischen Zugangs besonders deutlich: Wir „haben" ein Nervensystem mit einem Gehirn, aber wir „sind" weder das eine noch das andere. Es bleibt für uns trotz aller Einsichten der Neurowissenschaften immer ein „schwarzer Kasten"!

Von den Neurowissenschaften haben wir erstaunliche Einzelheiten über enge Verbindungen zwischen den beiden existenziell geschiedenen Aspekten erfahren. Aber sie können die Grenze zwischen „Haben" und „Sein" nicht überwinden: Nirgendwo im Gehirn gibt es so etwas wie Farben, Töne, Tastempfindungen, Gefühle oder Gedanken, obgleich uns die Neurowissenschaften mit erstaunlicher Präzision sagen können, dass dieses oder jenes Nervengeflecht der „Ort" ist, an dem das „Entstehen" oder das „Erzeugen" der Farben, Töne, Gefühle oder Gedanken „lokalisiert ist".

Alle diese Formulierungen stimmen – und stimmen nicht! Zwar geschieht für Träger des Gehirns dort dieses – Wunder. Aber zu diesem „Wunder" gehören der Körper, die Person und die Geschichte des Menschen, dem das Gehirn „gehört".

In Kapitel 6 beschreiben S. Emmerich und M. Sauer, wie jugendliche Patienten nach schweren traumatischen Ereignissen (Unfällen, epileptischen Krisen und multipler Sklerose) die Fähigkeit zur Konstruktion ihrer Wirklichkeiten wiedergewinnen müssen und welche Bedeutung die Herstellung einer „passenden Umwelt" durch das therapeutische Team für dieses „Erwachen aus tiefer Bewusstlosigkeit" hat. Dabei ist es eindrucksvoll, wie die Wiederkehr der eigenen Wirklichkeit und des Bewusstseins so Hand in Hand gehen, dass man geneigt ist, beides für zwei Bezeichnungen eines Vorgangs zu halten.

In Kapitel 8 beschreibt J. Bauer, wie das umgekehrte Geschehen bei Alzheimer-Patienten von einer Wirklichkeit befördert werden kann, deren Konstruktion eine traumatische Dauerbelastung bedeutet. Auch hier geht Verlust der Differenzierung der Wirklichkeit mit einem Verlust der Differenzierung des Bewusstseins zusammen.

In Kapitel 4 bringt G. Leininger ein Beispiel für die Flexibilität der Einheit aus Organismus und Umwelt: In traumatischen Situationen kann sich das Gewicht der ikonischen Anteile des Erlebens (z. B. bei Schmerzzuständen) im Zusammenhang mit dem Erleben der symbolischen Ebene radikal verändern.

In all diesen Beispielen wird die Bedeutung des kommunikativen Realitätsprinzips für die Wirklichkeitskonstruktionen des Menschen deutlich. Isolation als Ausschluss aus den Wirklichkeitsdefinitionen der relevanten Gruppe kann eine Gefahr für den Verlust der Orientierung in der eigenen Wirklichkeit und Abgleiten in Demenz bedeuten.

Wenn wir von hier aus auf den Fehler der Medizin zurückblicken, die gefährliche Idee der Trennung von Organismus und Umwelt als wissenschaftliche Maxime übernommen zu haben, die Bateson (1985) als Zerreißen der Einheiten des Überlebens beschrieben hat, so können wir Folgendes sagen: Die These, „dass im Organismus keine anderen Kräfte wirksam sind als die gemeinen physikalisch chemischen", unterschlägt die Tatsache, dass diese Kräfte im Organismus nur Vehikel für Zeichen produzieren, mit denen sich Zellen und Organe im Organismus und der Organismus mit seiner Umgebung verständigen; denn Zeichen bestehen aus zwei „unentbehrlichen Hälften". Von ihnen lässt sich die eine Hälfte als Einwirkung der Umgebung auf die Rezeptoren des lebenden Systems beschreiben, die dort Veränderungen – Maturana (1982) spricht von „Perturbationen" – bewirken. Die andere Hälfte ist die Bedeutung, welche die „Perturbationen" als Vehikel für den Transport des Bedeutungsgehaltes von Zeichen verwendet.

Sebeok (1979) erinnert daran, dass die „innere Struktur des Zeichens" von der stoischen Philosophie bis zum zeitgenössischen Denken als „zweiseitig" beschrieben wird:

*„Dieser Ausdruck besagt, dass das Zeichen aus zwei unentbehrlichen Hälften aufgebaut ist, von denen die eine ‚aistheton', wahrnehmbar (oder empfindbar), und die andere ‚noeton', verstehbar (oder rational) ist: Das Bezeichnende, ein wahrnehmbarer Eindruck auf zumindest eines der Sinnesorgane des Interpreten, und der bezeichnete Inhalt."*

Olds (2000) macht auf die erkenntnistheoretische Bedeutung der Zweiseitigkeit des Zeichens aufmerksam. Er schreibt:

*„Der philosophische Wert dieses Arguments wird deutlich, wenn man sich klarmacht, dass die Zweiseitigkeit des Zeichens ein dualistisches Modell für die unteilbare Einheit des Lebensprozesses bildet. Aus der Sicht der Psychologie und Psychoanalyse macht das Modell unterschiedliche Formen der Repräsentationen sichtbar, in denen sich der Geist auf verschiedenen Ebenen manifestiert, und es gewährt uns damit eine Einsicht in die Viel-Ebenen-Effekte von Psychotherapie und Psychopharmakologie. Indem es einige basale Einheiten identifiziert, die auf allen Ebenen wirken, zeigt uns das Modell eine kontinuierliche Hierarchie in der Lebenswelt. Im Rahmen der Semiotik fungieren einige der gleichen Gesetze von der molekularen Ebene bis hinauf zu den kognitiven und sprachlichen Ebenen."*

Zeichentheoretisch heißt das: Der Organismus konstruiert sich von Anfang an als „Körper-in-seiner-Umwelt". Wie oben beschrieben, wissen wir durch Piagets Untersuchungen, dass Körper und Umwelt erst mit der Entwicklung des Vorstellungsvermögens und des Spracherwerbs getrennt erlebt werden. Nach Plessner erfolgt damit der Wandel von „Körper-Sein" zu „Körper-Haben". Semiotisch entspricht diesem Wandel der Beginn der Integration ikonischer und indexikalischer Zeichen in die symbolischen Zeichenprozesse der Sprache, die nach W. v. Humboldt (Gipper 1964) zur Konstruktionsregel unserer Erwachsenen-Welt wird. In Kapitel 9 („Über die Behandlung einer Artefaktpatientin") zeigt R. Plassmann, dass diese Entwicklungsphase hoch vulnerabel ist und dass es in ihr zu schweren Störungen des Körpererlebens kommen kann.

# 1.9 Die Einheit des Überlebens und der Begriff der „psycho-physischen Ganzheit"

Mein Versuch, unser Modell für Integrierte Medizin darzustellen, hat uns immer wieder mit dem Begriff des „Ganzen" konfrontiert, der im Vokabular der modernen Biologie und Medizin fehlt bzw. mit dem Makel der Unwissenschaftlichkeit behaftet ist. Der Begriff eines „lebenden Ganzen" als „psycho-physische Einheit" ist aber für ein Modell der Integrierten Medizin von zentraler Bedeutung. Wir müssen daher versuchen, auch diesen Begriff zu definieren.

Der Begriff des Ganzen hat eine lange Geschichte (vgl. Ritter u. Gründer 1974). Sie beginnt mit Parmenides (ca. 540–470 v. Chr.), der das „Eine und das Viele" dem „Ganzen und den Teilen" gegenüberstellte. Aristoteles (384–322 v. Chr.) hat den Begriff des Ganzen durch die Eigenschaft der „Vollständigkeit" definiert, der kein Teil fehlen darf. Von ihm stammt die Feststellung, dass das Ganze „früher" sei als die Teile. Thomas von Aquin (1225–1274) definierte den Begriff „früher" durch die Feststellung, dass „das Ganze" und „Teile" Begriffe sind, die sich gegenseitig voraussetzen. Von ihm stammt die Unterscheidung zwischen qualitativem Ganzen und quantitativen Summen sowie die Unterscheidung zwischen „heterogenem" und „ein-

heitlichem" Ganzen. Er hat die „Ganzheitlichkeit" der Handlung und deren Konsequenz für den Subjekt-Begriff („actiones sunt totorum") betont.

Von Kant (1724–1804) stammt die Definition, dass ein Ganzes nur „innerlich" (per intus susceptionem), aber nicht äußerlich (per appositionem) wachsen kann. Die neuzeitlichen Versuche, Ganzheitlichkeit in der Biologie und Medizin zu begründen, leiden unter dem Übergewicht, den die mechanische Kausalität inzwischen für die Naturwissenschaften gewonnen hat. Das gilt vor allem für den „Neovitalismus" Drieschs, der unter „Entelechie" eine „vitale Kraft" verstand, oder für den „Holismus" Smuts. Davon heben sich die Versuche ab, Ganzheitlichkeit als „Gestaltqualität" zu definieren (Wertheimer, Kofka, Levin).

In der Geschichte des Ganzheits-Begriffs bildet die These Descartes' (1596–1650), nach der Menschen aus Materie und Geist bestehen, die durch eine göttliche Ordnung zu einem Ganzen verbunden sein sollen, einen Einschnitt, der den Ganzheits-Begriff bis heute belastet. Deshalb sind folgende einfache Feststellungen wichtig: „Fehlen" – die scheinbar banale Feststellung, dass etwas fehlt – setzt ein Ganzes voraus, dem etwas fehlen kann. Das gilt auch für die Begriffe „Gesundheit" und „Leben"; denn solange jemandem „etwas fehlte", war er gesund und noch am Leben. Auch die Begriffe „Phylogenese" und „Ontogenese" setzen die Vorstellung von Ganzheiten voraus, die sich, wie Kant formuliert, nur durch „inneres Wachstum" und nicht durch „äußere Zutaten" entwickeln. Auch die Begriffe „Passen" oder „Passung" setzen Ganzheit voraus, die definiert werden muss, um die Begriffe sinnvoll verwenden zu können.

Eine für Biologie und Medizin entscheidende Weiterentwicklung des Ganzheitsbegriffs verdanken wir Piaget. In „Das Erwachen der Intelligenz beim Kinde" beschreibt er das Saugverhalten seines Sohnes:

*„Bemerkenswert ist die Art und Weise, mit der er im Alter von 29 Tagen die Brustwarze erkennt: Er sucht ihre nähere Umgebung mit geöffneten und unbeweglichen Lippen ab, bevor er zupackt".* (Piaget 1969)

Piagets Kommentar dazu:

*„Die theoretische Wichtigkeit solcher Beobachtungen scheint uns ebenso groß wie ihre Banalität. Sie demonstriert uns handgreiflich die Entwicklung und Umwandlung eines Systems von reinen Reflexen in ein psychologisches Verhalten, indem sich einfach seine Funktionsweise systematisiert."* (ebd.)

Im Anschluss an diese Bemerkung analysiert Piaget den Vorgang unter dem Aspekt der Frage, was wir unter einem „Bedürfnis" zu verstehen haben. Er zitiert zunächst Claparèdes Definition: „Die Bedürfnisse bilden den Übergang vom organischen Leben, aus dem sie entspringen, zum psychischen Leben, dessen Motor sie darstellen." Danach stellt er kritisch fest: Die einleuchtende Formulierung lasse vergessen, dass sie nicht definiert, was unter „organischem" und unter „psychischem Leben" zu verstehen sei. Er beschreibt dann die Probleme des Dualismus, die sich damit stellen, und fährt fort:

*„Könnten aber die Schwierigkeiten nicht einfach dadurch entstehen, dass man das Bedürfnis von der in ihrer Gesamtheit betrachteten Handlung lostrennt? Die primären Bedürfnisse existieren ja nicht vorgängig und außerhalb der Prozesse und Mechanismen, die zu ihrer Befriedigung führen. Im Gegenteil, sie treten erst während der Tätigkeit dieser Funktionen in Erscheinung. Es wäre daher verfehlt zu sagen, dass sie der Wiederholung vorausgingen. Viel richtiger wäre es zu sagen, dass sie ihr entspringen. Es besteht also ein Kreis ohne Anfang und Ende. Das Saugen im Leeren oder jede ähnliche Tätigkeit stellt einen Vorgang dar, der das Bedürfnis ebenso verstärkt, wie umgekehrt das Bedürfnis diesen Prozess auslöst. Vom psychologischen Standpunkt aus darf man daher das Bedürfnis nicht losgelöst von seiner Betätigung oder Aktivierung betrachten. Es bildet nur einen Teilaspekt dieser Tätigkeit. Vom physiologischen Standpunkt andererseits setzt das Bedürfnis eine Organisation mit ‚beweglichem Gleichgewicht' voraus, dessen vorübergehendes Ungleichgewicht es verrät. Das Bedürfnis bezeichnet also in beiden Sprechweisen die Tatsache einer momentan unvollen-*

*deten Ganzheit, die nach Vollendung trachtet."* (ebd.)

Seine Säuglingsbeobachtungen lehrten Piaget, dass die Doktrin, Lebewesen müssten sich an ihre Umgebung „anpassen", falsch ist, dass es sich aber auch nicht einfach umgekehrt verhält. Lebewesen können sich ihrer Umgebung nicht aktiv anpassen. Sie bilden, wie es die Beobachtung der Entwicklung seiner Kinder vom Säuglingsalter bis zum Schulbeginn Piaget lehrte, von Anfang an ein Ganzes aus Organismus und Umwelt, das aber die Dynamik eines permanenten Wechsels zwischen dem Zustand eines „vollendeten" und eines „momentan unvollendeten Ganzen", „das nach Vollendung trachtet", aufweist und dessen Zustand der Vollendung sich immer wieder mit Zuständen „vorübergehenden Unvollendetseins" abwechselt. Piaget prägte die Begriffe „Assimilation" und „Akkommodation", um die verschiedenen Phasen im Detail zu beschreiben, in denen der Säugling und dann das Kind lernen, aus ihrer Umgebung eine für sie passende Umwelt und schließlich individuelle Wirklichkeit zu konstruieren. Die frühe Ganzheit findet er bereits in den Reflexen als „zirkuläres sensomotorisches Geschehen" vorgebildet.

Den Wandel zwischen Unvollendet- und Vollendetsein erleben wir als Wechsel von „Bedürfnis" und „Befriedigung". Ihm entspricht im Körper, wie es Piaget formuliert, „eine Organisation mit ‚beweglichem Gleichgewicht'" (Piaget 1969). Lebende Ganzheiten, so können wir formulieren, „sind" die Geschichten dieses rhythmischen Wechsels und als solche auch zeitliche Ganzheiten, „Zeitgestalten" (Uexküll u. Wesiack 1996), deren „Später" ein „Früher" voraussetzt und in denen das „Früher" im „Später" immer wieder neue Gestalt gewinnt.

Zeichentheoretisch lässt sich dieser Wechsel zwischen „Unvollendetsein" und „Vollendung" verstehen, wenn man „Bedürfnisse" als „Interpretanten" – und damit als „Hüter der Ganzheit" – versteht, welche die Umwelt-Konstruktionen des Organismus leiten. Damit rückt „Bedürfnis" biologisch in die Nähe dessen, was wir als „lernendes Modell" bezeichnen: Es wird gewissermaßen zu einer Hypothese des Organismus, die dem „Input" eine Bedeutung für seinen Zustand erteilt, die sich im Verhalten als Befriedigung des Bedürfnisses immer wieder „pragmatisch" bewähren muss.

## 1.10 Umwelt, Umgebung und „objektive Realität"

Ich will in meinem Versuch, unser „lernendes Modell" für „Integrierte Medizin" darzustellen, noch kurz auf das Problem eingehen, das die Wende zum „radikalen Konstruktivismus" für unser Verständnis aufwirft. Erleben wir doch die Behauptung, wir müssten unsere Realität konstruieren, zunächst als eine Zumutung. Wir sollen die „harten Fakten", mit denen wir täglich umgehen, als Konstruktionen einer in unserer Wahrnehmung tätigen Phantasie verstehen! Trotzdem sind diese „harten" Fakten ein Erzeugnis der Phantasie unserer Wahrnehmung.

Ein Bild kann uns helfen, diese „Zumutung" nachzuvollziehen. Dazu zunächst ein Zitat von J. v. Uexküll (Uexküll 1920), nach dem „das Gemüt", unter dem er das Organ unserer psychisch/geistigen Aktivität versteht, unsere „Realität" konstruiert:

*„Da die Tätigkeit unseres Gemüts das einzige uns unmittelbar bekannte Stück Natur ist, sind seine Gesetze die einzigen, die mit Recht den Namen ‚Naturgesetze' führen dürfen".*

Er hat mit seinem Konzept des „Funktionskreises" ein semiotisches Modell für die Tätigkeit „unseres Gemüts" entworfen, das aus den „Merkzeichen" unserer Wahrnehmung die „Merkmale" der Gegenstände unserer „Umwelten" und „individuellen Wirklichkeiten" konstruiert. Es entspricht dem oben zitierten „model of mind" von Olds. Um uns vorstellen zu können, woraus „das Gemüt" Umwelten und Wirklichkeiten konstruiert, hat J. v. Uexküll (1936) ein Bild gewählt, das von unserer alltäglichen Erfahrung ausgeht:

*„Jeder Mensch, der in der freien Natur um sich schaut, befindet sich in der Mitte eines runden Eilandes, das von der blauen Himmelskuppel*

*überdacht ist. Das ist die ihm zugewiesene anschauliche Welt, die alles für ihn Sichtbare enthält. Und dieses Sichtbare ist entsprechend der Bedeutung, die es für sein Leben hat, angeordnet. Alles, was nah ist und unmittelbar auf den Menschen einwirken kann, steht in voller Größe da; das Ferne und daher Ungefährlichere ist klein. Die Bewegungen der fernen Dinge können ihm unsichtbar bleiben, während die Bewegungen der nahen Dinge ihn aufschrecken. (...)*

*Dinge, die sich dem Menschen unsichtbar nähern, weil sie durch andere Gegenstände verdeckt sind, verraten sich seinem Ohr durch Geräusche oder seiner Nase als Geruch und – wenn sie ganz nahe herangekommen sind – durch den Tastsinn.*

*Die Nähe ist durch einen immer dichteren Schutzwall der Sinne ausgezeichnet. Tastsinn, Geruchssinn, Hörsinn und Sehsinn umgeben den Menschen wie vier Hüllen eines nach außen hin immer dünner werdenden Gewandes.*

*Diese Sinnesinsel, die jeden Menschen wie ein Gewand umschließt, nennen wir seine Umwelt. Sie zerfällt in verschiedene Sinnessphären, die beim Herannahen eines Gegenstandes nacheinander in Erscheinung treten. Alle in weiter Ferne gelegenen Gegenstände sind für den Menschen nur Sehdinge, nähern sie sich, so werden sie auch Hördinge, dann Riechdinge und schließlich noch Tastdinge. Die mit allen Sinneseigenschaften versehenen Dinge kann der Mensch noch zum Munde führen und auch noch zu Geschmacksdingen machen.*

*Die mit allen erdenklichen Sinneseigenschaften ausgestatteten Gegenstände bleiben ihrem Wesen nach immer Erzeugnisse des menschlichen Subjekts und sind keine Dinge an sich selbst, die ohne Subjekt für sich allein bestehen könnten. Erst wenn sie alle Sinneshüllen, die das Eiland zu verleihen hat, sich übergeworfen haben, stehen die Objekte dieser Welt in ihrer vollen Gegenständlichkeit vor uns.*

*Was sie vorher sind, solange sie noch völlig hüllenlos dastehen, das werden wir nie ergründen."* (Uexküll 1936)

Das Bild unserer Umwelt (bzw. individuellen Wirklichkeit) als Insel in einem grenzenlosen Ozean des Unerkennbaren knüpft an die Lehre

Anaximanders aus Milet (611–546 v. Chr.) an, nach der das Universum aus dem Urstoff „Apeiron" (dem Grenzenlosen) besteht, aus dem die Dinge durch das „Setzen von Grenzen (fines)" = „de-finieren" hervorgehen.

Nach einem Ausspruch von Peirce ist „das gesamte Universum von Zeichen durchdrungen, wenn es nicht sogar ausschließlich aus Zeichen besteht" (Noeth 2000). Wenn man hinzufügt, dass Zeichen „zweiseitig" sind, dass sie aus einem wahrnehmbaren Kern und einer interpretierenden Bedeutung bestehen, lässt sich das Bild der Insel, die unsere Sinnesorgane aufbauen, noch genauer beschreiben: Danach wird sie von den wahrnehmbaren Wellen einer nicht wahrnehmbaren Unendlichkeit – Varela nennt diese Wellen „Perturbationen" – umspült. Die Wellen können aber die Grenze zu unseren Sinnesinseln nur überwinden, wenn sie durch interpretierende Verwandlungen zu „Bedeutungs-Trägern" oder, anders formuliert, zu Gegenständen unserer Wirklichkeitsinseln wurden.

Für Peirce besteht alles, was wir wissen können, aus Zeichen, die als Gedanken geistige Phänomene sind. Die „Dinge selbst" sind nicht erkennbar, weil sie ohne „Definition" durch andere Zeichen (Gedanken) keine Dinge sind. „Definitionen" deuten das „Definierte", aber immer unter einem bestimmten Gesichtspunkt: Was die Physik als „Materie" definiert, ist daher eine „Schöpfung" aus dem Grenzenlosen, aber nicht das Grenzenlose selbst. Physikalische „Materie" ist Produkt einer geistigen Leistung der Physiker, die letztlich „Etwas" als Widerstand gegen die Anstrengung unseres Bewegungsverhaltens (als indexikalische Zeichen) interpretiert. Die Wirklichkeit der „res extensa" ist daher auch nur eine unter den vielen Wirklichkeiten der Natur.

Für eine Begründung der konstruktivistischen Position genügt es, an die Forschungsergebnisse der Neurowissenschaften zu erinnern. Danach besteht die Außenweltrealität aus physikalischen Korpuskeln oder Wellen verschiedener Länge, die in den Sinnesorganen in elektrophysiologische Vorgänge übersetzt werden. Was wir an Farben, Formen, Tönen, Gegenständen und Vorgängen der Außenwelt wahrnehmen, sind samt und sonders Konstruktionen, die unser ZNS in unglaublich komplizierten Interaktionen verschiedener Neuronenkomplexe konstruiert.

Aber was hat diese Auseinandersetzung mit philosophischen Fragen noch mit den Problemen des Dualismus in der Medizin zu tun? Die Antwort ist einfach: In der Medizin sind wir ständig mit der Paradoxie konfrontiert, dass uns lebende Systeme, und d. h. Zellen, Organe und Organismen einschließlich unseres eigenen Körpers, einmal als „offene Systeme" begegnen, die man wie Uhren öffnen kann, um hineinzuschauen und erforderliche Reparaturen durchzuführen, dass sie dem außen stehenden Beobachter aber gleichzeitig verschlossen sind. Die Paradoxie, mit der wir als Ärzte fertig werden müssen, besagt, dass jeder Patient beides ist: Er „hat" einen Körper, dessen innere Mechanismen wir mit bildgebenden Verfahren sichtbar machen und durch chirurgische, radiologische und medikamentöse Eingriffe verändern können. Gleichzeitig „ist" er sein Körper, dessen Gefühle, Bedürfnisse und Nöte uns unzugänglich sind, eine „Blackbox", bei der wir feststellen können, was hineingeht und was an Reaktionen herauskommt, dessen Inneres uns aber verschlossen bleibt, es sei denn, wir versuchen durch teilnehmende Beobachtung sein ikonisches und indexikalisches Erleben mit ihm zu teilen.

Diese Paradoxie hat die Medizin bisher nach dem Descartes-Schema zu lösen versucht: Sie hat den Körper, den man als ein Objekt unter anderen Objekten seiner Wirklichkeit „hat", als den „wirklichen Körper" erklärt. Den Körper, der man ist und den niemand verlassen kann, solange er lebt, hat sie den Psychologen überlassen.

Ich habe versucht, bei der Darstellung unseres „lernenden Modells" für „Integrierte Medizin" den grundlegenden Irrtum der dualistischen Spaltung zu vermeiden.

In dem folgenden Kapitel 2 wird Werner Geigges die Anwendung unseres Modells bei Patienten als „Reflektierte Kasuistik" beschreiben. In weiteren Kapiteln werden Krankengeschichten die praktischen Konsequenzen zeigen, die sich aus der Anwendung unseres lernenden Modells ergeben. Dabei wird die Möglichkeit sichtbar, Krankheiten auch als Störungen der ikonischen, indexikalischen und symbolischen Entwicklung eines Menschen besser zu verstehen.

# 1.11 Zusammenfassung

Lebende Systeme sind „Einheiten des Überlebens" aus Organismus und Umwelt (Bateson 1985). Organismen konstruieren ihre Umwelten mit Zeichenprozessen im Rahmen von „Assimilations-" und „Akkommodations-Leistungen" (Piaget 1969). Gesundheit und Krankheit entsprechen „Passung" oder einem „Passungsverlust" zwischen Organismus und Umwelt.

Lebende Systeme sind aus „Subsystemen" als Teile eines Ganzen aufgebaut. Auch Teile haben die Eigenschaften von Ganzheiten (Wygotski 1964). Sie dürfen nicht mit Elementen verwechselt werden. Als Subsysteme sind Zellen, Organe, Organismen und soziale Einheiten in Ebenen der Komplexität gegliedert. Diese Ordnung ist Ausdruck des Prinzips „Emergenz", das als Ergebnis einer Restriktion der Möglichkeiten für Einheiten der tieferen Stufe auf der komplexeren Stufe erklärt wird (Medawar 1977).

Als Erbschaft unserer „genetischen Epistemologie" (Piaget 1973a) und unserer biosemiotischen Entwicklung (Deacon 1997) benötigen wir zur Beobachtung lebender Systeme zwei Modelle: das Modell des „geschlossenen Systems" und das des „offenen Systems". Das erste erlaubt eine „teilnehmende", das zweite eine „technische" Beobachtung. Diese Feststellung hilft das Missverständnis des Dualismus zu durchschauen, der den Menschen in eine Seele ohne Körper und in einen Körper ohne Seele aufteilt.

Das Modell des „geschlossenen Systems" beschreibt das „Körper-Sein" des Menschen (Plessner 1976), denn der Mensch ist sein Körper, solange er lebt. Er erlebt ihn ikonisch. „Teilnehmende Beobachtung" will an den Wirklichkeitskonstruktionen des Beobachteten teilnehmen: Sie sucht die „Interpretanten", die den Zeichen des Beobachters und des Beobachtetem die gleiche Bedeutung erteilen.

Das Modell des „offenen Systems" beschreibt Menschen als „Körper-Habende": Der Mensch hat einen Körper, mit dem er, wie mit einem Gegenstand, umgehen, den er behandeln und behandeln lassen kann. Er erlebt ihn indexikalisch. „Technische Beobachtung" sieht den Menschen und dessen Wirklichkeit als mechanisches Geschehen und versteht sein Verhalten wie die Zeigerbewegungen einer Uhr, die man öffnen und ihren Mechanismus beobachten kann.

Beide Modelle ergänzen einander. In geschlossenen Systemen entstehen mit Bedürfnissen und Wünschen Handlungsziele. Offene Systeme versuchen diese Ziele durch Handeln zu erreichen. Ohne das offene System wären wir handlungsunfähig, ohne das geschlossene intentionslos.

Ein Arzt, der seinen Patienten gerecht werden will, muss sie nach beiden Modellen „teilnehmend" und „technisch" beobachten. Er muss aber die beiden Beobachtungsformen auseinander halten und sich Rechenschaft geben, nach welchem Modell er jeweils beobachtet und welche seiner Beobachtungen zu welchem Modell gehören.

Heinz v. Foerster (1993) verwendet die Modelle der „trivialen" und der „nicht-trivialen" Maschine als Metaphern für einen „Operator", der einen „Input" in einen „Output" verwandelt. Das Modell der „trivialen Maschine" beschreibt Menschen und ihr Verhalten als Mechanismus. Sein Interpretant ist das Bedürfnis der Willkürmotorik nach einer räumlich und kausal gegliederten Welt, um handeln zu können.

Das Modell der „nicht-trivialen Maschine" beschreibt Menschen und ihre individuellen Wirklichkeiten als biosemiotische Systeme, die einem Beobachter, der ihre Interpretanten nicht kennt, verschlossen sind. Ihre Interpretanten sind biologische und soziale Bedürfnisse.

Biosemiotische Systeme bestehen aus einem Zeichenempfänger und seiner aus Zeichen für Objekte und Vorgänge konstruierten Umwelt. Sie lassen sich in folgende System- und Subsystem-Ebenen gliedern:

- eine Ebene zellulärer (und pflanzlicher) Systeme mit Zellen als Zeichenempfängern, deren Umwelten als „Wohnhüllen" (Uexküll 1920) beschrieben werden können; sie werden nach „Regelkreisen" konstruiert
- eine Ebene animalischer Systeme mit Orga-

nismen als Zeichenempfängern, deren Umwelten nach „Funktionskreisen" konstruiert
werden
- eine Ebene humaner Systeme mit einem
menschlichen Körper als Zeichenempfänger,
dessen Umwelt – seine „individuelle Wirklichkeit" – eine Konstruktion nach Situationskreisen benötigt

Das biosemiotische Modell der „nicht-trivialen
Maschine" beschreibt die Umwelten der Lebewesen und die individuelle Wirklichkeit des
Menschen als geschlossene Systeme. Sie erscheinen einem außen stehenden Beobachter als
„Blackbox". Kommunikation setzt ein „Aushandeln" gemeinsamer Interpretanten voraus.

Sprachen sind symbolische Zeichen-Syste-
me, die ikonische und indexikalische Zeichen integrieren. Ihre Begriffe liefern Benutzern der
gleichen Sprache gemeinsame Interpretanten.
Sprachen ermöglichen den Mitgliedern einer
Sprachgemeinschaft Kommunikation über begrenzte gemeinsame Wirklichkeiten.

Die Modelle der Anatomie, Physiologie und
Biochemie sind Modelle der trivialen Maschine.
Sie beschreiben Wirklichkeiten als offene Systeme und menschliches Verhalten als Mechanismen. Ihnen verdankt die Medizin der letzten
hundert Jahre Erfolge, die alles in den Schatten
stellen, was in den Jahrtausenden zuvor gelungen
ist. Sie ignorieren aber die individuelle Wirklichkeit des Patienten. Die Modelle der Psychologie
und Psychotherapie suchen die dadurch entstandenen Defizite zu kompensieren. Wenn wir sie
unter den Gesichtspunkten der Zeichentheorie
und der Systemtheorie verstehen, beginnen sich
die Umrisse einer Integrierten Medizin abzu-
zeichnen, welche die beiden Modelle in einem
Meta-Modell vereinigt. Um Integrierte Medizin
selbst und in Zusammenarbeit mit Kollegen ausüben zu können, muss der Arzt daher über das
erforderliche technische und psychotherapeutische Wissen und Können verfügen.

Im Rahmen der Integrierten Medizin hat das
Modell des geschlossenen Systems die Aufgabe,
dem Arzt Zugang zu den individuellen Wirklichkeiten seiner Patienten zu eröffnen, in denen Passungsstörungen als Krankheitssymptome erlebt
werden und therapeutisches Eingreifen erfordern
können. Patienten konstruieren zur Deutung ihrer Symptome eigene Diagnosen, die der Arzt in
Erfahrung bringen muss, um ihnen seine ärztliche Diagnose gegenüberstellen und versuchen zu
können, mit dem Patienten zu einer Diagnose in
einer gemeinsamen Wirklichkeit zu kommen.
Aus ihr ergibt sich der Behandlungsauftrag des
Patienten an den Arzt als Voraussetzung für ein
„therapeutisches Bündnis".

Die Qualität dieses Bündnisses ist nicht nur
Voraussetzung für eine vertrauensvolle Zusammenarbeit, sie hat auch – was meist übersehen
wird – therapeutische Konsequenzen. Balint
(1957) hat diese Konsequenzen „Wirkungen der
Droge Arzt" genannt und ihre Pharmakologie
und Toxikologie angemahnt. Die Wirkung dieser
Droge wird „Plazebo-Effekt" genannt und ebenso unterschätzt wie die Möglichkeit ihrer „Toxi-
zität", des „Nozebo-Effektes". Gauler und
Weihrauch (1997) haben die Literatur über diese
Effekte zusammengestellt. Sie berichten über die
Ergebnisse eigener Untersuchungen bei Schlaganfall, Angina pectoris, Diabetes mellitus und
gastrointestinalen Läsionen. Sie finden erstaunliche, auch objektivierbare Wirkungen des Pla-
zebo-Effekts.

# 2 Reflektierte Kasuistik als Instrument der Forschung und Lehre einer Integrierten Medizin

Werner Geigges

Unter Reflektierter Kasuistik verstehen wir die Anwendung des Meta-Modells einer Integrierten Medizin in der medizinischen Praxis.

Die Praxis soll dabei von der Theorie her und die Theorie von der Praxis her transparent gemacht werden, sodass das theoretische Modell ein „lernendes Modell" bleibt.

Zentrale Prämisse eines Modells Integrierter Medizin ist das Verständnis lebender Systeme als „Einheiten aus Organismus und Umwelt" (Bateson 1985).

Konkret verstehen wir unter Reflektierter Kasuistik einerseits eine **„Landkarte"** für unser konkretes Handeln im medizinischen Alltag, die gleichzeitig als Modell der Beschreibung dieses Handelns dienen kann, andererseits eine Methode der **Fallarbeit** im Sinne einer Modifikation und Erweiterung traditioneller Balint-Gruppen-Arbeit (Geigges 1999).

## 2.1 Reflektierte Kasuistik als „Landkarte" für ärztliches Handeln und als Modell der Beschreibung dieses Handelns

Das Modell der Integrierten Medizin (s. Kap. 1) soll als Landkarte dem einzelnen Arzt helfen, die Fallstricke dualistischer Sichtweisen im Praxisalltag zu erkennen, um chronische Patientenkarrieren, iatrogene Schädigungen und unnötige Verteuerungen ärztlicher Hilfe zu vermeiden.

Gleichzeitig kann dieses Modell den Arzt dabei unterstützen, seine konkrete Arbeit zu beschreiben und kritisch zu reflektieren, damit seine oft unreflektierten, vorbewussten Handlungstheorien, die keineswegs regelhaft das geltende schulmedizinische Verständnismodell wiederspiegeln, bewusste Entscheidungsmodelle werden, die sich am gemeinsamen Behandlungsauftrag orientieren.

Piaget (1973b) hat in seiner „Theorie des kognitiven Unbewussten" ähnliche Regelhaftigkeiten postuliert wie im affektiven Unbewussten. Er beschreibt, dass bewusst akzeptierte kognitive Konzepte (z. B. das Konzept biomechanischer Kausalität) das Bewusstwerden anderer Konzepte blockieren können und andererseits die Überwindung dieser Blockaden mithilfe eines neuen Modells (erweiterte Landkarte) unseren Denk- und Handlungsspielraum öffnen und erweitern helfen kann.

Die hier geforderte methodische Selbstreflexion erinnert an das Forschungs-Postulat Michael Balints:

*„Die Forschung kann also nur vom praktischen Arzt selber durchgeführt werden, und zwar unmittelbar im Rahmen seiner täglichen Sprechstunde, während er ungestört und ungehindert in seiner eigenen Praxis schaltet."* (Balint 1957)

## 2.2 Reflektierte Kasuistik als Methode der Fallarbeit

Im Mittelpunkt der Fallarbeit, die in der Regel in einer Gruppe stattfindet, steht wie in der traditionellen Balint-Gruppen-Arbeit der Bericht eines Kollegen über seinen Patienten[1], der ihm „Mühe bereitet" bzw. ihn „besonders neugierig

---

1 Trotz der vereinfachten männlichen Schreibweise sind in diesem Buch stets Patienten und Patientinnen, Kollegen und Kolleginnen, Ärzte und Ärztinnen usw. gemeint.

macht und spannend wirkt", wobei möglichst spontan erzählten „Mikro-Szenen" der Arzt-Patienten-Interaktion eine zentrale Bedeutung zukommt.

Wie in der Balint-Gruppe sind die anderen Gruppenmitglieder aufgefordert, möglichst ebenfalls spontan ihre Einfälle zu formulieren und dabei auf Gefühlsreaktion, Gedanken, Bilder und Phantasien sowie Körpersensationen zu achten. Mithilfe dieser „Resonanz-Phänomene" lassen sich unbewusste Facetten der geschilderten Arzt-Patienten-Beziehung wie durch eine Art „Prisma-Effekt" (Loch 1995) herausarbeiten und neue Verständnishorizonte und Therapieoptionen für die konkrete Arzt-Patienten-Beziehung entwickeln.

In der Reflektierten Kasuistik werden diese Beobachtungen in der Sprache der Zeichentheorie formuliert: als Zeichenprozess zwischen dem Organismus und seiner Umgebung, der passende Umwelten konstruieren hilft.

Neben der affektiv-unbewussten Dimension der Reflexionsarbeit spielen in der Reflektierten Kasuistik „kognitiv unbewusste" Aspekte im Sinne Piagets (1973b) eine zentrale Rolle: Mithilfe des Meta-Modells einer Integrierten Medizin soll es gelingen, kognitive Blockaden, die durch das verinnerlichte dualistische Modell einer biomechanischen Kausalität einerseits und psychologischen Mechanismen andererseits ausgelöst werden, im Gruppenreflexionsprozess zu überwinden. Die Grenze zwischen dem **offenen System** eines **Körper-Habens** und dem **geschlossenen System** des erlebten **Körper-Seins** erweist sich dabei als eine symbolische Grenze zwischen zwei Kontinenten, die sich beide in Begriffen der Zeichentheorie beschreiben, verstehen und in eine neue umfassendere Landkarte (Meta-Modell) einfügen lassen.

Als Leitfaden für den Reflexionsprozess dienen die zentralen **Leitideen der Integrierten Medizin**, aus denen sich konkrete Fragen an den Fallbericht ergeben:

- Krankheit als Passungsstörung bzw. Passungsverlust der Einheit aus Organismus und Umwelt
- die Gliederung lebender Systeme in Subsysteme als Integrations-Ebenen
- Wirklichkeit als Konstrukt

- Krankengeschichte als Lebenserzählung („Narrativ")
- das biosemiotische Modell

# 2.3 Krankheit als Passungsstörung bzw. Passungsverlust der Einheit aus Organismus und Umwelt

Das Menschenbild der Integrierten Medizin basiert u. a. auf einem bio-psycho-sozialen System-Modell, das lebende Systeme als Einheiten aus Organismus und Umwelt definiert.

Danach konstruiert der Organismus aus einer neutralen Umgebung eine zu den Bedürfnissen und Verhaltensmöglichkeiten des Organismus passende Umwelt. Durch Vorgänge im Organismus sowie unkontrollierbare Veränderungen in der Umgebung geht Passung immer wieder in Passungsstörung bzw. Passungsverlust über. Gesundheit und Krankheit entsprechen „Passung" oder einem „Passungsverlust" zwischen Organismus und Umwelt.

Krankengeschichten lassen sich nach diesem Modell als Geschichten gestörter Passungen verstehen, die nicht kompensiert werden können, sondern zu einem Verlust der Passung führen.

Ärztliches Handeln wird zum Versuch, Passungsstörungen bzw. Passungsverlust zu erkennen und Angebote zu machen, die das autonome, salutogene Zusammenwirken von Organismus und Umwelt wieder in Gang setzen bzw. in Gang halten.

Der Arzt wird für den Kranken Teil von dessen Umwelt und umgekehrt.

Zentrales Anliegen der Arzt-Patienten-Beziehung ist es, salutogene Passungsangebote zu machen.

Der Passungsbegriff ist dabei stets dynamisch zu betrachten im Sinne einer „unvollendeten Ganzheit, die nach Vollendung trachtet" (Piaget 1969); das heißt auch, dass Leben und Entwicklung ohne ständig auftretende Passungsstörungen gar nicht denkbar sind und andererseits Krankheit als Folge von Passungsverlusten nur dann entsteht, wenn das Assimilations- und Akkommodationspotenzial eines Organismus (Piaget 1969) nicht mehr ausreicht, hilfreiche Umwelten zur Ergänzung der Leistungen des Organismus durch passende Gegenleistungen der Umgebung zu konstruieren. Passungsstörungen fokussieren somit stets die basale ökologische Dimension des Zusammenwirkens von Organismus und Umwelt im Sinne der Salutogenese.

## 2.3.1 Die Gliederung lebender Systeme in Subsysteme

Nach dem biologischen System-Modell gliedert sich die Einheit aus Organismus und Umwelt als Gesamtsystem in zahlreiche Subsysteme, die durch permanente Auf- und Abwärtseffekte rekursiv miteinander verbunden sind.

Die permanenten Wechselwirkungen zwischen System und passenden Umweltaspekten gelten auf allen Subsystem-Ebenen, also z. B. zwischen Zellen und Organen im Körper, zwischen Organismus und Umwelt sowie auf der psychischen bzw. sozialen System-Ebene. Die unterschiedlichen System-Ebenen stellen füreinander wiederum Umweltaspekte dar.

Passungsstörungen auf einer Subsystem-Ebene bzw. zwischen Subsystemen werden durch passende Gegenleistungen auf anderen Subsystem-Ebenen zu kompensieren versucht, da das oberste biologische Primat stets im Überleben des Gesamtorganismus liegt. Diese Kompensationsversuche von Subsystem-Ebenen im Sinne von, metaphorisch gesprochen, Hypertrophie- bzw. Atrophievorgängen können wiederum zu Passungsstörungen auf anderen Subsystem-Ebenen führen. Eine Analyse von Passungsstörungen in dieser systemischen Dimension erlaubt somit keine klaren ätiologisch-topographischen Zuordnungen im Sinne eines Ursache-Wirkungs-Mechanismus; sie erfordert eine konsequente fachkompetente Betrachtung der unterschiedlichen Subsystem-Ebenen, die jeweils einen ganz eigenen wissenschaftlich methodischen Zugang erfordern, sowie den Versuch, Wechselwirkungen zwischen den Passungsstörungen auf unterschiedlichen und zwischen unterschiedlichen Subsystem-Ebenen Beachtung zu schenken. Da

wir im ärztlichen Alltag gezwungen sind, bei der Analyse von Passungsstörungen der verschiedenen Subsysteme vereinfachende Fokussierungen vorzunehmen, ergeben sich daraus wichtige Leitfragen Reflektierter Kasuistiken:

- Auf welchen Subsystem-Ebenen diagnostiziert der Behandler Passungsstörungen?
- Welchen Einfluss haben diese Passungsstörungen auf andere Subsystem-Ebenen?
- Welche dieser Subsysteme bleiben im diagnostisch-therapeutischen Prozess derzeit ausgespart?
- Welche Konsequenzen hätte eine Veränderung des diagnostisch-therapeutischen Fokus?

## 2.3.2 Wirklichkeit als Konstrukt

Eine wichtige Entdeckung der Quantenphysik des 20. Jahrhunderts war die Tatsache, dass der Beobachter das beobachtete Phänomen nicht als objektive Wirklichkeit zu beschreiben in der Lage ist, sondern es stattdessen in Passung bringt, die seiner Fragestellung und seinen Möglichkeiten einer Beantwortung entspricht. Piaget (1973b) stellt die Wahrnehmung als aktiven Prozess dar, die Umgebung für die Bedürfnisse und Verhaltensmöglichkeiten des Subjekts in Passung zu bringen. Daher müssen wir mit der beobachteten Welt den Beobachter und mit den Objekten, die unsere Wahrnehmung und unsere Beobachtung entwerfen, unsere Wahrnehmung und unsere Beobachtung mit untersuchen.

Auch der System-Begriff ist ein Konstrukt im Sinne eines Versuchs, Umgebungsaspekte für die Bedürfnisse und Verhaltensmöglichkeiten des diagnostizierenden bzw. behandelnden Arztes in Passung zu bringen.

Systeme sind dabei zum einen durch eine irgendwie geartete „Grenze", die ein Innen gegen ein Außen abschließt, zum anderen durch die Beziehung von Teilen untereinander und zum Ganzen gekennzeichnet; das Ganze ist dabei stets mehr als die Summe der Einzelteile, eine neue Systemqualität. Je nachdem, wie jene Grenze im Sinne einer „Innen-Außen-Beziehung" konstruiert wird, entstehen zwei Modelle zur Beschreibung des menschlichen Organismus: „offene" und „geschlossene" Systeme (s. Kap. 1). Werden „Innen" und „Außen" als raum-zeitliche Dimensionen für unsere Willkürmotorik und die Bedürfnisse technischer Eingriffe definiert, so sprechen wir von offenen Systemen, systemtheoretisch im Sinne einer **Kybernetik erster Ordnung**. Kybernetik wird dabei verstanden als wissenschaftliches Programm zur Beschreibung von Regeln und Steuerung komplexer Systeme.

Kybernetik erster Ordnung impliziert ein Denken in Begriffen von Kontrolle, Steuerung und Regelung und wird von der Vorstellung geprägt, Aussagen darüber machen zu können, wie ein System „wirklich" ist.

Im traditionellen Modell der Biomedizin, das in diesem Sinne den Organismus bzw. den Körper als offenes System begreift, bedeuten Krankheitssymptome Wirkungen von im Körper verborgenen Ursachen, die der Arzt auffinden und beseitigen muss.

Dieses Modell entspricht einer ganz speziellen Wirklichkeitskonstruktion und entfaltet konsequent eine **pragmatische Realität** – mit dem Ziel, den Körper des Patienten durch gezielte biomechanische Intervention in Passung zu bringen.

Mit diesen Wirklichkeitskonstruktionen gelang der Biomedizin ein Siegeszug in der Behandlung akuter Erkrankungen durch immer komplexere interventionelle Therapie-Methoden.

Bei chronischen Erkrankungen erweist sich dieses Modell jedoch als dringend ergänzungsbedürftig und trägt mit bei zu klassischen klinischen Sackgassen in der Behandlung chronisch kranker Menschen und wird selbst Teil des Chronifizierungsprozesses.

Mit der **Kybernetik zweiter Ordnung** wurden Wirklichkeitsbeschreibungen beobachtungsabhängig, abhängig von den jeweils aktuell benutzten Unterscheidungen und Bezeichnungen. Damit ist auch eine andere Definition der Systemgrenze im Sinne der „Innen-Außen-Beziehung" verbunden, die hier definiert wird durch Bedeutungszusammenhänge, einen **Kode**. Die Kenntnis oder Unkenntnis des Kodes unterscheidet, wer „Insider" wird oder „Outsider" bleibt. Systeme, die ihre Wirklichkeit nach einem jeweils eigenen Kode konstruieren, werden

als **geschlossene Systeme** bezeichnet. Durch komplexe Abstimmungsprozesse kann es gelingen, einen gemeinsamen Kode zu entwickeln, d. h. eine gemeinsame Wirklichkeit zu konstruieren und damit eine **kommunikative Realität** zu entfalten. Lebende Systeme als geschlossene Systeme deuten ihre Umgebung selbstreferenziell, d. h. nach ihrem eigenen Kode. Durch Bedeutungserteilung und Bedeutungsüberprüfung bringen sie ihre Umgebung für ihre Bedürfnisse und Verhaltensmöglichkeiten in eine passende Form. Entgegen unseren vertrauten biomechanischen Vorstellungen reagiert nach diesem Modell z. B. der frakturierte Knochen nicht mechanisch auf die Osteosynthese; die Osteoblasten und Osteoklasten verwenden die mechanische Einwirkung vielmehr als Zeichen, denen eine spezielle Bedeutung erteilt wird, sodass vielfältige zelluläre und vaskuläre kommunikative Abstimmungsprozesse in Gang gesetzt werden, moduliert durch psychosoziale Zeichenprozesse mit ebenfalls speziellen Bedeutungserteilungen. Aus gelungenen Abstimmungsprozessen im Sinne neuer Passungswirklichkeiten resultiert dann eine erfolgreiche Frakturheilung, im anderen Fall vielleicht eine Sudeck-Dystrophie oder eine Pseudarthrose.

Beide Konstrukte, die den Körper bzw. den Organismus als geschlossenes bzw. offenes System betrachten, stellen qualitativ verschiedene, nicht jedoch verschieden wertige, vielmehr zum Überleben in gleicher Weise wichtige Erlebens- und Beschreibungsmodi dar, die Umgebung für die Bedürfnisse und Verhaltensmöglichkeiten des Subjekts in Passung zu bringen.

Für den Patienten bedeuten sie unterschiedliche Modi des Körpererlebens im Sinne von **Körper-Sein** bzw. **Körper-Haben**, die unterschiedlichen Zeitpunkten unserer menschlichen Entwicklung zuzuordnen sind und die beide für ein gesundes Körpererleben bedeutsam sind.

Ebenso sind für jeden Patienten abwechselnd der Einsatz von pragmatischen und kommunikativen Realitätsprinzipien von höchster Bedeutung. Beim pragmatischen Realitätsprinzip geht es um die Möglichkeit, Umgebungsaspekte zu trivialisieren, um zielgerichtet in einem raum-zeitlichen Kontext handeln zu können. Beim kommunikativen Realitätsprinzip geht es um die kommunikative Abstimmung im Sinne einer Kode-Abstimmung bzw. der Entwicklung eines gemeinsamen Kodes oder einer gemeinsamen Wirklichkeit zwischen dem Patienten und seiner Umgebung, in unserem Kontext insbesondere um die Entwicklung gemeinsamer Wirklichkeiten zwischen Arzt und Patient. Krankheitssymptome erhalten in diesem Modell die Bedeutung einer kommunikativen Passungsstörung, d. h. dem Patienten gelingt es nicht mehr, mit seiner Umgebung in einen Dialog einzutreten, der einen Sinn- und Bedeutungskontext schaffen kann; dies kann dazu führen, dass der Patient beginnt, diese Umgebung im Sinne des pragmatischen Realitätsprinzips als leblos zu interpretieren und zu behandeln, im Sinne einseitiger Kontrolle und mehr oder weniger gewaltsamer Manipulationen. Dies gilt auch für die Sphäre des Körpers. Wenn z. B. der Dialog mit dem Körper unerträglich geworden ist, etwa weil die dort wahrgenommenen Affekte unerträglich sind, kann der Körper „entlebt", d. h. als unbelebt interpretiert und innerhalb eines pragmatischen Realitätsprinzips wie ein Ding behandelt werden (s. Kap. 9). So lassen sich die häufigen imperativen Forderungen von Patienten nach Operationen, Elimination von Organen oder auch körper-manipulatorisches Agieren erklären.

Diese Passungsstörungen im Sinne eines Verlusts des dynamischen Wechsels von pragmatischem und kommunikativem Realitätsprinzip, von Körper-Haben und Körper-Sein, finden ihre Entsprechung auf der Seite des Arztes: Ärztliche Praxis erfordert je nach Behandlungssituation eine unterschiedliche Ausprägung kommunikativer und pragmatischer Realitätskonstruktionen. In einer akuten Notfallsituation sind eine einseitige Trivialisierung des Patienten im Sinne des pragmatischen Realitätsprinzips und ein Konstruieren des menschlichen Körpers als offenes System notwendig für gezielte interventionelle Eingriffe in den menschlichen Körper.

Diese Situationen dominieren jedoch die ärztliche Praxis in keiner Weise und stellen in ihrer Extremform Situationen dar, in denen sich bei Arzt und Patient häufig eine gemeinsame Sicht auf die Krankheitssymptome spontan ein-

stellt. Insbesondere bei chronischen Krankheiten, funktionellen Störungen bzw. Situationen, die eine hohe Compliance seitens des Patienten erfordern bzw. Änderungen seines Lebensstils, werden kommunikative Abstimmungen zwischen den Wirklichkeitskonstruktionen von Arzt und Patient, wie in der Abbildung 2-1 verdeutlicht, notwendig.

Zentrale Fragen im Sinne einer Reflektierten Kasuistik, die sich in der konstruktivistischen Dimension ergeben, sind daher:

- Besteht eine Passung zwischen dem Behandlungsmodell des Arztes und der Erkrankung des Patienten bezogen auf System-Ebenen? (Besteht also z. B. keine Passung zwischen einem primär psychotherapeutischen Behandlungsmodell des Arztes und einem akuten Myokardinfarkt seines Patienten?)
- Mit welchem Modell beschreibt der Behandler die Probleme des Patienten?
- Welche anderen Problembeschreibungen sind möglich?
- Welche sind der Erkrankung angemessen (pragmatische bzw. kommunikative Realitätskonstruktionen)?
- Wie sieht die Passung aus zwischen Patient und Behandler im Hinblick auf die Therapieziele und die damit einhergehenden Aufgaben (Behandlungsauftrag)?
- Gibt es eine Passung in der Sichtweise der Erkrankung zwischen Patient und Behandler? Gelingt eine kommunikative Abstimmung? Lässt sich der Aufbau einer gemeinsamen Wirklichkeit erkennen?
- Gibt es eine Passung zwischen den therapeutischen Beziehungen, die vom Patienten angestrebt wird bzw. vom Arzt angeboten wird? (Trivialisierungen von Beziehung bzw. kommunikative Abstimmung, Entwicklung eines neuen Bedeutungs-Kodes?)
- Besteht eine Passung zwischen behandelndem Arzt und anderen „Behandlern" (z. B. Stationsteam, Hausarzt, Familie, soziale Dienste) dem Patienten gegenüber? (kommunikative Team-Integration oder additives Nebeneinander?)
- Bestehen konkurrierende Aufträge und Behandlungsstrategien?

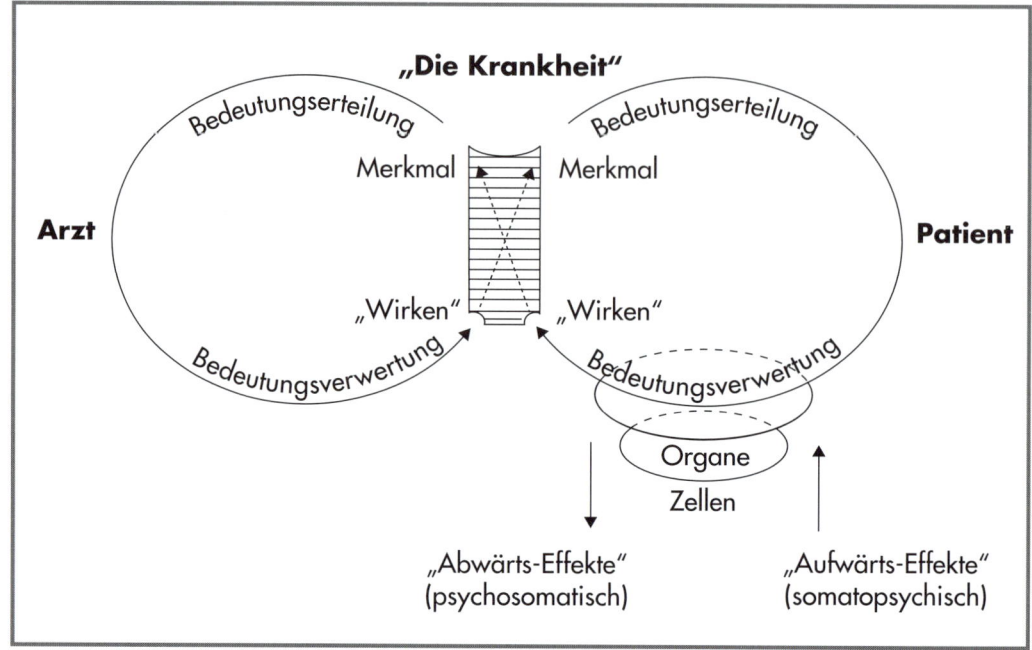

**Abb. 2-1:** Der diagnostisch-therapeutische Zirkel (modifiziert nach Uexküll u. Wesiack 1998): Schema der diagnostischen und therapeutischen Interaktion zwischen dem Patienten und dem Arzt. Immer wieder verändert das „Wirken" des einen Partners die „Merkmale" der Sache Krankheit für den anderen, der seinerseits auf diese Veränderung wieder mit seinem „Wirken" antwortet. Für eine wirksame therapeutische Interaktion (Gemeinschaftshandlung) ist eine kommunikative Abstimmung (Kode-Anpassung) zwischen den Wirklichkeitskonstruktionen von Arzt und Patient notwendig.

Für Michael Balint bestand ein wesentliches Ziel der von ihm konzipierten Fallbesprechungen darin, Ärzten Wege zu einem offenen, partnerschaftlichen und neugierigen Dialog in der Arzt-Patienten-Beziehung zu ermöglichen und die „apostolische Funktion" des Arztes zu überwinden.

*„Wir meinen mit der apostolischen Sendung oder Funktion in erster Linie, dass jeder Arzt eine vage, aber fast unerschütterlich feste Vorstellung davon hat, wie ein Mensch sich verhalten soll, wenn er krank ist. Obwohl diese Vorstellung keineswegs klar und konkret ist, ist sie unglaublich zäh und durchdringt, wie wir festgestellt haben, praktisch jede Einzelheit der Arbeit des Arztes mit seinem Patienten. Es war fast, als ob jeder Arzt eine Offenbarung darüber besäße, was das Recht für seine Patienten sei,* *was sie also hoffen sollten, dulden müßten, als ob es seine, des Arztes, heilige Pflicht sei, die Unwissenden und Ungläubigen unter den Patienten zu diesem, seinem Glauben zu bekehren. Dies nannten wir die apostolische Funktion."* (Balint 1957)

### 2.3.3 Krankengeschichte als Lebenserzählung („Narrativ")

Ein wichtiger Aspekt innerhalb des kommunikativen Realitätsprinzips in der Arzt-Patienten-Beziehung ist die **narrative Dimension**: die Krankengeschichte als „Lebenserzählung".

Grundlegende Überzeugungsmuster von Patienten werden häufig verständlicher, wenn wir die zugrunde liegenden Lebenserzählungen berücksichtigen:

*"Lebenserzählungen organisieren Ereignisse und Erfahrungen. Lebensereignisse werden zu Bestandteilen einer fortlaufenden Erzählung und sind nicht länger unzusammenhängende, voneinander isoliert erscheinende Ereignisse.*

*Lebenserzählungen ermöglichen ein Erleben von Kontinuität und Kohärenz eines fortlaufenden und sich entwickelnden Prozesses. Indem sie Erleben organisieren, bilden sie den Rahmen und Leitfaden zur Interpretation der eigenen Erfahrungen, des eigenen Handelns."* (Retzer 1995)

Die in diesen Erzählungen enthaltenen Beschreibungen ("Realitäten") können mit denen anderer Menschen übereinstimmen, aber auch im Widerspruch zu ihnen stehen. Narrative Strukturen sind semantische Systeme, die aus dem rekursiven systemischen Zusammenwirken von Handlung ("Was"), Personen ("Wer") und Kontext ("Rahmen", z. B. "Wo und wann") bestehen. Die Bedeutung dieser einzelnen Komponenten der Erzählung werden und sind gesteuert vom impliziten Wertesystem der Geschichte (Kode).

Nach J. Bruner (1990) sind Werte in bestimmten "ways of life" verwurzelt, und diese wiederum begründen in ihrer komplexen Interaktion eine Kultur. Sie sind kein Produkt isolierter Individuen, sondern erfüllen eine Funktion für uns in unserer Gemeinschaft. Sie werden Teil unserer Selbst-Identität und lokalisieren uns gleichzeitig in einer bestimmten Kultur. Ebenso erlauben uns Lebenserzählungen unserer Patienten, bei traumatischen Ereignissen ihrer Vergangenheit "dabei zu sein" und dadurch zu verstehen, warum es bei ihnen "so geworden ist". Dieses "Dabei-Sein" ermöglicht, dass aus den individuellen Wirklichkeiten der Dialogteilnehmer eine neue Erfahrungs- und Erlebniswelt, die "gemeinsame Wirklichkeit" entsteht.

Das autobiografische Narrativ ist ein Realitätskonstrukt, welches als Integral unterschiedlichster Passungserfahrungen gebildet wird.

Im rekursiv sich selbst regulierenden System der Erzählung werden alternative Wirklichkeitsbeschreibungen wirkungsvoll unterdrückt. Hieraus resultiert ein allgemeiner Bezugsrahmen für therapeutisches Handeln. C. E. Sluzki (1992) spricht deshalb von der therapeutischen "Trans-

formation" von Erzählungen: Eine Begegnung wird von ihm als therapeutisch definiert, wenn in ihrem Verlauf eine "Transformation" der Geschichte erfolgt, die der Patient erzählt; sie schließt dann neue Erfahrungen, Bedeutungsinhalte und (Inter-)Aktionen ein, die den thematischen und pragmatischen Druck der symptomatischen und problematischen Verhaltensweisen abschwächen, verändern.

Um die "Krankheit" als medizinisches Konstrukt bilden sich sprachliche Sinn-Umwelten, ein Netzwerk von Geschichten, durch die Krankheit zum sozialen Phänomen, zur sozialen Wirklichkeit wird: "Krankheit als Metapher" (Sonntag 1993).

Die Bedeutung einer Krankheit wird so in einem interaktionellen Prozess konstruiert, und in diesem Prozess hat insbesondere die Kommunikation in der Familie einen großen Einfluss. Jedes einzelne Individuum, aber auch jede Familie, verfügt über geschichtlich erworbene Erfahrungen in der Bewältigung von Lebensereignissen und Lebenskrisen (Mehrgenerationen-Perspektive) – eine "Familiengeschichte" analog zu der individuellen Lebensgeschichte. Um diese Familiengeschichte bzw. individuelle Lebensgeschichte ranken sich Traditionsbildungen und Familienmythen (z. B. Harmonie-, Entschuldigungs-, Wiedergutmachungs-, Rettungsmythen), die für den Einzelnen und die Familien eine Abwehr- und zugleich eine Schutzfunktion erfüllen.

Diese Geschichten, z. B. im Sinne tradierten Wissens über Ätiologie, Verlauf und Bewältigung von Krankheiten bzw. von erfolgreichen Heilungsstrategien bilden auch eine Art Matrix für aktuelle bzw. künftige Reaktionen eines Einzelnen bzw. einer Familie auf eine schwere Erkrankung.

Vor allem aus therapeutischen Gründen ist es sehr wichtig, diese Welt der Familiengeschichte, -mythen und -überzeugungen genau zu erkunden und in die Therapieentscheidungen einzubeziehen.

Die Suche nach therapeutischer Hilfe bedeutet für Individuen und für Familien häufig implizit auch die Suche nach Bestätigung und Fortdauer des individuellen bzw. familiären Wertesystems. Seaburn et al. (1992) konnten zeigen, wie hilfreich das Aufzeigen der die Generationen übergreifenden Bedeutung einer Krankheit für den Therapieverlauf sein kann. Die „Krankheit" wird zum Zeichen familiär geteilter und vermittelter Bedeutungserteilungen, eingebettet in individuelle und familiäre Lebenserzählungen. Angesichts lebensbedrohlicher und chaosstiftender Aspekte von schwerer Krankheit wird das individuelle und familiäre Kohärenzgefühl wesentlich durch Erzählungen, „narrative Wirklichkeiten", gesichert. Frank (1998) beschreibt beispielhaft drei verschiedene Typologien solcher Erzählungen:

- Krankengeschichte als Geschichte der Wiederherstellung der Gesundheit durch erfolgreiche Behandlung einer Krankheit
- Geschichte einer Krankheit als bedrohliches Chaos
- Geschichte einer Krankheit als Herausforderung und Entwicklungschance

Auch im Hinblick auf Krankheitsattributionen konnte empirisch nachgewiesen werden, dass in Familien typische Muster solcher Krankheitsattributionen entstehen, die innerhalb des familiären oder Paarsystems eine weitaus größere Übereinstimmung zeigen, als etwa bei diagnostischen Subgruppen (Wälte et al. 2000).

Insbesondere im Hinblick auf das Problem der Non-Compliance zwischen Arzt und Patient kommt den individuellen bzw. familiären Lebenserzählungen eine große Bedeutung zu. Statt Konfrontation des Patienten mit seinem gesundheitlichen Missmanagement oder seiner Belehrung empfiehlt sich hier eher die Verhandlung über die Lebenserzählung des Patienten und die darin eingebettete Krankheitstheorie.

Oft genügt allein schon der Prozess, in dem der Arzt versucht, die innere Logik und Plausibilität der Krankheitstheorie und Überzeugungsmuster des Patienten zu verstehen, um ein effektiveres Gesundheitsverhalten anzustoßen.

Die Frage, warum Geschichten neben ihrer Kohärenz- und Kontinuitätsfunktionen die Chance für ein Neu-Verständnis, eine Neu-Interpretation beinhalten, eröffnet einen weiteren grundlegenden Aspekt: Geschichten sind Wege in unserer Vorstellungswelt, die unserer Phantasie ein „Dabei-Sein" ermöglichen.

Passungsstörungen in dieser narrativen Dimension offenbaren sich durch die häufig zu beobachtende Sprachlosigkeit in der Arzt-Patienten-Beziehung, sei es durch einseitige Trivialisierungen der Krankengeschichte seitens des Arztes in der einseitigen Fokussierung auf harte Daten im Sinne differenzialdiagnostischer Zuordnungen, sei es, auf Patientenseite, durch einen Verlust an Symbolisierungsfähigkeit, häufig bedingt durch traumatische Erfahrungen, die die Integration ikonisch-indexikalischer und symbolischer Zeichen-Ebenen auf der symbolischen Zeichen-Ebene unmöglich machten bzw. das Oszillieren zwischen den Zeichenklassen unterbrechen ließen. In der narrativen Dimension wird somit Krankheit häufig auch zum Zeichen für einen nicht in das autobiografische Narrativ integrierbaren Lebens- und Erfahrungsbereich.

Semiotisch betrachtet, bedeutet das Narrativ die höchste Integrationsform in der die verschiedenen Zeichen-Ebenen integriert sind und in einem zeitlichen Zusammenhang geordnet sind, das Narrativ bildet so einen „Raum in der Zeit". Es ist somit Ausdruck und Ergebnis der gelungenen bzw. misslungenen Integration.

Zentrale Fragen im Sinne einer Reflektierten Kasuistik, die sich aus dieser narrativen Dimension ergeben, sind daher:

- Welche individuellen und familiären Lebenserzählungen durchziehen quasi wie ein roter Faden die anamnestischen Schilderungen des Patienten?
- Welche Wirklichkeitskonstruktionen im Hinblick auf Ätiologie, Verlauf und Bewältigung von Krankheiten bzw. von erfolgreichen Heilungsstrategien sind in diesen Erzählungen enthalten?
- Welche Veränderungen im individuellen bzw. familiär geteilten Überzeugungsmuster bzw. in den Beziehungsdefinitionen würden sich durch alternative Wirklichkeitsbeschreibungen (neue Erzählstrukturen) erzielen lassen?

## 2.3.4 Das biosemiotische Modell

Wie in Kapitel 1 ausgeführt, sind die notwendigen Passungen zwischen den einzelnen Subsystemen des menschlichen Organismus bzw. zwischen dem menschlichen Organismus und seiner Umgebung Ergebnis hoch komplexer Zeichenprozesse, mit deren Hilfe wir unsere subjektiven Umwelten konstruieren. Bei jedem Zeichenprozess sind Zeichen, Bezeichnetes und Interpretant zu unterscheiden, wobei der Interpretant Einwirkungen der Außenwelt auf Rezeptoren aufgrund ihrer Bedeutung für den Organismus „interpretiert". Interpretanten entsprechen somit basalen Lebensbedürfnissen. Nach C. S. Peirce (1991) konstruieren wir unsere Umwelten bzw. Wirklichkeiten mit drei Zeichenklassen: den ikonischen, indexikalischen und den symbolischen.

Soweit Umwelten auf **ikonischen** Zeichen (für Erlebnisqualitäten und Gefühle) beruhen, sind sie für außen stehende Beobachter **geschlossene Systeme**. Kommunikation zwischen geschlossenen Systemen setzt eine gegenseitige Abstimmung der **Interpretanten** bzw. **Kode** voraus.

Soweit Umwelten aber auf **indexikalischen Zeichen** beruhen, die Umwelten für unser Bewegungsverhalten in Passung bingen, bilden sie **offene Systeme**. Hier bildet die Kausalität den gemeinsamen Interpretanten.

Ikonische Zeichenprozesse konstruieren Qualitäten, die nach dem Ähnlichkeitsprinzip geordnet sind. Im emotionalen Bereich sind ihm Ähnlichkeiten im Sinne von angenehm, unangenehm, Lust, Unlust zuzuordnen sowie Zeitprofile und Mischungsprofile von Affekten und Verlaufsgestalten von Intensität, Mischung und Abfolge, d. h. Rhythmus-Phänomene. Bei indexikalischen Zeichenprozessen werden Zeichen zu „Hinweisen" oder „Vorzeichen" für etwas, sie dienen wesentlich der raum-zeitlichen Orientierung. Im emotionalen Bereich entsprechen ihnen fern = sicher und nah = Gefahr. Hier geht es auch um Integration von Affektmustern und Motorik bzw. Psychomotorik; Affekte dienen, indexikalisch betrachtet, als Mittel zur Initiierung von Aktivität des anderen und als Mittel zur Regulierung von Nähe und Distanz. Das symbolische Zeichensystem der Sprache entsteht nur beim Menschen und integriert die ikonischen und indexikalischen Zeichenprozesse in sozial gelernte Bedeutungszusammenhänge und hilft damit, spezifisch menschliche Wirklichkeiten zu kon-

struieren. Im emotionalen Bereich entspricht dieser symbolischen Zeichen-Ebene Emotion als bewusst wahrgenommener Affekt, der verbal bezeichnet werden kann.

Passungsstörungen in der semiotischen Dimension bedeuten daher Verarmung an Zeichendifferenzierung und damit Passungsverlust. Kompensatorisch kommt es, metaphorisch betrachtet, zur „Hypertrophie" anderer Zeichenkategorien („vikariierende Zeichen" als Kompensationsversuche), z. B. zur „Hypertrophie" indexikalischer Zeichen. Die damit verbundene Selbst- und Beziehungsorganisation wird von uns als **Autarkie-Modus** bezeichnet, die Intentionen von Macht und Kontrolle stellen dabei den zentralen Beziehungsmodus dar (s. Kap. 12).

Was in der Psychosomatik „Somatisierung" genannt wird, kann als fehlende Integration ikonischer Zeichenprozesse in indexikalische und symbolische Zeichen verstanden werden, womit es zu einer Hypertrophie ikonischer Zeichenklassen kommt. Dies geschieht zum einen, wenn in der Kommunikation die Passung durch Rückmeldungen in der Dimension der verbal symbolischen Zeichenklassen gescheitert ist und Patienten damit die Fähigkeit verlieren, körperlich emotionale (überwiegend ikonische) Vorgänge zu dechiffrieren und über deren Zusammenhänge mit sozialen Ereignissen zu sprechen. Die Verarmung des freien Spiels zwischen ikonischen, indexikalischen und symbolischen Zeichenklassen kann jedoch auch durch ein frühes Versagen der Passung von Organismus und Umwelt entstehen, die Balint als „Grundstörung" beschrieb, als Mangel des „Zueinander-Passens" von Kind und jenen Personen, aus denen seine frühe Umwelt sich zusammensetzt. Eine andere Ausprägung von Passungsstörungen mit Verarmung ikonischer Zeichenqualitäten finden wir im Phänomen der Intellektualisierung und Rationalisierung als Aufgeben der eher körpernahen ikonischen Ebene. Affekte, Körperwahrnehmungen, Propriozeption bleiben als bedrohlich abgespalten.

Man kann diese Vorgänge von aufgegebenen Wahrnehmungs-, Denk- und Kommunikationsmodi (Zeichenklassen) auch als semiotische **Regression** und semiotische **Progression** (Plassmann 1996b) oder, in der Terminologie der

Integrierten Medizin, als Einwärts- und Auswärtsbewegung bezeichnen.

Darin ist enthalten, dass die ikonische Zeichenklasse mehr in die Innenwelt der Propriozeption weist, die Zeichenklasse des indexikalischen und symbolischen mehr die Außenwelt der gemeinsamen sozialen Wirklichkeit fokussiert.

Für Peirce ist der Interpretant ebenfalls ein Zeichen, das seinerseits der Interpretation bedarf. Dies gilt für den äußeren wie inneren Dialog. Spezifische Erfahrungs- und Lebenskontexte führen zur notwendigen wechselseitigen Begrenzung und Deutung von Zeichen, der jeweilige Interpretant wird vor allem durch den Beziehungskontext bestimmt. Pathologische Abstimmungsmuster entstehen somit auch durch eine „Dekontextualisierung", z. B. dadurch, dass die Zeichen weniger Möglichkeiten hatten, sich wechselseitig zu begrenzen und zu deuten (Aspekte schizophrener Zeichenprozesse) (s. Kap. 14), oder durch eine „Zwangskontextualisierung" mit redundantem Muster nach dem immer gleichen Interpretanten, ohne kommunikative Rückmeldungen und Abstimmungen (s. Kap. 11).

Ausgangspunkt therapeutischer Bemühungen in diesem kommunikativen Abstimmungsprozess ist stets die Intention beider Beziehungspartner, Passungsstörungen (im Sinne unvollendeter Ganzheiten, die nach Vollendung streben) zu überwinden. In den Kasuistiken sollte daher immer der dialogische Prozess möglichst auch als „Mikroszene" verdeutlicht werden. Passungsstörungen werden als Deutungs- und Beziehungsmuster im Prozess der Meta-Kommunikation sichtbar gemacht und anschließend „neu kontextualisiert" – im Sinne einer Rekonstruktion traumatischer Muster in der individuellen Lebensgeschichte (Narrativ).

Im Prozess kommunikativer Abstimmung ist für das Erreichen einer neuen Passung die Bereitschaft beider Kommunikationspartner zum Experimentieren mit unterschiedlichen Interpretanten notwendig. Dadurch kommt es zu einer partiellen „Aufweichung" der polaren Interpretationsmuster, neue Interpretanten mit einer stärkeren Kontextdifferenzierung können im Dialog mit dem Patienten erprobt werden (kommunikative Abstimmung/Aufbau einer gemeinsamen Wirklichkeit).

Dieses Experimentieren mit unterschiedlichen Interpretanten (Interpretanten als Zeichen, die ihrerseits der Interpretation bedürfen) im empathischen Abstimmungsprozess fokussiert vor allem die ikonische Zeichen-Ebene und bedient sich dabei auch so genannter Resonanz-Phänomene (z. B. Spiegeltechniken), die teilweise Trance-Charakter haben und im Kern eine Kontaktaufnahme und Abstimmung auf ikonischer Zeichen-Ebene bedeuten. Dabei wechseln Abtauchen (Erspüren ikonischer Resonanzphänomene) und Auftauchen (Integration der ikonischen Zeichen-Ebene auf der indexikalischen und symbolischen Ebene) permanent im inneren und äußeren Dialog. Ständig erfolgt eine Integration von Zeichen verbalen, nonverbalen (gestisch, mimisch) und medialen Charakters (z. B. ärztliche Untersuchungsinstrumente).

In diesem komplexen kommunikativen Abstimmungsprozess bilden Arzt und Patienten somit ein lernendes System, in dem es gelingt, wechselseitige Passungsangebote zu machen, die eine Modifizierung der wechselseitigen Interpretanten und ein freieres Spiel zwischen den Zeichenkategorien ermöglichen.

Zentrale Fragen reflektierter Kasuistiken, die sich aus der biosemiotischen Dimension ergeben, sind daher:

- Wie ist die Entwicklungsgeschichte eines Patienten (vor dem Hintergrund des idealtypischen Modells der drei Universalkategorien von Peirce) verlaufen?
- Wann sind Passungen nicht gelungen und mit welchen Folgen?
- Wo findet sich eine Verarmung des freien Spiels zwischen Zeichenklassen in der Erzählung des Patienten und wo eine Verarmung bzw. „Hypertrophie" bestimmter Zeichenklassen?
- Wie gelingt es im Dialog zwischen Arzt und Patient, diese biosemiotischen Passungsstörungen zu überwinden, bzw. wie behindern sich Arzt und Patient in diesem Bemühen?

# 2.4 Gliederung Reflektierter Kasuistiken

Als didaktisches Modell für Reflektierte Kasuistiken hat es sich bewährt, die Krankengeschichte eines Patienten als eine Geschichte darzustellen, die aus drei verschiedenen, aber einander ergänzenden Kapiteln besteht:

- **Die Geschichte einer Krankheit als Geschichte eines „offenen Systems":** Hier werden Symptome eines Patienten nach dem biotechnischen Modell der Medizin verstanden, also als Wirkung einer im Körper verborgenen Ursache, die es aufzufinden und zu beseitigen gilt (Modell des Organismus als triviale Maschine bzw. als offenes System).
- **Die Geschichte eines kranken Menschen als Geschichte eines „geschlossenen Systems":** Hier werden Symptome eines Patienten verstanden als Zeichen für eine Passungsstörung auf oder zwischen den somatischen, psychischen und sozialen System-Ebenen, die es zu verstehen gilt.
- **Die Geschichte einer Arzt-Patienten-Beziehung als Geschichte der Kommunikation zwischen zwei „geschlossenen Systemen":** Welche Aufgaben muss der Arzt übernehmen, um zur Entwicklung einer neuen salutogenen Passung beizutragen? Entscheidend für den Therapieerfolg ist dabei, inwieweit es Patient und Arzt gelingt, eine gemeinsame Wirklichkeit aufzubauen, einen bipersonalen Kode zu entwickeln und sich dadurch auf einen Behandlungsauftrag zu einigen, der z. B. einen Eingriff in den Körper des Patienten oder – um das gesamte Spektrum medizini-

scher Interventionen anzudeuten – eine psychotherapeutische Behandlung oder mehrere dieser Interventionen zum Inhalt haben kann. Reflektiert wird die Beziehung zwischen Arzt und Patient im Hinblick auf ein gemeinsames lernendes Modell, mithilfe dessen es gelingt bzw. misslingt, pathologische Passungsstörungen zu überwinden. Entscheidungskriterien, welcher Interpretant in welcher Situation einer Arzt-Patienten-Beziehung hilfreich ist, ergeben sich aus der Frage, wodurch Integration im Sinne von Autonomie- und Selbstorganisation auf der jeweiligen Subsystem- und Organismus-Ebene am ehesten gefördert werden kann. Dabei muss der Behandlungsauftrag zwischen Patient und Arzt unter dem Aspekt der Möglichkeiten und der Kosten stets neu ausgehandelt und formuliert werden. Die angemessene Reflexion dieses Auftrags – nämlich der Aufträge des Patienten einerseits und der Reaktion des Patient-Umweltsystems auf unsere Intervention andererseits – unterscheidet integriertes Handeln von pseudowissenschaftlicher Beliebigkeit. Für eine Integrierte Medizin ist die Orientierung an den Bedürfnissen und Werten des Patienten wesentlich. Der Patient wird so zum aktiven Mitgestalter des Diagnostik- und Therapieprozesses. Die jeweilige Dynamik therapeutischer Beziehungen verdichtet sich meistens in sehr intensiven kurzen Momenten, in denen Passungsstörungen zwischen Therapeut und Patient gemeinsam aktiv hergestellt, gemeinsam erfahren und evtl. gemeinsam überwunden werden können. Daher ist die Beschreibung solcher **Mikroszenen** in Reflektierten Kasuistiken von zentraler Bedeutung.

# 3 Integrierte Medizin in der psychosomatischen Klinik – die Passung zwischen Patient und Klinik: Grundlagen und praktische Umsetzung

Reinhard Plassmann

## 3.1 Einleitung

Gegenstand dieses Kapitels ist es, den Paradigmawechsel[1] von der Schulmedizin zur Integrierten Medizin in seiner Anwendung auf die Arbeitsweise einer psychosomatischen Klinik nachzuzeichnen. Dabei sollen sowohl einige Prinzipien wie auch einige pragmatische Umsetzungskonzepte herausgearbeitet werden.

Dass es sich bei der beispielhaft beschriebenen Klinik um eine Rehabilitationsklinik handelt, ist nicht zufällig. Die deutsche Reha-Medizin hat Arbeitsaufgaben, die sich von denen der Akutmedizin deutlich unterscheiden, und hat deshalb relativ frühzeitig eine unabhängige Entwicklung in Richtung einer bio-psycho-sozialen Medizin genommen. Hinzu kommt, dass die Psychosomatische Medizin in Deutschland ohne die Rehabilitationskliniken nicht mehr denkbar ist. In ihnen findet der größte Teil stationärer psychosomatisch-psychotherapeutischer Behandlungen statt.

## 3.2 Die besondere Situation der Reha-Medizin: Rahmenbedingungen für Integrierte Medizin

Reha-Kliniken sind aufgrund ihrer Traditionen, ihrer Aufgaben und ihrer Organisationsstrukturen in einer anderen Situation als Akutkliniken und haben deshalb eine eigenständige Entwicklung genommen. Die Ausgangssituation der Aufnahme in eine Reha-Klinik unterscheidet sich sehr von derjenigen in der Akutklinik. Die Patienten werden aufgrund von Entwicklungen aufgenommen, die ihre „Erwerbsfähigkeit" gefährden oder beeinträchtigen. Schaut man sich die Gründe für eine solche „Gefährdung der Erwerbsfähigkeit" an, so wird rasch klar, dass Krankheit dabei nur ein Faktor unter vielen ist. Wir sehen in der Hauptsache ein System gestörter Kommunikation des Patienten mit seiner Umgebung, der Patient „passt" nicht mehr in seine Umwelt, insbesondere nicht in die Arbeitswelt. Das „Kranksein" der Patienten lässt sich mit der Suche nach isoliert gedachten „Krankheiten" weder beschreiben noch erklären.

Leistungsträger der Reha-Behandlungen sind ganz überwiegend die Rentenversicherer; sie belegen Fachkliniken auf den verschiedensten medizinischen Fachgebieten. Die stationäre Arbeitsweise gehört dabei zu den wohl begründeten Traditionen der Reha-Medizin, u. a. wegen des Zusammenhangs zwischen Rehabilitation und Erwerbsfähigkeit: Die Reha-Behandlung soll bei „gefährdeter Erwerbsfähigkeit" stattfinden, also bei drohenden oder schon eingetretenen Behinderungen. Die Reha-Behandlung unterbricht also die Berufstätigkeit für eine kurze Zeit von wenigen Wochen, um mit intensiven, komplexen und nachhaltig wirksamen Methoden die Erwerbsfähigkeit wiederherzustellen. Ambulante, berufsbegleitende Behandlungen können diese Anforderungen (intensiv, komplex, nachhaltig wirksam) nur selten und unter sehr speziellen Voraussetzungen erfüllen.

---

1 Genauer gesagt, handelt es sich um einen Syntagmawechsel, da nicht Elemente eines Modells, sondern das Modell selbst ersetzt wird.

Was die Theorie der Rehabilitationsmedizin angeht, so ist in der Aufgabe der Wiederherstellung von Erwerbsfähigkeit bereits die Abwendung von einigen Paradigmen der Akutmedizin impliziert.

- An die Stelle des eliminativen Prinzips der Krankheitsbekämpfung tritt das salutogenetische Prinzip der Gesundheitsförderung.
- An die Stelle eines sequenziellen oder additiven Methodeneinsatzes tritt die komplexe Methodenintegration, letztlich die Integrierte Medizin.

Zwei weitere Rahmenbedingungen der Reha-Medizin sind ebenfalls von Bedeutung, um deren Entwicklung zu verstehen: die privatwirtschaftlichen Besitzverhältnisse und die Kurtradition.

Fast alle Rehabilitationskliniken werden privatwirtschaftlich betrieben. Sie haben deshalb typische industrielle Organisationsformen wie TQM (Qualitätsmanagement) und ein Selbstverständnis als Dienstleister früh angenommen. Dies bewirkt auf der positiven Seite ein ständiges systematisches Bemühen um „Passung" zwischen der Klinik und den Bedürfnissen der Nutznießer, also Patienten, Vertragspartnern, Leistungsträgern (Plassmann 1997). Auf der negativen Seite kann die Medizin sich durch eine zu kritiklose Gleichsetzung mit industriellen Dienstleistungsbereichen ihrem eigenen Wesen entfremden. Medizin ist ohne eine über betriebswirtschaftlichen und organisatorischen Dingen stehende Ethik undenkbar. Daraus folgt die Notwendigkeit, ständig im Auge zu behalten, ob der organisatorische, betriebswirtschaftliche und auch gesetzliche Rahmen zur Aufgabe einer Klinik, gute Medizin zu realisieren, passt.

Nach wir vor wirksam ist in der Rehabilitationsmedizin auch die Kurtradition. Sie wird heute fast nur negativ gesehen, vor allem aus gesundheitspolitischen Gründen, was dem Wesen dieser Tradition nicht ganz gerecht wird. Kur ist zum Synonym für überflüssige Medizin geworden. Diese Kurtradition, obwohl sie ohne Frage eine sehr schlichte und unwissenschaftliche Erfahrungsmedizin war, hat aber doch stark das humane und nicht zuletzt auch das ästhetische Element in der Reha-Medizin gefördert. Auch heute noch legt die Reha-Medizin großen Wert darauf, dass der Patient sich wohl fühlt in der Behandlung, im Gebäude. Die Betonung liegt hier auf „Fühlen" – im Gegensatz zu den eher abstrakten Erfolgsdefinitionen der Schulmedizin. Dies wirkt sich nach wie vor bis weit in die therapeutische Beziehung und das Ambiente der Kliniken aus. Die moderne Reha-Medizin behält also das salutogenetische und ganzheitliche Element der Kurtradition bei, der Patient soll sich wohl fühlen und mit seiner Behandlung und mit seinen Behandlern zufrieden sein, die Reha-Medizin legt aber das Unwissenschaftliche und die methodischen Mängel der Kurmedizin entschieden ab.

## 3.3 Zur Geschichte der Medizin im Krankenhaus

Krankenhäuser sind im westlichen Kulturkreis aus Waisenhäusern, Spitälern, Altersheimen, auch aus Irrenhäusern hervorgegangen. Sie sind traditionell Orte für den Schwachen, Hilflosen, Mittellosen, der gepflegt und verwahrt, dabei aber auch ausgegrenzt wird. Der Gedanke von Behandlung mit dem Ziel von Besserung, Heilung und Krankenhausentlassung des Patienten kam erst viel später hinzu. Ursprünglich war Hospitalaufnahme in jedem Fall ein adoptionsähnlicher Vorgang mit Regression des Siechens in einen unselbstständigen Kindstatus. Kliniken sollten groß sein, mächtig und imponierend, Schlösser der Medizin und Symbole omnipotenter, gleichsam feudaler Eltern-Imagines, so etwa das Wiener Allgemeine Krankenhaus von 1773. Solche Kliniken phantasieren und realisieren eine ausgeprägte Asymmetrie in ihrer Beziehung zum Patienten, die in diesem Krankenhaus zum Embryo regredieren und wiedergeboren werden sollen. Moderne Kliniken leben diesen Gedanken als Fabriken der biotechnischen Medizin. Beton, Stahl, Glas, Elektrizität und Automation zeigen die Ausgestaltung einer omnipotenten Manipulierbarkeitsphantasie an. Das Lebendige hat sich dem Technischen nachrangig zu fühlen, es scheint unperfekt, krank und auswechselbar. Erst später öffneten sich Kliniken, sie bauten Innenhöfe mit Publikumsverkehr, Grünflächen und freiem Zugang für Besucher, Gäste und Ange-hörige in weiten Teilen des Gebäudes. Hier phantasiert und realisiert sich eine symmetrische Beziehung zum Patienten, eine sprechende und kommunizierende Heilkunde von demokratischem, urbanem Charakter. Der erwachsene Mensch betritt dieses Haus als Gast durch die stets offene Tür, so wie er auch im Elternhaus als Erwachsener zu Gast sein könnte, und erhält eine einvernehmlich ausgehandelte Hilfeleistung.

All diese Konzeptionen sind eher implizit als explizit. Die klinische Medizin arbeitet nach ihr selbst unbewussten, nicht nach expliziten bewussten und ausformulierten Konzepten. Es gibt keine eigenständige Theorie der Krankenhausmedizin.

Die klinische Psychosomatik ist im Gegensatz dazu relativ frühzeitig eigene Wege gegangen und hat nicht nur eine reichhaltige Praxeologie der Behandlung verschiedenster Krankheitsbilder entwickelt, sondern auch eigene Modelle einer Meta-Theorie. Ausformuliert wurden psychoanalytische Modelle der klinischen Psychotherapie, das Salutogenesekonzept (Antonovsky 1989) und schließlich das Konzept der Psychosomatik als Integrierter Medizin, Gegenstand dieses Beitrags.

# 3.4 Modelle der Klinischen Psychosomatik

Methodenintegration und Interdisziplinarität sind frühzeitig als notwendig und nützlich erkannt worden (s. Plassmann 1996c; Janssen 1987). Die Gesamtklinik oder Abteilung wurde als therapeutischer Raum verstanden, der als Ganzes mit dem Patienten kommuniziert und dabei die Fähigkeit haben soll, die bisherigen pathologischen Beziehungsmuster auf eine systematische Weise positiv zu verändern. Der therapeutische Rahmen, die Klinik und ihr Team, benötigt deshalb die Fähigkeit zum Aufnehmen und Verstehen, zum Antworten, Standhalten und Integrieren. Dafür bedarf es der Interdisziplinarität, der Teamarbeit und der Selbstreflexion.

Die stationäre Psychotherapie hat sich auf dieses Ziel in einigen Entwicklungsschritten zubewegt.

## 3.4.1 Vorläufer einer Integrierten Medizin in der stationären Psychosomatik: Analytische Psychotherapie in der Klinik

### Das bipolare Modell

Für jeden Mitarbeiter eines therapeutischen Teams lässt sich eine Arbeitsbeziehung zum Patienten beschreiben, die sich aus psychoanalytischen (deutenden) und nicht-analytischen (versorgenden) Bestandteilen zusammensetzt und damit einer Ergänzungsreihe gleicht. Je größer der Anteil der Deutungsfunktionen beim einzelnen Mitarbeiter ist, desto kleiner ist der Anteil an Versorgungs- oder Administrationsaufgaben und umgekehrt. Eine Krankenschwester auf einer analytischen Station kann beispielsweise Versorgungsfunktionen als Hauptaufgabe übernehmen und als Nebenaufgabe mit den Patienten auch über deren Befindlichkeit sprechen. Dabei kann sie dann auch Aspekte von Regression und Übertragung bemerken und evtl. auch in gewisser Weise deutend darauf hinweisen, ohne dass Übertragung oder Regression in irgendeiner Weise gefördert würden.

Den versorgenden und administrativen Aufgaben steht die Übertragungsbeziehung dialektisch gegenüber. Je mehr ein Therapeut seine Arbeitsbeziehung zum Patienten auf die deutende Funktion begrenzt, indem er die klassischen Parameter der Psychoanalyse einführt (Grundregel des freien Einfalls, Abstinenzregel, regressionsfördernde, evtl. liegende Position), desto mehr Übertragung richtet sich auf den Therapeuten und desto mehr kann gedeutet werden.

Die Arbeitsbeziehungen der einzelnen Teammitglieder bilden deshalb gleichsam eine Ergänzungsreihe. Am einen Ende dieser Ergänzungsreihe steht ein Psychoanalytiker, der nur deutet, und am anderen Ende stehen der medizinisch tätige Arzt, die Krankenschwester oder der Sozialarbeiter, die überwiegend versorgen.

Die Dialektik zwischen Realität und Übertragung ist Merkmal jedes analytischen Prozesses. In einem **bipolaren Modell** von Klinikbehandlung kann nun versucht werden, im therapeutischen Team einen maximalen Spannungsbogen zwischen Übertragung und Nicht-Übertragung zu erzeugen. Ein Teammitglied (der Einzeltherapeut oder der Gruppentherapeut mit psychoanalytischer Ausbildung) definiert sein Arbeitsbündnis so, dass er sich fast ausschließlich auf Deutung beschränkt und Übertragung maximal zulässt. Alle übrigen Teammitglieder definieren sich genau gegensätzlich. Sie deuten nicht, sie fördern Übertragung nicht, sondern übernehmen ausschließlich die verschiedenen Formen von Versorgung (medizinische Versorgung, Krankenpflege, Sozialarbeit, Administration). Dieses Konzept wurde in der psychosomatischen Station im Landhaus Umkirch bei Freiburg entwickelt (Enke 1965).

Dem Vorteil der methodischen Klarheit stehen einige Nachteile gegenüber. Die Unterscheidung zwischen Übertragung und Nicht-Übertragung, also zwischen dem so genannten **therapeutischen Raum** und dem **Realraum** ist künstlich und deckt sich nicht mit dem Erleben der Patienten. Diese benutzen das ganze therapeutische Team, einschließlich der Mitpatientengruppe, als Projektionsfläche für unbewusste Phantasien und für Inszenierungen. Die Mitarbeiter des Realraums (Station) müssen deshalb auch ausgewählte Informationen vom analytischen Therapeuten bekommen. Die eigentlich angestrebte Impermeabilität für Informationen lässt sich nicht aufrechterhalten, der Therapeut ist gezwungen, eine „semipermeable Membran" (Kernberg 1975) zu konzipieren, damit er von den Vorgängen auf der Station erfährt und das Team über die Hintergründe eines gerade beobachteten Agierens Bescheid weiß.

Das eigentlich nicht-analytisch tätige Restteam hat dabei eine der schwersten Aufgaben zu erfüllen. Der Einzelne soll einen *normalen*, d. h. realitätsgerechten, nicht deutenden Umgang mit dem Patienten anstreben. Dafür ist aber eine Unterscheidung erforderlich, welche Wünsche des Patienten regressiven, unbewussten Phantasien entstammen und welche sich auf reale, gegenwärtige Funktionen des jeweiligen Teammit-

glieds beziehen. Für die Fähigkeit, eine solche Unterscheidung treffen zu können, wäre eine qualifizierte analytische Ausbildung erforderlich, einschließlich der Selbsterfahrung. Es wäre aber widersinnig, eine aufwändige Ausbildung zu verlangen, mit dem einzigen Ziel, sich dann im Team als Nicht-Therapeut zu definieren.

Daraus ergab sich die Notwendigkeit, so genannte **integrative Modelle** zu entwickeln.

## Das integrative Modell (Janssen 1987)

Der namensbildende Begriff der **Integration** bezeichnet sowohl eine konkrete Arbeitsstruktur als auch ein dahinter stehendes Ich-psychologisches Konzept. Jedes Mitglied des integrativen Teams soll seine eigene, gut definierte Beziehung zum Patienten haben – mit spezifischen Funktionen versorgender, administrativer und auch analytischer Art. In der **Teamarbeit** können sich die einzelnen Teammitglieder über verschiedene, evtl. aufgespaltene Übertragungsaspekte austauschen und unter der Leitung eines Supervisors oder Teamleiters zu einer Reintegration gelangen. Dieser Arbeitsstruktur liegt u. a. das Ich-psychologische und systemtheoretische Institutionskonzept von Rice (1965) zugrunde. Das therapeutische Team wird als Struktur verstanden, die eine integrative Funktion im Ich-psychologischen Sinn ausübt, diese dem Patienten gegenüber auch offen vertritt und damit auch zum Symbol integrierender und reflektierender Ich-Funktionen wird.

Diese Konzeption von Teamverständnis bewährt sich naheliegenderweise vor allem in der Behandlung Ich-strukturell gestörter Patienten mit einer Tendenz zu Spaltungsoperationen und zum Agieren. Das Team kann für solche Patienten integrierende Hilfsfunktionen übernehmen. Eine der häufigsten Formen der Abwehr ist für Ich-strukturell gestörte Patienten bekanntlich die Spaltung, mit der sich ein Team dann zeitweise unbewusst und unreflektiert identifizieren kann. Das Team zerfällt in zwei Lager, die anscheinend völlig unvereinbare Bilder vom Patienten haben. Die integrative Funktion des Teams besteht dann zunächst aus der **Erkenntnis** dieses Zustandes durch **teambezogene Selbsterfahrung**. Daraus ergibt sich die Integration der nur scheinbar unvereinbaren Teamphantasien über den Patienten, die gespaltenen Persönlichkeitsanteilen entsprechen. Das Team als Hilfs-Ich hat die Integration geleistet, die der Patient vermied. Sobald dies dem Patienten in geeigneter Weise mitgeteilt, d. h. gedeutet wird, ist dann auch der Schritt vom Agieren zur Reflexion vollzogen. Das Team hat die Spaltungsphantasie des Patient zwar verstanden, sich damit aber nicht identifiziert, sondern integriert, reflektiert und gedeutet.

Probleme des integrativen Modells liegen in der Notwendigkeit zur klaren Rollendefinition und zur ständigen Teamarbeit. Allfällige Störungen des Teams, auch wenn sie nicht vom Patienten kommen, sondern persönliche oder institutionelle Gründe haben, können die Rollenklarheit und die Arbeitsfähigkeit eines Teams erheblich beeinträchtigen. Wenn ein Team seine eigene gestörte Arbeitsfähigkeit und sein Agieren allerdings nicht bemerkt und reflektiert, sondern verleugnet, so kommt es sehr schnell zum „Amplifying": Die Teamstörung wird zur Abteilungs- oder Klinikstörung. Das Team regrediert beispielsweise in seiner Funktionsweise auf Borderline-Niveau und operiert mit Verleugnung, Spaltung und Projektion. Die Patientengruppe wiederum ist sehr angewiesen auf das therapeutische Team, welches reife Ich-Funktionen symbolisiert und real auch ausübt. Eine Störung der Funktionsfähigkeit im Team hat leicht massive Regressionen aufseiten der Patientengruppe zur Folge, bis sich das therapeutische Team durch Reflexion stabilisiert und seine eigene Regression beendet (s. auch Trimborn 1983).

Die intensive Beziehung zwischen der Behandler- und der Patientengruppe wurde von Pohlen (1973) auch als „bifokale" Organisation bezeichnet.

Der integrative Ansatz ermöglicht eine große Vielfalt der Rollendefinition. Jeder Mitarbeiter kennt seine versorgenden, administrativen und seine analytischen Aufgaben. Die einzelnen Teammitglieder können sich deshalb als verschiedenartig, aber gleichwertig verstehen. Dies erleichtert die Einbeziehung von nicht ausschließlich sprachgebundenen, analytisch orientierten Selbsterfahrungsmethoden, also z. B. von Gestaltungstherapie, Musiktherapie oder konzentrativer Bewegungstherapie. Dem Team steht damit eine ganze Skala von „Sprachen", d. h. von Symbolisierungssystemen zur Verfügung, mit denen es flexibel auf das jeweilige „Sprachniveau" der Patienten reagieren kann. Die Kompetenz der Patienten, Zeichen zu bilden, reicht vom (ikonischen) Körperzeichen bis zum (symbolischen) Sprachzeichen (Peirce 1991) und wird als Entwicklungsreihe verstanden, vom Team aufgegriffen und beantwortet. Dies ermöglicht Passungsvorgänge auf verschiedenen Ebenen: Die therapeutischen Methoden auf eher frühem semiotischen Niveau (Körperselbsterfahrung) werden mehr als stützende, d. h. nicht übermäßig regressionsfördernde Methoden konzipiert, in der Annahme, dass für einen frühgestörten Patienten übermäßige Regression eher Ich-schwächend wirkt. Die sprachgebundene Selbsterfahrung in der Gruppe oder in der Einzeltherapie hingegen kommt mit weniger supportiven Elementen aus. Sie ermöglicht mehr Regression und wird deshalb primär bei einem Ich-stärkeren, d. h. neurotisch strukturierten oder frühgestörten Patienten eingesetzt, der sich im Verlauf seiner Behandlung gut stabilisiert hat.

## Das rahmenorientierte mehrpersonale Modell (Lohmer 1988)

Dieser Ansatz versteht sich als objektbeziehungstheoretisch fundierte Weiterentwicklung des integrativen Modells unter spezieller Berücksichtigung des **Containing-Konzepts** von Bion (1962) und fußt auf der Objektbeziehungstheorie von M. Klein (1957).

Klein definiert die paranoid-schizoide Position nach den vorherrschenden Abwehrformen der Projektion, projektiven Identifizierung und der Spaltung. Der Übergang zur depressiven Position wird ermöglicht in Kommunikation mit einem mütterlichen Ich, welches nach Bion als Container fungiert. Das Kind teilt sich der Mutter auf dem Wege der projektiven Identifizierung mit. Die Mutter bewahrt diese Empfindungen und Phantasien aber nicht nur in sich auf (der Ausdruck „Container" ist deshalb missverständlich), sondern sie gibt das Aufgenommene in veränderter, gleichsam entgifteter Form an das Kind zurück. Nach dieser Vorstellung konzipiert sich eine **rahmenorientierte mehrpersonale klinische Behandlung**.

Die vom therapeutischen Team ausgeübten und auch symbolisierten Ich-Funktionen sind neben der Integration und Reflexion die Abgrenzung und Triangulierung. Die Auseinandersetzung von strukturell Ich-gestörten Patienten mit dem therapeutischen „Rahmen" wird als Versuch verstanden, das therapeutische System in die paranoid-schizoide Position hinabzuziehen, beispielsweise, indem die zeitliche Begrenztheit einer Therapiestunde oder eines Gesamtaufenthaltes verleugnet wird oder indem die Individualität und Schutzbedürftigkeit von Mitpatienten oder Therapeuten geleugnet und missachtet wird, mit der Folge von Verstößen gegen eine Therapie- und Hausordnung, die den Schutz des Individuums regelt.

Das therapeutische Team setzt dem eine „Containing"-Funktion entgegen, die dem Patienten zur Verfügung gestellt wird – nötigenfalls auch konfrontativ. Die fusionären, chaotischen und grandiosen Phantasien und die heftigen Affekte werden aufgenommen, reflektiert und gegebenenfalls gedeutet. Die Interaktion orientiert sich an der „Holding"-Funktion einer Mutter, die dem Kind Beziehung ermöglicht und dabei aber den Übergang von der paranoid-schizoiden zur depressiven Position nicht behindert, sondern kontinuierlich fördert. Wesentlich hierfür ist die Vermittlung von Abgegrenztheit, Reflexion und Triangulierung.

Die mehrpersonale Situation der klinischen Psychotherapie wird in diesem Modell nicht nur zur Integration von Spaltungsoperationen genutzt, sondern auch zur **Triangulierung**. Die duale Situation der Einzeltherapie kann auf Borderline-strukturierte Patienten einen starken symbiotischen Sog ausüben, mit der Folge von Ich-Verlust-Angst oder grandiosen Verschmelzungsphantasien. Die therapeutische Triangulierung hebt die duale Beziehungsform auf, zugunsten einer Mehrpersonen-Beziehung, indem sich der Patient beispielsweise in analytischer Einzeltherapie und zugleich in einer Gestaltungs- oder Musiktherapie befindet. Eine trianguläre Situation ergibt sich dabei nicht nur durch gemeinsame Arbeit von mindestens drei Personen (Patient, Arzt, Krankenschwester, Spe-

zialtherapeut u. a.), sondern auch durch unterschiedliches Geschlecht und unterschiedliche Methodik der verschiedenen Therapeuten. Dadurch wird der natürliche Prozess der Triangulierung optimal gefördert.

Die therapeutische Triangulierung ermöglicht dem Patienten den Übergang von der paranoid-schizoiden zur depressiven Position. Die duale Beziehung zum Therapeuten ist so lange eine Bedrohung für den frühgestörten Patienten, wie „der Dritte" als verinnerlichte, vor Symbiose schützende Vorstellung nicht existiert. Die Patienten erleben nach ihrer Auskunft das anguläre Mehrpersonen-Setting keineswegs als Überforderung durch die Arbeit mit zwei Therapeuten, sondern sie erleben Entlastung durch Verminderung des symbiotischen Sogs in der Einzeltherapie.

Selbstverständlich ist die Einführung eines oder mehrerer Ko-Therapeuten als „Symbol des Dritten" ein konkretistischer Akt, der nur dann fruchtbar werden kann, wenn die beteiligten Therapeuten das Prinzip der Triangulierung selbst verinnerlicht haben. Die Beiziehung eines weiteren Therapeuten ist gleichsam eine ständige Mitteilung an den Patienten, dass er nicht in eine Symbiose gezwungen wird, sondern der Weg in eine Dreipersonen-Beziehung offen steht. Auch der Supervisor des Therapeuten ist ein solcher Dritter, dessen konkrete (und im Therapeuten innerpsychische) Anwesenheit den Therapeuten und den Patienten vor dem symbiotischen Sog schützt. Für das therapeutische Team ist der Supervisionsprozess als Symbol des Dritten deshalb eine conditio sine qua non.

## 3.4.2 Vorläufer einer Integrierten Medizin in der stationären Psychosomatik: das Salutogenesekonzept

Das Salutogenese-Modell beruht auf den Arbeiten des israelischen Medizinsoziologen Aaron Antonovsky (1989) und wird seit Mitte der 80er Jahre intensiv diskutiert (s. auch Lamprecht u. Johnen 1994; Schüffel et al. 1998). Seine Grundannahme ist, dass Gesundheit auf dem „sense of coherence" beruht – ein Begriff, für den es noch keinen allgemein üblichen deutschen Begriff gibt. Der SOC besteht aus den Grundgefühlen von:

- Verstehbarkeit (comprehensibility)
- Handlungsfähigkeit (manageability)
- Sinngefühl (meaningfulness)

Das Salutogenese-Modell versucht zu erklären, warum bei verschiedenen Menschen die Fähigkeit zum Gesundbleiben ganz offenbar so unterschiedlich stark ausgeprägt ist. Es erklärt also menschliches Leiden nicht aus dem mehr oder weniger ausgedehnten Vorhandensein von Pathologie, sondern aus dem mehr oder weniger ausgeprägten Vorhandensein dieses „sense of coherence", also der Fähigkeit zur Gesundheit, in der Terminologie der Integrierten Medizin würden wir sagen: zur **Autonomie**. Es ist deshalb eher eine Gesundheits- als eine Krankheitstheorie.

Dieses Modell hat aufgrund seiner Einfachheit eine sehr hohe Spontanplausibilität und -attraktivität; und auch deshalb, weil tatsächlich niemand bestreiten kann, dass es dem Menschen hilft, wenn man seine Gesundheitskompetenz fördert. Genau in dieser Spontanakzeptanz liegt aber auch der Grund dafür, dass sich praktische Handlungskonzepte, also neue therapeutische Methoden, auf dieser Grundlage bislang in eher bescheidenem Umfang entwickelt haben. Fast jede Klinik oder jede Behandlungsmethode wird für sich reklamieren, sie fördere Gesundheit oder versuche es zumindest. Man weiß also im Zuge der Salutogenese-Forschung immer mehr darüber, wie Patienten es machen, gesund zu bleiben, wie also diejenigen denken und leben, die selten oder nie unsere Patienten sind. Man weiß aber noch relativ wenig darüber, was der Arzt von diesen Menschen lernen kann und wie sich eine salutogenetische Handlungsweise des Arztes methodisch und wissenschaftlich professionalisieren lässt. Das Ziel wäre, dass der Patient so weit wie möglich sein eigener Arzt wird, also über ein gutes Problemverständnis verfügt, seine eigenen Fähigkeiten kennt und ein Repertoire von Methoden beherrscht, mit denen er seine persönlichen Problemsituationen zum Positiven beeinflussen kann. Salutogenetische Medizin wird also nicht krankheits-, sondern gesundheits-

orientiert sein, sie wird nicht problem-, sondern lösungsorientiert und nicht experten-, sondern laienzentriert sein.

Probleme mit diesem Ansatz können entstehen, wo die Schwerpunktsetzung auf Selbstorganisation und Eigenkompetenz nicht angemessen ist. Die Förderung von Eigenverantwortlichkeit darf niemals zulasten diagnostischer Sorgfalt gehen. Es wäre verantwortungslos und falsch, würde man z. B. in der psychosomatischen Krebsnachsorge nur die Krankheitsverarbeitung fördern, dabei aber die Verlaufskontrolle vernachlässigen. Ebenso unangemessen bliebe eine salutogenetische Therapieorganisation, wenn sie sich der Tiefendimension der Patientenpersönlichkeit verweigerte. Das Unbewusste hat große Macht sowohl als irrationale wie auch als kreative Größe. Eine oberflächliche Gesundheitspädagogik hilft deshalb dem Patienten nicht, mit seinen unbewussten Anteilen Frieden zu schließen und diese als kreative Kraft zu nutzen.

## 3.5 Der Schritt zur Psychosomatik als Integrierter Medizin (Uexküll 1994)

Das Baumsäge-Modell von Christian (Christian u. Haas 1949) drückt aus, wonach Integrierte Medizin strebt. Eine Baumsäge ist ein biegsames, stählernes Sägeblatt mit einem Griff an jedem Ende. Sie ist lang und kann nur von zwei Personen bedient werden. Man kann nicht schieben, sondern nur ziehen, niemand kann deshalb die Arbeit des anderen mitmachen. Das Sägen des Baumstammes ist die Aufgabe, und sie wird gelöst durch die Suche nach dem optimalen Rhythmus, der optimalen Passung der beiden Arbeiter aneinander und an den Baumstamm.

Ganz ähnlich ist unsere Situation in der Medizin. Wir bilden mit dem Patienten ein Gespann, ein Sägendes, Arbeitendes, Sich-Bewegendes. Wir suchen nach seinen gesunden Fähigkeiten im Zusammenarbeiten und nach seinen Störungen im Lebensrhythmus. Integrierte Medizin, die so gut wie möglich zur Aufgabe passen möchte, ist deshalb immer Entwurf, sie ist Frage, sie bleibt in Bewegung.

Wir können die Anforderungen und Aufgaben einer Klinik gut in der Sprache der Integrierten Medizin beschreiben. Sie muss ein lebendiger und stabiler Organismus sein, autonom, an ihre Aufgabe also so gut wie möglich angepasst. Ihre Aufgabe ist es, sich ihren Patienten systematisch als reagierender klinischer Lebensraum so zur Verfügung zu stellen, sich so in Passung bringen zu lassen, dass die Passungsstörungen des Patienten in diesem Modellraum erkennbar und behebbar werden. Beiden Beteiligten, Patient und Klinik, soll es dabei gut gehen. Die Klinik opfert sich nicht, sie stellt sich zur Verfügung, sie korrespondiert. In diesem Vorgang der „Passungsarbeit" sollen Patient und Klinik erkennen, wo der Patient eine Lebenssituation nicht mehr „in Passung bringen" konnte und zu Notkonstruktionen greifen musste, etwa Krankheitsentwicklung, Aufgeben sozialer Lebensräume, Persönlichkeitsverarmung, und wodurch die Notkonstruktionen abgelöst werden könnten.

Diese „Passungsarbeit" ist also im Sinne des bipersonalen Situationskreis-Modells ein sowohl diagnostischer wie therapeutischer Akt. Sein Grundcharakter ist der eines permanenten Dialoges.

Es erscheint mir sinnvoll, an dieser Stelle das Modell der Integrierten Medizin in seiner Anwendung auf Krankenhausmedizin und stationäre Psychosomatik kurz zu skizzieren, und zwar insbesondere in Bezug auf Krankheits- und Behandlungstheorie.

Kernelement Integrierter Medizin ist, wie im Einleitungskapitel dieses Buches aufgeführt, der Vorgang der Biosemiose. Patient und Klinik werden als zwei lebende Systeme verstanden, die in Kommunikation zueinander treten – mit dem Ziel, Krankheiten zu erkennen und zu behandeln. In diesem Zusammenhang bleibt der Begriff der Krankheit nicht bei seiner biomechanischen Bedeutung, sondern wird biosemiotisch ergänzt. Krankheit ist dann nicht ein statisches, objektiv erkanntes und dann durch ärztliches Handeln beeinflusstes Objekt, sie sich ereignet stattdessen im Vorgang der Biosemiose als Passungsstörung. Sie teilt sich mit und erzeugt im Kommu-

nikationsprozess selbst pathologische Muster, die wiederum diagnostisch verwertet werden können.

Als allgemeines Prinzip für solche pathologischen Muster kann gelten:

- Im Zustand der Passungsstörung verringert sich das Spektrum der Zeichenklassen, die zur Kommunikation mit der Umgebung zur Verfügung stehen. Passungsstörungen mit der Umgebung betreffen zunächst einzelne Zeichenklassen (Universalkategorien nach Peirce 1991), die dadurch unbenutzbar werden. Der Patient gibt einzelne Modi des Wahrnehmens, Denkens und Kommunizierens auf. Stattdessen und als Notbehelf treten die übrigen Zeichenklassen vikariierend ein und hypertrophieren. Was in der Psychosomatik „Somatisierung" genannt wird, kann als Hypertrophie der ikonischen Zeichenklasse interpretiert werden. Dies geschieht, wenn der Dialog, die **Passung durch Rückmeldung** in der Dimension der höheren, verbal-symbolischen Zeichenklasse gescheitert ist. Die Patienten verlieren die Fähigkeit, körperlich-emotionale Vorgänge zu dechiffrieren und über deren Zusammenhänge mit sozialen Ereignissen zu sprechen. Dieser Bereich atrophiert.[2] Umgekehrt können wir das Phänomen der Intellektualisierung und Rationalisierung als Aufgeben der körpernahen ikonischen Ebene verstehen. Dies ereignet sich dann, wenn Affekte, Körperwahrnehmungen, Propriozeption insgesamt gefährlich geworden sind. Man kann diese Vorgänge von aufgegebenen Wahrnehmungs-, Denk- und Kommunikationsmodi (Zeichenklassen) als semiotische Regression und semiotische Progression bezeichnen (Plassmann 1996b) oder, in der Terminologie der Integrierten Medizin, als Einwärts- und Auswärtsbewegungen (Uexküll 1999, mündliche Mitteilung). Darin ist enthalten, dass die ikonische Zeichenklasse mehr in die Innenwelt der Propriozeption weist, die Zeichenklasse des In-

---

2 Hypertrophie und Atrophie sind zwar Begriffe aus der Morphologie, enthalten aber im Kern Vorstellungen über Passungs- und Anpassungsvorgänge, sodass sie hier verwendet werden können.

dexikalischen und Symbolischen mehr zur Außenwelt der gemeinsamen sozialen Wirklichkeit gehört.

● Mit der Verarmung der Zeichenklassen einher geht in der Regel ein zweites pathologisches Muster in unserem Dialog mit den Patienten: Der Bereich **des kommunikativen Realitätsprinzips** wird geringer, der Bereich des **pragmatischen Realitätsprinzips** (Uexküll 1996) nimmt zu, und zwar in jenen Bereichen, in denen der Patient seine Passungsstörung nicht beheben konnte, sei es in seinem Leben vor dem Klinikaufenthalt oder in der Kommunikation mit der Klinik. Der Patient beginnt die Umgebung, die nicht mehr auf eine verwertbare Weise antwortet, als leblos zu interpretieren und als leblos zu behandeln. Diese Umgebung soll deshalb, wie wenn sie aus toten Gegenständen bestünde, mehr oder weniger gewaltsam manipuliert werden. Dies gilt auch für die Sphäre des Körpers. Wenn der Dialog mit dem Körper unerträglich geworden ist, etwa weil die dort wahrgenommenen Affekte unerträglich sind, wird der Körper „entlebt", d. h. als unbelebt interpretiert und innerhalb eines pragmatischen Realitätsprinzips wie ein Ding behandelt (s. auch Kap. 2.3.2, S. 27). Die subjektive Wirklichkeit verarmt um das kommunikative Realitätsprinzip. So lassen sich die imperativen Forderungen von Patienten nach Operationen, Elimination von Organen oder auch körpermanipulatorisches Agieren erklären.[3]

Bei alledem scheint wichtig, festzuhalten, dass diese qualitativ verschiedenen Modi des Denkens, Kommunizierens und Handelns zwar verschieden*artig*, aber nicht verschieden*wertig* sind. Entwicklungspsychologisch betrachtet,

wird nicht der primitivere vom reiferen Modus abgelöst, vielmehr scheint eine epigenetische Sichtweise angemessener. Psychische Reife und psychische Gesundheit bestehen gerade nicht aus der Reduktion auf einen oder wenige dieser Modi und Zeichenklassen, sondern aus der gleichzeitigen Nutzung in einem freien, nicht durch Krankheit beeinträchtigten Spiel.

Wir können also das nosologische Modell der Integrierten Medizin so zusammenfassen:

> Krank machende Passungsstörungen zwischen Individuum und Umgebung sind erkennbar an einer Verarmung des freien Spiels zwischen Zeichenklassen und Realitätskonzepten. Es kommt zu vikariierenden Hypertrophien einzelner dieser Modi.

Daraus leiten sich direkte Konsequenzen für eine Klinik als „heilsamer Raum" ab:

● Das Störungsmodell darf sich nicht auf die klassische medizinische Krankheitslehre in den somatischen und psychischen Dimensionen beschränken. Wir benötigen vielmehr eine darüber hinausgehende erweiterte Nosologie, in welcher wir auch die „Passungsstörungen" erfassen und klassifizieren, die zu Krankheit und zur „Gefährdung der Erwerbsfähigkeit", also der Autonomie geführt haben. Die Beziehung zwischen Patient und Klinik soll zum diagnostischen und therapeutischen Raum hierfür werden.

● Die Klinik darf sich in ihrer Kommunikationsfähigkeit und -bereitschaft nicht reduzieren. Patienten teilen sich auf verschiedenen semiotischen Niveaus vegetativ mit, körpersprachlich und verbal. Nach Peirce (1991)

---

3 Die Zeichenklassen (Universalkategorien) und die beiden Realitätsprinzipien beschreiben qualitative Eigenschaften von Zeichenbildung und Kommunikation. Gleichzeitig mit der Integrierten Medizin hat auch die Psychoanalyse für solche qualitativen Unterschiede Beschreibungsmodelle entwickelt. Am differenziertesten erscheint das Modell von Ogden (1989), welches kleinianische Ansätze weiterentwickelt. Es unterscheidet drei psychische Dimensionen (autistisch-berührend, paranoid-schizoid, depressiv). Auch

in der behandlungstechnischen Unterscheidung von Inhalts- und Prozessdeutung (Plassmann 1996a) wurde ein diesbezügliches Modell ausformuliert. Wir können daraus schlussfolgern, dass in der klinischen Realität zunehmend Patienten mit qualitativen Störungen der Wahrnehmungs-, Denk- und Kommunikationsmodi vorkommen, sodass sich im Kontext verschiedener Metatheorien Beschreibungs- und Handlungskonzepte entwickeln.

sind dies die Universalkategorien des Ikonischen, Indexikalischen und Symbolischen. Die Klinik muss sich infolgedessen auf die „Zeichensprache", das „Beziehungsalter" des Patienten, einstellen können, um eine gute „Passung" zwischen Patient und Klinik zu ermöglichen.

- Die Klinik muss sich selbst vom Patienten in einem bewussten und reflektierten Vorgang „in Passung bringen" lassen, sodass der Patient in der Klinik aus den vorhandenen Möglichkeiten eine heilsame Situation gestalten kann. Dieser Vorgang ist von größter Bedeutung. Die Klinik stellt sich als Modellraum zur Verfügung. Das „In-Passung-Bringen" der Klinik besteht z. B. aus einem kognitiven Vorgang der gegenseitigen Verständigung, der zur Bildung „gemeinsamer Wirklichkeiten" führt (etwa in Bezug auf eine gemeinsame Krankheitstheorie), und aus den gemeinsam als notwendig verstandenen praktischen Konsequenzen (etwa in Bezug auf Behandlungsansätze und spezielle Methoden).
- Diese Fähigkeit, die Umgebung in Form zu bringen, in der Klinik wiedergefunden, bedeutet in den Begriffen der Integrierten Medizin „Autonomie"[4] und stellt das Behandlungsziel dar.
- Die Klinik muss kein idealer, perfekter Lebensraum sein, sondern lediglich gut genug, um dieses Ziel zu fördern, d.h. die Abweichung der Klinik vom Ideal sollte innerhalb der Bandbreite der optimalen Frustration bleiben, die noch entwicklungsfördernd wirkt.

# 3.6 Die klinische Aufgabe: ein exemplarischer Fall

Die folgende Kasuistik soll verdeutlichen, vor welchen Aufgaben die klinische Psychosomatik heute steht und wie sich diese Situation mithilfe der Begriffe der Integrierten Medizin beschreiben und handhaben lässt.

Patienten mit umweltbezogenen somatoformen Störungen (Idiopathic Environmental Intolerance) leiden an teils objektiv durch Schadstoffwirkung erklärbaren, teils subjektiv empfundenen Überempfindlichkeiten auf Räume, Menschen, Nahrung und empfinden deshalb einen großen Teil der natürlichen Lebensräume und Lebensformen als unerträglich. Berufstätigkeit ist bei Behandlungsbeginn praktisch ausgeschlossen. Das Gleiche gilt für private Lebensräume und den größten Teil der möglichen Genüsse. Die Patienten leben wie Gefangene auf äußerst eingeschränktem Lebensraum, der größte Teil der Welt ist ihnen unerreichbar. Der Ausgrenzungsprozess, die Passungsstörung ist hier besonders ausgeprägt.

In den Begriffen der Integrierten Medizin sehen wir also folgende Situation:

Die „Passung" der Patienten zu ihrer Umgebung ist schwer gestört. Die Bereiche, zu denen sie in guter Beziehung stehen, also eine kreative und entwicklungsfördernde Situation („Umwelt") selbst herstellen können, werden ständig weniger, die Patienten verlieren ihre Autonomie.

Was wir als Krankheit beobachten, hat dennoch auch einen reparativen Charakter und enthält den Versuch, trotz viel verlorenem Terrain, auf niedrigerem Niveau wieder eine Übereinstimmung, eine Passung zwischen den eigenen Möglichkeiten und der Umgebung herzustellen. Der Gesamtorganismus opfert gleichsam einige Subsysteme, etwa die Genussfähigkeit oder die Berufstätigkeit, um eine nicht mehr kontrollierbare, nicht mehr „in Form bringbare" Situation auf niedrigerem Niveau neu zu organisieren.

Für das folgende exemplarische Fallbeispiel wähle ich bewusst die Form des Interviewberichtes. Das diagnostische Interview erhebt nicht nur Information, es ist auch Begegnung und zeigt von Beginn an die Schwierigkeiten, mit der Patientin in einen Dialog zu kommen, also die „Passungsarbeit".

---

4 Die Begriffe „Autonomie" und „Autarkie" sind im Einleitungskapitel definiert (s. S. 14).

Die Patientin Frau A. ist 47 Jahre alt und zum Zeitpunkt des Gespräches mit mir als Teamleiter seit ca. einer Woche in der Klinik.

Die Patientin hatte sehr erregt einen ersten vorgeschlagenen Gesprächstermin in meinem Zimmer verweigert – wegen des Teppichbelages. Sie hatte dieses Zimmer aber erst gar nicht betreten. Sie war vollkommen sicher, dass sie es dort nicht würde aushalten können. Nach kurzem Zögern hatte ich ihr vorgeschlagen, das Gespräch im Schwesternbereich zu führen, weil dort nur Kunststoffböden verlegt sind, aber auch aus dem Gefühl heraus, ich müsse ihr – ziemlich buchstäblich – „entgegenkommen".

Auf meine Bitte, mir von sich und ihrer Geschichte zu erzählen, begann sie engagiert und konzentriert zu berichten. Alles Empörte und Erregte aus der ersten Begegnung war verschwunden. Sie schien sich über Zwischenfragen, die mein Interesse enthielten, eher zu freuen als gestört zu fühlen. Sie will sich mitteilen, so dachte ich, aber ich muss mich mit ihr auf neutralem Boden treffen.

Im Sprechen über sich nimmt die Patientin die Position der sicheren, überzeugten und überzeugenden Expertin ein; Unsicherheit, so denke ich, hat in ihrem Selbstbild vielleicht keinen Platz.

Sie schildert mir, dass sie schon als Kind Symptome hatte: eine ausgeprägte Zahnarztangst, Kreislaufstörungen beim Zahnarzt, nach Zahnarztbesuchen Albträume. Mit Pubertätsbeginn litt sie an Kopfschmerzen. Nachdem ihr im 17. Lebensjahr eine neue Brücke über Zahnfüllungen gemacht worden war, erlitt sie eine Art körperlichen Zusammenbruch, und sie sieht dieses Ereignis als Beginn ihres Vergiftungsleidens. Seit dieser Zeit entwickelten sich bei ihr Missempfindungen in der Mundschleimhaut, in der Nasenschleimhaut und in den Bronchien. Sie hat das bis heute und wacht dann nachts mit Atemnot auf. Weitere Beschwerden treten nach Giftstoffbelastung auf, durch Lacke oder auch durch die Ausdünstungen von heißem Straßenteer. Sie sieht dann ihre gesamte Körperregulation als gestört an, es wird ihr wechselnd heiß und kalt, und ihre persönliche Theorie ist, dass sich die Entgiftungsfunktion des menschlichen Körpers mit der Zeit erschöpft, dann könnten Fremdstoffe nicht mehr abgewehrt werden, sondern werden aufgenommen. Hauptschwierigkeiten seien Zahnprobleme am Oberkiefer, in den Kieferhöhlen und auch Ohrgeräuschbeschwerden. Aller Zahnersatz wurde deshalb entfernt, neuer Zahnersatz wurde von ihr selbst mittels Kinesiologie (sie verwendet ein Pendel) getestet. Sie betont, dass sie an klassisch-medizinische Allergietests, z. B. Hauttests, nicht mehr glaubt.

In dem Haus, in dem sie lebt, hat sie sich einen, wie sie sagt, unbelasteten Bereich geschaffen, einen Wohnbereich, in dem alles ihr schädlich Vorkommende entfernt worden ist. Alle neuen Sachen, die jetzt angeschafft werden, einschließlich Nahrungsmittel, überprüft sie mit Elektroakupunktur, indem sie die Reaktion ihres eigenen Körpers auf diese Gegenstände testet. Zusätzlich testet sie kinesiologisch. Sie wendet diese Verfahren auch in Lebensmittelgeschäften und Möbelgeschäften an und kauft nur, was sie damit als unbedenklich identifiziert. Für mich als Interviewer entsteht der Eindruck, dass sie sich generell als verantwortungsbewusste, eher mütterliche Figur definiert, die von ihrem eigenen Körper Schädigungen fern hält, fast scheint sie die Einzige zu sein, die in einer Welt voll Gift für Gesundheit sorgt, für sich, aber auch für ihre gesamte Umgebung.

Über ihre berufliche Situation erfahre ich, dass sie von Beruf Cellistin ist, diesen Beruf aber nicht mehr ausübt. Sie verträgt, wie sie sagt, die Erschütterungen der Tastkörperchen in den Fingerkuppen nicht, weil die von dort ausstrahlenden Vibrationen zu Schmerzen im Rücken, im Kiefer und auch zu Kopfschmerzen führen. Sie schließt daraus, dass nach wie vor Krankheitsherde im Kiefer sitzen müssen, die auf solche Erschütterungen ansprechen. Sie hat deshalb im Oberkiefer alle Zähne entfernen lassen und auch so viel Oberkieferknochen, dass der Zahnarzt schließlich die Behandlung verweigerte. Sie will aber auch im Unterkiefer noch Sanierungen durchführen lassen, d. h. weitere Zähne entfernen lassen.

Wegen ihrer Beschwerden tritt sie seit einigen Jahren nicht mehr öffentlich auf, sie gibt nur etwas Musikunterricht. Sie schildert ihre berufliche Laufbahn als bis dahin sehr beliebte, gefeierte Musikerin und hat nun auch diesen Bereich ihres Lebens der Gesundheit untergeordnet.

Sie berichtet mir über ihre Familie, dass sie zwei halbwüchsige Kinder hat, einen Sohn und eine Tochter. Der Sohn ist, so vermutet sie, ebenfalls umweltempfindlich; er sei schwermetallbelastet, als Kind wegen Phosphatempfindlichkeit hyperaktiv. Die Tochter neigt zu Allergien, leidet unter Heuschnupfen und Milch-Allergie, und die Patientin hat viele schädigende Substanzen, die die Tochter nicht verträgt, herausgefunden. Ihr Vater war Frührentner, ursprünglich Zimmermann von Beruf, aber unter seinem Niveau als Arbeiter beschäftigt. Er war schwer krank, litt an Rheuma und starb früh. Sie spricht von ihm mit leuchtenden Augen, sie sieht ihn als hoch begabten Menschen, handwerklich sehr geschickt, allerdings zum Jähzorn neigend. Dass er so oft wütend, laut und stur war, zeigte ihr aber nur, wie begabt, aktiv und lebendig er war. Meine Frage nach der Mutter ergibt ein aufgesetztes, künstlich wirkendes Lächeln und einen tiefen Seufzer. Die Mutter hatte schon immer Herz- und Darmbeschwerden, die Patientin gibt ihr homöopathische Mittel. Mehr scheint über sie nicht zu sagen zu sein. Bezüglich ihrer Geschwister spricht sie nur über einen Bruder, der an Muskeldystrophie leidet. Es ist ein sehr begabter Bruder, wie sie meint, er konnte aber wegen dieser chronischen Krankheit seine Begabung nicht leben. Sie vermutet, dass seine Muskeldystrophie möglicherweise auch von Substanzüberempfindlichkeiten herrührt, die bislang nicht diagnostiziert werden konnten.

In diesen Passagen über ihre Familie wird für mich im Gespräch sehr deutlich, dass alle Personen, von denen die Rede ist, nur über Krankheiten definiert sind, bis auf den Vater, der zwar ebenfalls chronisch krank war, aber zumindest in seinem Jähzorn etwas Lebendiges, auch etwas Triebhaftes hat. Auf meine hier gestellte Frage nach Sexualität in ihrem Leben schildert sie mir mit leuchtender Miene, dass Sexualität für sie früher sehr lustvoll war, jetzt findet seit langem nur noch gelegentlich Sexualität statt, es ist einfach zu anstrengend. Mit ihrem Mann hat sie auch sonst mittlerweile wenig Gemeinsamkeiten, er hat zahlreiche Hobbys, denen er aber ohne sie nachgeht.

Was den Aufenthalt in der Klinik angeht, so beschreibt sie eine Art Tantalussituation. Sie möchte sehr gerne viel machen, sich bewegen z. B., Spazierengehen, an Atemgymnastik und Sport teilnehmen, aber alledem stellt sich etwas in den Weg. Bei Anstrengung bekommt sie Kopfschmerzen, in der Folge Schlafprobleme, sie duscht deshalb sehr viel, um sich nach körperlichen Anstrengungen gründlich zu reinigen und abzukühlen. In der physiotherapeutischen Abteilung hätte sie gerne Behandlungen wahrgenommen, was aber wegen der dort verwendeten Reinigungsmittel nicht möglich sei, sie kann sich dort nicht aufhalten. Sie möchte gerne in die kreative Therapie, verträgt aber dort die Farbgerüche nicht, beim Fahrradfahren, was sie versucht hat, verträgt sie die Erschütterungen nicht, die abwechslungsreiche Kost der Klinik schien ihr unverträglich, sie hat deshalb eine Schonkost von ungewürztem Reis und ungewürzten Nudeln mit der Diätassistentin vereinbart. An Psychotherapie ist sie interessiert. Sie denkt, dass ihr ganzes Leben aus Kämpfen besteht und sie sich deshalb häufig wütend und ohnmächtig fühlt. Sie wünscht sich Psychotherapie als eine Art Kräftigungsmittel, um diesen Kämpfen besser gewachsen zu sein. Sie möchte auch über die Probleme in ihrer Ehe sprechen, weil sie mit ihrem Mann kaum noch etwas gemeinsam unternehmen kann, z. B. nicht ausgehen auf Gesellschaften oder Tanzengehen, was früher eine gemeinsame Leidenschaft war. An dieser Stelle des Interviews, an der sie zu spüren scheint, dass alles Lebendige in ihrem Leben nur noch in der Erinnerung und Phantasie stattfindet, wird sie einen Moment sehr ruhig und sagt dann: „Immer wenn ich nach Früchten greife, entschwinden sie mir."

Medizinisch betrachtet, besteht bei der Patientin ein voll ausgeprägtes umweltbezogenes Überempfindlichkeitssyndrom vom Typ der „Multiple chemical Sensitivity" (MCS), welchem mittlerweile zahlreiche Lebensbereiche zum Opfer gefallen sind. Sie ist aufgrund ihrer subjektiven Reaktion vollständig sicher, dass bestimmte dass bestimmte Lebensbereiche für sie gesundheitsschädlich und unzugänglich sind. Allerdings haben sich die von der Patientin vermuteten Überempfindlichkeiten ärztlich nicht objektivieren lassen, sodass hier die Diagnose einer somatoformen Störung berechtigt ist.

Psychoanalytisch betrachtet, entsteht der Eindruck, dass die Patientin sowohl ihre Begabungen als Musikerin als auch ihr Triebleben nicht leben konnte. Jede aufkommende triebhafte Erregung interpretiert sie als Regulationsstörung des Organismus, als giftbedingtes Hitze- oder Kältegefühl oder als erschütterungsbedingte Störung und antwortet mit voluminösen Vermeidungs- und Entgiftungsaktionen. Hinter der vordergründig kämpferischen und aktiven Haltung wird deshalb eine tiefe depressive Traurigkeit fühlbar. Möglicherweise darf sie nicht gesünder, potenter sein als die eigene chronisch kränkelnde Mutter.

In den Begriffen der Integrierten Medizin sehen wir, dass die Patientin zwar sowohl leben wie auch arbeiten möchte, aber beides nicht kann. Insbesondere deshalb, weil jeder ihrer immer wieder unternommenen Vorstöße ins Leben sofort zu einem Zuviel wird, wie wenn sie einer verbotenen Verführung nachgegeben hätte, worauf sie dann mit einem endgültigen, mit gesundheitlicher Unverträglichkeit begründeten Verzicht reagiert. Die Fähigkeit, sich eine gute Umwelt zu schaffen, beherrscht das Denken der Patientin zwar vollständig, ist aber immer erfolgloser. Auffällig ist die Verarmung des Realitätskonzeptes. Sie sieht sich geschädigt von physikalischen und chemischen Angriffen und antwortet auf dieselbe Weise, indem sie versucht, alles aus der Umgebung und aus ihrem Körper zu entfernen, was ihr verdächtig erscheint. Das kommunikative Realitätsprinzip verarmt und ist reduziert auf den Versuch, ihre Überzeugungen zumindest mit ihren Kindern zu teilen, während die Sehnsucht nach einem Leben als Frau und Künstlerin nur noch in einem kurzen Moment fühlbar ist.

# 3.7 Konzepte der praktischen Umsetzung Integrierter Medizin in der psychosomatischen Klinik

Die folgenden Abschnitte stellen dar, wie klassische Elemente der klinischen Medizin nach dem Paradigma der Integrierten Medizin gestaltet werden können, also Diagnostik, Klinikorganisation, Therapieorganisation und Forschung.

## 3.7.1 Diagnostik in der Integrierten Medizin

Im biotechnischen Modell der Schulmedizin ist Diagnostik ein positivistischer Vorgang: Es gibt einen Beobachtungsgegenstand (der Patient, meist reduziert auf seine Krankheit) und einen Beobachter (der Arzt). Die Beziehung zwischen beiden wird als eine zu vernachlässigende Variable angesehen. Krankheit erscheint als etwas, was sich im Patienten abspielt, dort beobachtet und erschöpfend beschrieben und klassifiziert werden kann. In den referierten Modellen klinischer Psychotherapie als Vorstufen einer Integrierten Medizin verändern sich die Vorstellungen vom diagnostischen Prozess bereits schrittweise.

Krankheiten werden zunehmend als dynamische Gebilde betrachtet, die sich der therapeutischen Beziehung bemächtigen, dort zu pathologischen Phänomenen führen und deshalb im Medium der therapeutischen Beziehung sowohl der Beobachtung und Klassifikation wie auch der Behandlung zugänglich werden. Damit verändert sich die Vorstellung von der Rolle des Beobachters. Aus der Rolle des neutralen, unbeteiligten Betrachters wird der aktive, beteiligte Dialogpartner, dessen Anwesenheit zur Entstehung und Beobachtung dieser pathologischen Phänomene notwendig ist. Damit werden die Personen, die Persönlichkeiten, die Subjektivität des Arztes oder des Gesamtteams zum diagnostischen Instrument.

Die therapeutische Beziehung bekommt also in den beschriebenen Vorläufermodellen klinischer Psychotherapie zwar bereits den Rang eines Mediums, eines Entfaltungsraumes für Pathologie, dies wird allerdings als sekundäres Phänomen gesehen. Als verursachend und deswegen als primär wird weiterhin die Pathologie der Person des Patienten gesehen, die in diesen Modellen deshalb eigentlicher Gegenstand der diagnostischen Klassifikation und auch der Behandlung bleibt.

Diagnostik im Kontext der Integrierten Medizin setzt andere Prioritäten. Die Passungsstörungen zwischen Patient und Umgebung sind das Primäre, das eigentliche Leiden, während die Pathologie der Person im Somatischen wie im Psychischen und auch pathologische soziale Lebensbedingungen (z. B. Arbeitslosigkeit) zwar diagnostiziert und objektiviert werden; wichtiger ist aber, zu rekonstruieren, wann und wie sich daraus ein Beziehungsgefüge aufgebaut hat, in dem der Betreffende seine Autonomie verlor. Die folgenden Abschnitte beschreiben, mit welchem methodischen und begrifflichen Werkzeug dies möglich ist.

## Die objektivierende Basisdiagnostik

Die Basisdiagnostik zu Beginn der therapeutischen Begegnung dient dem Zweck, zu erfassen, unter welchen Bedingungen es im Beziehungsgefüge des Patienten zum Autonomieverlust und damit, in der Terminologie der Rehabilitationsmedizin, zur gefährdeten Erwerbsfähigkeit gekommen ist. Wir benötigen dafür ein komplettes diagnostisches Instrumentarium für alle wesentlichen somatischen, psychischen und sozialen Pathologien. Dies entspricht der klassischen krankheitsbezogenen Diagnostik, erweitert um die soziale Dimension. Die objektivierende Diagnostik muss eingefügt werden in passungstheoretisches Denken, z.B. die Klärung von Wechselwirkungen zwischen körperlicher Erkrankung und sozialer System-Ebene.

Dieser erste diagnostische Schritt zeichnet also den Weg des Patienten in seine persönliche Krise nach, er genügt aber noch nicht für die Entwicklung therapeutischer Strategien. Diagnostik in der Integrierten Medizin umfasst deshalb als weiterer Schritt die Erfassung der Möglichkeiten, wie dieser Patient im „Hier-und-Jetzt" der Klinik zu einer möglichst guten Passung gelangen und möglichst viel Autonomie wieder entwickeln kann.

## Bildung gemeinsamer Wirklichkeiten: die Passungsarbeit

Mit „guter Beziehung" oder „guter Passung" ist der Aufbau eines gemeinsamen Problemverständnisses, eine gemeinsame Realität zwischen Patient und Therapeut als Prozess gemeint. Dies ist Voraussetzung zur Problemlösung, also zur Behandlung.

Hieraus ergibt sich, dass die „Passung" zwischen Patient und Therapeut, im weiteren Sinn zwischen Patient und Klinik, in ihren Grundzügen wechselseitig, bewusst und offen verhandelt wird. Sie wird nicht einseitig verfügt, festgelegt, verordnet, sondern ausgehandelt. Der Patient sollte jederzeit (in seiner Sprache) ausdrücken können, auf welches Problemverständnis, auf welche Klärungsthemen und auf welche Ziele er sich mit seinem Therapeuten verständigt hat, woraus also die gemeinsame Wirklichkeit besteht.

Wie die Erfahrung zeigt, findet diese initiale diagnostische „Passungsarbeit" auf folgenden Gebieten statt:

- **Subjektive Krankheitstheorie:** Was denkt der Patient über die Natur seines Problems?
- **Primärer therapeutischer Ansatz:** Welche gemeinsamen Vorstellungen von Problemlösungen sind möglich?
- **Subjektive Beziehungsphantasie:** Wie stellt sich der Patient die Beziehung zu seinem Therapeuten und zur Klinik vor?
- **Zeichenklassen und Realitätskonzepte**

### Subjektive Krankheitstheorie

Bei der Betrachtung der **subjektiven Krankheitstheorien** der Patienten wird die Notwendigkeit zur sorgfältigen Anpassung sehr deutlich. Wir können nicht erwarten, dass unsere Patienten auch nur annähernd idealtypischen Annahmen entsprechen, indem sie beispielsweise auf der Suche nach Psychotherapie in die psychosomatische Klinik kommen. Vielmehr sind die Muster der subjektiven Krankheitstheorie ein zentraler Ausschnitt aus dem individuellen Realitätskonzept des Patienten.

Die von uns verwendeten, empirisch ermittelten fünf Grundmuster der subjektiven Krankheitstheorie sind:
- körperliche Krankheit
- psychische Problematik
- familiäre oder berufliche Belastungen
- Abnutzung/Erschöpfung
- Ungerechtigkeit/Fremdverschulden

Dieses Erfassungsraster hat sich in der Praxis bewährt und könnte natürlich noch ergänzt und weiter ausdifferenziert werden.

Das klinische Team verständigt sich mit dem Patienten darüber, mit welcher subjektiven Krankheitstheorie der Patient seine Hauptprobleme sieht und wie eine gute Zusammenarbeit mit dem Patienten voraussichtlich möglich werden

wird. Ziel ist die systematische Optimierung von Beziehung. Strategien, Mittel und Ziele der Behandlung sollen zu den subjektiven Erwartungen des Patienten und zu den therapeutischen Überzeugungen und Möglichkeiten des Teams passen. Die Abbildung 3-1 zeigt, in welcher Häufigkeit diese Muster vorkommen.

Die Krankheitstheorie definiert nicht weniger als das eigene Kranksein, den Platz in der Welt, in der Geschichte und in der Zukunft. Sie ist der auf Krankheit bezogene Teil des Selbstkonzeptes. Ein Patient, der an „total abgenutzter Wirbelsäule" oder „der Bandscheibe" oder „den kaputten Gelenken" leidet, bringt damit viel mehr als nur eine oft gehörte gängige Laienhypothese zum Ausdruck. Nimmt man sich die Zeit, nicht nur diese Laiendiagnose, sondern die ganze subjektive Krankengeschichte zu erfahren, so wird klar, dass die Krankheitstheorie sehr wichtige integrierende Funktionen hat. Mit der Krankheitstheorie wird die Krankheit in die subjektive Realität des Patienten eingebunden, die

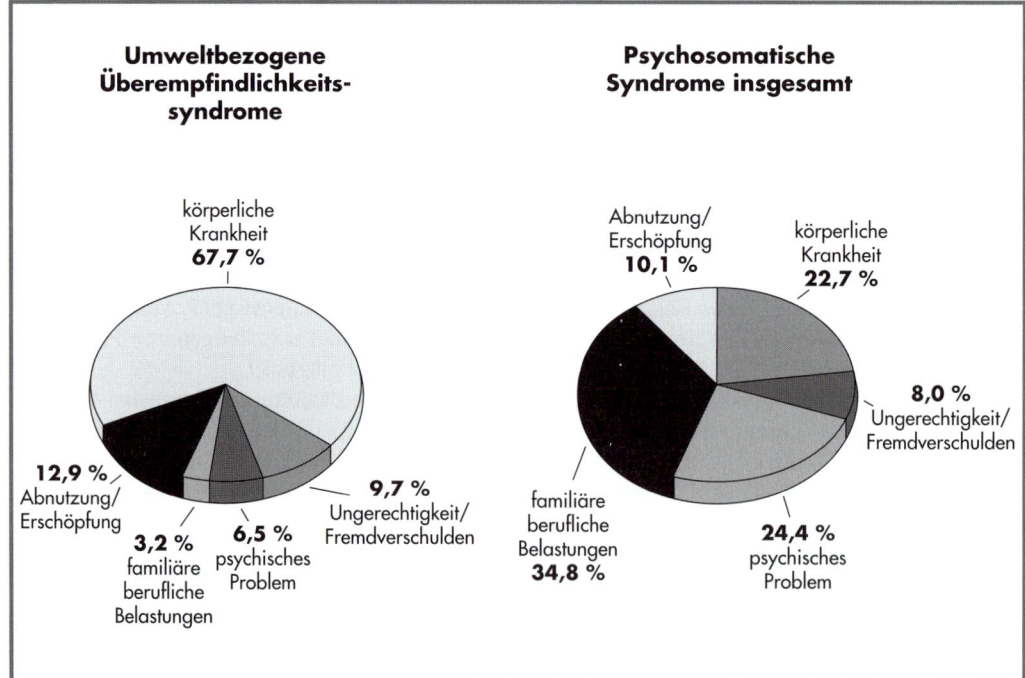

**Abb. 3-1:** Subjektive Krankheitstheorie nach der Einschätzung des Therapeuten (die Zahlen beziehen sich auf die Auswertung der Basisdokumentation 1997 der Burgklinik Stadtlengsfeld)

Krankheit bekommt einen Sinn, den der Patient ertragen kann. Dies gilt auch für die gegenwärtigen und künftigen Konsequenzen der Krankheit: Die subjektive Krankheitstheorie enthält auch Vorstellungen darüber, was an Behandlung sinnvoll sei und was nicht, welche Rolle den Helfern zukomme und welche Behandlungsziele überhaupt denkbar seien – sie enthält also eine subjektive Behandlungstheorie.

Neben den Inhalten, der eigentlichen Geschichte, hat die subjektive Krankheitstheorie auch qualitative Eigenschaften in semiotischer und epistemologischer Hinsicht. Die Krankheitstheorie bedient sich in semiotischer Hinsicht bestimmter Zeichenklassen, die zum Erleben und zur Mitteilung körperlicher Vorgänge (ikonische Zeichen), zur Beschreibung von Beziehungen (indexikalische Zeichen) oder von abstrakten Überlegungen (symbolische Zeichen) geeignet sein können. Damit verbunden sind in der Regel bestimmte Vorstellungen über die Gesetzmäßigkeiten, nach denen Krankheit entsteht und beeinflusst werden kann. Wir stoßen hier auf die Kernbereiche der **subjektiven Behandlungstheorie**, die in einem inneren Sinnzusammenhang mit der subjektiven Krankheitstheorie steht. Ein Patient kann annehmen, dass seine Krankheit im Kern aus mechanisch beschreibbaren Veränderungen im Körper oder der Umgebung entstehe und deshalb auch nur mit eben solchen mechanischen Eingriffen beeinflusst werden könne. Wir nennen dies **pragmatisches Realitätsprinzip**. Ein anderer Patient sieht seine Krankheit als Problem der Verständigung mit sich selbst und der Umgebung, sodass nach seiner Auffassung eine Verbesserung von Beziehung nötig ist; dies nennen wir das **kommunikative Realitätsprinzip**.

Die Dominanz bestimmter subjektiver Krankheitstheorien verweist auch darauf, dass dieser Patient in Bezug auf seine Krankheit nur bestimmte Zeichenklassen benutzen kann, die infolgedessen hypertrophiert sind, während andere nicht zur Verfügung stehen. Die Annahme eines kranken, erschöpften oder abgenutzten Körpers kann einer **ikonischen Vorstellungswelt** zugeordnet werden, der Patient ist ganz Körper, die soziale Bezogenheit dieses Körpergefühls, das (indexikalische) „Körper-Haben" und die psy-

chische Dimension fehlen. Grund kann, wie im vorherigen Abschnitt ausgeführt, ein primär vorhandener oder sekundär entstandener Verarmungsprozess an Denk- und Zeichenmodi sein. Solche Atrophien und Hypertrophien von Zeichenklassen betreffen selten die ganze Persönlichkeit, sondern meist bestimmte Bereiche, in denen eine Passungsstörung wirksam ist. Klinisch würden wir hier von einer somatoformen Störung sprechen.

Die Annahme familiär-beruflicher Probleme oder die Klage über erlittenes Unrecht kann auf eine **indexikalische Vorstellungswelt** hinweisen. Der Patient sieht sein Leiden in Bezug auf seine Umwelt, die er erfolglos zu gestalten versucht hatte, kann aber vielleicht nicht versprachlichen (symbolisieren), um welche Konflikte es dabei geht und welche Bedeutung und Geschichte diese Konflikte haben.

Eine subjektive Krankheitstheorie, in welcher Psychisches dominiert, wäre Ausdruck einer Fähigkeit zur **symbolischen Vorstellungswelt** und im semiotischen Sinn deshalb am weitesten entwickelt. Die komplexen Zusammenhänge zwischen Körperlichem, Sozialem und Psychischem können vom Patienten als Ganzes verstanden, die subjektiven bewussten und unbewussten Bedeutungen können reflektiert und mitgeteilt werden. Es könnte sich aber auch um eine Hypertrophie von Ratio und Sprache zulasten von Körperverständnis handeln.

Alles, was hier über die Krankheitstheorie des Patienten gesagt wird, gilt natürlich auch für die Krankheitstheorien der Medizin. Sie sind keine objektiven Wahrheiten, sondern Erklärungsmodelle, mit denen der Arzt arbeiten kann. Sie haben ebenso wie die Krankheitstheorien der Patienten semiotische und epistemologische Eigenschaften. Die diagnostischen Termini der Medizin enthalten implizit immer auch eine Entstehungs- und eine Behandlungstheorie. Es macht für das krankheitsbezogene Realitätskonzept des Arztes einen großen Unterschied, ob von „Arthrose", „somatoformer Schmerzstörung" oder von „Konversion" gesprochen wird. Der Begriff „Arthrose" impliziert eine mechanisch begreifbare Störung, der Begriff „somatoforme Schmerzstörung" impliziert ein Zusammenwirken somatischer und psychischer

Prozesse, der Begriff „Konversion" impliziert rein psychische Prozesse, die den Körper lediglich als Symbol benutzen. Man sollte sich klarmachen, wie unerträglich es für den Arzt wäre, mit einem Erklärungsmodell, einer Krankheitstheorie arbeiten zu müssen, die nicht mit der eigenen Ausbildung, Erfahrung oder Person kompatibel ist. Ebenso fühlt sich auch ein Patient, wenn seine subjektive Krankheitstheorie und die medizinische Krankheitstheorie inkompatibel sind und wir ihn nötigen wollen, unsere Vorstellungen zu übernehmen. Dies kann dann der Fall sein, wenn eine ikonisch-pragmatische Krankheitstheorie des Patienten („kranker Körper") auf eine symbolisch-kommunikative Krankheitstheorie des Arztes („psychischer Konflikt") stößt.

Aus diesen Überlegungen leiten sich klinisch einige wesentliche Konsequenzen ab:

- Von größter Bedeutung ist das Interesse des Arztes für die subjektive Krankheitstheorie des Patienten. Selbst wenn diese zunächst noch unvollständig oder gar nicht verstanden wird, vermittelt das Interesse des Arztes seine Bereitschaft zur Bildung gemeinsamer Wirklichkeiten mit dem Patienten.
- Der Arzt (oder die Klinik) muss imstande sein, in zwei Realitäten zu denken, in derjenigen des Patienten und in der eigenen. Der Arzt und die Klinik müssen das eigene Denken und Handeln in die Sprache des Patienten übersetzen können und sich auf solche Behandlungsvorschläge beschränken, die mit beiden Realitätskonzepten, dem des Patienten und dem des Arztes, vereinbar sind. Hieraus resultieren die im nächsten Abschnitt besprochenen primären therapeutischen Ansatzpunkte. Sie sind die Schnittmenge aus den jeweiligen subjektiven Wirklichkeiten des Patienten und des Arztes.
- Eine gewisse Spannung zwischen beiden Realitätskonstrukten ist nützlich, also ein Wissen, dass der andere die Dinge etwas anders sieht, solange sich diese Spannung im kreativen Bereich bewegt. Überschreitungen dieses kreativen Bereiches geschehen sehr leicht und zeigen sich sofort in den Symptomen des „Passungsverlustes" (s. auch das Kap. „Semiotische und epistemologische Diagnos-

tik", S. 55). Die Kommunikation zerreißt, Patient und Arzt wechseln vom kommunikativen zum pragmatischen Realitätsprinzip. Dies zeigt sich an manchmal fast zwanghaften Wünschen (beider Beteiligten) nach Handlung, etwa in Gestalt neuer Medikation, zusätzlicher Diagnostik, Verlegung in ein anderes Krankenhaus etc.

- Im Aufeinandertreffen der Krankheitskonzepte von Patient und Arzt sollten Übereinstimmung und Diskrepanz offen gelegt, besprochen und ertragen werden. Diese Offenheit wirkt maximal vertrauensbildend.
- Die subjektiven Krankheitstheorien sollten wie andere wichtige Befunde auch erfasst, klassifiziert und dokumentiert werden.

## Primärer therapeutischer Ansatzpunkt

Die primären therapeutischen Ansatzpunkte benennen den Bereich, in welchem der Patient seine Therapieziele erreichen möchte und mit den zur Verfügung stehenden Möglichkeiten auch erreichen kann. An dieser Stelle wird das Prinzip der Passungsarbeit sehr deutlich. Die subjektiven Möglichkeiten von Klinik und Patient treffen sich an dieser Schnittstelle und nehmen gleichsam Verhandlung miteinander auf. Diese „Verhandlungen" laufen in mehreren Abschnitten.

Zunächst muss deklariert werden, dass überhaupt eine Vereinbarung gesucht und gefunden werden muss. Anderenfalls könnten entweder Klinik oder Patient die **Passungsarbeit** mit **Anpassung** verwechseln, etwa indem ein Patient mit depressiver Struktur selbstverständlich davon ausgeht, dass sich für seine Themen und Ziele niemand interessieren werde und er sich in die Erwartung seines Gegenübers zu fügen habe. Wenn hier das Team die Anpassung des Patienten infrage stellt und auf gemeinsamen Ansatzpunkten beharrt, so versperrt es dem Patienten den einfachen und gewohnten Weg, die eigene Unzufriedenheit, Erfolglosigkeit und Depressivität beizubehalten. Ein anderer Patient kann apodiktisch die Anpassung der Klinik an seine subjektive Behandlungstheorie fordern, etwa ein Patient mit somatoformer Schmerzstörung, der sich zum Objekt somatischer Diagnostik und eliminativer Maßnahmen wie Analgesie oder Operation machen möchte. Das Gleiche gilt spiegelverkehrt auch für die Klinik. Sie kann auf Gemeinsamkeit, also Passungsarbeit verzichten, indem sie sich entweder selbst an die Behandlungstheorie der Patienten anpasst oder ihrerseits Anpassung und Unterwerfung von ihren Patienten fordert.

In diesem Spannungsfeld zwischen Passungsarbeit und Anpassung konstituieren sich die Grundlagen des therapeutischen Prozesses, und zwar der Übergang vom pragmatischen zum kommunikativen Realitätsprinzip. Anpassung enthält die Vorstellung der psychischen Veränderung der Umgebung oder der eigenen Person, die zur Anpassung gezwungen werden sollen. Passungsarbeit mit dem Ziel gemeinsamer therapeutischer Ansatzpunkte enthält hingegen das kommunikative Realitätsprinzip, indem die Vorstellungen über Krankheit und Behandlung ausgetauscht, kommuniziert werden – mit dem Ziel gemeinsamer Wirklichkeiten, die ein Maximum an Kommunikation in Bezug auf die Behandlungsziele ermöglichen.

Wir können diesen Vorgang zugleich diagnostisch verwerten, indem wir erfassen, wann Passungsarbeit möglich ist, wann diese zu zerbrechen droht und wovon dies abhängt. Es kann sich um Gründe handeln, die im Patienten, in seiner bisherigen Umgebung oder in der Klinik selbst liegen.

Nachdem die subjektive Krankheitstheorie des Patienten und die der Klinik einander begegnet sind und Verhandlungen begonnen haben, also Kommunikation stattfindet, müssen in einem 2. Schritt konkrete therapeutische Ansatzpunkte gefunden und formuliert werden.

Auch hier war es nützlich, ein empirisch abgeleitetes Erfassungsraster zu entwickeln, welches die acht häufigsten therapeutischen Ansatzpunkte umfasst:

- **organische Krankheit:** Untersuchung und Behandlung körperlicher Erkrankungen
- **Krankheitsverarbeitung:** Beschäftigung mit psychischen und sozialen Krankheitsfolgen; Wiederaufbau von Selbstkonzepten; Entwicklung von Krankheits- und Selbsthilfekompetenz; praktische soziale Problemlösung
- **psychosoziale Entwicklungskrise:** Hilfe bei Ablösungs- und Neuorientierungsphasen, z. B. in der Adoleszenz oder im mittleren Lebensalter
- **neurotischer Konflikt:** vom Patienten wahrgenommene psychische Konfliktsituation, die ein infantiles Muster wiederholt und ohne Hilfe nicht aufgelöst werden kann
- **psycho-physische Erschöpfung:** als Folge einer Disstress-Situation mit Überforderung, etwa durch Krankheit, Familienkonflikte, Berufsprobleme
- **berufliche und soziale Situation:** ohne Hilfe unlösbare Probleme wie Arbeitslosigkeit, Überschuldung, Desorientierung im sozialen Netz
- **Krankheitsgewinn:** Gewöhnung an die Patientenposition, die wegen damit verbundener Vorteile als Möglichkeit der Problemlösung betrachtet wird

Die in der Praxis häufig vorkommenden therapeutischen Ansatzpunkte enthalten zum einen die subjektive Krankheitstheorie und zum anderen die Ressourcen, also die Lösungsmöglichkeiten, die Patient und Klinik sehen und nutzen wollen, sie beschreiben also ein wesentliches Stück gemeinsamer Wirklichkeit. Sie lassen sich ebenso wie die subjektiven Krankheitstheorien unter biosemiotischem Aspekt in eine qualitative Ordnung bringen.

Die Beschäftigung mit organischen Krankheitsprozessen oder psycho-physischer Erschöpfung entspricht einem ikonischen Denken. Krankheitsverarbeitung, Krankheitsgewinn, Realitätsbewältigung und beruflich-soziale Situation sind Aspekte der sozialen Dimension und insofern der indexikalischen Vorstellungswelt zugehörig. Die Beschäftigung mit neurotischen Konflikten und Entwicklungskrisen erfordern die Reflexion von Bedeutung und Geschichtlichkeit und bilden somit eine überwiegend symbolische Welt, in der sich Patient und Therapeut gemeinsam bewegen können. Die Abbildung 3-2 zeigt, in welcher Häufigkeit die therapeutischen Ansatzpunkte vorkommen.

Dabei wird insbesondere die große Bedeutung sozialer Themen deutlich. Diese indexikalische Welt wird von den meisten Patienten erreicht und bildet jenen Raum, in dem sie mit ihren

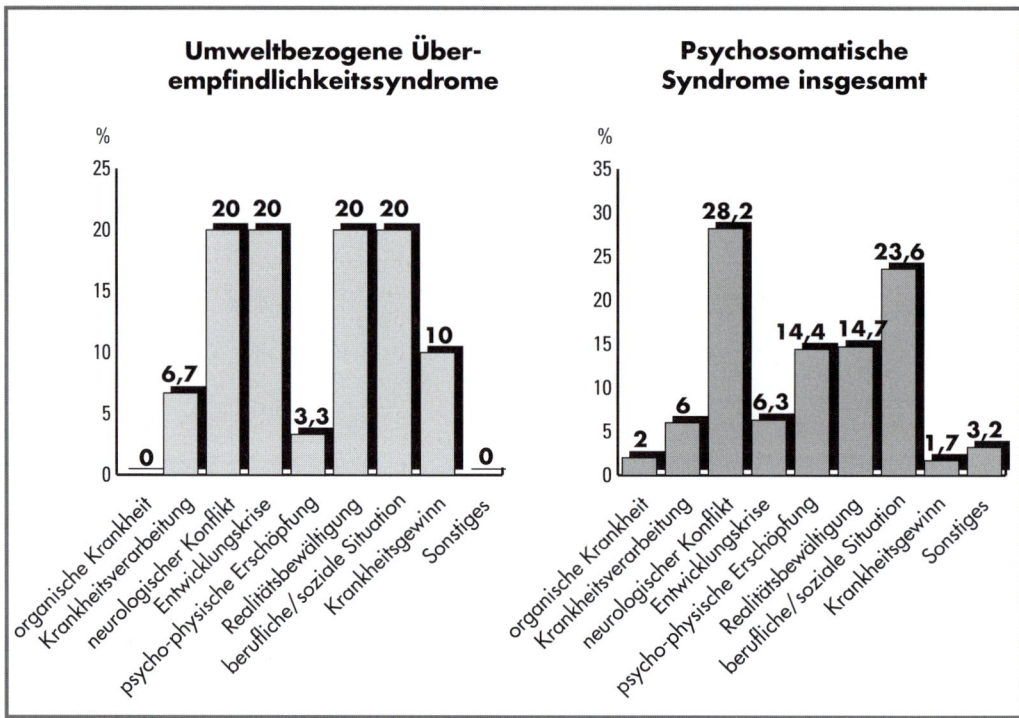

**Abb. 3-2:** Primärer therapeutischer Ansatzpunkt nach der Einschätzung des Therapeuten (die Zahlen beziehen sich auf die Auswertung der Basisdokumentation 1997 der Burgklinik Stadtlengsfeld)

Therapeuten nach Lösungen suchen, während neurotische Konflikte, also die symbolische Dimension, als therapeutischer Ansatzpunkt vergleichsweise seltener sind. Daraus leiten sich direkte Konsequenzen für das klinisch-psychosomatische Methodenspektrum ab. Außer psychoanalytischen Methoden muss eine Klinik in breitem Umfang auch sozialtherapeutische und verhaltenstherapeutische Ansätze bieten. Die Breite, Vielfalt und qualitative Verschiedenheit der therapeutischen Ansatzpunkte zeigen, dass in der klinischen Psychosomatik ein Methodenpurismus, der sich auf ein Verfahren beschränken wollte, die Bildung gemeinsamer Wirklichkeiten mit den Patienten stark behindern würde und deshalb heute nicht praktikabel ist. Hierauf wird im Abschnitt „Methodenspektrum und Therapieorganisation" noch näher eingegangen (s. S. 58).

Bei alledem muss betont werden, dass die hier vorgestellten Befunde Momentaufnahmen sind,

die das „Hier-und-Jetzt" der Begegnung des Patienten mit der Klinik beschreiben. Die Befunde sind relativ zu Zeit, Ort, Person und Kontext. Es ist keineswegs gesagt, dass damit objektive Eigenschaften des Patienten erfasst wären, der sich zu anderer Zeit und an einem anderen Ort durchaus auch ganz anders definieren könnte. Deshalb wird die hier beschriebene „Passungsarbeit" in jeder therapeutischen Situation aufs Neue nötig.

Vielleicht mag demjenigen, der mit systematischer Passungsarbeit noch nicht vertraut ist, das Verfahren der „Abstimmung" mit dem Patienten zeitaufwändig und umständlich vorkommen. Das Gegenteil ist der Fall. In dem Moment, in dem „gemeinsame Wirklichkeiten" mit dem Patienten gefunden werden, geraten die vorhandenen Ressourcen in eine Art Resonanz, die zur Verfügung stehenden lösungssuchenden Energien vervielfältigen sich. Unverzichtbar ist sorgfältige Passungsarbeit bei allen „schwierigen" Patienten, deren Vorstellung von therapeutischer

Beziehung eben gerade nicht die Idee der Zusammenarbeit enthält. Dies wird im folgenden Abschnitt näher ausgeführt.

## Die Beziehungsmuster

Die psychosomatische Klinik hat eine Versorgungsfunktion für ein äußerst breites Spektrum psychosomatischer Erkrankungen bei einer kaum selektierten Patientenklientel. Die stationäre Aufnahme beruht nur z. T. auf eigener Motivation, oft spielen sozialmedizinische Zwänge wie Rentenantrag, Druck seitens der Krankenversicherung wegen langer Arbeitsunfähigkeit oder einfach eine festgefahrene therapeutische Situation eine Rolle.

Die idealtypische Situation eines Patienten, der auf der Suche nach Therapie in die Klinik kommt, ist deshalb nur eine von mehreren Möglichkeiten. Wir stoßen auf ein Spektrum von „Beziehungsmustern", die etwas darüber aussagen, wie sich der Patient die Beziehung zu uns vorstellt, welchen Platz er dieser konkreten Klinik zu diesem gegebenen Zeitpunkt zuweisen möchte.

Die Beziehungsmuster entwickeln sich in der langen Zeit der Annäherung des Patienten an die Klinik, also zwischen dem Zeitpunkt, an dem von wem auch immer die Idee einer stationären Behandlung aufgebracht wurde und der viele Wochen später folgenden Realisierung. Das Bilden einer subjektiven Beziehungsphantasie ist ein aktiver Vorgang der Vorbereitung auf die näher rückende Begegnung mit der Klinik, gestaltet von individueller Realität, sozialer Konvention, Vorerfahrungen, ärztlichen oder therapeutischen Äußerungen, vorhandenen Informationen und ersten Interaktionen mit der Klinik im Zuge von Anmeldung, Terminvergabe, Fragebogenversand, Reiseplanung.

In das subjektive Beziehungsmuster fließen Dinge wie subjektive Krankheitstheorie und subjektive Behandlungstheorie sehr maßgeblich mit ein. Der Patient erwartet, dass die Klinik seine Vorstellungen teilen wird oder nicht, dass sie die Erwartungen erfüllen oder daran versagen wird, dass sie verständnisvoll oder eher grausam mit ihm umgehen wird, ihn als Individuum achten, vielleicht sogar aus den Mitpatienten hervorheben oder umgekehrt ihn anonym, als Teil einer Masse behandeln wird.

Für den Vorgang der Passungsarbeit sind die Beziehungsmuster von großer Bedeutung, weil sie jeweils eine Vorstellung darüber enthalten, wieviel „Passung", also Kommunikation und Gemeinsamkeit sich der einzelne Patient in seiner Beziehung zur Klinik vorstellen kann. Das Beziehungsmuster erlaubt deshalb auch eine Prognose, wie viel Mühe voraussichtlich aufgewendet werden muss, um überhaupt zu „gemeinsamen Wirklichkeiten" und zu einer konstruktiven Lösungssuche zu gelangen.

Die Unterscheidung der folgenden sechs Beziehungsmuster hat sich in der Praxis bewährt:

- Der **„Therapie-Patient"** weiß, dass Fortschritte durch Energieeinsatz, Zusammenarbeit und aktive Lösungssuche zu erreichen sind. Patient und Therapeut arbeiten deshalb von Beginn an zusammen.

- **„Regenerations-Patienten"** hoffen, dass wir ihnen bei einer intensiven Erholungsphase helfen. Therapeut und Klinik sollen entlasten, schützen, schonen, „Mutter sein". Dies ist weniger lösungsorientiert, aber immer noch konstruktiv und sinnvoll.

- Der **„Adoptions-Patient"** möchte uns als Ersatz seiner unbefriedigenden Elternfiguren. Er möchte lange in der Klinik bleiben und sich in dem therapeutischen Schutzraum ungestört seiner Entwicklung widmen. Wir haben hier auf der positiven Seite eine intensive Objektsuche, mit der wir uns verbünden können, auf der negativen Seite die unvermeidliche Enttäuschung. In den meisten Fällen ändert sich diese Haltung während der Behandlung in Richtung erwachsenem Therapiebündnis mit deutlich besser werdenden Behandlungsergebnissen.

- Der **„falsche Patient"** wollte nicht in die Klinik, z. B. ein Schmerzpatient, der eigentlich eine weitere Operation für notwendig hält. Dieser Patient sieht keinen Sinn in Zusammenarbeit, sondern nur in Trennung oder passiver Duldung von Sinnlosem.

- Der **„Multiproblem-Patient"** ist chronisch labil, schwankt zwischen Suizidalität, körperlichen Beschwerden, extremer Therapiebedürftigkeit und Therapieabbruchimpulsen, in der Regel aufgrund früher Persönlichkeitsstörungen und einer traumatischen Bio-

| Beziehungsmuster | Häufigkeit | ... verändert sich ... | ... und wird am Ende ... | Prognostische Aussage |
|---|---|---|---|---|
| Therapiepatient | 20,9 % | bei 20 % | häufiger | positiv |
| Regenerations-Patient | 34,5 % | bei 45 % | seltener | gemischt |
| Adoptions-Patient | 9,0 % | bei 64 % | seltener | gemischt |
| der „falsche" Patient | 8,6 % | bei 59 % | seltener | eher negativ |
| Multiproblem-Patient | 16,2 % | bei 56 % | seltener | negativ |
| Konfrontations-Patient | 9,3 % | bei 65 % | seltener | negativ |

**Abb. 3-3:** Die sechs häufigsten Beziehungsmuster nach dem Ersteindruck des Therapeuten (die Zahlen beziehen sich auf die Auswertung der Basisdokumentation 1997 der Burgklinik Stadtlengsfeld)

grafie. Ein konstruktives Therapiebündnis kommt hier nur sehr selten und mühevoll zustande.

● Der **„Konfrontations-Patient"** schließlich sieht im Helfer den Feind, z. B. weil wir bei verbissen geführten Kämpfen nicht bedingungslos für ihn Partei nehmen; also zählen auch wir zu seinen Gegnern, die er schon zum Selbstschutz oft genug und heftig genug angreifen muss.

In der Abbildung 3-3 ist zusammengestellt, wie sich die Beziehungsmuster auf eine Zufallsauswahl von Patienten verteilen (Patientenjahrgang 1997), wie sich die Beziehungsmuster während der stationären Behandlung verändern und bei welchen Patienten sich die Lebensverhältnisse im Katamnesejahr verbessert haben.

Die dritte Spalte zeigt, wie viel Arbeit während des stationären Aufenthaltes als „Passungsarbeit" aufgewendet werden musste, um zu einer konstruktiven, eben passenden Zusammenarbeit mit dem Patienten zu kommen. Der Therapie-Patient konnte die gesamte Aufenthaltsdauer für sich nutzen, langwierige Passungsvorgänge waren nicht erforderlich, das Beziehungsmuster ist konstruktiv und kann so bleiben. Das andere Ex-

trem ist der Konfrontations-Patient. Hauptaufgabe in der Klinik war der Versuch, aus dem destruktiven Kampf in etwas Konstruktives zu kommen. Überraschend oft gelingt dies. Das Beziehungsmuster ändert sich bei zwei Dritteln der Konfrontations-Patienten. Viele werden zu Therapie-Patienten oder finden wenigstens Zugang zu einem regenerativ ausgelegten Basisprogramm. Wiederum zeigt die Katamnesestudie, dass die Behandlungsergebnisse durch diese erfolgreiche deeskalierende Anpassungsarbeit sofort besser werden. „Falsche Patienten", Multiproblem-Patienten und Konfrontations-Patienten, mit denen wir im Laufe der Behandlung eine bessere Passung erreicht haben, finden sich ein Jahr später überzufällig häufig in stabilen sozialmedizinischen Verhältnissen, die Reha ist gelungen.

Frau A. schien in den ersten Tagen eine „falsche Patientin" zu sein, in einer ihr unerträglichen, verseuchten Klinik, die zudem mit völlig falschen, von ihr nicht benötigten psychosomatisch-psychotherapeutischen Mitteln arbeitet. Die Entscheidung des therapeutischen Teams, wo immer möglich Kompromisse zu suchen und damit der Patientin Lebensräume und Beziehungsräume zu öffnen, hat rasch gezeigt, dass die Patientin Behandlung, Veränderung, Dialog sucht. Sie wurde zur „Therapie-Patientin", brach nicht ab und sah am Ende ihren Aufenthalt als Teilerfolg.

## Semiotische und epistemologische Diagnostik

Die bio-psycho-soziale Basisdiagnostik und die Erfassung der Passungsvorgänge in Bezug auf Krankheitstheorie, therapeutischen Ansatzpunkt und Beziehungsmuster sind basale diagnostische Dimensionen und Voraussetzung für die Mikrodiagnostik der Kommunikationsprozesse als weiterer diagnostischer Dimension. Sie bezieht sich auf das Realitätskonzept des Patienten (pragmatisch versus kommunikativ) und auf die so genannten Universalkategorien, also die Art der „Zeichen", in denen sich der Patient mitteilt.

Wir beobachten und interpretieren in der biosemiotischen Diagnostik die Muster der Übergänge zwischen Realitätskonzepten einerseits und die Muster der Übergänge zwischen den einzelnen Zeichenklassen andererseits. Diese Beobachtungen machen Aussagen möglich über das Störungsniveau und die Entwicklungsfähigkeit im aktuellen therapeutischen Dialog, also während der klinischen Behandlung.

Die Selbstwahrnehmung und Mitteilungsfähigkeit mancher Patienten enthalten überwiegend vegetative und körperliche Zeichen; dies kann ein Hinweis sein, dass sie auf ein **ikonisches Zeichensystem** fixiert sind als Folge einer frühen Störung der Persönlichkeitsentwicklung. Hier ist die Fähigkeit beschädigt, mit reiferen Zeichensystemen Kontakt zur Umwelt aufzunehmen.[5] Der therapeutische Dialog muss sich hierauf einstellen und nicht durch Verwendung reiferer Kommunikationsstile und Zeichenklassen eine permanente Überforderungssituation

herstellen. Entwicklungsfortschritte (semiotische Progressionen) können sich hier nur zeitweise und insgesamt nur in langen Zeiträumen vollziehen.

Andere Patienten sind zu einem dominierenden **symbolischen Kommunikationsstil** imstande, sie regredieren nur zeitweise in die Welt früher Zeichenklassen, es kommt zu zeitweiligen und begrenzten **semiotischen Regressionen**, die wir auch **Einwärtsbewegungen** nennen können. Die Bedingungen, unter denen sich Progression und Regression ereignen, können jeweils genau beobachtet oder rekonstruiert werden. In aller Regel handelt es sich dabei um gegenwärtige Wiederholungen früher traumatischer Erfahrungen.

Zweiter Beobachtungsgegenstand der Mikrodiagnostik sind die Wechsel im Realitätskonzept (pragmatisch versus kommunikativ). Diese Übergänge machen wichtige Aussagen über den Autonomiegrad des Patienten möglich. Die Fähigkeit zu einem kommunikativen Realitätskonzept zeigt einen hohen Autonomiegrad an, der Patient weiß sich in der Lage, den Dialog mit der Umgebung zu führen und auf diesem Wege eine für sich selbst passende und entwicklungsfördernde Umwelt (in der Therapie, in der Klinik, in seinem Leben) herzustellen. Das Überhandnehmen eines pragmatischen Realitätskonzeptes hingegen zeigt den zeitweiligen oder andauernden Autonomieverlust an. Der Patient sieht keine andere Möglichkeit mehr, als seine Innenwelt (den Körper, die Psyche) durch Eingriffe, beispielsweise operativer oder medikamentöser Art, zu verändern oder Eingriffe in die äußere pragmatische Realität zu erzwingen. Charakteristisch für den Übergang vom kommunikativen zum handlungsorientiert-pragmatischen Realitätskonzept ist der vorangehende Sprachverlust. In einer als nicht mehr ansprechbar erlebten Welt tritt die Handlung an die Stelle des Dialogs.

Diagnostisches Instrument der Mikrodiagnostik im Bereich der Realitätskonzepte und der Zeichenklassen sind das psychosomatisch-psychoanalytische Interview, die Reflektierte Kasuistik und die psychoanalytische Fallarbeit.

Die semiotisch-epistemologische Diagnostik könnte möglicherweise den Eindruck hervor-

---

5 Ein Beispiel ist die in Kapitel 13 von Schütz und Plassmann beschriebene Patientin (s. S. 238).

rufen, abstrakt und praxisfern zu sein. Das Gegenteil ist der Fall. Wir beobachten regelmäßig folgendes Phänomen: Im halbstrukturierten diagnostischen Interview gehen wir mit dem Patienten verschiedene „Lebensräume" durch – die Körperwahrnehmungen, die sozialen Beziehungen, die Gedanken über all das, die Verbindung mit der eigenen Geschichte. Patienten, die sich im Interview in diesen „Räumen" frei bewegen können, rufen den Eindruck des „Dreidimensionalen" hervor, der ihnen zur Verfügung stehende äußere Lebensraum und sein inneres Abbild sind „geräumig", alle Zeichenklassen und das kommunikative Realitätsprinzip stehen zur Verfügung, die Patienten fühlen sich lebendig und autonom. Anderen Patienten sind schon im Interview ganze Dimensionen verschlossen, etwa die sozialen Bezüge. Ihre äußere und innere Welt wirkt wie punktförmig verdichtet, beispielsweise auf ein Schmerzgefühl oder einen Angstaffekt reduziert, gleichsam eindimensional. Diese Patienten fühlen sich nicht autonom, sondern ohnmächtig und resigniert. Anhand dieses Phänomens, für das wir noch keine standardisierten Erfassungsinstrumente haben, ist es möglich, innerhalb weniger Minuten Patienten zu identifizieren, deren Glauben an eine erfolgreiche „Passung", d. h. an die Möglichkeiten von sozialer Reintegration, Wiedergewinn von Autonomie und auch Berufstätigkeit völlig erloschen ist. Die meisten befinden sich im Rentenkampf, mit dem sie den Rückzug aus den ihnen verschlossen erscheinenden Welten erzwingen wollen.

## 3.8 Klinikorganisation

### 3.8.1 Die Aufnahme des Patienten: Bauraum oder Beziehungsraum?

In der Klinik beginnt die Begegnung mit dem Patienten, indem wir ihn aufnehmen. In der Art und Weise dieses Aufnahmeprozesses fallen Entscheidungen von großer Reichweite, die selten reflektiert werden.

Üblicherweise wird der Patient auf eine Station aufgenommen. Diese Station ist eine Baueinheit im Gebäude, und sie ist als der Ort definiert, an den der Patient gehört. Dieser Raum ist das Konstante, die Personen sind variabel. Ärzte, Schwestern und weiteres Personal können wechseln, der bauliche Raum bleibt, solange es nicht zu einer Verlegung kommt.

Wir legen damit Folgendes fest: Der Raum, in den wir den Patienten aufnehmen, ist dinglich und unbelebt, ein Baukörper. Implizit sind in diese Art des Aufnehmens die Paradigmen der Medizin hineingedacht. Es ist der Patient auf Station A, in Zimmer B, bei Dr. C. In dieser Reihenfolge werden die aufnehmenden Räume gedacht.

Wir haben uns für eine andere Lösung entschieden. Der innere Raum, in den wir den Patienten aufnehmen, ist nicht **die Station**, sondern **die Arbeitsgruppe**. Wir nehmen ihn nicht in einen **Bauraum**, sondern in einen **Beziehungsraum** auf. Dieser Beziehungsraum ist das Primäre, das Konstante, Verbindliche, alles Übrige ist variabel.

Der Patient gehört verbindlich in die Therapiegruppe seines Bezugstherapeuten und hat an beliebiger Stelle in der Klinik sein Zimmer. Will man Zuständigkeiten erfahren, so fragt man selbstverständlich, bei welchem Therapeuten der Patient ist, dies definiert seinen „Ort" in der Klinik.

Bezogen auf die Prinzipien der Integrierten Medizin hat dieses System zwei Grundeigenschaften: Es ist **lebendig** dadurch, dass der Patient in einen Beziehungsraum aufgenommen wird, und es ist **elastisch**. Beispielsweise kann die Anzahl der Patienten pro Therapeut frei angepasst werden und ist nicht durch starre Stationsgrößen vorgegeben. Bei einer Häufung extrem schwieriger zeitintensiver Patienten bei einem Therapeuten lässt man dessen Gruppe klein. Im Falle von längerem Urlaub oder Krankheit eines Therapeuten lässt man diese Gruppe rechtzeitig auslaufen und richtet sie nach seiner Rückkehr neu ein. In Urlaubszeiten passiert nicht mehr, als dass die Patientenzahl aller Therapeuten leicht ansteigt und nach Ende der Urlaubszeit wieder abfällt. Es gibt nicht die Probleme des starren Stationssystems mit häufig auftretenden Notversorgungssituationen bei

Fluktuation, Urlaub und Krankheit. Der Beziehungsraum ist im Gegensatz zum Bauraum lebendig und kann passend gemacht, in Form gebracht werden.

Damit dieser innere Beziehungsraum als **primäre therapeutische Einheit** die erforderliche „Festigkeit" objektiv aufweist und der Patient dies auch subjektiv wahrnimmt, sind in der integrierten Arbeitsweise einige Voraussetzungen erforderlich.

Wir benötigen ausreichend Menschen in jener Therapeutengruppe, die als Bezugsgruppe fungiert, in der Regel wird dies die Ärzte-Psychologen-Gruppe sein. Die in der Psychosomatik gängigen Schlüssel von ca. 1:7 bis 1:8 sind hierfür ausreichend. In der Praxis führt dies zu ca. 10–12 Patienten pro Bezugstherapeut. Außerhalb der Psychosomatik liegen die Personalschlüssel niedriger und würden für die Bereitstellung eines Beziehungsraumes als primäre therapeutische Einheit oft nicht ausreichen.

In der Pflegegruppe ist ein Bezugssystem wünschenswert, aber nicht unverzichtbar. Der Stellenschlüssel für eine integrierte Arbeitsweise in der Pflegegruppe mit überwiegender Bezugspflege liegt bei ca. 50% höherem Personalbedarf als bei überwiegender Funktionspflege. Aus ökonomischen Gründen wird eine Klinik derzeit wahrscheinlich das integrierte Bezugssystem nur entweder in der Ärzte-Psychologen-Gruppe oder in der Pflegegruppe realisieren können.

Die Bezugstherapeuten brauchen in hohem Maß „Rückendeckung", da sie der Beziehung zum Patienten direkt, ständig, persönlich und ohne Möglichkeit zum Ausweichen exponiert sind. Sie brauchen also selbst eine **supervisorische Hülle**, die dem, was der Patient bekommt, nicht unähnlich ist. Jeweils etwa 3–5 der Therapeuten arbeiten unter Leitung eines Oberarztes. Der Oberarzt kennt alle Patienten direkt aus einem so genannten Zweitgespräch von 30–45 Minuten Dauer, aus den wöchentlichen Visiten und Verlaufskonferenzen und indirekt aus der Teamarbeit. Der Oberarzt lässt aber trotz dieses intensiven Kontaktes zum Patienten den Therapeuten in der Funktion des Bezugstherapeuten, er drängt sich nicht in den inneren Beziehungsraum der Therapie hinein.

Frau A. hatte sich, als es um die Gestaltung ihres „Beziehungsraumes" ging, geweigert, Gespräche im Zimmer ihres Therapeuten zu führen, wegen des dort vorhandenen Teppichbodens. Der Therapeut, ein erfahrener Psychologe, einigte sich mit ihr schließlich, die Gespräche in einem Gruppenraum mit Parkettboden zu führen, ein dort vorhandener Läufer wurde von der Patientin akzeptiert. Ohne diese „Passungsarbeit" wäre die Behandlung schon nach wenigen Tagen gescheitert, wie so vieles im Leben der Patientin.

## 3.8.2 Kompetenzstruktur der Fachabteilungen: die Passung zwischen Kompetenz und Leiden

Die traditionelle Organisation einer Klinik in nach Fachgebieten getrennt arbeitende Abteilungen, z. B. Onkologie, Orthopädie, Innere Medizin und Psychosomatik, führt zu mehreren Problemen. Die Patienten passen nicht mehr in dieses an klinischen Diagnosen orientierte Raster, sie haben Leiden, nicht Diagnosen, und ihre Leiden betreffen mehrere Fachgebiete. Welches am meisten, lässt sich anhand der Anmeldeunterlagen oft nicht genau erkennen. Jede Fachteilung muss deshalb damit rechnen, Patienten zu bekommen, deren Hauptleiden wider Erwarten nicht auf dem eigenen Fachgebiet liegt. Dazu kommt, dass sich das „Leiden" der Patienten, also die Dimension von „Passungsstörung", Autonomieverlust, gefährdeter Erwerbsfähigkeit, mit einer nur krankheitsbezogenen Klassifikation ohnehin nicht erfassen lässt. Die kapitalen sozialmedizinischen Probleme, die Unfähigkeit zur Selbstorganisation und Krankheitsverarbeitung, die mehr oder weniger ausgeprägte psychosomatische Komponente an allen Symptombildungen und die daraus resultierenden Chronifizierungen bilden ohnehin eine Art „Autonomieverlust-Syndrom", das von der Grundkrankheit weitgehend unabhängig ist. Jede Abteilung braucht deshalb zwar ihre medizinischen Spezialisierungen, noch nötiger braucht sie aber ihre allgemeine therapeutische Kompetenz. Das therapeutische Team muss auch den Patienten annehmen können, dessen Diagnose nicht der eigenen Hauptspezialisierung entspricht. Es muss zur „Passung" imstande sein und kann sich dieser Aufgabe nicht durch Elimination (Verlegung) des Patienten entziehen. Die Mitarbeiter müssen deshalb in ihren therapeutischen Kernkompetenzen gleich und nur in ihren Spezialkompetenzen verschieden ausgebildet sein, um zu den Problemlagen ihrer Patienten zu passen.

Dadurch entstehen flexible Fachabteilungen, die sich gegenseitig entlasten und vertreten. Die medizinischen Abteilungen, auch wenn die eine internistisch-psychosomatisch, die andere psychiatrisch-psychosomatisch und die dritte psychoanalytisch-psychosomatisch arbeitet, sind durch ihre Gemeinsamkeiten viel mehr verbunden als durch die Spezialisierungen getrennt.

Die internistisch-onkologische Abteilung wird mit einem schwer depressiven Krebs- oder Herzinfarkt-Patienten zurechtkommen, die psychosomatische oder psychiatrische Abteilung ebenso mit einer Magersucht-Patientin mit schwerstem Laxanzienabusus, die intensiver internistischer Betreuung bedarf.

Diese fachgebietübergreifende, integrierte Arbeitsweise wird von den Patienten wahrgenommen, aufgenommen und beantwortet. Die Patienten sehen sich als Gesamtgruppe der Klinik-Patienten, diese Gemeinsamkeit verbindet stärker als die Unterschiede in Diagnose und Alter. Eine Ausgrenzung untereinander, etwa zwischen Krebs-, Psychiatrie- oder Psychotherapie-Patienten findet nicht statt. Das primäre therapeutische Element, also die Aufnahme in einen therapeutischen Beziehungsraum, ist für alle Patienten gleich. Dies wird gefördert, teilweise erst ermöglicht durch die stationsfreie Bauweise der Klinik, also die Tatsache, dass im Bettenbau der Angst-Patient neben dem Krebs-Patient und dem Psychose-Patient untergebracht ist. Die Patienten finden diesen Umstand, über den sich die aus der Akutmedizin kommenden Kliniker wundern, ganz selbstverständlich.

In der Flexibilisierung der Abteilungen zeigt sich das Prinzip der Krankheitsbehandlung durch „Passungsarbeit" mit dem Ziel der „Autonomie" sehr deutlich. Die Klinikabteilungen haben eine mehrjährige Anpassungsphase hinter sich, in der

sie selbst entstanden sind und sich in ihrer Arbeitsweise in der oben beschriebenen Weise auf die Problemlagen der Patienten eingestellt haben. Die Abteilungen selbst erwerben in diesem kontinuierlichen Prozess „Autonomie" und praktizieren damit für sich selbst das Prinzip, was sie auch ihren Behandlungen zugrunde legen.

## 3.8.3 Methodenspektrum und Therapieorganisation

Wir benötigen ein **Methodenspektrum**, welches eine Passung zwischen Patient und Klinik ermöglicht, aufbauend auf den Ergebnissen der Basisdiagnostik und der Passungsdiagnostik. Die Methode passt sich dem Patienten an, nicht umgekehrt. Wir suchen nicht unter den Patienten diejenigen, die für unser Verfahren geeignet sind (z. B. nur Gruppentherapie, nur Psychoanalyse, nur übende Verfahren etc.), da dies nur bei einem Teil der Patienten zu einer guten Passung führen würde. Eine psychosomatische Klinik benötigt deshalb ein Therapiespektrum, mit welchem wir eine Passung zwischen Patient und Therapie möglichst in jedem Fall erreichen können (s. Tab. 3-1).

Sämtliche Behandlungsangebote bilden einen „Therapiepool", d. h. alle Patienten der Klinik haben zu allen Behandlungen Zugang.

Im Sinne der Integrierten Medizin kann diese Therapiewelt als „Umwelt" aufgefasst werden, die von Patient und Therapeut systematisch genutzt, d. h. „in Form gebracht" wird, aufbauend auf die vorherigen Schritte der Passungsarbeit, also subjektive Krankheitstheorie und therapeutischen Ansatzpunkt. Ziel ist, dem Patienten die Erfahrung zu vermitteln, dass die Klinik ein dialogischer, anpassungsbereiter und „in Form bringbarer" Raum ist.

Dazu bedarf es geeigneter Formen der Arbeitsorganisation.

## 3.8.4 Arbeitsorganisation

Die elastische Anpassung an das jeweils therapeutisch Erforderliche können unselbstständige, von fernen Hierarchie-Ebenen dirigierte Abtei-

**Tab. 3-1:** Therapeutisches Repertoire (die wichtigsten Therapie-Elemente der Burg-Klinik Stadtlengsfeld)

**Schwerpunkt medizinische Versorgung**

**fachärztliche Therapieführung** (Innere Medizin, Neurologie, Psychiatrie, Chirurgie, Gynäkologie, Pädiatrie, Kardiologie, Onkologie, Allgemeinmedizin) mit Spezialverfahren, z. B. Chemotherapie, Sauerstofftherapie, Phototherapie u.a.
**spezialisierte Krankenpflege** (Grundversorgung, psychosomatische Bezugspflege, Spezialpflege wie z. B. Stomaversorgung)
**Physiotherapie,** einschließlich Krankengymnastik mit umfassendem Methodenspektrum
**Sport- und Bewegungstherapie** mit zahlreichen Spezialisierungen für Wirbelsäulensyndrome, Arthrosekranke, Übergewichtige, Senioren etc.
**Diätberatung und Lehrküche**

**Schwerpunkt Psychotherapie**

**psychosomatische Grundversorgung** (stützende Psychotherapie, Beratung, Gesundheitstraining)
**psychoanalytische Fokaltherapie,** einschließlich diagnostischer Methoden und Supervision
**psychoanalytische Gruppentherapie,** einschließlich Supervision und Teamarbeit
**Verhaltenstherapie** als Einzel- und Gruppenbehandlung, z. B. Bewerbertraining, kognitives Training, suchtspezifische Gruppen, Selbstsicherheitstraining, jeweils einschließlich Teamarbeit und Supervision
**themenzentrierte Gruppentherapie** (Krankheitsverarbeitung, Gesundheitstraining): Programmgruppen für Jugendliche, Senioren, Psychose-Patienten, Depressive, Krebskranke, Tinnituskranke, Kopfschmerz-Patienten etc.
**Entspannungstherapie** (z. B. Autogenes Training, Progressive Muskelrelaxation, Konzentrative Entspannung, Eutonie, Atemtherapie, Qigong)
**kreative Therapie** (Ergotherapie, Gestaltungstherapie, Musiktherapie, Tanztherapie)

**Schwerpunkt Soziale Therapie**

**Sozialberatung** (Rechts-, Berufs-, Familien- und Versicherungsfragen; Renten- und Schwerbehindertenrecht etc.)
**soziale Therapie** (Einzel- und Gruppenarbeit an häufigen sozialen Problemen wie Arbeitslosigkeit, sozialer Isolierung; Gesundheitstraining)
**berufliche Rehabilitation** (Wiedereingliederung, Umschulung, Berufsförderung, Berufsfindung etc.)
**Berufsbelastungserprobung** in internen und externen Übungsarbeitsplätzen
**kognitives Training** am PC

lungen nicht leisten. Eine Arbeitsgruppe, die nur auf Anweisung tätig wird, reagiert entweder nicht, weil sie sich nicht verantwortlich fühlt, oder sie reagiert verzögert, nachdem in langen hierarchischen Schleifen neue Direktiven eingeholt worden sind.

Besser geeignet ist die **integrierte selbstständige Gruppenarbeit**. Die einzelnen Arbeitsgruppen der Klinik arbeiten horizontal zusammen, z. B.:

- ärztlich-psychotherapeutische Abteilung
- Krankenpflege
- Physiotherapie
- kreative Therapie
- soziale Therapie

Die Arbeitsgruppen sind nicht hierarchisch geordnet, sondern jede wird eigeninitiativ und eigenverantwortlich tätig und passt sich deshalb fortlaufend an den Patienten und die übrigen Arbeitsgruppen an, sie „bedient ihr Ende der Baumsäge".

Grundprinzip ist die Orientierung an der Funktion, also die Anpassung an die Aufgabe.

Jede Abteilung praktiziert deshalb selbstständig Therapieplanung und Therapiesteuerung.

**Therapieplanung** bedeutet, dass der Behandlungsplan des einzelnen Patienten von der Abteilung nicht passiv abgearbeitet, sondern aktiv mit der eigenen Fachkompetenz überprüft und nötigenfalls in einem gleichrangigen Gespräch mit den anderen Abteilungen diskutiert und revidiert wird. Beispielsweise leisten die Mitarbeiter der physiotherapeutischen Abteilung den Ärzten gegenüber Widerstand bei sinnlosen Methodenkombinationen, sie greifen Anregungen vom Patienten auf, die sie in eigene Verordnungsvorschläge umsetzen. Die Krankenschwestern vereinbaren selbstständig Einzelgespräche mit den Patienten, wo sie einen Fall nicht verstehen oder vom Patienten darum gebeten werden. Jede Abteilung integriert also den Patienten als aktiven Mitspieler des therapeutischen Geschehens. All dies wird in der Teamarbeit diskutiert.

**Therapiesteuerung** bedeutet, dass jede Abteilung selbstständig Kapazitätsanpassungen ihres therapeutischen Angebotes vornimmt, sodass keine Kapazitätsengpässe auftreten. Von jedem einzelnen Therapieelement müssen Parallelveranstaltungen zu verschiedenen Tages- und Wochenzeiten existieren, sodass für jeden Patienten ein **angepasster Therapieprozess** ohne Kumulationen, Überschneidungen oder Leerlauf möglich wird. Aus dieser Forderung resultieren weit reichende Folgen für die Klinikorganisation und die Arbeitszeit.

Die Arbeitsgruppe erbringt ihre Leistung auch in Urlaubs- oder Krankheitsphasen durch gruppeninterne Vertretungs- und Dienstplansysteme. Dass Behandlungen ausfallen, weil ein Mitarbeiter Urlaub hat, ist völlig unzeitgemäß. Die Arbeitsgruppe muss so fortgebildet sein, dass jede Methode intern vertreten werden kann.

Wir stoßen also auch in der Klinikorganisation auf ein zentrales Element von Integrierter klinischer Medizin: die **Autonomie**. Die innere Hülle des Patienten, die Arbeitsgruppe, funktioniert am besten, wenn sie autonom, also zu Selbstregulation und Selbstorganisation imstande ist.

## 3.8.5 Forschung

Die Aufgabe einer psychosomatischen Klinik besteht in erster Linie aus Versorgung, also Krankenbehandlung. Forschung ist demgegenüber lange Zeit sehr in den Hintergrund getreten, mit dem Ergebnis, dass die Kliniken weder an Forschungsprojekten beteiligt waren noch eigene Forschungsabteilungen unterhielten.

Seit einigen Jahren ist hier eine Trendwende zu einer deutlich steigenden Wertschätzung für Forschung zu beobachten. Hintergrund war die schlechte Reputation der gesamten Rehabilitationsmedizin, die als unwissenschaftlich und ineffizient galt. Diesem Ruf wollte man etwas entgegensetzen.

Üblicherweise wird Forschung in psychosomatischen Kliniken konzipiert als:
- basale naturalistische Forschung mit Erhebung und Auswertung bestimmter Daten an allen Behandlungsfällen einer Klinik (so genannte Basisdokumentation) mit dem Ziel einer deskriptiven Statistik
- vertiefte naturalistische Forschung mit Erhebung zusätzlicher Daten an bestimmten Patientengruppen über einen begrenzten Zeitraum
- kontrollierte Studien an einer ausgewählten Patientengruppe, die sich in möglichst wenigen definierten Merkmalen von einer ebenfalls ausgewählten Kontrollgruppe unterscheidet
- qualitative Forschung, z. B. als Einzelfallstudien

Für Forschung auf dem Gebiet der Integrierten Medizin können solche allgemeinen Strategien beibehalten werden, es bedarf allerdings weiterentwickelter Methoden, die das Spezifische der Integrierten Medizin abbilden können, beispielsweise Passungsvorgänge.

Dafür muss die allgemeine Basisdokumentation, mit der alle Behandlungsfälle der Klinik erfasst werden, um Felder und ihre jeweiligen Antwortraster (s. Kap. 3.7.1, S. 46) erweitert werden, die Aussagen über Passungsprozesse zwischen Patient und Klinik ermöglichen sollen, etwa um die Felder:
- subjektive Krankheitstheorie
- primärer therapeutischer Ansatzpunkt
- Beziehungsmuster

Wir verwenden eine Reihe weiterer Felder, auf die hier nicht näher eingegangen wird.

In einer Ein-Jahres-Katamnesestudie wurden von allen Patienten weitere Informationen zur gesundheitlichen, sozialen und sozial-medizinischen Situation schriftlich erbeten. Auf diese Weise wurden Aussagen über den vermuteten Zusammenhang zwischen der Qualität der Passungsprozesse und dem weiteren Krankheitsverlauf möglich. Es handelt sich also um eine sehr schlichte quantitative Methodik, die zwar mit großen Patientenzahlen und großen Datenmengen arbeitet, sich aber einfacher Erhebungsinstrumente bedient. Diese und ähnliche Studien werden von der Abteilung „Forschung und Dokumentation" der Burg-Klinik realisiert. Für vertiefte naturalistische oder kontrollierte Studien, die auch qualitative Elemente einschließen, entsteht in der Regel ein deutlich höherer Aufwand, sodass projektbezogene Fördermittel benötigt werden.[6] Insgesamt sind Forschungsstrategien und -methoden auf dem Gebiet der Integrierten Medizin noch in Entwicklung be-

griffen, die Anzahl diesbezüglicher Forschungsprojekte ist gering.

## 3.9 Schluss

Kliniken sind in gewisser Weise paradigmatische Organismen. Sie nehmen den kranken Menschen auf und sollen für begrenzte Zeit eine entwicklungsförderliche Welt bilden, die dem Patienten einen Zugewinn an Autonomie ermöglicht. Von Kliniken sollte gefordert werden, dass sie sich dieser Aufgabe auf eine systematische Weise stellen, mit einer expliziten Modellvorstellung der klinischen Medizin und einer darauf beruhenden Praxeologie.

Die vorliegende Arbeit beschreibt, wie eine psychosomatische Klinik in einem mehrjährigen Entwicklungsprozess eine Arbeitsweise entwickelt hat, die sich aus dem Syntagma der Integrierten Medizin ableitet.

Interessanterweise ist diese Arbeitsweise nicht nur effizient und für die Mitarbeiter befriedigend, sondern auch sehr ökonomisch, dies vor allem durch die systematische Vermeidung aller nicht zum Patienten passenden Lösungsversuche.

---

6  Die Bundesversicherungsanstalt für Angestellte fördert ab 1999 beispielsweise eine Studie auf dem Gebiet somatoformer umweltbezogener Störungen in der Burg-Klinik Stadtlengsfeld.

# Teil II
# Klinische Praxis

# 4 Die Droge Arzt als Analgetikum – eine Kasuistik aus der internistischen Klinik

Gerlind Leininger

## 4.1 Einleitung

Jeder weiß um die Wirksamkeit der Droge Arzt, dennoch führt sie ein Schattendasein im traditionellen Forschungsbetrieb der Medizin. M. Balint beklagte bereits 1957,

*„daß es für dieses hochwichtige Medikament noch keine Pharmakologie gibt. Um es auf eine Weise auszudrücken, die dem Arzt vertraut ist: in keinem Lehrbuch steht etwas über die Dosierung, in welcher der Arzt sich selbst verschreiben soll; nichts über Form und Häufigkeit, nichts über heilende oder erhaltende Dosen usw. Noch beunruhigender ist der Mangel an Literatur über die Risiken dieses Medikaments, über die vielfältigen allergischen Zustände, auf die man die Patienten zu beobachten hat, oder über etwaige unerwünschte Nebenwirkungen."*
(Balint 1957)

Seither ist die Forschung auf diesem wichtigen Gebiet nicht weitergekommen. Statt die „Droge Arzt" zu erforschen, wurden Wege ersonnen, um den unkontrollierbaren Plazebo-Effekt als „pharmakodynamisch unwirksame" Beigabe auszuschalten. So trat die Doppelblindstudie ihren Siegeszug in der Arzneimittelforschung an, obwohl sie trotz aller Verblendung keine monokausalen Effektketten beschreibt. Es konnte beispielsweise nachgewiesen werden, dass die Wirksamkeit eines Präparats steigt, wenn es dem Patienten von einem Arzt statt von einer Krankenschwester verabreicht wird, unabhängig davon, ob es sich um eine „Verum"- oder eine „Falsum"-Substanz handelt (Gauler u. Weihrauch 1997).

Der Grund für die Tatsache, dass die Erforschung der „Droge Arzt" nicht vorangekommen ist, liegt darin, dass sie sich im Ursache-Wirkungs-Modell nicht beschreiben lässt.

Arzt und Patient sind als lebende Systeme geschlossene Systeme, sie leben in Wirklichkeiten, die für den jeweils anderen eine „Blackbox" darstellen, bei der man sehen kann, was hineingeht und was herauskommt, aber nicht, was sich in ihrem Inneren abspielt. Das Innere der „schwarzen Kästen", die vom Arzt und Patienten jeweils erlebten Wirklichkeiten, können nur in einer gemeinsamen Wirklichkeit sichtbar werden, die der Arzt mittels teilnehmender Beobachtung aufbauen muss. Dafür bedarf es eines gemeinsamen Kodes, in dem sich der Patient und sein Arzt verständigen können. Erst wenn dieser Kode gefunden worden ist, können die beiden Partner einen gültigen Behandlungsauftrag vereinbaren.

Das Medium, in dem gemeinsame Wirklichkeiten entstehen, ist die Geschichte, das Narrativ. Jede Geschichte hat ihren Anfang und ihr Ende, davor oder danach kann sich nichts ereignen, was zu ihr gehört. Geschichten erschaffen einen Raum in der Zeit mit Wegen für unsere Phantasie, auf denen wir von der Gegenwart in die Vergangenheit gehen und bei allen Ereignissen, von denen sie berichten, dabei sein können. So schaffen sie die Voraussetzung, Ereignisse zu verstehen, denn Verstehen heißt zu wissen, wie etwas entstanden ist (Uexküll 1997).

Auch im Dialog ist der Augenblick entscheidend, in dem eine gemeinsame Wirklichkeit entsteht. Das ist die Phase, in der es den Gesprächspartnern gelingt, den gemeinsamen Kode für das zu finden, wovon sie sprechen.

Als diagnostisches Instrument kann der Arzt in diesem Moment etwas über die Wirklichkeit seines Patienten und damit über sein wirkliches Leiden erfahren. Die vom Patienten geklagten Symptome können dann nicht nur als Wirkungen im Körper verborgener Ursachen, sondern als Zeichen für eine Passungsstörung zwischen dem Individuum und seiner Umwelt verstanden werden.

Als „Droge" wird der Arzt für die Dauer einer Geschichte Teil der Umwelt seines Patienten. Sein therapeutisches Wirken muss darauf gerichtet sein, seinem Patienten beim Aufbau einer für ihn passenden Umwelt behilflich zu sein, in der dieser frei über seine Kräfte verfügen und seine Autonomie wiedererlangen kann. Dann ist die gemeinsame Geschichte zu Ende und der Arzt für die Wirklichkeitskonstruktion des Patienten entbehrlich.

Wenn diese Wirkmechanismen nicht beachtet werden, kann die „Droge Arzt" einen Nozebo-Effekt hervorrufen. Die folgende Kasuistik berichtet, wie zwischen mir als Ärztin und meinem Patienten, Herrn F., eine gemeinsame Wirklichkeit entstehen konnte, wie sie durch Passungsverlust aber wieder verloren ging, sodass ich innerhalb kurzer Zeit als „Droge Arzt" erhebliche Plazebo-, aber auch schwere Nozebo-Wirkungen verursachte.

Die Geschichte macht auch deutlich, dass Passung und Passungsverlust in der Beziehung zwischen dem Arzt und seinem Patienten gekoppelt sind an das theoretische Modell, aus dem der Arzt seine Handlungsmaximen bezieht, nämlich an die Frage, ob er seinem Patienten im offenen oder im geschlossenen Modell begegnet.

Auch Kasuistiken haben ihre Geschichte, die man ihnen bei der Lektüre mehr oder weniger deutlich anmerkt. Im Folgenden habe ich aus methodischen Überlegungen den ursprünglichen, zeitnah verfassten Krankenbericht trotz späterer Reflexionen unverändert gelassen. Die ursprüngliche Geschichte soll so die Aura der Authentizität und Unmittelbarkeit für den Leser erhalten. Wie uns die kleinen, beiläufigen Gesten unserer Patienten aus ihrer Welt der Ikonizität den Weg in ihre Wirklichkeit weisen können, so sollen die ursprünglichen Formulierungen des Krankenberichts dem Leser den Weg zu meinen vorbewussten Motiven und unausgesprochenen Gedanken zeigen.

# 4.2 Geschichte einer Krankheit

Herr F. wurde im Juli 1997 stationär auf die Innere Abteilung des nächstgelegenen Krankenhauses der Regelversorgung aufgenommen – wegen starker rechtsseitiger Ober-Mittelbauchschmerzen sowie zunehmenden Leibesumfangs.

Eine Leberzirrhose nutritiv-toxischer Ätiologie war bei dem 72-jährigen Patienten seit 1984 bekannt, Herr F. hatte seit der Diagnosestellung auf jeglichen Alkoholkonsum verzichten können. Unter 50 mg Spironolacton/die war das Krankheitsbild bis zur jetzigen Aufnahme in unsere Klinik, also 13 Jahre lang, kompensiert gewesen.

Bei der Aufnahmeuntersuchung fand sich eine größere Menge Aszites, der nun mit forcierten diuretischen Maßnahmen ausgeschwemmt wurde. Zunächst wurde angenommen, die Schmerzen seien durch den vermehrten intraabdominellen Druck zu erklären. Bei anhaltenden Klagen wurde ergänzend koloskopiert, ohne dass ein pathologischer Befund erhoben werden konnte. Laborchemisch war eine exorbitante Erhöhung des Alpha-I-Fetoproteins auf über 1 000 U/l als möglicher Hinweis auf ein primäres Leberzellkarzinom aufgefallen.

Zu diesem Zeitpunkt lernte ich Herrn F. in meiner Funktion als urlaubsvertretende Stationsärztin kennen. Es war der 11. Tag seines stationären Aufenthalts, und bei der Visite klagte er erneut über die starken rechtsseitigen Oberbauchschmerzen, die immer gegen Abend einsetzten, ihn die ganze Nacht über quälten und am Schlafen hinderten. Er sei jetzt schon $1^{1}/_{2}$ Wochen bei uns, aber bezüglich seiner Schmerzen habe er keinerlei Linderung erfahren. Er gab deutlich zu verstehen, dass er mit unserem bisherigen Vorgehen unzufrieden war und befürchtete, womöglich sehr schwerwiegend erkrankt zu sein.

Ich entschloss mich zunächst zu einer konsequenten Analgesie mit 30 mg Morphin p.o. abends und traf ihn am nächsten Morgen deutlich gelöster an; er hatte die erste schmerzfreie Nacht bei uns verbracht.

Bei der nun erneut durchgeführten Sonographie bestätigte sich der Tumorverdacht der Leber, in der ergänzenden Computertomographie des Abdomens wurde darüber hinaus die begleitende Pfortaderthrombose gesehen. Konsiliarische Beratungen mit den Onkologen und interventionell tätigen Gastroenterologen blieben ergebnislos, es konnte wegen des fortgeschrittenen Tumorleidens keine Indikation zur lokalen Intervention oder zu einer Chemotherapie gestellt werden. Wir konnten Herrn F. also ausschließlich palliative Maßnahmen anbieten.

## 4.2.1 Zwischenüberlegung

Durch den Arztwechsel auf der Station wird die einseitige Betrachtung des Patienten nach dem Modell des offenen Systems durch eine Betrachtung nach dem Modell des geschlossenen Systems ergänzt. In diesem Modell bedeutet Gesundsein „seinen Körper als Objekt unter anderen Objekten seiner Wirklichkeit haben" und mit ihm wie mit den anderen Objekten seiner Umwelt umgehen können, Kranksein kann dagegen je nach der Schwere des Leidens schließlich nur noch „Körper-Sein" bedeuten.

Semiotisch betrachtet, entspricht „Körper-Sein" einem Erleben ikonischer Qualitäten, „Körper-Haben" dagegen einem Zustand ikonischer, indexikalischer und symbolischer Erfahrung. Unter diesem Aspekt konnte Analgesie die Wiederherstellung eines „Körper-Habens" und eines Verfügenkönnens über sich und seinen Körper ermöglichen.

## 4.3 Geschichte eines kranken Menschen

Zwei Wochen nach der stationären Aufnahme ins Akutkrankenhaus wurde Herrn F. die Diagnose eines fortgeschrittenen Tumorleidens gestellt. Im Krankenbericht heißt es nun weiter:

Ich klärte ihn in vollem Umfang über seine Erkrankung auf. Er nahm seine infauste Prognose sehr gefasst auf. Auf seinen Wunsch sprach ich ausführlich mit den Angehörigen. Diese waren schwer erschüttert und konnten sich über mehrere Tage hin kaum fassen. Es waren tägliche lange Einzel- und Gruppengespräche erforderlich, um das Krankheitsbild zu erklären, die Erschütterung so weit möglich anzunehmen und Verunsicherung wegen der womöglich bevorstehenden Pflegesituation abbauen zu helfen.

So viel ich in dieser Zeit mit den Angehörigen beschäftigt war, mit Herrn F. wechselte ich nur noch wenige Worte bei der Visite. Er verließ seit der Diagnosestellung nicht mehr das Bett, klagte über wieder zunehmende, stärkste Schmerzen und erhielt von mir immer mehr, im Verlauf bis 100 mg/die Morphin in Kombination mit peripher wirksamen Analgetika. Er aß nicht, trank nicht und ließ sich von den Schwestern komplett im Bett versorgen. Mit uns wechselte er wenige, gedehnte Worte, mit seinen Angehörigen sprach er überhaupt nicht mehr. Bei den Übergaben des Pflegepersonals hieß es, er sei jetzt präfinal, man legte ihn in ein Einzelzimmer.

Wir hatten klinisch keinen Anhalt für eine Explosion des Tumorgeschehens. Außerdem hatte Herr F. für mich zu wache Augen, um ihn für sterbend halten zu können. Auf den Visiten fragte ich ihn eindringlich, ob er sich uns nicht mitteilen wolle, und erhielt nur den langen, traurigen Blick zur Antwort. Ich befürchtete, ihn mit meiner schonungslosen Aufklärung überrumpelt und in eine reaktive Depression gestürzt zu haben, verordnete unter dieser Hypothese niedrig dosiert Maprotilin und setzte die regelmäßige Gabe von zentralwirksamen

Analgetika ab. Morphin sollten die Schwestern ihm nur noch auf seine Aufforderung hin geben. Er äußerte jedoch täglich weniger Verlangen danach.

Drei Tage später hatte ich Nachtdienst und wurde von der Schwester gegen halb zwölf in der Nacht zu Herrn F. gerufen, der mich möglicherweise zuvor auf dem Flur gehört hatte.

Er forderte mich auf, mich an sein Bett zu setzen, und begann von den glücklichen und unglücklichen Momenten seines Lebens zu erzählen. Das größte aktuelle Unglück lag darin, dass sich seine jüngste Tochter entgegen seinen Wünschen und Hoffnungen in die Fremde verheiratet hatte. Er hatte ihr sein Haus als Erbteil zugedacht unter der Vorstellung, dass sie, verheiratet oder ledig, im elterlichen, wohl großen Haus wohnen bleibe und ihn und seine Frau im Alter unterstütze. Die jungen Leute hätten seine Bedenken nicht geteilt, und kaum sei sie ausgezogen, werde er auf den Tod krank. Er wünsche sich jetzt, so bald wie möglich nach Hause gehen zu dürfen, um die Zeit, die ihm noch bleibe, mit seiner Frau zu verbringen; außerdem

wolle er sein Testament ändern und sein Haus der zweiten Tochter vermachen. Er forderte mich auf, einen Termin für einen Familienrat an seinem Krankenbett möglichst bald mit allen vier Frauen zu vereinbaren, ich müsse unbedingt dabei sein und ihm helfen, seine Entscheidungen seiner Familie nahe zu bringen. Ich willigte ein, mich zu seinem Sprachrohr zu machen – unter der Bedingung, dass die Erbschaftsangelegenheiten dabei nicht berührt werden sollten.

Die Besprechung fand am übernächsten Tag statt. Anschließend stand Herr F. auf und verließ zu Fuß, seinen Koffer tragend, in Begleitung seiner Familie das Krankenhaus. An Medikamenten gab ich ihm 4 x 250 mg Metamizol, 50 mg Spironolacton und 25 mg Maprotilin mit auf den Weg.

Der Hausarzt sagte mir am Telefon, Herr F. habe zu Hause noch einige beschwerdefreie Wochen verleben dürfen und sei dann sehr schnell gestorben. Er habe sich nicht mehr ins Krankenhaus einweisen lassen wollen. So weit er wisse, sei es noch zu einem Notariatstermin gekommen.

So weit der ursprüngliche Krankenbericht, wie er von mir damals zeitnah verfasst wurde.

Wir kennen nur Bruchstücke der sonstigen Lebensgeschichte des Herrn F. Er stammte aus einfachen, ländlichen Verhältnissen, war in der Landwirtschaft groß geworden, hatte aber wegen des ungenügenden Verdienstes sein gesamtes Erwerbsleben als Arbeiter in einem der wenigen größeren Industriebetriebe der Region gearbeitet. Im Nebenerwerb war er Landwirt geblieben und hatte sich nach seiner Berentung als damals 62-Jähriger zusammen mit seiner Ehefrau, die noch sehr rüstig und gesund wirkte, wieder vermehrt der Landwirtschaft zugewandt.

Als junger Mann hatte er geheiratet, ein Haus gebaut und war mit Anfang zwanzig, Ende zwanzig und Mitte dreißig jeweils Vater einer Tochter geworden. Die älteste war seit vielen Jahren verheiratet, Mutter zweier adoleszenter Kinder und betrieb zusammen mit ihrem Mann als Pächter ein größeres Hotel am Ort. Die mitt-

lere lebte als Hausfrau und Mutter zweier schulpflichtiger Kinder im Nachbarort im Eigenheim, ihr Mann war Jurist, sie selbst hatte den Beruf der Erzieherin erlernt. Die jüngste Tochter hatte bis kurz vor Ausbruch der Krankheit ihres Vaters im Elternhaus gelebt und war gerade erst ausgezogen, um sich mit einem Dänen, der von Beruf Angestellter eines Luftfahrtunternehmens war, zu verheiraten und nach Kopenhagen zu ziehen.

Für Herrn F. war mit dem Auszug der jüngsten Tochter, zu der wohl schon immer eine besonders innige Beziehung bestanden hatte, eine Welt zusammengebrochen. Er hatte in ihr die Stütze seines und seiner Ehefrau nahenden Alters gesehen, er hatte ihr sein Haus vererben wollen, verbunden mit der Erwartung, dass sie ihn in alten und kranken Tagen versorgen solle.

Ich habe ihrer Art und ihrem Auftreten nach selten ein so unterschiedliches Schwesterntrio erlebt. Die älteste war, ähnlich wie ihre Mutter, eine eher unscheinbare Frau und trat, auch darin ihrer Mutter ähnelnd, ausgesprochen bescheiden und zurückhaltend, fast etwas scheu und devot mir gegenüber auf. Dabei war die große Sorge um den Gesundheitszustand ihres Vaters immer deutlich spürbar.

Die mittlere Tochter war eine ausgesprochen attraktive, elegante Frau um die 40. In ihrer schlanken Erscheinung eher dem Vater ähnelnd, ließ ihr Auftreten das Milieu ihrer Herkunftsfamilie nicht erkennen. Sie war sprachlich sehr gewandt, forderte immer wieder Aufklärung und Erklärung und konnte nicht verstehen, dass wir vor dem Tumor kapitulierten und erklärten, ihren Vater nicht heilen zu können.

Die jüngste schließlich wirkte trotz ihrer 36 Jahre wie ein Schulmädchen, immer leicht unentschieden zwischen Flirten und Schmollen und schien den Ernst der Lage kaum zu begreifen. Dabei schien sie von der Wichtigkeit der Aufgabe, ihren Vater zu besuchen, durchaus erfüllt und jettete mit der Hilfe ihres bei einer dänischen Fluggesellschaft beschäftigten Ehemannes dauernd zwischen Basel und Kopenhagen hin und her.

Wir wissen nichts über frühere Krisen im Leben von Herrn F. Als man ihm zwölf Jahre vor der Tumorerkrankung die Diagnose einer Leberzirrhose nutritiv-toxischer Ätiologie stellte, konnte er, wie er selbst eher beiläufig erwähnte, von einem Tag auf den anderen auf jeglichen Alkoholkonsum verzichten. Die Angehörigen bestätigten die komplette Alkoholkarenz, nur die älteste Tochter erwähnte mir gegenüber einmal, dass die Trinkgewohnheiten des Vaters zuvor ein Problem gewesen seien. Ich hatte nie Zweifel an der überwundenen Alkoholkrankheit, vielleicht wegen der Strenge und Ernsthaftigkeit, die ich in der Kommunikation mit Herrn F. wahrnahm und die mir ein Spiel mit verdeckten Karten auszuschließen schienen.

Zwei Wochen bevor Herr F. wegen seiner Oberbauchschmerzen stationär aufgenommen wurde, hatte seine jüngste Tochter geheiratet und war aus dem Elternhaus ausgezogen. Herr F. machte mir gegenüber keinen Hehl daraus, dass ihn ihr Auszug schwer getroffen hatte. Sie hatte

in empfindlicher Weise den Lebensplan, den er ihr zugedacht hatte und der eng mit dem eigenen verwoben war, durchkreuzt.

Die Kopplung von Erbschaft und Versorgung der Eltern im Alter ist im ländlichen Raum des äußersten Südwesten Deutschlands eine durchaus noch sehr gebräuchliche Form der Erbschaftsregelung. Herr F. schien aber über seine jüngste Tochter in einer die patriarchalischen Gepflogenheiten übersteigenden Weise verfügen zu wollen. Es war da ein wenig spürbar, dass sie auch nicht hatte erwachsen werden dürfen und mit ihrer jugendlichen Heiterkeit und Unbedarftheit die altersmüde Stimmung ihres Vaters hatte vertreiben sollen. Zweifel, inwieweit er tatsächlich bereit war, sie mit einem Schwiegersohn zu teilen, scheinen genauso angebracht, wie es mir unvorstellbar war, diese junge Frau Krankenpflegedienste verrichten zu sehen.

Die Erschütterung, die Herrn F. ergriff, als sich seine geliebte jüngste Tochter in dieser Weise von ihm abwandte, war allumfassend. In dieser todessehnsüchtigen Stimmung mag ihm die durch mich gestellte Diagnose einer unheilbaren Krankheit in gewisser Weise einer Rehabilitation seiner Weltsicht vor seiner Familie entsprochen haben; als schwere zusätzliche Bedrohung seiner Person und seines Lebens war sie nicht mehr zu integrieren. Der Bauchschmerz war sicherlich zunächst als körperlich geronnener Schmerz über den Verlust seiner Tochter im Sinne einer semiotischen Regression zu verstehen. Nachdem er aber darüber hinaus als Indiz einer todbringenden Krankheit interpretiert werden musste, blieb Herrn F. nur noch der Weg in die Selbstaufgabe: Nicht nur die wichtigste Beziehung in seinem Leben war zerbrochen, jetzt drohte die Kontinuität seines Seins schlechthin zu zerbrechen, der Tumorschmerz kündete von der im Vergehen begriffenen Integrität zwischen Körper und Seele.

Der nächste Abschnitt soll zeigen, wie Herr F. nach der Anbahnung einer Substitut-Beziehung zu mir als seiner Ärztin die Kraft fand, ins Leben zurückzukehren und die Beziehungen zu seiner Familie neu zu ordnen.

# 4.4 Geschichte einer Arzt-Patienten-Beziehung

## 4.4.1 Zwei individuelle Wirklichkeiten

Herr F. wurde mit einem unklaren Schmerzsyndrom stationär aufgenommen: Er litt an starken, immer abends zur selben Zeit einsetzenden und ihn die Nacht über wach haltenden rechtsseitigen Oberbauchschmerzen.

Der behandelnde Stationsarzt fand zunächst lediglich den Aszites bei Leberzirrhose als pathologischen Befund und behandelte in üblicher Weise diuretisch, auch in der Annahme, die Schmerzen könnten womöglich durch den erhöhten intraabdominellen Druck hervorgerufen sein. Der Aszites nahm so zwar ab, die Schmerzen persistierten jedoch.

So kam es zum Passungsverlust zwischen Herrn F. und seinem Arzt: Der Arzt behandelte den Aszites, Herr F. hatte Schmerzen, die ihm allnächtlich den Schlaf raubten und für die er keinerlei Linderung erfuhr.

## 4.4.2 Eine gemeinsame Wirklichkeit entsteht

Der Stationsarzt ging in Urlaub, und ich übernahm die Station vertretungsweise. Ich verstand Herrn F.s Symptom genauso wenig wie mein Kollege, war aber der Überzeugung, dass ein Versuch der Schmerzlinderung mittels zentralwirksamer Analgetika angebracht sei – auch ohne passende Schmerzerklärung nach dem Ursache-Wirkungs-Modell. Diese Maßnahme verschaffte Herrn F. Linderung, er wurde weitgehend schmerzfrei und konnte nachts schlafen. Er fühlte sich insgesamt wohler und auch besser verstanden und gab seiner Zufriedenheit mit unserem Team, insbesondere aber mit mir, deutlichen Ausdruck.

Zwischen uns hatte sich eine Beziehung angebahnt, in der ich als Substitut für die verlorene Tochter diente: Ich fühlte mit ihm und seinem Schmerz und versuchte zu lindern. Die Passung

hatte sich dadurch verändert. Ich reagierte auf ihn nicht als geschwollenen Bauch, sondern auf einen Menschen mit Schmerzen, allerdings noch ohne Vorstellung von der Art seines Schmerzes.

## 4.4.3 Eine gemeinsame Wirklichkeit zerbricht

Als seine empathische Ärztin freute ich mich mit ihm, dass es ihm besser ging, als seine zur Ursachenforschung verpflichtete Behandlerin bekam ich nach und nach sprichwörtliches Bauchweh, und so rollte ich die Diagnostik erneut auf, zunächst einmal per Ultraschall.

Von mir unbemerkt war es erneut zu einem Wechsel des verwendeten Modells gekommen. Hatte ich durch den Wechsel vom offenen zum geschlossenen System zunächst eine gemeinsame Wirklichkeit mit dem Patienten herstellen können, als es um die Analgesie, um die Anerkennung seiner starken Schmerzen im Zustand des Körper-Seins ging, war ich nun zur Betrachtungsweise im offenen System zurückgekehrt. Nachdem ich den Tumor gefunden hatte, war mein Wissensdurst im Ursache-Wirkungs-Modell befriedigt: Der Oberbauchschmerz ließ sich hinreichend überzeugend als Folge der Leberkapselspannung und der Stauung bei Pfortaderthrombose erklären.

Die Diagnose eines fortgeschrittenen Tumorleidens bedeutet innerhalb unseres traditionellen Medizinbetriebs aber die Kapitulation vor unserem Anspruch, unsere Patienten heilen zu können. Das Ursache-Wirkungs-Modell ist befriedigt, gibt aber keine Handlungsanweisung mehr.

Herr F. konnte nicht mehr mit kurativer Absicht in einem Tumorzentrum aggressiv behandelt werden. Für mich ergab sich der Auftrag zur Etablierung einer palliativen Therapie, die das Symptom als Indiz für seine individuelle Wirklichkeit lindern soll und so bei der Bewältigung der Krise, die die Nachricht über eine unheilbare Krankheit bei dem Betroffenen auslöst, helfen kann.

Auch wenn es eine todbringende Diagnose war, die ich ihm stellen musste, verschaffte sie mir doch eine gewisse Erleichterung, weil ich ja die Ursache der Beschwerden gefunden hatte. In dieser Situation verkannte ich, dass meine Haltung auch etwas Triumphales annahm, ein bisschen nach dem Motto: „Ich gratuliere Ihnen, Sie sind kein Simulant".

Meine Aufklärung versuchte nicht, an die Passungs-Geschichte zwischen uns anzuknüpfen. Ich informierte ihn lediglich ernst und sachlich über das bevorstehende Ende seiner Geschichte. Ich zerschlug sozusagen mit einem Mal alles Porzellan, das wir zuvor in langen Visitengesprächen in unserer gemeinsamen Vitrine angesammelt hatten. Nachdem seine Tochter ihn verlassen hatte, drohte nun ich, die er als Substitut hatte annehmen können, ihn nicht nur erneut aus der Bahn, sondern regelrecht aus dem Leben zu werfen.

Herrn F. erfasste eine tiefe Verzweiflung. Sein Symptom, der Schmerz, nahm wieder an Intensität zu. Je weniger ich von seiner Situation begriff, je weniger ich verstand, dass er die Beziehung zu mir brauchte, mein therapeutisches Angebot aber nur noch dem Tumorschmerz galt, desto mehr Schmerzmittel brauchte er. Er sprach nicht mehr mit mir, auch nicht mit seinen Angehörigen oder den Schwestern, weil ihn seine Verzweiflung sprachlos gemacht hatte. Unsere gemeinsame Wirklichkeit war zerbrochen.

Herr F. und ich haben nicht über den Wechsel der Wirklichkeitskonstruktionen miteinander verhandelt, sondern ich hatte im Alleingang die Regeln des kommunikativen Realitätsprinzips zugunsten des pragmatischen verlassen. Bei diesem Wechsel spielte vermutlich eine Rolle, dass ich nicht bereit war, mich auf die Todesangst des Patienten, seine Verlusterfahrungen und -befürchtungen in einer angemessenen Weise einzulassen. Die nach den Regeln des offenen Systems gegebene Erklärung über die Art der Erkrankung und ihre Unheilbarkeit folgt dabei unausgesprochen einem moralischen Anspruch, den der Arzt von seinem Patienten einfordert: Weil wir nun wissen, dass wir den Kranken nicht mehr heilen können, geben wir unsere Verantwortung ab, wir geben sie dem Kranken zurück. Im Geiste der protestantischen Ethik apellieren wir an die Idee einer Selbstverantwortung und Selbstbestimmung des Patienten, und das gerade zu einem Zeitpunkt, wo der Kranke seine Auto-

nomie in einem bisher nicht gekannten Ausmaß eingebüßt hat und somit eben diesen hehren, sich moralisch begründenden Erwartungen nicht entsprechen kann. Hier wird einmal mehr eine Grenze des ärztlichen Handelns nach den Regeln des offenen Systems sichtbar, das ungewollt toxische Nebenwirkungen entfalten kann und den Patienten quält, indem ihm eine gemeinsame Wirklichkeit versagt wird.

## 4.4.4 Eine gemeinsame Wirklichkeit entsteht erneut

Ich war entsetzt über Herrn F.s schnellen Verfall. Mit der Dynamik des Tumorleidens konnte ich mir den jetzt offenbar unmittelbar bevorstehenden Tod nicht erklären.

Ich fragte ihn immer wieder, ob er sich uns nicht mitteilen könne oder ob er sich uns nicht mitteilen wolle. Er gab mir keine Antwort, sondern blickte mich nur unsagbar traurig aus großen, wachen Augen an.

Da Herr F. nicht mehr mit mir sprach, bedurfte es einer gemeinsamen semiotischen Regression auf ein anderes Kommunikationssystem, in dem wir uns verständigten: Es war der Blick des Patienten, der mich berührte und mir auf vorsprachliche Weise zur Antwort gab, dass er vielleicht todtraurig, aber nicht sterbend sei. Seine Augen waren wach und ließen erahnen, dass Herrn F. vielschichtige Wünsche und Ängste, Befürchtungen und Hoffnungen bewegten.

Der Regelkreis des Blicks ermöglichte auf der ikonischen Ebene eine kommunikative Abstimmung, die mir den erneuten Zugang zu der individuellen Wirklichkeit meines Patienten eröffnete. Ich hatte erneut das Modell gewechselt und betrachtete ihn jetzt wieder nach dem Modell des geschlossenen Systems des Körper-Seins. So konnte erneut eine gemeinsame Wirklichkeit entstehen, in der ich etwas von seiner Todesangst und seinen Hoffnungen begreifen konnte.

Es war eine zerbrechliche gemeinsame Wirklichkeit im Reich der Ikonizität, die da zunächst zwischen uns entstand, ein dünner Faden nur, an dem Herr F. aber von der Pforte des Todes zurück ins Leben finden konnte. Als Ärztin, die etwa gleich alt wie seine jüngste Tochter war, bot ich mich erneut als Ersatzobjekt für diese Beziehung an, die ihm in seinem bisherigen Leben so viel bedeutet hatte. Indem er dieses Angebot aufgreifen konnte, kam es zu einer radikalen Umkonstruktion seiner individuellen Wirklichkeit. An die Stelle des schmerzerfüllten Körper-Seins trat ein wieder autonomes Körper-Haben eines in eine funktionierende Organismus-Umwelt-Beziehung eingebundenen Individuums. Die Dominanz des Subsystems „Lebertumor" mit der Konnotation „unerträgliche Schmerzen" war durch die Integration des Gesamtorganismus auf der Ebene der sozialen Beziehungen überwunden worden.

Semiotisch sind, wie ich später erfahren habe, das Zeichenrepertoire des Auges und die Bedeutung des Blickverhaltens in der zwischenmenschlichen Kommunikation relativ gut erforschte Gebiete. Man hat festgestellt, dass die verschiedenen Blickfunktionen, wie die Vermittlung von Sympathie, Intimität, Feindseligkeit, Aggression oder Dominanz, ohne Berücksichtigung der Mimik oder des sozialen und kommunikativen Kontextes erkennbar sind (Nöth 2000).

### 4.4.5 Die gemeinsame Wirklichkeit zwischen Arzt und Patient wird entbehrlich

Nachdem Herr F. auch in das symbolische Reich der Sprache zurückgefunden hatte, machte er von mir in dieser Tochter-Substitut-Rolle expliziten Gebrauch. Zum einen schilderte er mir seine Enttäuschungen der letzten Zeit, zum anderen benutzte er mich aktiv als Mittlerin zwischen sich und seiner Familie: Ich sollte zunächst in seinem Beisein mit seinen Angehörigen sprechen, bevor er wieder das Wort an seine Familie richtete. Ich diente als Brücke, die ihn zurück zu seiner Rolle als Familienoberhaupt führte.

Wir hatten über den Regelkreis des Blicks wieder zueinander in Beziehung treten können, es war die erste Beziehung, die der schwer depressive Patient wieder hatte aufnehmen können. Nach der um mich erweiterten Familienkonferenz konnte Herr F. zu Fuß in Begleitung seiner Familie das Krankenhaus verlassen und noch mehrere Wochen schmerzfrei zu Hause verbringen. Er hatte ein klares Ziel vor Augen, er wollte noch testamentarische Verfügungen treffen, in die seine Erfahrungen der letzten Wochen, insbesondere das Erlebnis, von seiner jüngsten Tochter verlassen worden zu sein, eingingen. Aus dieser Aufgabe erwuchsen ihm zur großen Überraschung und Verwunderung aller Beteiligten ungeahnte Kräfte. Er konnte seine Welt autonom so ordnen, dass es ihm möglich schien, sie auch zu verlassen. In dieser neu gewonnenen Autonomie verschwand sein Symptom vollständig, und er brauchte keinerlei zentralwirksame Analgetika mehr. Aber auch auf mich, die Ersatzdroge, konnte er verzichten, ich habe von ihm nicht mehr gehört, nachdem er entlassen worden war.

## 4.5 Schlussbemerkung

Diese Kasuistik veranschaulicht in besonders drastischer Weise, wie der Verlauf einer Krankengeschichte davon bestimmt wird, nach welchem Modell der Arzt seinem Patienten begegnet: Sieht er in ihm einen ihm weithin unbekannten Menschen mit einer nach dem offenen Modell beschreibbaren Krankheit, die er zu behandeln versucht, oder verhält er sich gleichzeitig nach den Regeln des kommunikativen Realitätsprinzips, mit denen er anerkennt, dass sein Patient ein geschlossenes System ist, das er nur auf dem Weg der teilnehmenden Beobachtung in der Konstruktion einer gemeinsamen Wirklichkeit verstehen und erkunden kann, was er erlebt und erleidet? Als Teil der Umwelt des Patienten, in dessen Einheit des Überlebens wirkt der Arzt in jedem Fall, wobei die schädigende Wirkung die hilfreiche sehr wohl übersteigen kann, als „Droge" also der Nozebo-Effekt durchaus größer sein kann als der Plazebo-Effekt.

Das geschlossene System der Einheit des Überlebens aus Organismus und Umwelt eröffnet der Medizin neben der objektiven eine subjektive Pathologie. Sie zeigt uns den Aufbau lebender Systeme aus Subsystemen verschiedener Ebenen (Zellen, Organe, Organismen, soziale Gruppen), die durch „Aufwärts"- und „Abwärts-Effekte" miteinander verbunden sind. Dieses komplexe Gebilde ist überraschend flexibel: Passungsverluste auf einer Ebene können über Kompensationsversuche auf einer anderen Ebene zu einer sofortigen Umkonstruktion führen, die die Einheit des Ganzen erhalten soll.

In der hier vorgestellten Kasuistik führte ein Passungsverlust auf der sozialen Ebene zu einer Regression auf die Ebene des ikonischen Erlebens, das unter den besonderen Gegebenheiten nur noch in der Einschränkung auf Schmerzen gelebt werden konnte. Eine Wiederherstellung der Passung auf der sozialen Ebene stellte das Gleichgewicht zwischen ikonischer, indexikalischer und symbolischer Ebene wieder her und ließ die Schmerzen fast vollständig abklingen.

# Zur Pathologie von Passungsstörungen – theoretische Überlegungen zu Kapitel 4

Reinhard Plassmann

In der Arbeit der Autorengruppe an den Fällen und am theoretischen Modell stand der Begriff „Passungsstörung" von Beginn an im Mittelpunkt. Er bildet das Grundelement einer Krankheitslehre der Integrierten Medizin, die von der Einheit aus Organismus und Umwelt als „Einheit des Überlebens" ausgeht. Natürlich kann es bei diesem einen Grundelement nicht bleiben, benötigt wird vielmehr eine allgemeine Pathologie von Passungsstörungen, welche die verschiedenen Störungsmuster beschreibt und ordnet, sowie eine spezielle Pathologie, die auf die Veränderungen im Rahmen bestimmter Krankheitsbilder eingeht. Von beiden Zielen sind wir weit entfernt. Wir haben aber in der Beschäftigung mit den einzelnen Reflektierten Kasuistiken einige Muster einer allgemeinen Pathologie gesehen. Diesen heuristischen Ablauf von zunächst ideographischen, dann nomothetischen Überlegungen werde ich in meinem Text beibehalten, indem ich zunächst aus dem Fall einige Muster von Passungsstörungen abstrahiere und dann, sofern möglich, die schon erkennbaren Strukturen einer allgemeinen Pathologie skizziere.

Im Abschnitt 4.2 („Geschichte einer Krankheit", s. S. 66) schildert Gerlind Leininger den Fall in klassisch-medizinischer Weise. Von dem Patienten und seiner Krankheit wird ein Bild entworfen, welches drei Merkmale aufweist: In konstruktivistischer Hinsicht wird der Patient als offenes System gesehen, welches den Gesetzen der Physik folgt (er leidet an Leberzirrhose, Aszites, infolgedessen erhöhtem intraabdominellen Druck und infolgedessen Schmerz). Aus dieser Konstruktionsregel „offenes System" folgt auch die Anwendung des **pragmatischen Realitätsprinzips**: Die Richtigkeit einer Konstruktionsregel muss sich im Handeln erweisen. Im konkreten Fall bedeutet dies, dass die Ausschwemmung des Aszites den Schmerz hätte bessern sollen. Dies ist jedoch nicht der Fall. Ich werde darauf zurückkommen.

In systemischer Hinsicht wird ein Bild nicht vom gesamten Patienten, sondern von einem Subsystem entworfen, und zwar von Bauch und Leber. Warum dieser Patient Alkoholiker war, warum er abstinent werden konnte, worunter er jetzt leidet, ist zunächst nicht Gegenstand der medizinischen Betrachtung, die sich auf das Subsystem beschränkt.

In semiotischer Hinsicht interessieren in diesem Abschnitt und seiner zunächst schulmedizinischen Sichtweise nur indexikalische Zeichen: Aszites-Menge, koloskopischer Befund, Labordaten.

Dieses Vorgehen stellte eine bestimmte Passung zum Patienten her, die durchaus hätte erfolgreich sein können, wenn sich das Problem des Patienten auf dieser System-Ebene, in dieser Zeichenklasse und mit dieser Konstruktionsregel hätte begreifen lassen. Dies war aber nicht der Fall. Der Schmerz und das Leiden des Patienten nahmen zu. Interessanterweise reagierte die Autorin nun auf die anhaltenden Klagen, also auf ein **Gefühl** des Patienten. Sie integriert damit ikonische Zeichen und verlässt somit die biotechnische Sichtweise „offenes System". Damit ändert sich auch das Realitätsprinzip. Die Ärztin lindert das Gefühl Schmerz und wechselt bei dieser Gelegenheit in das kommunikative Realitätsprinzip. Diese Form der Kontaktaufnahme hat erstmals Erfolg, der Patient antwortet positiv: Es geht ihm besser.

Dieser Vorgang ist hoch bedeutsam. Der Patient möchte kommunizieren, was aber im Sinne einer Passungsstörung scheiterte: Er wurde auf ein pragmatisches Kommunikationsprinzip reduziert, obwohl er eine gemeinsame Wirklichkeit, also ein kommunikatives Realitätsprinzip suchte, indem er über Gefühle und deren Bedeutung sprechen wollte.

Als allgemeines Muster von Passungsstörung sehen wir hier das Aufeinandertreffen inkompatibler Realitätsprinzipien. Gleichzeitig findet vonseiten der Ärztin betrachtet eine Art **Pas-**

**sungsdiagnostik** statt: Sie erprobt, mit welchem Kommunikationsprinzip sich eine bessere Passung ergibt (s. auch Abschnitt 4.2.1).

In dem in Abschnitt 4.3 („Geschichte eines kranken Menschen") wiedergegebenen Krankenbericht ist schon der erste Satz bemerkenswert: „Ich klärte ihn in vollem Umfang über seine Erkrankung auf".

Darin sind implizit eine Reihe von Annahmen enthalten:

- Das Leberkarzinom sei die gesamte Erkrankung, über die zu informieren sei; die Ärztin wisse alles Erforderliche, eine gemeinsame Wirklichkeit mit dem Patienten im Sinne des kommunikativen Realitätsprinzips sei deshalb nicht notwendig.
- Die Krankheit des Patienten lasse sich auf der System-Ebene „Körper" erklären.

In den folgenden Sequenzen sind die Ärztin und die Familie intensiv mit der System-Ebene „Körper" beschäftigt, der Patient hingegen wird immer stiller, er klagt über Schmerzen, die mit Morphium nicht mehr stillbar sind. Der Schmerz als ikonisches Zeichen enthält eine Botschaft, die nicht mehr verstanden werden kann. Es ist offensichtlich zum Passungsverlust gekommen.

Wir können diesen Vorgang als **semiotische Regression** bezeichnen, die sich bemerkenswerterweise auf beiden Seiten abspielt. Der Patient verstummt, die symbolische Zeichenklasse verarmt, stattdessen hypertrophiert bei ihm vikariierend das ikonische Zeichen Schmerz. Aufseiten der Umgebung dominiert stattdessen Indexikalität. Die individuelle Bedeutung der Erkrankung (symbolische Ebene) und deren Wahrnehmung (ikonische Ebene) bleiben desintegriert. Dieses Phänomen kann **Notindexikalisierung** genannt werden. Bedeutungen und Gefühle sind zu belastend und werden deshalb desintegriert zugunsten mechanistischer Konstrukte.

Es ist allerdings nicht zum endgültigen Passungsverlust gekommen. Die Ärztin hält punktuell weiter Kontakt zu einigen ikonischen Botschaften des Patienten, vor allem zu dem Ausdruckscharakter seines Blickes. Auch der Patient selbst gibt nicht auf. Er geht auf das Angebot der Ärztin ein und beginnt zu sprechen.

Damit ist die symbolische Ebene wieder erreicht, die Bedeutung des ikonischen Zeichens Schmerz wird in gemeinsamer Wirklichkeit verständlicher.

In biosemiotischer Hinsicht sind jetzt alle Zeichenklassen integriert, in konstruktivistischer Hinsicht dominiert das kommunikative Realitätsprinzip, die System-Ebene ist der gesamte Organismus und seine Beziehungen, nicht mehr nur ein Subsystem.

Interessanterweise entsteht in diesem integrativen Vorgang ein **biografisches Narrativ**. Der Patient konstruiert sich selbst und seine Lebensgeschichte durch Sinngebung und Bedeutungserteilung. Das Narrativ des Patienten, die Geschichte, die er für sich gefunden hat und dann zunächst mit der Ärztin, dann mit der Familie entwickelt, wirkt sehr lebendig. Auch dieses Phänomen ist für eine allgemeine Pathologie von Passungsstörungen bedeutsam: Jede unbehobene Passungsstörung hinterlässt im autobiografischen Narrativ ihre Spuren in Form pathologisch veränderter Teile. Dies können zum einen Bereiche sein, in denen einzelne Zeichenklassen desintegriert sind, zum anderen solche, in denen das kommunikative Realitätsprinzip zerfallen oder die Geschichte des Gesamtorganismus auf die Geschichte von Subsystemen reduziert ist. Wann immer wir mit einem Patienten seine Lebensgeschichte entwickeln, wird uns die qualitative Beschaffenheit dieses Narrativs über Ausmaß und Schwere von Passungsstörungen und Passungsverlust in der Geschichte des Patienten informieren.

# Grundriss eines allgemeinen nosologischen Modells

## Begriffe

Die Integrierte Medizin versucht Krankheiten als Passungsstörungen zu beschreiben, und zwar in der biosemiotischen, systemischen und konstruktivistischen Dimension.

In der biosemiotischen Dimension können hierfür die Universalkategorien und Zeichenklassen nach Peirce (1991) zur Beschreibung verwendet werden, in der konstruktivistischen

Dimension die Begriffe des kommunikativen und pragmatischen Realitätsprinzips sowie die Begriffe des offenen und geschlossenen Systems, in der systemischen Dimension die Begriffe von Systemen und Subsystemen.

Krank machende Passungsstörungen zwischen Individuum und Umgebung sind erkennbar an einer Verarmung des freien Spiels in der Verwendung aller Zeichenklassen, aller Realitätskonzepte und an Störungen im Zusammenspiel zwischen Gesamtsystem und Subsystemen. Es kommt stattdessen zu Atrophien oder kompensatorischen Hypertrophien einzelner Zeichenklassen, Realitätskonzepte oder System-Ebenen.

Begrifflich muss zwischen Passungsstörung und Passungsverlust differenziert werden. Passungsstörung ist ein Zustand, der durch Eigenleistungen des Individuums noch weitgehend kompensiert werden kann. Passungsverlust hingegen ist ein Zustand von traumatischem Charakter, den das Individuum nur durch dauerhafte Preisgabe seiner Integrität überleben kann.

## Muster von Pathologie

### Biosemiotische Dimension

Im Zustand der vorübergehenden Passungsstörung oder des dauerhaften Passungsverlustes verringert das Individuum das Spektrum der Zeichenklassen, die zur Kommunikation mit der Umgebung zur Verfügung stehen. Dies kann als aktiver, reparativer, erst in der Chronifizierung pathologischer Zustand aufgefasst werden. Der Patient gibt einzelne Modi des Wahrnehmens, Denkens und Kommunizierens auf, die Passungsstörung trifft zunächst einzelne Zeichenklassen, die dadurch unbenutzbar werden. Stattdessen und als Notbehelf treten die übrigen Zeichenklassen vikariierend ein und hypertrophieren.

Das Phänomen der Somatisierung kann als Hypertrophie der ikonischen Zeichenklasse beschrieben werden. Dies geschieht, wenn der Dialog, die Passung durch Rückmeldung in der Dimension der höheren verbal-symbolischen Zeichenklasse gescheitert ist. Die Patienten verlieren die Fähigkeit, körperlich-emotionale, überwiegend ikonische Vorgänge zu dechiffrie-

ren, über deren Zusammenhänge mit sozialen Ereignissen zu sprechen und sie dadurch neu zu gewichten.

Umgekehrt können wir das Phänomen der Intellektualisierung und Rationalisierung als Aufgeben der körpernahen, ikonischen Ebene verstehen. Dies ereignet sich dann, wenn Affekte, Körperwahrnehmungen, Propriozeption insgesamt gefährlich geworden sind. Wir beobachten das beispielsweise bei schizophrenen Patienten.

Man kann diese Vorgänge von aufgegebenen Wahrnehmungs-, Denk- und Kommunikationsmodi (Zeichenklassen) als semiotische Regression und semiotische Progression bezeichnen (Plassmann 1996a) oder auch als Einwärts- und Auswärtsbewegungen (Uexküll 1999, mündliche Mitteilung). In letzterer Formulierung ist enthalten, dass die ikonische Zeichenklasse mehr auf die Innenwelt der Propriozeption verweist, die Zeichenklassen des indexikalischen und symbolischen mehr zur Außenwelt der gemeinsamen sozialen Wirklichkeiten gehört.

### Pathologische Muster in der konstruktivistischen Dimension

Mit der Verarmung der Zeichenklassen einher geht in der Regel ein zweites pathologisches Muster in unserem Dialog mit den Patienten. Der Bereich des kommunikativen Realitätsprinzips wird geringer, der Bereich des pragmatischen Realitätsprinzips (Uexküll 1996) nimmt zu, und zwar in jenen Bereichen, in denen der Patient seine Passungsstörung nicht beheben konnte. Der Patient beginnt die Umgebung, die nicht mehr auf eine verwertbare Weise antwortet, als leblos zu interpretieren und als leblos zu behandeln. Diese Umgebung soll deshalb mehr oder weniger gewaltsam manipuliert werden – so als bestünde sie aus bloßen Gegenständen. Dies gilt auch für die Sphäre des Körpers. Wenn der Dialog mit dem Körper unerträglich geworden ist, etwa weil die dort wahrgenommen Affekte unerträglich sind, wird der Körper „entlebt", d. h. als unbelebt interpretiert und innerhalb eines pragmatischen Realitätsprinzips wie ein Ding behandelt. So lassen sich die imperativen Forderungen von Patienten nach Operationen, Elimination von Organen und körpermanipulatorisches Agieren erklären.

Bei alledem scheint wichtig, festzuhalten, dass diese qualitativ verschiedenen Modi des Denkens, Kommunizierens und Handelns zwar verschiedenartig, aber nicht verschiedenwertig sind. Entwicklungspsychologisch betrachtet, wird nicht der primitivere vom reiferen Modus abgelöst, vielmehr erscheint eine epigenetische integrierte Sichtweise angemessener. Psychische Reife und psychische Gesundheit bestehen gerade nicht aus der Reduktion auf einen oder wenige dieser Modi und Zeichenklassen, sondern aus der gleichzeitigen Nutzung in einem freien, nicht durch Krankheit beeinträchtigten Spiel.

## Pathologie in der systemischen Dimension

Subsysteme (Körper, körperliche Funktionssysteme, Organe, Sprache, Motorik, soziale Beziehungen) werden entwertet, um das Gesamtsystem zu stabilisieren, oder sie hypertrophieren aus dem gleichen Grund.

# 5 Das Bewusstwerden nach Koma – Integrierte Neuro-Psycho(trauma)therapie

Manfred Sauer, Sabine Emmerich

*„Die Wirklichkeiten aber sind langsam und unbeschreiblich ausführlich."*
R. M. Rilke

## 5.1 Vorbemerkungen

Die Diskussionen über Sinn und Kosten von lebensverlängernden Maßnahmen bei Patienten, die sich über Monate und Jahre im komatösen Zustand befinden, sind kontrovers, weil immer wieder spektakuläre und sensationelle Berichterstattungen über Patienten auftauchen, die nach jahrelangem Koma ihr Bewusstsein wieder erlangt haben sollen. Auch die Öffentlichkeit beschäftigt dies inzwischen immer mehr.

Durch den Ausbau des Rettungswesens und der Intensivmedizin haben sich die Überlebenschancen nach Unfällen verbessert. Nach Miller (1992) konnte die Mortalitätsrate nach schweren Schädelhirnverletzungen in den letzten zwei Jahrzehnten um 15–20% gesenkt werden. Der Prozentsatz der Patienten, bei denen das Koma in ein apallisches Syndrom übergeht, scheint während dieser Zeit relativ konstant geblieben zu sein und wird in der Literatur mit 10–15% angegeben (Braakman et al. 1988; Levin u. Eisenberg 1991). Die absolute Zahl von Patienten im apallischen Syndrom nach Unfällen dürfte somit erheblich angestiegen sein, insbesondere, wenn man sie ergänzt um die Zahl der Patienten mit vergleichbaren Bewusstseinsstörungen infolge einer Erkrankung des Zentralnervensystems oder im Rahmen einer anderen Organerkrankung.[1]

Der rasante Fortschritt in der Medizin und ein immer umfangreicheres Wissen über die Zusammenhänge zwischen der psychosozialen Umwelt und individueller Entwicklung auf der einen Seite und über Folgebelastungen nach psychotraumatischen Ereignissen auf der anderen stehen bisher unverbunden nebeneinander.

Als klinische Psychologin und Psychotherapeutin (S. Emmerich) und als Neurologe und Kinderarzt (M. Sauer) wollen wir versuchen, Zusammenhänge zu beschreiben, weil wir in der gemeinsamen Arbeit mit Kindern im Koma die therapeutische Bedeutung der Umwelt-Beziehung für die Reorganisation des Bewusstseins erlebt haben.

Im Modell der Integrierten Medizin haben wir die Voraussetzungen dafür gefunden, Konzepte der Psychologie und Medizin zu integrieren und daraus ein Konzept des diagnostisch-therapeutischen Handelns zu entwickeln, welches die bereits erwähnten Zusammenhänge schon vor dem Wiedererlangen des Bewusstseins und dem Wiedererwerb der Sprache, also im Koma, berücksichtigt.

## 5.2 Einleitung

„Das Herz hat seine Gründe, die der Verstand überhaupt nicht kennt". Bateson (1981) zitiert diesen Satz des französischen Mathematikers, Physikers und Philosophen Blaise Pascal (1623–1662) zum Beginn einer Abhandlung über den Primärprozess. Er formuliert dann weiter:

*„Die(se) Algorithmen[2] des Herzens oder, wie man sagt, des Unbewußten, sind jedoch ganz an-*

---

1 Genaue Angaben zur Inzidenz eines Komas nach Unfällen und Erkrankungen des Zentralnervensystems im Kindesalter existieren nicht. Die Zahl der schweren Schädelhirnverletzungen bei Kindern unter 15 Jahren in Deutschland beträgt etwa 15000 pro Jahr.

2 Ein Algorithmus kennzeichnet ein System von Regeln zur schrittweisen Umformung von Zeichenreihen (vgl. Etymologisches Wörterbuch des Deutschen 1993, S. 26).

*ders codiert und organisiert als die Algorithmen der Sprache. Und da ein Großteil des bewußten Denkens im Sinne der Sprachlogik strukturiert ist, sind die Algorithmen des Unbewußten doppelt unzugänglich. (...) Im Primärprozeß werden die Dinge oder Personen gewöhnlich nicht identifiziert, und der Fokus des Diskurses liegt auf den Beziehungen, die zwischen ihnen bestehen sollen".*

Wenn wir unsere Beobachtungen zur Konstruktion von Umwelt vor Bewusstsein und Sprache in der Logik des Denkens und der Sprache beschreiben, dann sind wir uns des damit verbundenen Dilemmas durchaus bewusst.

Beziehungen, sagt Bateson (1981), werden durch Prozesse des Informationsaustausches hervorgebracht. Diese bestehen aus Kontext und Inhalt, zwischen denen vielschichtige und geheimnisvolle Verbindungen bestehen.

Das Modell, von dem wir ausgehen, ist „die Einheit von Organismus und Umwelt" (Bateson 1981), die Winnicott (1983) „das Leib-Seelische" nennt.

Die Beziehungen zwischen Organismus und Umwelt sind also das Problem, das verstanden werden muss, um zu definieren, was Koma ist. Das Modell der Einheit von Organismus und Umwelt, muss, wie in Kapitel 1 ausgeführt wird, als semiotische Beziehung definiert werden.

Nach dem Modell der Zeichentheorie von Peirce (1991) können die Beziehungen auf ikonischen, indexikalischen oder symbolischen Zeichen beruhen.

Nach diesem Modell besteht die Einheit des Überlebens aus einem Organismus und einer Umwelt, die der Organismus aus einer Umgebung bloßer Möglichkeiten als eine Welt konstruiert, die zu seinen Bedürfnissen und seinem Verhalten passt. Diese Welt ist für das Verhalten (die Willkürmotorik) des Organismus ein „offenes System", in dem dieser seine Bedürfnisse in einer nach Raum, Zeit und Kausalität geordneten Welt befriedigen kann. Diese Welt entspricht der Vorstellung einer „objektiven Außenwelt", in der Phänomene nach den Regeln der Mechanik verstanden und behandelt werden.

Die Einheit des Überlebens als Ganzes, d. h. mit den Bedürfnissen, für deren Befriedigung die Umwelt konstruiert wird, ist jedoch ein „geschlossenes System", das einem außen stehenden Beobachter nur so weit zugänglich wird, wie er diese Bedürfnisse und die dazu passende Umwelt-Konstruktion kennt. Da der Beobachter aber (als Einheit des Überlebens) selbst ein geschlossenes System ist, entsteht eine komplizierte Situation, die für das beobachtete System eine doppelte Interpretation verlangt: einmal als Objekt der Umwelt des Beobachters nach dem Modell des offenen Systems (für dessen Willkürmotorik) und dann als Subjekt nach dem Modell des geschlossenen Systems. H. v. Foerster (1993) hat diesen Dualismus einer „trivialen" und einer „nicht-trivialen Maschine" beschrieben.

Nach dieser Rekapitulation unseres Modells kommen wir zu unserem Problem: Nach allgemeinem Konsens sind das zentrale und das periphere Nervensystem für die Prozesse des Informationsaustausches verantwortlich, welche die Beziehungen zwischen Organismus und Umwelt konstruieren. Wenn wir die vor uns liegende Aufgabe beschreiben wollen, so sind auch hier zwei Probleme zu lösen:

● Durch Schädigung infolge von Unfall oder Krankheit wird die Integrität des ZNS verletzt. Je nach Art und Ausmaß der Schädigung tritt ein Verlust des Bewusstseins bis hin zum Koma ein. Die Tiefe des Komas wird u. a. durch Prüfung der Reagibilität des Patienten beurteilt. Die Reaktionen auf verbale und averbale Stimuli werden überprüft und die Interpretation der Ergebnisse erfolgt nach dem Modell des offenen Systems. Die Reaktionen des Patienten werden also als Zeichen für einen Betriebsschaden in einem hoch komplexen Mechanismus gedeutet. Semiotisch handelt es sich bei diesen um indexikalische Zeichen für den Arzt, die ihm als außen stehenden Beobachter Hinweise auf den Ort und die Art der Störung und damit Regeln für sein therapeutisches Handeln während der Akutphase geben.

● Das zweite Problem, das es zu lösen gilt, besteht darin, die Informationen über die Bedeutung der Reaktionen des Patienten als Zeichen für den Arzt durch Informationen über die Bedeutung der Stimuli als Zeichen für den Patienten zu ergänzen, die dessen Reaktionen auslösen. Jetzt geht es um das Problem der Beobachtung eines geschlossenen Systems, dessen Zeichen wir nur empathisch durch teilnehmende Beobachtung und/oder durch den Rückschluss von seinem Verhalten auf die Zeichen, die sein Verhalten auslösen, in Erfahrung bringen können. Zeichen, auf die ein Bewusstloser reagiert, können nur der Klasse vegetativer oder ikonischer Zeichen seiner frühesten psychischen Entwicklung angehören.

Wenn es eine Korrelation zwischen der Integrität des ZNS und dem Bewusstsein gibt, wie die Hirnforschung lehrt, dann taucht die Frage auf, wie Bewusstsein nach einer Verletzung wieder entstehen kann? Die Theorien der neurologischen Rehabilitation wurden nach Vorstellungen entwickelt, denen das Modell des offenen Systems zugrunde liegt. Es ist nicht verwunderlich, wenn bei dieser Form der Rehabilitation das Misslingen einer vollständigen Koma-Remission nur einseitig mit der Schwere der Verletzung korreliert und auf Informationen über Vorgänge verzichtet wird, die sich in dem geschlossenen System des bewusstlosen Patienten abspielen.

Wir versuchen diese traditionelle Form der Rehabilitation durch den Versuch einer Kommunikation mit dem bewusstlosen Patienten als geschlossenem System zu ergänzen und seiner reduzierten oder blockierten Kapazität zur Konstruktion einer passenden Umwelt Aufmerksamkeit zu schenken.

Nach Balint (1965) werden die frühesten Formen der Konstruktion einer passenden Umwelt im Rahmen einer „Zweipersonen-Beziehung" erlernt, in der die Mutter als „zweite Person" bemüht ist, für den Säugling die hilfreiche Umwelt zu sein, d. h. auch seine frühen Konstruktionsversuche zu unterstützen.

Wir werden darstellen, wie wir für Patienten eine analoge Situation aufzubauen versuchen. An der Gegenüberstellung eines Falles traditioneller Rehabilitation und eines Falles unserer Methode einer hilfreichen Umwelt werden wir den Unterschied der beiden Verfahren illustrieren.

Rehabilitative Therapie kann nach dieser Einleitung als Bemühung der Therapeuten (Arzt, Psychologin, Schwester, Pfleger, Physiotherapeutin, Logopädin etc.) beschrieben werden, die Konstruktion der Umwelt des Patienten auf der Ebene der symbolischen Beziehung wiederherzustellen. Dazu gehören:

- die Feststellung der Ebenen, auf denen Umweltbeziehungen des Patienten noch funktionieren
- ein Therapieplan, wie dem Patienten die Rückgewinnung komplexerer Stufen erleichtert (ermöglicht) werden kann
- die Arbeit mit dem Behandlungsteam und den Eltern der Patienten, die im Einzelnen klärt, wie die Rückgewinnung vor allem durch Kommunikation mit dem Patienten gefördert werden kann

Auf die Bedeutung der therapeutischen Rahmenbedingungen, das Setting, für die Prozesse des Bewusstwerdens wird später näher eingegangen.

Wir werden zunächst theoretische Überlegungen zur Funktion des Bewusstseins anstellen und diese an einem „exemplarischen Fallbeispiel" illustrieren.

Es folgt eine Beschreibung der Voraussetzungen für das Auftauchen von Bewusstsein und der dazu erforderlichen Bedingungen. Diese werden an Sequenzen aus Fallbeispielen erläutert.

Die Patienten hatten durch ein traumatisches Ereignis komplexe Schädigungen der strukturellen Integrität des Zentralnervensystems erlitten. Sie fielen nach dem Ereignis ins Koma und wurden intensivmedizinisch behandelt. Anschließend folgte eine rehabilitative Therapie. An den verschiedenen Phasen der Intensivbehandlung und Rehabilitation waren zahlreiche Personen mit sehr unterschiedlichen Professionen beteiligt.

In einem abschließenden Kapitel werden wir daher das Behandlungskonzept skizzieren, das wir entwickelt haben, um die verschiedenen Aspekte der Teilnehmer an der Therapie der Patienten für den Aufbau einer „hilfreichen Umwelt" zu nutzen. Unter „hilfreicher Umwelt" verstehen wir eine Umgebung, die den Patienten bei der Konstruktion seiner Umwelt bzw. seiner individuellen Wirklichkeit unterstützt, indem sie traumatisierende Umgebungs-Bedingungen vermeidet bzw. so weit wie möglich auf früher gewohnte Beziehungsmuster zurückgreift.

## 5.3 Bewusstsein als Funktion des Leib-Seelischen

Die folgenden theoretischen Vorstellungen von Bewusstsein, die wir zur Diskussion stellen, entstammen einer Arbeit mit Kindern und Jugendlichen, die um zu überleben, nach schwerer Traumatisierung des Nervensystems, wie wir es formulieren wollen, im Koma auf ganz frühe Stufen ihrer Entwicklung regredieren.

Diese Regression ist mit der Aufgabe dessen verbunden, was wir das Wach-Bewusstsein nennen. Damit wollen wir Bewusstsein in einer ersten Annäherung definieren als voll entwickelte Funktion des lebenden Organismus, eine passende Umwelt zu konstruieren.

Wenn dem Leib-Seelischen diese Fähigkeit durch die Regression im Koma verloren gegangen ist, dann fragt sich, wie Vorformen der Funktion aussehen, welche die Beziehung zwischen Organismus und Umwelt als Einheit des Überlebens während seiner frühen Entwicklung aufrechterhalten.

Wir gehen wie Winnicott davon aus, dass eine „gesunde Frühentwicklung des Individuums ein fortdauerndes Sein mit sich bringt" und „dass es einer bestimmten Entwicklungslinie folgt, vorausgesetzt, dass es in seinem fortdauernden Sein nicht gestört wird" (Winnicott 1983).

Lebensbedrohliche Ereignisse stellen eine Gefahr für das fortdauernde Sein im Sinne eines Übergriffs dar, auf den das Leib-Seelische, wie es Winnicott (1983) formuliert hat, reagieren muss.

Danach erscheint die Annahme, dass das Reagieren des Leib-Seelischen in traumatischen Situationen im Koma endet, zunächst paradox. Dies aber nur, wenn man im Reagieren ausschließlich die bewusste Abwehr einer Gefahr sieht. Ist doch das Koma selbst der Ausdruck der absoluten Hilflosigkeit des Individuums und damit der Notwendigkeit, eine hilfreiche Umgebung zum Überleben vorzufinden.

Wenn man, wie üblich, Koma im Sinne eines linear kausalen Zusammenhanges ursächlich mit den Verletzungen in Verbindung bringen will, dann stellt sich die Frage, wie die traumatische Amnesie zu erklären ist. Sie reicht unterschiedlich lange in die Zeit vor dem Ereignis (retrograd) und erstreckt sich über die Zeit des Komas (anterograd) hinweg. Auch sie wird als Folge der Schädigung der für Gedächtnisleistungen zuständigen neuronalen Systeme bedingt interpretiert und damit ebenfalls ursächlich mit den Verletzungen in Zusammenhang gebracht.

Beide Erklärungen basieren auf einer Interpretation nach dem Modell des offenen Systems, in dem die somatischen Schäden im Sinne eines „körperlichen Apparates mit einer räumlichen Anatomie" verstanden werden.

Dieses Modell ist unerlässlich, „da es die Möglichkeit eröffnet, Konsequenzen für Diagnostik und Therapie abzuleiten, indem es eine Lokalisation von Störungen erlaubt" (Uexküll u. Wesiack 1998).

Es berücksichtigt allerdings nicht die Tatsache, dass sich das Bewusstsein erst während der „traumatischen Erfahrung", also nicht durch das Ereignis selbst verändert, wie eigene Erfahrungen aus Trauma-Therapien belegen, die durch entsprechende Berichte in der Literatur bestätigt werden (Humphreys et al. 1990).

## 5.3.1 „Körperlicher Apparat mit einer räumlichen Anatomie" (Interpretation nach dem Modell des offenen Systems)

In der neurologischen Intensivmedizin und Rehabilitation erfolgt die Interpretation physiologischer und pathologischer Phänomene im Koma nach dem Modell des offenen Systems.

Hierzu wollen wir zuerst die anatomischen und physiologischen Veränderungen nach einem Trauma beschreiben. Sie sind heute einer direkten Beobachtung durch die modernen bildgebenden Verfahren zugänglich. Außerdem existiert ein Wissen über die pathologischen Veränderungen aus zahlreichen anatomischen Untersuchungen zu unterschiedlichen Zeiten nach dem Ereignis. Das Trauma verursacht zunächst die so genannten primären Läsionen. Dazu zählen vor allem Kontusionsherde und Blutungen. Diese lösen sekundäre Veränderungen aus, vor allem eine Schwellung des Gewebes, das Hirnödem.

Das Ödem hat eine charakteristische räumliche und zeitliche Kinetik. Die räumliche Ausbreitung erfolgt in zwei Richtungen; die eine reicht von den Verletzungen des Kortex zentripetal zum Hirnstamm, die andere von den Läsionen im Inneren des Gehirnes zentrifugal zum Kortex (Zwiener et al. 1990). Die Zeit der Progression dieser so genannten primären Ödemphase beträgt 1–3 Tage.

Primäre Läsionen und die Kinetik des primären Ödems sind verantwortlich für eine Volumenzunahme. Sobald die Zunahme innerhalb der knöchernen Schädelkapsel nicht mehr kompensiert werden kann, steigt der Hirndruck. Der Anstieg gefährdet aber die Hirndurchblutung, was über Ischämie des Gewebes zu einer erneuten Ödembildung führt.

Der daraus entstehende Circulus vitiosus ist verantwortlich für die so genannte sekundäre Ödemphase, die bei Kindern in der Regel zwischen dem zweiten und achten Tag erfolgt.

Für die Beantwortung der Frage nach den körperlichen Ursachen der Regression in dem Zustand der Bewusstlosigkeit sind zwei Prinzipien der Ödembildung von Bedeutung. Zum einen führt das Ödem zu einer Veränderung des „Milieu interne" in der unmittelbaren Umgebung der Neurone und beeinflusst dadurch direkt die neuronale Aktivität.

Zum anderen wird durch die Kinetik des Ödems die Aktivität neuronaler Netzwerke nach einem charakteristischen Muster gehemmt. Vor allem die Hemmung der Kortex-Aktivität ist als körperliches Korrelat des Bewusstseinsverlustes im Koma anerkannt. Die Hemmung der kortikalen Aktivität lässt sich z. B. an einer progressiven Verlangsamung der elektrischen Aktivität im EEG erkennen.

Nach diesem Exkurs in die Pathophysiologie und ihrem Bezug zur Inhibition neuronaler Aktivität wollen wir kurz wesentliche Prinzipien der Behandlung beschreiben. Alle relevanten Maßnahmen zielen darauf ab, die Reduktion der Körperfunktionen auf ein vegetatives Niveau zu erhalten oder zu intensivieren.

In erster Linie sind das die maschinelle Beatmung, Analgosedierung und Relaxation. In diesem Zustand ist eine Deutung der Befindlichkeit des Organismus nur noch durch Registrierung der vegetativen Funktionen über physiologische Parameter möglich. Dabei ist eine kontinuierliche Messung des intrakraniellen Druckes von zentraler Bedeutung. Sie sagt etwas über die Dynamik der Ödembildung aus.

Die Elemente der medikamentösen Therapie sind:

- Analgetika, um Schmerzfreiheit zu erzielen, da vor allem bei Begleitverletzungen Schmerzen den intrakraniellen Druck aufgrund einer Zunahme der Hirndurchblutung erhöhen
- Sedativa und anderes, um eine Abschirmung nach außen zu bewirken, da Emotionen und Stress ebenfalls zum Anstieg der Durchblutung und damit des intrakraniellen Druckes führen
- Hypnotika, z. B. Barbiturate und anderes, um eine Reduktion des Hirnstoffwechsels und damit des Sauerstoffverbrauches zu erreichen, was über eine Abnahme der Durchblutung eine Senkung des intrakraniellen Druckes bewirkt

Die sekundäre Ödemphase wird durch zusätzliche Körperverletzungen, aber auch durch Krankheiten, insbesondere Infektionen begünstigt. Eigene Beobachtungen des Hirndrucks während des Komas zeigten Korrelationen des Druckniveaus zu Faktoren der Umgebung (Sauer 2001).

In einem Beispiel bestand nach Absetzen aller Medikamente am Übergang vom Koma zum Coma vigile (Synonym für „vegetative state" und „apallisches Syndrom", s. Hagel u. Grossman 1994) eine Korrelation zwischen der Höhe des Hirndruckes und unterschiedlichen Kontexten der Wahrnehmung.

In einer weiteren Untersuchung der Zusammenhänge bei vollem Bewusstsein konnte eine Senkung der Werte des intrakraniellen Druckes durch problemlösendes Handeln nachgewiesen werden (Sauer 1999).

Fasst man die Beschreibung aller Beobachtungen zusammen, so ergibt sich das folgende

Bild: Durch die traumatische Situation werden körperliche Verletzungen verursacht. Die primäre Schädigung des Zentralnervensystems hat mittelbare Folgen, in deren Verlauf das Bewusstsein erlischt. Durch die Intensivmedizin wird das „natürliche Koma" medikamentös intensiviert. Die Dauer dieses „künstlichen Komas" hängt von der Höhe des Hirndruckes ab. Sie kann zwei Tage, aber auch zwei Wochen und mehr betragen und ist abhängig von der Schwere der Hirnverletzungen und der Schädigung anderer Körperregionen.

Wie wir gesehen haben, lassen sich für den erhöhten Druck neben den körperlichen Schäden sowohl Faktoren aus dem Erleben, wie z. B. Schmerzen, als auch Faktoren aus der Umgebung verantwortlich machen. Diese Beobachtungen sind für die später zu klärende Frage, wie dieser Zustand nach dem Modell des geschlossenen Systems zu deuten ist, wichtig; denn diese Korrelation kann nicht als mechanische Beeinflussung gedeutet werden, sie muss als Zeichenprozess aufgefasst werden.

Es gibt also schon vor dem Öffnen der Augen eine Reaktion des Organismus auf Zeichen, die therapeutische Konsequenzen haben. Wenn sich der Hirndruck normalisiert hat, wird mit der Reduktion aller das Bewusstsein beeinflussenden Medikamente begonnen. Danach erst kann das Öffnen der Augen erfolgen.

Aus den beschriebenen Beobachtungen lässt sich schließen, dass es Prozesse des Informationsaustausches zwischen dem Organismus und seiner Umgebung gibt, bevor das Bewusstsein, wie es die Medizin definiert, zurückgekehrt ist.

Nach Bateson (1981) bringen diese Prozesse aber, wie eingangs zitiert, Beziehung hervor: Sie erhalten die Einheit zwischen Organismus und Umwelt auf einer unbewussten Ebene.

# 5.4 Organismus-Umwelt-Beziehung im Koma

Da wir uns noch im Modus der Interpretation nach dem Modell des offenen Systems befinden, wollen wir einleitend Phänomene des Arousals

und physiologische Korrelate beschreiben. Der Begriff „Arousal" umfasst verschiedene physiologische Regulationen:

- eine, die der Bereitstellung von Wahrnehmung im Schlaf dient, also Wahrnehmung auf oder aus einer un- oder vorbewussten Sphäre
- eine, die der Bereitschaft des Organismus zum Wachwerden dient
- eine Regulation, die gleichzeitig den Schlaf erhält

Einer weiteren Ausführung sei ein kurzer Exkurs in die Beschreibung der Regulation des Schlafes vorangestellt. Der „gesunde Schlaf" zeichnet sich durch eine relativ stabile Organisation aus.

Gemeint sind die Schlafstadien 1–4, also die Stadien vom Ermüden bis zum Tiefschlaf. Sie werden von den so genannten REM-Phasen abgelöst. REM-Phasen, N-REM-Phasen und ihr zyklischer Wechsel machen die Makrostruktur des Schlafes aus. Der N-REM-Schlaf zeichnet sich durch eine zusätzliche Mikrostruktur aus.

Die darunter subsumierten physiologischen Regulationen sollen die Bereitstellung von Wahrnehmung gewährleisten und gleichzeitig den Schlaf aufrechterhalten. Dadurch bleibt ein flexibler Kontakt zwischen Schläfer und Umgebung erhalten. Für den Fall einer biologischen Gefahr wird die Möglichkeit bereitgestellt, wach zu werden.

Die physiologischen Eigenschaften des Schlafes verändern sich, wenn das Bewusstsein, wie im Koma, erlischt. Ein gemeinsames Merkmal ist die Auflösung der Makrostruktur – gleichgültig welche Ursache das Koma hat.

Im Unterschied dazu bleiben zur Mikrostruktur gehörende physiologische Regulationen erhalten. Parrino und Mitarbeiter (1998) sprechen vom Überleben „periodischer Oszillationen eines basalen Arousalmodulators" selbst unter den extremen Bedingungen einer beeinträchtigten Vigilanz, wie im Koma.

Fassen wir die bisherige Darstellung der Organisation der physiologischen Korrelate des Wach- Bewusstseins und des zu diesem Bewusstsein passenden Schlafes nochmals zusammen, so erscheint folgende allgemeine Beschreibung für unsere Betrachtungen hilfreich. Sie stammt aus der Abhandlung „Neurophysiologie und Psychiatrie" von R. Jung (1967), der zufolge deutlich wird,

*„dass neuronale Korrelate des Bewußtseins oder des bewußten Verhaltens ein relatives Gleichgewicht von corticalen und subcorticalen Regelvorgängen voraussetzen und einer geregelten Neuronentätigkeit mittleren Ausmaßes entsprechen. Sowohl Abweichungen nach oben (zum Beispiel im epileptischen Anfall) wie nach unten (zum Beispiel in der Narkose oder während einer Anoxie) gehen mit Bewusstseinsstörungen einher".*

Auch im Schlaf stehen Kortex und Subkortex in einer dynamischen Wechselwirkung. „Die Schlafkoordination der Hirnrinde wird durch subcorticale Strukturen geregelt", schreibt Jung.

Wie wir gesehen haben, wird durch eine Schädigung des Nervensystems im Koma das „Milieu interne" verändert. Zusätzlich breitet sich das „Hirnödem" als „traumatische Reaktion" aus. Beides verändert die neuronale kortiko-subkortikale Balance. Die Veränderung kann an der sukzessiven Einschränkung der Reagibilität, d.h. des bewussten Verhaltens auf externe Stimuli hin, abgelesen werden. Diese Reagibilität geht im Koma völlig verloren.

Dann ist nur noch ein „vegetatives Verhalten" des Organismus zu beobachten, welches mittels umfangreichem „Monitoring" registriert werden muss. Seine Interpretation nach dem Modell des offenen Systems ist bisher die Basis des therapeutischen Handelns während der Akutphase.

Wie wir gesehen haben, dient dies der weiteren Intensivierung und Erhaltung des Komas zur Optimierung der Versorgung des Organismus.

Am Übergang zur sekundären Ödemphase entsteht aber die entscheidende Frage: Wie kann die Intensivbehandlung, deren empirisch entwickelte Konzepte intuitiv die Vorstellung der Regression des Leib-Seelischen im Koma berücksichtigt haben und durch ihre therapeutischen Angebote zum Schutze des Überlebens intensivieren, sinnvoll fortgesetzt werden?

## 5.4.1 „Zeitliche Struktur der Funktion eines psychischen Apparates" (Interpretation nach dem Modell des geschlossenen Systems)

Spätestens hier setzt die Aufgabe ein, den Interpretationsmodus physiologischer Phänomene nach dem Modell des offenen Systems durch den Modus der Interpretation nach dem Modell des geschlossenen Systems zu ergänzen. Beide Interpretationsmodi müssen nach unserer Erfahrung in einem balancierten Verhältnis stehen. Mit anderen Worten: Damit der Weg des Bewusstwerdens geradlinig verläuft und auf diesem Weg das Leib-Seelische nicht ständig regressiv zum Schutze „seines fortdauernden Seins" reagieren muss, sind beide Interpretationsmodi erforderlich.

Ein systematisches Verfahren, welches diese Balance für das therapeutische Handeln möglich macht, gab es unseres Wissens für Patienten in Ausnahmesituationen, wie z.B. im Koma, Locked-in-Syndrom, Status epilepticus oder anderen existenziellen Grenzzuständen, vor unserem Modellprojekt nicht.

Nach dem Modell des geschlossenen Systems werden die Beziehungen zwischen Organismus und Umwelt als Zeichenprozesse interpretiert. Was heißt das im Hinblick auf die Bezogenheit des Patienten im Koma?

Zum Verständnis dieser Konzeption stellen wir einen Exkurs in die prä- und postnatale Entwicklung voran.

### „Geburtserfahrung"

Balint nennt die archaische Bezogenheit des Fetus zu seiner intrauterinen Umwelt eine „harmonische Verschränkung". Mit diesem Bild beschreibt er die Einheit zwischen Organismus und Umwelt. Diese „harmonische Verschränkung" endet mit der Geburtserfahrung, d.h. vor allem „mit dem Zwang, atmen zu müssen". Jetzt werden „Aspekte der frühen extrauterinen Umwelt rasch zu primären Substanzen oder Vorstufen von Objekten, die der Säugling als selbstverständlich voraussetzen kann. Die Luft, die ihn umgibt und zu der er eine neue harmonische Verschränkung entwickeln wird und bestimmte frühe Objekte, als erstes die Gestalt der Mutter" (Balint 1965). Sie nehmen für den Säugling in den frühen Phasen des postnatalen Lebens in verschiedenen Graden die Qualität solcher primären Substanzen an.

Die Geburt stellt ohne Zweifel einen der größten Einschnitte im menschlichen Leben dar. Das Kind muss nicht nur den Wechsel der Umgebung, die neun Monate seine Umwelt war, überleben, sondern auch den Wandel der Umwelten seiner vegetativen Subsysteme. Für die Bewältigung dieses Schrittes wird eine biologische Kompetenz bereitgestellt.

Das Neugeborene muss aber eine komplementäre Kompetenz der Umgebung vorfinden, damit die Bewältigung der kritischen Geburtsphase nicht katastrophal endet. Dabei ist die Abhängigkeit des Kindes von der Umgebung unmittelbar während dieser Phase absolut. Sie relativiert sich danach mit der Entwicklung einer neuen „harmonischen Verschränkung".

Für die Aufgabe der „harmonischen Verschränkung" der Organismus-Umwelt-Beziehung spielt semiotisch die Kategorie der Erstheit, also die ikonische Qualität, eine essenzielle Rolle (zu ausführlichen Darstellungen der frühen Entwicklung und ihrer Voraussetzungen nach den beiden Interpretationsmodi, s. Kap. 3 und Kap. 15 in diesem Buch).

An dieser Stelle entsteht für unsere Überlegungen die entscheidende Frage der semiotischen Relation zwischen den physiologischen Phänomenen und der „Umwelt im Koma". Damit verbunden ist die Frage der Qualität der Passung zwischen den Kompetenzen des verletzten Organismus und den situativen Anforderungen.

## 5.4.2 Korrelation zwischen physiologischen Phänomenen (Modell des offenen Systems) und psychologischen Problemen (Modell des geschlossenen Systems) im Koma

Für das Verständnis des dieser Frage innewohnenden Problems scheint uns die folgende Formulierung Piagets (1969) sehr geeignet. Sie kann zugleich als Leitlinie für das therapeutische Handeln verstanden werden: Für die physiologischen Phänomene des Organismus stellt sich, so Piaget, das psychologische Problem in dem Augenblick, „da man die Physiologie nicht mehr in ihrer Abhängigkeit von den inneren Prozessen des Körpers, sondern in ihrer Beziehung zur äußeren Umwelt, so wie sie sich der Tätigkeit des Individuums entgegen stellt, ins Auge fasst".

Für diese Beziehung hatte sich in der „traumatischen Situation" die Erfahrung des Scheiterns einer passenden Umwelt- bzw. Wirklichkeitskonstruktion ergeben. Diese Aussage folgt konsequenterweise der Tatsache, dass traumatische Ereignisse, wie wir sie später konkret schildern werden, situative Faktoren enthalten, welche eine passende Umweltkonstruktion unmöglich machen. Theoretisch denkbar wäre die Vorstellung, dass „die auf bedrohliche Außenreize hin normalerweise einsetzende fight/flight Reaktion" (alle motorischen Rückkopplungen, die semiotische Kreisprozesse enthalten) aktiviert wird (Fischer u. Riedesser 1998).

Durch die Verletzungen der Strukturen im Binnenraum des Zentralnervensystems können aber die zur Ausführung der bereitgestellten Programme notwendigen Handlungen nicht mehr oder nur bruchstückhaft erfolgen. Damit kommt zu der äußeren eine innere Bedingung für das Scheitern einer passenden Wirklichkeitskonstruktion.

Ein nach außen orientiertes Handlungsprogramm würde also in mehrfacher Hinsicht scheitern. Der Versuch würde unnötig die Energiereserven des Organismus verzehren.

In dieser ausweglosen Situation ist ein Rekurrieren auf Umweltkonstruktionen einer früheren

Entwicklungsstufe zum Schutz des Überlebens der einzig vorstellbare Ausweg. Im Extremfall dorthin, wo es für die vegetativen Bedürfnisse des Organismus eine aktive Umgebung, also eine passende Gegenleistung gab, um die Einheit zwischen ihm und einer passenden Umwelt aufzubauen.

Diese Regression des Individuums auf frühe Stufen der psychosomatischen Existenz ergibt jedoch nur einen Sinn, wenn sie ihre „Zeitgestalt" behält. Mit diesem Begriff wird das Problem eines sich verändernden Systems, das dennoch mit sich selbst identisch bleibt, beschrieben (Uexküll u. Wesiack 1998). Das Problem wird uns später nochmals beschäftigen, wenn es um die Frage der Zeiterfahrung eines verletzten Organismus und der dadurch veränderten Prozesse des Körper-Seins und Körper-Habens geht.

Zur Klärung dieser Vorstellung wollen wir mit einer weiteren Beschreibung der aktuellen Vorstellung von der Funktionsweise des Zentralnervensystems fortfahren. Sie stammt von Hoffmeyer (1996), der sie zur Interpretation von Bewusstsein formuliert und der zufolge das Gehirn in hunderten oder vielleicht sogar tausenden modular arbeitenden Systemen organisiert ist, deren Kommunikation wir nicht kennen. Daher taucht die Frage auf: Warum erfahren wir Bewusstsein als Ganzes? „Die einleuchtendste Erklärung ist", so Hoffmeyer, „dass alle Gehirnmodule in permanenter Interaktion mit Teilen oder Funktionen eines und desselben Körpers arbeiten, der nur eine Lebensgeschichte hat. Obwohl das Bewusstsein ein Gehirnphänomen ist, ist dessen Einheit daher ein Phänomen der Geschichte des Körpers".

Nach den bisherigen Ausführungen muss Hoffmeyer so verstanden werden, dass die modular arbeitenden Systeme geschlossene Subsysteme sind, deren gemeinsamer Interpretant die Geschichte ihrer Suche nach einem gemeinsamen Kode ist.

Wir haben gesagt, dass die Geschichte der Subsysteme des Organismus eine Zeitgestalt

hat, und wir haben das Koma als Regression des Leib-Seelischen (dieser Zeitgestalt) als Reagieren auf eine traumatische Situation interpretiert.

Für diese Situation konnte es weder nach dem pragmatischen Realitätskriterium eine Konstruktion von Umwelt noch nach dem kommunikativen Realitätsprinzip eine Konstruktion von gemeinsamer Wirklichkeit geben. Diese Reaktion ist mit der Preisgabe dessen verbunden, was wir das Bewusstsein nennen. Sie erscheint im Koma am radikalsten. Dennoch hat sie funktionalen Charakter in dem Sinne, dass sie dem Schutz des Überlebens dient.

Die darin scheinbar enthaltende Paradoxie lässt sich nur auflösen durch die Vorstellung, dass es für das Leib-Seelische als Beziehung zwischen Organismus und Umwelt nur auf früheren Stufen der Existenz eine Konstellation gab, in der sich noch eine hilfreiche Umgebung aktiv den Bedürfnissen des Individuums anpasste.

Wie weit im Einzelnen diese Regression geht, wissen wir allerdings nicht. Wir erleben den Organismus auf einem vegetativen Niveau. Die Annahme der Einheit von Organismus und Umwelt bedeutet ein Rekurrieren dieser Einheit auf eine analoge Ebene.

„Regression" setzt die Vorstellung einer „Progression" im Verlauf der normalen Entwicklung des Menschen voraus. Das Modell des lebenden Systems als „Einheit aus Organismus und Umwelt" muss dem entsprechen. Die progressive Veränderung dieser Einheit lässt sich als „Zeitgestalt" beschreiben, die den Hintergrund für die Vorstellung einer Regression als Zurückfallen auf die Stufe früher Progressionsschritte bildet.

Dieses Konzept ist für das Erfassen der therapeutischen Aufgaben und die Förderung der Progression der Entwicklung nach Beendigung des Komas von zentraler Bedeutung.

Bevor wir das im Einzelnen ausführen, wollen wir an dem oben angekündigten „exemplarischen Fallbeispiel" das theoretische Problem praktisch erörtern.

## Exemplarisches Fallbeispiel

Ein bisher völlig gesundes Mädchen im Schulalter erleidet einen Unfall, indem es von einem Auto angefahren wird. Die primären Läsionen am Gehirn umfassen große Teile der linken Hirnhälfte einschließlich der motorischen Sprachregion. Infolge des Contrecoup-Effektes sind auch diametral entgegengesetzte Areale der rechten Hirnhälfte betroffen. Sie hat zusätzlich eine Thoraxprellung mit Fraktur mehrerer Rippen erlitten. Die Hirnschädigung schränkt die Möglichkeiten, sich mit der Situation aktiv auseinanderzusetzen, so weit ein, dass die Patientin ins Koma fällt und etwa 14 Tage künstlich beatmet werden muss.

Nach Normalisierung des Hirndruckes wird wegen der Frakturen die Schmerzmedikation belassen, aber alle das Bewusstsein beeinträchtigenden Mittel werden abgesetzt.

Dabei sind die Auswirkungen des Hirnödems auf die kortikalen und subkortikalen Strukturen noch nicht abgeklungen, wie sich an der Ableitung der Hirnaktivität durch das EEG mit deutlicher Verlangsamung und Abflachung ablesen lässt. Dennoch kann die Extubation, d. h. die Entfernung des Tubus schon vorbereitet werden.

Die Mutter wird benachrichtigt, damit sie in diesem Moment bei ihrem Kind ist. Während der zurückliegenden Zeit hatte sie ihre Tochter täglich besucht und den Eindruck bekommen, dass sie entspannt und ruhig schlief. Sie selbst und die Familie kämpften noch mit den Auswirkungen des Schocks, den der Unfall ausgelöst hatte. Immer wieder drängten sich Erinnerungen an das Ereignis auf, welche die Bewältigung des Alltags belasteten. Alle machten sich große Sorgen über die weitere Zukunft.

Die Mutter hatte aber die Hoffnung, dass durch intensive Therapien alles wieder gut werde, nie aufgegeben.

Als sie jetzt kam, sah sie ihre Tochter erstmals ohne die Maschine ruhig über den Atemtubus atmen. Sie wusste, dass alle Schlaf- und Beruhigungsmittel, die das Bewusstsein beeinträchtigen, abgesetzt waren. Sie wartete nun auf den Moment des Augenöffnens. Als dieser eintritt, ist sie ganz sicher, dass auch ein Blickkontakt erfolgt ist. Ärzte und Schwestern dagegen interpretieren ihn als „einen Blick ins Leere".

Mit diesem Augenblick beginnt der letzte Abschnitt der Entfernung des Tubus. Man wartet, ob der Hirndruck und die Messwerte der vegetativen Funktionen weiterhin im Normbereich und die Atemregulation regelmäßig bleiben. Bevor man den Tubus zieht, werden die Schutzreflexe des Rachenraumes durch vorsichtige Bewegungen des Tubus überprüft und dabei auch die Reaktionen des gesamten Organismus beobachtet, als Zeichen des „Wachwerdens". Ärztin und Schwester warten nun, bis ausreichend Zeit zur Extubation zur Verfügung steht. Denn wenn der Zustand des Kindes sich danach verschlechtern sollte, muss sofort wieder intubiert und beatmet werden.

Es gelingt, den Tubus zu entfernen, aber es wird sehr schnell deutlich, dass die Atemregulation ohne die mechanische Überbrückung des Rachenraumes noch nicht auskommt. Weil sich der Gasaustausch verschlechtert und der Hirndruck erneut ansteigt, entschließt sich die Ärztin zur Reintubation mit allen intensivmedizinischen Konsequenzen.

Vor dem nächsten Versuch wird ein Tracheostoma angelegt. Dadurch wird der Rachenraum ausgeschaltet. Die zur Beatmung erforderliche Luft gelangt jetzt über das Stoma und den Atemtubus direkt in die Trachea.

Die maschinelle Beatmung wird noch einige Tage fortgesetzt, dann stabilisiert sich die Atemregulation über das Tracheostoma, sodass die künstliche Beatmung beendet werden kann.

## Subsystem „Rachenraum"

Der Rachenraum wird intensivmedizinisch als so genannter „Totraum" interpretiert. Nach dem Modell der Anatomie eines körperlichen Apparates wird der „Totraum" durch das Tracheostoma umgangen. Das „Schicksal" des Tracheostomas hängt davon ab, ob dieser Raum für die Atmung wieder funktionstüchtig und das Tracheostoma geschlossen werden kann.

Wir wollen nun das „Schicksal" des Rachenraumes während der Phasen der Intubation am Beginn des Komas bis zur Extubation am Übergang zum Wachkoma und nach dem Modell des geschlossenen Systems, d. h. nach dem semiotischen Modell der Einheit von Organismus und Umwelt auf der Subsystem-Ebene betrachten.

Dazu stellen wir uns den Rachenraum als Subsystem des lebenden Organismus vor. Es hat die Aufgabe, seine Umgebung (Luft zum Atmen, aber auch Flüssigkeit zum Essen und Trinken) entsprechend den Bedürfnissen des Organismus in jeweils passende Umwelten zu verwandeln. Durch die Intubation im Koma sind die mechanischen Eigenschaften des Tubus ein Faktor dieser Umgebung geworden. Sie wurden während des Komas assimiliert.

Zum Zeitpunkt der Extubation hatte eine Gewöhnung an den Tubus stattgefunden, sodass die Rachenwand, die normalerweise auf jeden Fremdkörper mit Abwehr reagiert, an seine Anwesenheit akkommodiert war. Wie ist das zu interpretieren?

Hier müssen wir an die Überlegungen zur Regression anknüpfen. Nach dem Modell der „regressiven Reaktivierung" können durch das Rekurrieren auf frühere Stufen der Existenz archaische Fähigkeiten des Organismus reaktiviert werden. Das sind Fähigkeiten, die einmal zur Bewältigung von Entwicklungsaufgaben zur Verfügung gestanden haben.

Als Modell können die Vorgänge bei der Geburt dienen.

Vor der Geburt des Kindes bestand eine Akkommodation des Rachenraumes an die Eigenschaften des Fruchtwassers. Man könnte sagen, die Regel- und Funktionskreise hatten die Eigen-

schaften des Fruchtwassers als eine passende Umwelt des Rachenraumes konstruiert.

Mit der Geburt musste der Rachenraum ebenso wie die übrigen Subsysteme des Organismus aus Faktoren der extrauterinen Umgebung passende Umwelten konstruieren – im Sinne einer neuen „harmonischen Verschränkung" (s. Kap. 3 und Kap. 15).

Auf der Subsystem-Ebene „Rachenraum" war dazu ein „Sprung der Akkommodation" an die Eigenschaften von Luft für die Atmung und von Milch für die Ernährung sowie von Speichel zum Schlucken etc. erforderlich.

Der dazu erforderliche Wandel passender Konstruktionsschemata bis zum Erreichen einer neuen Kompetenz vollzieht sich nur scheinbar unter Umgehung ausführlicher Prozesse der Akkommodation.

Wir gehen davon aus, dass es neben der kontinuierlich verlaufenden Entwicklung auch Perioden gibt, während derer sprunghaft erscheinende Veränderungen der Passung zwischen Organismus und Umwelt zum Überleben notwendig sind.

Wir wollen dies nochmals am Beispiel der Geburt kurz erläutern. Die Geburt verlangt den Wandel der Passung einer Umwelt, wie sie der Fetus zur Entwicklung benötigte, zu einer Umwelt, wie sie das Neugeborene zu seiner Entwicklung braucht.

Dieser Übergang beinhaltet potenziell ein Risiko für das „fortdauernde Sein" des Leib-Seelischen im Sinne eines Übergriffes bzw. eine Gefahr für das Scheitern der Umweltkonstruktion im Sinne eines Traumas. Letzteres kommt in dem Begriff „Geburtrauma" zum Ausdruck. Dieser Begriff besitzt in der Medizin und in der Psychologie unterschiedliche Konnotationen, auf die hier nicht näher eingegangen wird.

Die Geburt stellt eine entscheidende Aufgabe an die Frühentwicklung des Individuums und damit an eine Neukonstruktion der Beziehung zwischen Organismus und Umwelt. Sie wird durch „dialektische Operationen" vermittelt, die biologisch zunächst nur für diese Periode der Entwicklung reserviert sind. Dialektisch heißen sie, da sie „Veränderungsschritte" bewirken. Sie sind in der Regression als Entwicklungsaufgabe wieder reaktivierbar.[3]

Wie für das Neugeborene setzt die in der Regression reaktivierte Kompetenz ein komplementäres Angebot der Umgebung voraus, damit wieder eine „gesunde Frühentwicklung" möglich wird.

### Reflexion des Fallbeispiels

Die erste Intubation zu Beginn des Komas kann als Abfangen des möglichen Beginns der **regressiven Bewegung** des Rachenraumes verstanden werden. Die folgenden Abschnitte des Verlaufes folgen dann im Idealfall wieder einer progressiven Entwicklungslinie.

Für das Subsystem „Rachenraum" entstand durch die Intubation eine Problemsituation. Bisher waren die Konstruktionsschemata aktiv, welche die Umgebungskonstellation Luft assimiliert, d.h. in „Umwelt" verwandelt hatten. Jetzt mussten diese Schemata so lange umgearbeitet werden, bis das Problem „Tubus" assimiliert werden konnte. Diese interne Umarbeitung der Schemata bezeichnet Piaget (1969) als Akkommodation. Die dazu erforderlichen Prozesse der Umorganisation finden zunächst nur auf der Regel- und Funktionskreisebene statt.

Der Schritt der Akkommodation von Luft zur Akkommodation der festen Oberfläche des Tubus war für den Organismus nötig zum Überleben.

Er ist verbunden mit dem Passungssprung von der eigenständigen Atmung zur Situation der Beatmung. Passungssprünge kommen während der intrauterinen Entwicklung und insbesondere während der Geburt vor.[4]

Danach konnte das Subsystem, einer **progressiven Entwicklungslinie** folgend, die Akkommodation von Luft zum Atmen und Nahrung zum Schlucken erst nach Anlage des Tracheostomas zur Entlastung des Subsystems „Rachenraum" und Reorganisation der passenden Schemata erwerben.

Nachdem wir das Scheitern, eine passende Umwelt aufzubauen, am Beispiel eines Subsystems interpretiert haben, wollen wir die Interpretation jetzt auf den gesamten Organismus als lebendes System ausdehnen.

## 5.4.4 Organismus als lebendes System

Hierbei sei an die Definition des Bewusstseins erinnert, wie sie Hoffmeyer (1996) formulierte: als „die narrative räumliche Interpretation des Körpers – seine momentane Umwelt". Dabei spielt die Integration der Teile (oder Subsysteme mit ihren Umwelten) in das Ganze (den Organismus) eine entscheidende Rolle.

Diese Einheit ist aber ein Phänomen der Geschichte des Körpers, wie Hoffmeyer es ausdrückt. Wir ergänzen diese Formulierung dahingehend, dass die Einheit ein Phänomen der Geschichte der psychosomatischen Existenz des Leib-Seelischen in seiner Umwelt und damit ein Phänomen auch der individuellen Geschichte dieser Beziehung ist.

Wenn wir den Organismus als lebendes System betrachten, so verursachen Unfälle oder Krankheiten Veränderungen seiner Subsysteme.

Wenn wir vom Verlust des Bewusstseins (als einem Phänomen des Gehirnes) sprechen, dann meinen wir im medizinischen Sprachgebrauch (per definitionem) den Verlust spezifischer Eigenschaften des Bewusstseins[5] als Fähigkeit, eine passende Umwelt für den Organismus zu konstruieren.

Wir wissen nicht, wie der Verlust dieser Eigenschaften erlebt wird. Wir können aber versuchen, die Veränderungen dieser Eigenschaften am Ende des Komas einfühlend zu interpretieren.

Das Öffnen der Augen als erster bewusster Kontakt mit der Umgebung wird von dieser, wie oben beschrieben, ganz unterschiedlich interpretiert. Die Mutter interpretierte das Öffnen der

---

3 Nach Piaget (1969) bleibt die Fähigkeit zu „dialektischen Operationen" einer Entwicklungsaufgabe zeitlebens erhalten, auch wenn die Entwicklung selbst bereits abgeschlossen ist.

4 „Passungssprünge", z. B. von Wasser zu Land, sind in der Evolution der Lebewesen zum Überleben notwendig gewesen.

5 Gemeint ist vor allem die Fähigkeit des von sich Kenntnisgebens und -nehmens (Bischof 1995).

Augen als bewussten Blickkontakt, die Ärztin und Schwester verstanden ihn nur als „Blick ins Leere". Wenn man sich die Situation des Kindes vorstellt, so haben wahrscheinlich beide Recht.

Auf die Prozesse des Informationsaustausches, durch die, wie bereits zitiert, Beziehungen hervorgebracht werden und die an die Integrität des Zentralnervensystems gebunden sind, haben die Verletzungen Auswirkungen, deren Einfluss auf die Beziehung wir nicht kennen.

Wir können lediglich vermuten, dass z. B. die Wahrnehmung und die subjektive Zeiterfahrung, die aus dem Oszillieren neuronaler Netzwerke resultiert (Grün et al. 1998), verändert sind.

Zeiterfahrung als ein wesentlicher Aspekt der Zeitgestalt ist immer eingebettet in etwas Ursprünglicheres, „in etwas, das zu jedem Zeitablauf unverzichtbar dazugehört: eine Dauer, innerhalb deren sich erst etwas verändern kann" (Uexküll u. Wesiack 1998). Den zusätzlichen Einfluss der Regression auf dieses Ursprünglichere und die damit verbundenen Veränderungen des Erlebens kennen wir ebenfalls nicht.

Aus dem bisher Gesagten kann aber geschlossen werden, dass im Koma eine radikale Veränderung erfolgt, die mit dem ersten Öffnen der Augen zu einer Erschütterung des Selbstverständnisses auf der regressiven Ebene führt.

Noch eine weitere Ursache für das Misslingen einer autonomen Atmung nach der Extubation kann im Verhalten der Umgebung gesehen werden. Die Mutter erlebte sich in höchster Anspannung, Angst und Sorge vor dem Anblick ihres Kindes. Hierin und in der völlig fremden Umgebung sowie ihrem Verhalten können zusätzliche Bedingungen für ein verändertes Weltverständnis aufseiten des Kindes gesehen werden.

„Selbst- und Weltverständnis" kann in diesem Sinne nur verstanden werden als Konstruktionsschemata für eine Umwelt und deren Objekte, z. B. die Mutter.

Beides, das veränderte Selbst- und das veränderte Weltverständnis, ist aber von zentraler Bedeutung für einen psychotraumatischen Prozess mit komplexen neurobiologischen Konsequenzen, wie ihn Fischer und Riedesser (1998) beschrieben haben.

Die primäre Umgebung (Eltern und Geschwister) macht ebenfalls eine traumatische Erfahrung, aus der je individuelle traumatische Prozesse resultieren. Dies führt nach den in der Literatur vorliegenden Mitteilungen in der Regel zu komplexen Störungen sowohl für das Familiensystem als auch für die einzelnen Mitglieder des Systems und vice versa.

Wenn wir die Veränderungen zusammenfassend nach unserem Modell interpretieren, so kann Folgendes gesagt werden: Für das erste (bewusste) Öffnen der Augen am Ende des Komas nach Schädigungen des Zentralnervensystems ist von einer hochgradigen Vulnerabilität der Beziehung zwischen Organismus und Umwelt auszugehen. Das drohende Scheitern, eine passende Umwelt nach dem Modell des Situationskreises aufzubauen, wird mit regressiven Bewegungen auf das Niveau früherer Modelle der Organismus-Umwelt-Beziehungen beantwortet. Dabei gehen wir davon aus, dass die Zeiterfahrung für die progressive Richtung in der Entwicklung ebenso von Bedeutung ist wie der Erhalt der dynamischen Zeitgestalt bei erforderlichen regressiven Bewegungen.

Beide Aspekte der Zeitgestalt für die Organismus-Umwelt-Beziehung werden durch das, was wir unter dem Bewusstsein als einer Modalität dieser Beziehung verstehen, integriert.

Das Potenzial dieser Integration (als einer Leistung des Gehirns) ist nach Schädigungen des Zentralnervensystems beeinträchtigt. Die Angebote, die von einer „therapeutischen Umgebung" gemacht werden, können nur dann hilfreich sein, wenn sie das Potenzial dieser Fähigkeit zur Integration in seiner Entwicklung fördern.

Was das bedeutet, soll an zwei Fallvignetten erläutert werden.

## 1. Fallbeispiel: Ursula

Unsere erste Patientin, wir nennen sie Ursula, erlitt, wie geschildert, im Alter von fünf Jahren, nachdem sie von einem Auto angefahren worden war, ein schweres Polytrauma. Sie wurde am Unfallort intubiert und beatmet auf die Intensivstation gebracht.

Dort stellte man eine schwere Schädelhirnverletzung, Becken- und Rippenfrakturen sowie eine Prellung des Herzens fest. Sie fiel ins Koma und wurde insgesamt 14 Tage lang beatmet.

Die Extubation war erst beim zweiten Versuch nach Anlage des Tracheostomas möglich (wie detailliert in dem „exemplarischen Fallbeispiel "beschrieben, s. S. 87).

Ursula hatte außerdem zur Vereinfachung der Ernährung eine PEG, d. h. eine Sonde durch die Bauchwand in den Magen erhalten.

Wir werden jetzt ihr Verhalten nach Beendigung der Beatmung beschreiben und danach den Verlauf bis zum Erreichen einer stabilen zirkadianen Synchronisation skizzieren.

Die Integrierte Rehabilitation begann am 14. Tag nach dem Unfall.

Die Patientin hatte schwere neurologische Ausfälle mit einem Verlust differenzierter Bewegungen aller vier Extremitäten bei gleichzeitig kontinuierlich spastisch erhöhtem Tonus der Muskulatur (Tetraspastik). Die Tetraspastik führte zu einer dauerhaften Beugehaltung der Arme und Streckhaltung der Beine, beides war rechts stärker als links ausgeprägt, entsprechend einer vorwiegenden Schädigung der linken (sprachdominanten) Hemisphäre. Ihr Bewusstsein war erheblich eingeschränkt. Als einzige Reaktion auf Schmerzstimulation wurde eine Zunahme des Muskeltonus beobachtet. Es fehlte ansonsten jede Reaktion auf optische, akustische und taktile Reize, und es gab keinerlei verbale Äußerung von ihr.

Ihr vegetatives Verhalten zeigte enorme Schwankungen mit rasch wechselnder Atemfrequenz, Phasen von Herzrasen, kritischen Blutdruckspitzen, profusem Schwitzen und stark wechselnder Haut- und Gesichtsfarbe. Es kam immer wieder zu einem Anstieg der Körpertemperatur bis in lebensbedrohliche Bereiche.

Das Schlaf-wach-Verhalten war nicht mehr zirkadian synchronisiert, sondern zeigte eine Umkehr mit überwiegenden Schlafphasen tagsüber und langen Phasen unruhigen Wachseins in der Nacht, in denen es vermehrt zu den beschriebenen Eskalationen des vegetativen Verhaltens kam.

Therapieziele waren erstens die Synchronisation der Wach-schlaf-Regulation an den Tag-Nacht-Rhythmus und zweitens die Reduktion des Stressverhaltens.

Wir wollen die Schritte bis zum Erreichen des ersten Therapiezieles kurz skizzieren.

Die zirkadiane Synchronisation begann ab der vierten Woche nach der Extubation. Bis dahin war das Tracheostoma noch erforderlich gewesen und konnte dann problemlos verschlossen werden. Bis zur siebten Woche nach der Extubation war die zirkadiane Synchronisation weitgehend stabilisiert.

Vom Beginn der Früh-Rehabilitation an war wegen der multiplen Frakturen etwa für drei Wochen eine analgetische Behandlung erforderlich. Danach benötigte Ursula noch Betablocker und eine anxiolytische Therapie. Die Medikamente konnten bis zur Entlassung etwa vier Monate nach dem Unfall abgesetzt werden.

Die Rehabilitation wurde zu Hause ambulant fortgesetzt. Die Einschulung konnte regulär in einer Schule für Körperbehinderte erfolgen.

Aufgrund der Tetraspastik kann sich Ursula nicht selbstständig bewegen und ist auf einen Rollstuhl angewiesen.

Die Beurteilung durch die Schule nach Abschluss der ersten Klasse lautete:

„Ursula nimmt bei entsprechender Motivation ausdauernd Kontakt auf, ihre Konzentration hängt ab von ihrem jeweiligen Interesse und reicht aber durchaus über eine ganze Schulstunde. Sie vermag komplizierten Gesprächsinhalten zu folgen, was sich an ihrer sehr ausgeprägten Hinwendung zeigt. Sie äußert sich durch vielfältig abgestufte Ja-Beiträge und erlernt es jetzt auch, zu verneinen. Sie ist in der Lage zu Partner- und Gruppenarbeit, vermag im Bereich Lesen und Schreiben Buchstaben sicher zu erkennen und sicher zu zuordnen, d. h. hier hat sie den Stand ihrer nicht-körperbehinderten Mitschüler knapp erreicht. Im Bereich Mengen und Größen hat sie eine Vorliebe für Sortieraufgaben, wobei sie mehrere Kriterien gleichzeitig kombinieren und beachten kann.

Sie arbeitet mit Freude und Ausdauer mit einer Schreibhilfe, liebt Brettspiele, Würfelspiele, betätigt Schalter für verschiedene Funktionen und kann sich selbstständig mit dem Rollstuhl mit ihrem weniger motorisch behinderten linken Arm aus ihr unliebsamen Situationen wegbewegen."

Als Gegenbeispiel stellen wir nun eine Patientin mit ähnlicher, aber nicht ganz so schwerer Ausgangssituation ohne eine Integration nach dem Prinzip der hilfreichen Umwelt-Beziehung vor

Das zweite Fallbeispiel ist Jasmin. Sie war bei dem Unfall auch fünf Jahre alt und hatte ebenfalls eine Hirnverletzung erlitten, ohne sonstige Verletzungen des Körpers. Das Ausmaß der Hirnschädigung, das durch bildgebende Verfahren erfasst wurde, war bei Jasmin geringer als bei Ursula. Wie der Vater angab, waren die Verletzungen durch einen Sturz auf den Hinterkopf beim Schlittschuhlaufen entstanden. Von Anfang an bestand der Verdacht, dass die Verletzungen Folge einer Misshandlung waren. Unklar war zunächst aber, wer dafür infrage kam.

Auch bei Jasmin dauerte das Koma 14 Tage, bis eine Extubation möglich war. Bei ihr stabilisierte sich die Atmung ohne Tracheostoma. Sie benötigte aber eine kontinuierliche Ableitung des Nervenwassers über eine so genannte Liquordrainage, da sich der Hirndruck nicht normalisiert hatte.

Jasmin hatte vor dem Unfall bei den Eltern des Vaters gelebt, der sich von Jasmins Mutter getrennt hatte. Das Kind besuchte an den Wochenenden ihren Vater. Bei einer solchen Gelegenheit war der Unfall passiert

Wir wollen nun die zirkadiane Synchronisation, die in beiden Therapieverläufen sehr unterschiedlich ist, vergleichen. Wir benötigen dazu eine erweiterte Definition von Bewusstsein, die

wir der Reflexion der konkreten Beispiele voranstellen.

## 5.4.5 Das Bewusstsein und seine Bedeutung für die zirkadiane Synchronisation

Die zirkadiane Synchronisation, also die Synchronisation des Wach-schlaf-Verhaltens an den Tag-Nacht-Rhythmus geht einher mit dem Oszillieren des Bewusstseins zwischen einem Wach- und einem Schlaf-Bewusstsein. Wach- und Schlaf-Bewusstsein sind Modalitäten der Organismus-Umwelt-Beziehung mit je unterschiedlichen physiologischen Regelungen, die sich von Geburt an entsprechend den Bedingungen der Umgebung entwickelt haben. Insbesondere wird das Schlafprogramm, wie es Halasz (1998) formuliert hat, individuell nach aktuellen äußeren Faktoren (der Umgebung) und (inneren) Bedürfnissen „geschneidert".

Im Wachen erfolgt, wie es Hoffmeyer (1996) beschreibt, die „narrativ räumliche Interpretation der Beziehung zwischen Organismus und Umwelt", als Leistung des Bewusstseins.

In die Theorie des Narrativs ist das Gedächtnis als ein Netz von Beziehungserfahrungen integriert, d. h. von Interaktionsschemata zwischen Selbst- und Objektrepräsentanzen. Sie beschreibt das „Funktionieren dieses Netzes als einen permanenten inneren Erzählvorgang, mit dem Ich als Erzähler und dem Selbst als Protagonisten eines im bewussten und unbewussten Phantasiestrom stets neu formulierten Narrativ" (Bürgin 1998).

Im Schlaf findet dieser „permanente Vorgang" eine Fortsetzung unter veränderten Bedingungen und mit erweiterten Möglichkeiten. Erwähnt sei an dieser Stelle die Existenz eines Systems der Verarbeitung vorbewusster Wahrnehmung im Schlaf (Leuschner et al. 2000) und die Bedeutung des Traumes.

Benedetti (1998) beschreibt den Traum als jenen „psychischen Ort", „wo an die Stelle der Wahrnehmung die Imagination getreten ist". Sie (die Imagination) ist „in der Evolution des Lebens wie eine Vorbereitung des menschlichen Erlebens; denn sie ist eine Voraussetzung der Symbolisation, die schließlich nur beim Menschen auftritt".

Die wenigen Ausführungen zur Bedeutung der beiden Bewusstseinsmodalitäten (im Wachen und im Schlafen) lassen es verständlich erscheinen, dass das Problem des Bewusstwerdens nach dem Koma von dem Problem eines entsprechenden, an den Tag- und Nachtrhythmus synchronisierten Verhaltens nicht zu trennen ist. An dieser Stelle erscheint es sinnvoll, nochmals an Piagets Formulierung des „psychophysiologischen Problems" zu erinnern. Sie verweist darauf, dass physiologische Phänomene zwei Bedeutungen haben: Die eine leitet sich aus den Folgen der Verletzung des Organismus ab, die andere aus den Problemen, die sich für die Aufrechterhaltung der Beziehung des verletzten Organismus mit seiner Umgebung ergeben. Beide erfahren im Verlaufe des Komas einen Bedeutungswandel.

Wichtige Erkenntnisse über die Folgen einer „veränderten inneren Organisation" des Organismus, z. B. nach einer Verletzung des Nervensystems, verdanken wir Untersuchungen, die sowohl methodisch als auch inhaltlich ihre Ergebnisse nach dem Modell des offenen Systems interpretieren. Danach haben Symptome den Charakter der Wirkung einer im Körper verborgenen Ursache. Stress-Eskalationen und Wachschlaf-Umkehr, wie sie bei Ursula und Jasmin auftauchten, sind nach diesem Modell Folge der verletzten Integrität neuronaler Netzwerke, Folge der Zerstörung zentral regulierender Strukturen, Folge einer Störung der Neurotransmitter-Balance, Folge der Freisetzung exzitatorischer Transmitter und Neuromodulatoren, Folge der

Störung des zerebralen Metabolismus mit Anoxie, Ischämie und Freisetzung von Radikalen etc.

Ergänzt man diese Interpretation der physiologischen Phänomene durch eine gleichwertige nach dem Modell des geschlossenen Systems, dann haben sie zeitgleich auch den Charakter von Zeichen für eine Passungsstörung der Einheit von Organismus und Umwelt.

Im Folgenden werden wir unsere Darstellung auf ein therapeutisches Ziel fokussieren, und zwar auf die zirkadiane Synchronisation.

## Invarianten der Therapieverläufe

Die medizinische Grundversorgung und das Spektrum der therapeutischen Methoden können in beiden Fällen als Invarianten der Therapie angesehen werden. Alle unmittelbaren ärztlichen Maßnahmen am Patienten wie Blutabnehmen, Infusionen legen etc. wurden vom Stationsarzt durchgeführt. Er legte auch die diagnostischen und therapeutischen Maßnahmen fest. Entsprechend dem Stationsablauf waren insgesamt drei Schwestern (eine Schwester pro Schicht) zuständig.

Zu ihren Aufgaben zählten die Pflege, die Überwachung des Pulses und des Blutdrucks, die Wahrnehmung und Kontrolle anderer physiologischer Parameter, das Absaugen und die Pflege des Tracheostomas, das Sondieren der Nahrung u. a.

Die Physiotherapeutin kam mindestens einmal, meist zweimal täglich zur Behandlung auf die Station. Die Erzieherin und Heilpädagogin wurden nur fakultativ zur Entlastung der anderen hinzugezogen.

## Konventionelle Rehabilitation – zirkadiane Synchronisation

Das Ziel einer zirkadianen Synchronisation kann auf verschiedenen Wegen erreicht werden. An dieser Stelle beschreiben wir zunächst Prinzipien der konventionellen Rehabilitation. Die Interpretation physiologischer Phänomene erfolgt in der Regel und nahezu ausschließlich nach dem Modell des offenen Systems. Danach wird das Problem einer gestörten zirkadianen Synchronisation in erster Linie pharmakologisch gelöst.

Diese Lösung muss in Betracht ziehen, dass alle infrage kommenden Medikamente entweder auf kortikale oder auf subkortikale neuronale Prozesse einwirken und dadurch die kortiko-subkortikale Balance beeinflussen, die, wie oben beschrieben, als neuronales Korrelat des Wach-Bewusstseins gilt und für die Regulation des Schlafes (Makro- und Mikrostruktur) verantwortlich ist.

Jasmin erhielt eine konventionelle Rehabilitation. Die Probleme und Konsequenzen, die sich bei ihr im Verlauf der Behandlung für die Gestaltung der zirkadianen Synchronisation der Organismus-Umwelt-Beziehung ergaben, hat eine Medizinstudentin, die über sieben Nächte bei Jasmin wachte, exemplarisch beschrieben. Wir werden ihren sehr einfühlsamen Erfahrungsbericht zitieren und anschließend reflektieren.

*„Über Stimme und Berührung, d.h. Reden und Körperkontakt-Halten, bin ich in Kommunikation mit der Kleinen getreten. Bevor ich sie persönlich kennen gelernt habe, hatte mir die Nachtschwester die Krankenakte zu lesen gegeben. So wusste ich, dass sie extreme Misshandlungserfahrungen erlitten hatte. Anfangs habe ich gespürt, dass ich im Körperkontakt gehemmt bin. Ihr im Körperkontakt Raum lassen und dennoch ihr Schutz bieten war mein Wunsch. Die Hemmung ist der Klarheit gewichen, dass sie körperlichen Kontakt braucht. Auch missbrauchte Kinder wollen stimmige Berührung, wie jedes Kind.*

*In der ersten Nacht waren meine Misshandlungsphantasien, die ich aufgrund der gelesenen Informationen hatte, eine Belastung für den Kontakt mit der Kleinen. In mir war viel Wut. Ich konnte kaum aushalten, was ich wusste, und habe mit inneren Aktionismus-Plänen reagiert. Ich dachte, dass alle Eltern umfassender aufgeklärt werden müssen über Folgen von Kindesmisshandlung. Mir ist bewusst, dass Wissen nicht als solches ausreichend hilft, um so etwas zu verhindern bzw. nicht entstehen zu lassen.*

*In der zweiten Nacht hat sich die Misshandlungs-Thematik in mir etwas gelegt. Ich dachte, vielleicht vermisst sie ihre Bezugsperson, den Vater. Wichtiger war jetzt: Was kann ich tun (hier und jetzt), wie kann ich helfen? In der Position habe ich Halt im Expertentum gesucht.*

*Am liebsten wäre ich die perfekte Krankengymnastin, Neurologin, Kinderärztin, Psychologin, Krankenschwester und Musiktherapeutin zugleich. Mir blieb, mit dem zu arbeiten, was an Fähigkeit da ist, in mir, in dieser Situation mit ihr. Was unterstützt sie? Was braucht sie?*

*Medikamente, heilbringend, schmerzlindernd! Sorge um Begleitwirkung, wie z. B. Trübung. Warme Bauchwickel und andere naturheilkundige Anwendungen. Kurzweilig bestimmte Körperhaltungen.*

*Um begreifen zu können, was sie unterstützt, habe ich sie beobachtet, mich sowohl an Puls, Atmung als auch an ihren Ausdrucksmöglichkeiten wie Weinen, ‚Jammern‘, Schreien, Schlafen orientiert.*

*Auch in der dritten Nacht habe ich mich auf die Beobachtung konzentriert. Wichtig war für mich auch zu erfahren, was die anderen in der Früh- und Spätschicht beobachteten (dies geschah in der Übergabe). So haben wir ‚unsere‘ Erkenntnisse weitergegeben, z. B. nach jedem Trinken die Kleine aufsetzen, damit sie aufstoßen kann. In dieser Situation wurde die Bereitschaft, voneinander zu lernen, genutzt.*

*Da ich selber so wenig Erfahrung mit Kindern mit Schädelhirntraumata habe, habe ich die Schwestern und Pfleger nach ihren bisherigen Erfahrungen mit ‚Biorhythmen‘-Schädelhirn-traumatisierter Kinder gefragt. So habe ich erfahren, dass sie tagsüber ruhiger sind als nachts.*

*Schon in der vierten Nacht hat mir der kleine Schatz an Erfahrungen im Umgang mit der Kleinen zu mehr Selbstsicherheit verholfen. Der Körperkontakt war von meiner Seite aus unproblematisch, d. h. die Hemmungen waren überwunden.*

*In dieser Nacht hat sie vier Stunden an mich angelehnt geschlafen. Die zwei Nächte zuvor hatte sie nur 1 1/2 Stunden geschlafen. Manchmal musste sie alle Viertelstunde oder auch alle fünf Minuten ihre Lage, Haltung wechseln. Sie hatte auch eine Nacht, in der es nur alle halbe bis 1 1/2 Stunden nötig war. Auch ihr Bedürfnis nach Körperkontakt war unterschiedlich – es veränderte sich innerhalb einer Nacht und vor allem von Nacht zu Nacht. Eine kontinuierliche Beobachtung und Erfahrung mit ihr war, dass*

*Rhythmus, Stimme und Musik auf sie beruhigender gewirkt haben als Stille.*

*Daher habe ich ihr viel erzählt und vorgesungen, auch ihre eigenen Musikkassetten auf Rekorder laufen lassen. Orientierungsangebot über Hören, da sie nicht sehen kann.*

*Manchmal, wenn sie sehr unruhig war, viel geweint hat und sich auch nicht über Körperkontakt hat beruhigen lassen, musste ich ihr sagen, dass ich bei ihr bin. Ich musste zugeben, dass ich nicht weiß, wie ich ihr darüber hinaus wirklich helfen kann, wieder in innere Balance zu kommen und Ruhe und Erholung zu finden.*

*Ihre Tapferkeit und Stärke war für mich zu spüren. Bei jeder Nacht, die hinter uns lag, hatte ich das Gefühl, wir haben was geschafft. Jeden Morgen habe ich ihr auch gesagt, dass sie eine Nacht hinter sich gebracht hat. Ich empfand große Anerkennung dafür.*

*Im Beisammensein mit ihr sind in mir sehr viele Fragen aufgekommen. Fragen, auf die ich keine Antworten habe.*

*Nach diesen sieben Nächten hat die Begegnung mit der Kleinen abrupt geendet. Die Abgrenzung fiel mir schwer. Die Begegnungen mit ihr gingen mir noch sehr nach. Ich habe sie danach nur zweimal besucht. Ich bin gekommen, sieben Nächte geblieben und dann gegangen. Sich einander vertraut machen und dann gehen – das hat mich innerlich belastet. Belastet daher, dass ich sie damit verwirrt haben könnte.*

*Meinen Freundinnen von der Arbeit und der Kleinen zu erzählen hat mir ein Gefühl von Getragensein, von guten Wünschen für die Kleine mit in die Arbeit bringen lassen.*"

In diesem eindrucksvollen Bericht beschreibt die Medizinstudentin Probleme, mit denen in der konventionellen Rehabilitation alle konfrontiert sind, die sich – wie sie – „einfühlsam" dem komatösen Patienten gegenüber verhalten. Dabei handelt es sich nicht nur um das Problem einer Kommunikation vor Bewusstsein und Sprache (individueller Aspekt), sondern auch um das Problem einer erkenntnistheoretischen Grenze (in-

stitutioneller Aspekt). Sie entsteht dadurch, dass für alle verbindlich nur nach dem Modell des offenen Systems gehandelt wird.

Jasmin hatte das Symptom eines erhöhten Hirndruckes. Dieses Symptom wurde ausschließlich nach dem Modell des offenen Systems interpretiert und behandelt.

Es ist bekannt, dass es mit dem Arousalstatus korrelierte physiologische Druckwellen im Schlaf gibt. Sie führen mit dem Verlust der Makrostruktur des Schlafes, wie zu Beginn des Komas, zu einer „unphysiologischen" Erhöhung des Druckes. Jasmin hatte eine den erhöhten Druck ableitende Drainage erhalten. Damit war zwar der Druck beseitigt, nicht aber die zeitgleich damit verbundene Passungsstörung der Einheit, wie sich an der dauerhaften Beeinträchtigung ihres Bewusstseins und der zirkadianen Synchronisation aufzeigen lässt.

Das „hilfreiche Angebot" der Medizinstudentin war letztlich nur eines unter vielen, die Jasmin (auch während mehrerer Jahre einer stationären Rehabilitation) nicht zur Konstruktion einer stabilen zirkadianen Synchronisation der Organismus-Umwelt-Beziehung integrieren konnte. Vielleicht gab es zwischen ihr und Jasmin situativ Momente einer passenden Kommunikation. Sie musste aber zum Schluss erkennen, dass das, was sie in der einen Nacht als hilfreich erachtete, in den folgenden Nächten nicht mehr „wirksam" war.

Das Interpretationsmodell der konventionellen Rehabilitation wurde bereits skizziert. Für die systematische Reflexion der Konsequenzen von „Mehr-Personen-Beziehungen", wie sie durch Prozesse des Informationsaustausches in einem multidisziplinären Therapieangebot hervorgebracht werden, fehlte bei Jasmin ein entsprechender diagnostisch therapeutischer Rahmen. Dieser Rahmen, das Setting, ist offenbar von Bedeutung für die Strukturen, welche aus Prozessen hervorgehen (Fischer 1998). Die Rahmenbedingungen des integrierten Konzeptes erlauben (wie im „Fall Ursula") diese notwendige Ergänzung. Wir werden daher im Folgenden das Setting kurz skizzieren.

## Integriertes Behandlungskonzept – zirkadiane Synchronisation

### Zusätzliche Interaktionsmodi

Es sind drei zusätzliche Interaktionsmodi vorgesehen: Mit den Eltern (Interaktionsmodus 1) – stellvertretend für die Patientin – und mit dem Behandlungsteam (Interaktionsmodus 2) wurde ein Arbeitsbündnis geschlossen. Dieses sah regelmäßige Wochenstunden für Eltern und Team zusammen mit der Psychotherapeutin und dem Arzt vor.

Die Patientin wurde außerdem täglich vom Arzt und von der Psychotherapeutin zuerst auf der Intensivstation und später auf der Früh-Reha-Station besucht (Interaktionsmodus 3).

In Vorgesprächen mit den Eltern wurde die Motivation zu einem solchen Vorgehen geklärt. Dazu wurde mit ihnen besprochen, dass die körperlichen und seelischen Auswirkungen des Unfalls und seiner Folgen bei Patient und Familiensystem kontinuierlich in die Therapie einbezogen werden. Außerdem wurde mit den Eltern geklärt, ob sie sich vorstellen könnten, sich immer wieder auch auf frühere Entwicklungsstufen ihres Kindes einzulassen.

Vonseiten der Teammitglieder setzt das Behandlungskonzept eine lange Berufserfahrung und Kompetenz im Umgang mit methodischer Vielfalt voraus. Entscheidend kommt hinzu, dass jedes Teammitglied eine Selbsterfahrung im Umgang mit den die Beziehung regelnden psychischen Prozessen der Übertragung und Gegenübertragung besitzt.

Eine zusammenfassende Darstellung der Anforderungen an das Team und seine Mitglieder hat Bürgin (1994) gegeben.

### Moderation der Prozesse im Team

Die Prozesse des Informationsaustausches in den Teamkonferenzen werden systematisch moderiert. Der Begriff **Moderation** beschreibt nach den Erfahrungen mit dem Behandlungsmodell die gemeinsame Suche nach der „harmonischen Abstimmung" zwischen den beiden Interpretationsmodi am besten. Die dabei verwandten Methoden aus der qualitativen Sozialforschung wurden für diese spezielle Aufgabe modifiziert (Emmerich u. Sauer 2001).

Jedes Teammitglied ist ein „teilnehmender Beobachter" und als solcher aufgefordert, partielle Distanz (bezogen auf seine Person) und optimale Differenz (bezogen auf die Methode, die er therapeutisch einbringt) zu wahren (Legewie 1995). Für den Informationsgewinn im Team spielt das „fokussierte Interview", also ein Gruppeninterview mit Fokussierung auf soziale Situationen (Hopf 1995) eine wichtige Rolle. Die Orientierung des Austausches folgt der Methode des „narrativen Interviews", bei dem es auf die Rekonstruktion vergangener Erfahrung, Erzählung selbst erlebter Ereignisse und die Darstellung des Entwicklungsprozesses ankommt. Gegenstand ist ein zusammenhängendes Geschehen (Hermanns 1995).

Wie wir gesehen haben, müssen das Problem Koma und die Wiederherstellung des Bewusstseins im Zusammenhang mit der Reorganisation der zirkadianen Synchronisation der Bewusstseinsmodalitäten für die Organismus-Umwelt-Beziehung im Wachen und während des Schlafens gesehen werden.

Die Integrierte Rehabilitation geht, wie bei Ursula, davon aus, dass die Phänomene im Koma sowohl auf die durch die Verletzungen veränderte innere Organisation des Organismus hindeuten als auch auf das dadurch entstehende Problem für die Passung der Einheit der Organismus-Umwelt-Beziehung, d.h. der Beziehungsstruktur, wie sie aus den Prozessen des Informationsaustausches mit der Umgebung hervorgeht.

Das heißt, dass die Probleme gleichwertige und gleichzeitige Interpretationen nach dem Modell des offenen und nach dem Modell des geschlossenen Systems verlangen.

Damit diese Verknüpfung sinnvoll erfolgen kann, ist ein Konsens darüber erforderlich, „wo" die „Einheit" sich befindet. Kurz: Es besteht permanent die Notwendigkeit einer Klärung, ob sie sich progressiv entwickelt oder zum Schutz erneut eine regressive Bewegung erfolgen muss. Weiterhin muss ein Wissen erarbeitet werden, ob Subsysteme, wie exemplarisch für den Rachenraum beschrieben, dissoziiert sind und einer anderen Entwicklungslinie folgen. Für eine stabile zirkadiane Synchronisation spielt die Reintegration der Subsysteme eine große Rolle. Diese hängt davon ab, ob die „hilfreiche Umgebung" dem verletzten Organismus eine Integration zwischen der „Zeiterfahrung" und der „dynamischen Zeitgestalt" seiner Subsysteme erlaubt.

Betrachten wir mit diesen Vorinformationen nochmals den Weg Ursulas bis zum Erreichen einer stabilen zirkadianen Synchronisation.

Zu Beginn der Früh-Rehabilitation gab es häufige Schlafphasen und Wachperioden, die regellos über 24 Stunden verteilt schienen. Vor allem nachts kam es zu heftigen vegetativen Eskalationen, die immer wieder durch Medikamente gedämpft werden mussten, um einer Erschöpfung einzelner Organsysteme zuvorzukommen.

Im Wissen darum, dass die infrage kommenden Pharmaka die Membran- und Rezeptoreigenschaften des Organismus verändern, wurde parallel dazu systematisch in den Teamkonferenzen nach situativen Faktoren für die Stressreaktionen und ergänzend dazu mit den Eltern nach Möglichkeiten der Bewältigung gesucht, die sie aus den frühen Beziehungserfahrungen mit ihrem Kind erinnerten.

Dieses Erinnern hat komplementäre Funktionen; zum einen für eine Beurteilung der beeinträchtigten Leistungen des verletzten Organismus, zum anderen für das Verständnis des aus der Regression des Kindes herrührenden Verhaltens.

Den Eltern wiederum müssen das Verhalten des Kindes und seine Veränderungen durch die Regression sowie die neurologischen Störungen einfühlbar und verständlich gemacht werden.

## Dialektik von „Körper-Sein" und „Körper-Haben"

Ein zentrales Problem war das Berühren und Halten. Ursula war vor dem Unfall schon sehr selbstständig und eigenwillig gewesen mit weit entwickelten Fähigkeiten des körperlichen Ausdrucks. Jetzt war die Körperhaltung durch die

Tetraspastik wie erstarrt, und aktives Bewegen schien völlig verloren gegangen zu sein. Darüber war die Mutter verzweifelt. Sie hatte zunächst unbewusst Hemmungen, ihr Kind wieder zu berühren. Dadurch drohte ein zusätzlicher Verlust des empathischen Einfühlens in die Bedürfnisse ihres Kindes.

In den Teamkonferenzen waren daher Halten und Berühren zentrale Themen. Jedes Teammitglied beschrieb zunächst aus seiner Perspektive das Verhalten der Patientin, z. B. während der Physiotherapie oder während ärztlicher oder pflegerischer Interaktionen. Die Aufgabe der Psychotherapeutin besteht nun darin, auf die Wahrung der Aspekte einer „teilnehmenden Beobachtung" zu achten. Dazu ist es hilfreich, die begleitenden beziehungsrelevanten Aspekte jeder Intervention ebenso einzubringen wie die Effekte der jeweiligen Methode, der die Intervention folgt.

Gerade nach körperlichen Verletzungen, die mit einer Störung des Bewusstseins einhergehen, können Berühren und Halten ohne die Wahrung einer „optimalen Differenz" zur Dissoziation von Subsystemen führen, wie eigene Beobachtungen gezeigt haben.

Die Physiotherapeutin berichtete, dass sie bei Ursula zunehmend eine Hinwendung des Kopfes zur Schulter beobachtet hatte, zu der Stelle also, an welcher der erste Kontakt mit dem PKW in der traumatischen Situation erfolgt war. Im Team wurden der Reaktion mehrere Bedeutungen erteilt. Davon waren für die Physiotherapeutin vor allem zwei relevant: zum einen das Erkennen des Nachlassens der unfallbedingten lokalen Vertäubung, zum anderen die Deutung des averbalen Ausdrucks als eine Frage nach dem Ort („Wo bin ich?") und der Ursache („Wie bin ich hierher gekommen?").

Diese Interpretationen hatten Konsequenzen für die folgenden therapeutischen Interventionen.

Durch vorsichtiges Berühren der Haut, unterstützt durch verbale Begleitung, sollten die verletzten Zonen wieder ins Bewusstsein gelangen. Da zunächst völlig unklar war, ob Ursula schon in der Lage war, das taktile und verbale Angebot zu integrieren, wurden als Anhaltspunkt für förderliches oder desorganisierendes Verhalten der Umgebung die vegetativen Äußerungen (also eine Abnahme der erhöhten Pulsfrequenz u. a.) während der Intervention beobachtet. Bei allen Interventionen, die mit Berühren und Halten einhergehen, sind positive wie negative Auswirkungen möglich. Entscheidend ist es, die so genannte „optimale Differenz" zur „traumatischen Berührung" zu erarbeiten, da es sonst zu Phänomenen der Triggerung traumatischen Erlebens kommen kann.

Da die Mutter ihrerseits im Berühren ihrer Tochter sehr verunsichert war (s. o.), erhielt das Verhalten der Physiotherapeutin für sie zunächst Modellfunktion. Die Übernahme dieses „Modellverhaltens" durch die Mutter führte aber bei Ursula zu erneuten Eskalationen von „Stressverhalten". Dies wurde in den Stunden mit den Eltern reflektiert. Der Vater, der sich in einer anderen Beziehungskonstellation zu seiner Tocher befand, konnte sich in analogen Situationen unbelasteter einbringen.

Auf die zirkadiane Synchronisation fokussiert, bot sich der Vater an, seine Tochter nachts zu beruhigen. Diesmal schlief Ursula von der ersten Nacht an durch, und sehr bald danach stabilisierte sich eine natürliche zirkadiane Synchronisation, d.h. ohne zusätzliche medikamentöse Hilfe.

Die Mutter berichtete, dass sie selbst größte Mühe hatte, in der fremden Umgebung zu schlafen. Außerdem habe sich Ursula sehr aufgeregt und musste ständig beruhigt werden. Sie, die Mutter, habe aber zunächst nicht gewusst, wie sie Ursula beruhigen solle. Deshalb habe sie sich die Physiotherapeutin als Vorbild genommen und das eingesetzt, was sie bei ihr in den Therapiestunden beobachtet hatte, um Ursula zu beruhigen.

Der Vater berichtete, dass er keine Probleme mit dem Schlafen gehabt habe, vielmehr sei er, nachdem er seinen Arm auf Ursula gelegt habe, sofort eingeschlafen und hatte, wie später von der Nachtschwester zu erfahren war, seine Anwesenheit durch tiefe Schnarchgeräusche deutlich werden lassen. Ursulas Verhalten spricht dafür, dass der Organismus auch im Wachkoma die Umgebung nach seinen Bedürfnissen interpretiert hat. Der Vater gab vielleicht in dieser Situation für die Wahrnehmung außerhalb des Bewusstseins die beste Gewähr für einen Schutz, indem er Ursula ein ihr vertrautes Verhalten zeigen konnte.

Die Mutter fühlte sich selbst unsicher und ängstlich, wie sie sagte. Sie hatte sich auf eine Umgangsweise mit Ursula gestützt, die dieser nicht vertraut war, ihr (der Mutter) aber in dieser Situation ein Gefühl der Kompetenz und Sicherheit zu geben schien.

Abschließend wollen wir nochmals mit dem Fokus auf die zirkadiane Synchronisation beide Behandlungsmethoden vergleichen.

Offensichtlich gab es für die Studentin, die sieben Nächte bei Jasmin verbrachte, nur die einseitige Information über den veränderten Biorhythmus von am Schädelhirn verletzten Kindern, der zufolge diese Kinder tagsüber ruhiger sind als nachts. Wenn sie berichtet, dass sie sich während der ersten Nächte aufgrund der Misshandlung Jasmins mit eigenen Affekten konfrontiert sah, dann wird die große Unruhe Jasmins, über welche die Studentin berichtete, verständ-lich. Als Begründung kann hier das umfangreiche Wissen über die affektive Resonanz, die über „Stimme und Berührung" erfolgt, angeführt werden. Dieser unbewussten Resonanz, also der Abstimmung nach der ikonischen Kategorie der Zeichen muss gerade im Koma und Wachkoma besondere Beachtung geschenkt werden, da dem Patienten eine bewusste Orientierung über Mimik und Ausdruck und damit eine kognitive Abstimmung der Affekte entweder noch nicht möglich oder erheblich beeinträchtigt ist.

Gerade die „stimmige Berührung" ist in der Integrierten Rehabilitation eines der ersten zu reflektierenden Themen in den Teamkonferenzen. Stimmig kann natürlich nur sein, was dem komatösen Kind erlaubt, wieder an die Beziehungserfahrung der „Einheit" anzuknüpfen, auf die das Leib-Seelische regredieren musste.

Im psychotraumatologischen Sinn muss ergänzend die „optimale Differenz" der aktuellen Berührungserfahrung zur traumatischen Berührung von jeder Profession gewahrt werden. Orientierung geben auch hier wieder die physiologischen Phänomene als Symptome misslungener oder gelungener Passung der Einheit.

Offensichtlich wurde das Phänomen des erhöhten Hirndruckes bei Jasmin nicht daraufhin analysiert, inwieweit als Erklärung neben den Verletzungsfolgen negative Beziehungserfahrungen infrage kommen. Für solche Zusammenhänge sprechen die bereits zitierten eigenen Beobachtungen von Korrelationen zwischen der Höhe des Hirndruckes und dem emotionalen Kontext der Wahrnehmung.

Diese kurzen Sequenzen mögen genügen, um aufzuzeigen, dass für das Bewusstwerden nach dem Koma Kontext und Inhalt der Informationsprozesse, durch die Beziehungen hervorgebracht werden, in einen kontinuierlichen Prozess eingebunden werden müssen. Dann wird „Beziehung" zur entscheidenden therapeutischen Qualität für die Wiederherstellung des Bewusstseins und die zirkadiane Synchronisation seiner Modalitäten im Wachsein und Schlafen. Denn die Qualität der Beziehung entspricht der Qualität der Organismus-Umwelt-Einheit.

Wenn wir abschließend eine Evaluation der unterschiedlichen Ergebnisse der Rehabilitation von Jasmin und Ursula vornehmen, so lässt sich Folgendes sagen: Der Vergleich der Ausgangssituationen zeigte deutlich, dass Ursula bei weitem die schwereren Verletzungen durch das Trauma davon getragen hatte. Dennoch war der Verlauf der Rehabilitation bei Ursula viel günstiger als bei Jasmin. Das Bewusstwerden nach dem Koma war bei Ursula vollständig. Eine zirkadiane Synchronisation ohne Medikamente

wurde, verglichen mit Kindern mit gleich schweren Verletzungen, in einem Drittel der üblichen Zeit erreicht. Ursula konnte ein drei viertel Jahr nach dem Unfall regulär eingeschult werden, da die Integrierte Rehabilitation ambulant zu Hause durchgeführt wird. Aufgrund der Verletzungen hat Ursula ein beeinträchtigtes motorisches Verhalten, weshalb sie auf einen Rollstuhl angewiesen war. Ihre geistige und psychosoziale Entwicklung entspricht aber nach dem Urteil der Schule der Gleichaltriger. Aufgrund der ausgedehnten Hirnschädigung hatte Ursula das Sprachvermögen vollständig verloren. Im Verlauf der Therapie lernte sie, mimisch und gestisch sowie durch „Ja" und „Nein" ihre Bedürfnisse deutlich zu artikulieren.

Jasmin hat selbst im Verlauf eines mehrjährigen stationären Aufenthaltes nie eine vollständige Komaremission erreicht. Während der ersten sieben Wochen nach dem Koma benötigte Jasmin ständig wechselnde Kombinationen von Sedativa, Hypnotika, Neuroleptika, Anxiolytika und Antikonvulsiva; z. T. waren es Präparate aus bis zu sieben verschiedenen Substanzgruppen.

Auch noch drei Jahre nach dem Unfall ist eine regelmäßige Kombination von Medikamenten aus fünf verschiedenen Substanzgruppen erforderlich: zum Schlafen, zur Reduktion vegetativer Stresseskalationen, zur Reduktion eines spastisch erhöhten Muskeltonus.

Wegen Essproblemen musste eine PEG-Sonde angelegt werden, da sonst die Ernährung unmöglich war. Ihr Entwicklungsstand nach mehrjähriger stationärer Behandlung in einem modernen Reha-Zentrum wurde als „frühe Remissionsphase nach apallischem Syndrom" mit schwerster Entwicklungsbehinderung beschrieben.

Heute lebt Jasmin bei den Großeltern, die sie auch schon vor dem Unfall versorgt hatten.

Die Kosten der Rehabilitation für Ursula im Vergleich zu denen für Jasmin stehen im Verhältnis von etwa 1:4.

# 6 Die therapeutisch hilfreiche Umgebung – Krisen und Chancen einer Neuorientierung der Organismus-Umwelt-Beziehung

Manfred Sauer, Sabine Emmerich

*„Objektivität ist die Wahnvorstellung, Beobachtungen könnten ohne Beobachter gemacht werden."*
Heinz v. Foerster

## 6.1 Vorbemerkungen

Für viele Menschen hat die Epilepsie als Krankheit das Odium des Mysteriösen seit den ersten Beschreibungen im Altertum noch nicht verloren.[1] Im Unterschied dazu vermittelt die „Epileptologie" als spezielle Disziplin der Medizin mit ihren Modellen und diagnostisch therapeutischen Möglichkeiten den Eindruck, das Geheimnis der Krankheit entdeckt und aufgeklärt zu haben. Trotz offensichtlicher Erfolge in der Behandlung epileptischer Anfälle bleibt den Betroffenen und ihrer unmittelbaren Umgebung aber oft das Verstehen der Erkrankung verborgen.

Die Differenzierung zwischen Symptom und Krankheit spiegelt sich im internationalen Glossar der Epileptologie wider, welches die Klassifikation der epileptischen Anfälle von der Klassifikation der Epilepsien unterscheidet.

Die Pharmakotherapie der Epilepsien ist im eigentlichen Sinne eine Therapie des Anfalls, nicht aber eine Behandlung der Krankheit an sich. Die entwickelten Medikamente wirken antikonvulsiv und sind nur bedingt antiepileptisch wirksam. Es verwundert daher nicht, dass trotz optimalem Einsatz der modernen Therapiemög-

lichkeiten manche Epilepsieformen therapieresistent sind (Matthes u. Schneble 1992).

## 6.2 Einleitung

Im Folgenden werden wir die Auswirkungen einer Epilepsie, die früh in der Kindheit begann, auf die Beziehung zwischen Organismus und Umwelt während der Entwicklung bei einer 9 1/2-jährigen Patientin untersuchen. Dabei werden die in Kapitel 5 („Bewusstwerden nach Koma") entwickelten Überlegungen zum Bewusstsein eine zentrale Rolle spielen.

Es wird jeweils darauf verwiesen und nur da, wo es zum Verständnis notwendig erscheint, eine detailliertere Ausführung folgen.

Bis zum Beginn einer integrierten Betrachtungsweise der Erkrankung war die Patientin über viele Jahre im traditionellen Sinne behandelt worden, d. h. die Anfälle wurden als zentrales Symptom der Epilepsie „als Resultat abnormer, exzessiver, elektrischer Entladungen größerer Neuronenverbände" interpretiert (Schneble u. Matthes 1992). Die Behandlung der Epilepsie bestand im Wesentlichen aus einer Pharmakotherapie der Anfälle.

Unter diesem Aspekt ist der erste Abschnitt („Geschichte einer Krankheit") als Resultat einer ausschließlichen Interpretation der Symptome nach dem Modell des offenen Systems zu verstehen. Der nächste Abschnitt („Geschichte einer Kranken") skizziert kurz die Folgen dieser einseitigen Interpretation. Die Beschreibung besitzt durchaus allgemein gültigen Charakter, wie sich an der folgenden Äußerung in der bereits zitierten Literatur ablesen lässt:

---

1 Dem Begriff „Epilepsie" liegt das griechische Zeitwort epi-lambanein zugrunde, das so viel wie „anfassen", „befallen", „ergriffen sein" bedeutet.

*„So ist es verständlich, dass Epilepsien schulische, berufliche und soziale Probleme erzeugen können, die u. U. eine größere Bedeutung erlangen als die epileptischen Anfälle selbst.“*
(Schneble u. Matthes 1992)

In der anschließenden Darstellung der „Geschichte einer Beziehung" wird der Einfluss der Symptome auf die Entwicklung dieser Beziehung skizziert. Umgekehrt erschließt sich (die im Nachhinein paradox erscheinende Situation), dass eine so konstellierte Passung rückwirkend Einfluss auf die Dynamik der Epilepsie nimmt. Um dies zu verdeutlichen, kann eine Theorie der Chronifizierung der Epilepsie zitiert werden, die besagt, dass bei der Chronifizierung des epileptischen Geschehens das „Kindling-Phänomen" eine entscheidende Rolle spielt: „Jeder epileptische Anfall erleichtert das Auftreten eines nächsten Anfalls, die epileptische zerebrale Funktionsstörung ‚schleift sich ein‘, es kommt zur Bahnung und ‚Eingewöhnung‘ epileptischen Geschehens" (Schneble u. Matthes 1992). Mit anderen Worten: Ein epileptischer Anfall besitzt ein „traumatisches Potenzial" für die weitere Geschichte der Epilepsie (Stephan 1999).

Auf die Beziehung zwischen Organismus und Umwelt bezogen, kann formuliert werden, dass jeder epileptische Anfall Ausdruck oder Folge des Scheiterns einer passenden Konstruktion von Umwelt oder gemeinsamer Wirklichkeit ist. Auch für diese Erfahrung gibt es ein „Kindling-Phänomen", d. h. es kann zur „Bahnung" und „Eingewöhnung" dieser Erfahrungen des Scheiterns kommen. Das bedeutet, dass auch diese Erfahrungen ein „traumatogenes Potenzial" für die weitere Geschichte der Kranken sind.

An dieser Stelle soll daher postuliert werden, dass ein Zusammenhang besteht zwischen der Chronifizierung der Epilepsie, der erheblich beeinträchtigten Entwicklung unserer Patientin und der bis dahin fehlenden systematischen Interpretation der Symptome nach dem Modell des geschlossenen Systems.

Mit der systematischen Einführung dieser ergänzenden Interpretation konnten die Medikamente reduziert bzw. (bis auf eines) abgesetzt werden, es kam zu einer befriedigenden Reduktion der Anfallssituation, verbunden mit positiven Auswirkungen für die Entwicklung des Kindes und einer Neuorientierung für das ganze Familiensystem.

Der Hauptteil („Integrierte Therapie") ist der Darstellung eines radikalen Prozesses der Reorganisation der Organismus-Umwelt-Beziehung gewidmet, und im abschließenden Kapitel („Reflexion der Kasuistik") wird der Verlauf nochmals theoretisch reflektiert und abschließend bewertet.

# 6.3 Geschichte einer Krankheit als Resultat einer ausschließlichen Interpretation der Symptome nach dem Modell des offenen Systems

Die Patientin, wir nennen sie Thea, wird akut im Alter von 9 1/2 Jahren zur stationären Behandlung aufgenommen. Die Erhebung der Krankengeschichte bei der ärztlichen Aufnahmeuntersuchung (ergänzt durch den ausführlichen „Anamnestischen Elternfragebogen") ergibt Folgendes:

Blutungen im zweiten und dritten Monat der Schwangerschaft, Geburt in der 34. SSW, im Anschluss an die Geburt war Thea asphyktisch. Es war daher eine neonatologische Intensivtherapie notwendig, u. a. auch wegen einer B-Streptokokken-Sepsis. Thea wurde beatmet und antibiotisch behandelt.

Seit dem Alter von 2 1/2 Jahren leidet Thea an epileptischen Anfällen. Die ersten Anfälle traten bei Fieber auf. Im Alter von 3 1/2 Jahren kam es während eines Urlaubs im Anschluss an einen Sturz auf den Kopf zu einem Anfall ohne Fieber. Von da an entwickelte sich eine Epilepsie mit Serien von 20 Grand Mal täglich, unterbrochen von anfallfreien Phasen über 6–7 Tage. In den folgenden Jahren wurden alle gängigen antikonvulsiven Medikamente und homöopathischen Behandlungsmöglichkeiten ausprobiert.

Aufgrund der immer wieder auftretenden lebensbedrohlichen Eskalationen der Anfallssituation wurde Thea in einem großen Epilepsie-

Zentrum zu einer knapp einjährigen stationären Behandlung aufgenommen.

Aber weder einzelne Substanzen noch die Kombination verschiedener Wirkstoffe hatten einen befriedigenden antiepileptischen Langzeiteffekt, sodass ärztlich bescheinigt wurde, dass „die Epilepsie therapieresistent sei".

## 6.3.1 Körperlicher Aufnahmebefund

Der Stationsarzt beschreibt Thea bei der Aufnahme als deutlich in ihrem Allgemeinbefinden reduziert. In Abständen von 10–15 Minuten treten Anfälle auf, die etwa gleichartig verlaufen. Sie öffnet dabei weit die Augen, hebt beide Arme langsam an und verharrt mehrere Sekunden in tonischer Anspannung. Anschließend kommt es zu generalisierten Kloni des ganzen Körpers. Jeder Anfall dauert 30–45 Sekunden. In den Pausen zwischen den Anfällen wirkt Thea sehr erschöpft und ist nicht ansprechbar.

Die internistische Untersuchung ergab keine weiteren Auffälligkeiten. An Medikamenten bekam sie zum Zeitpunkt der Aufnahme Brom und Primidon[2], nachdem vorher zahlreiche andere Substanzen auch in Mehrfachkombinationen auf ihre Wirksamkeit hin getestet worden waren.

## 6.4 Geschichte einer Kranken und die Folgen einer einseitigen Interpretation der Symptome

Thea war ein von den Eltern gewünschtes Kind. Bis auf die vorübergehende Gefahr einer drohenden Fehlgeburt in der 12. Woche verlief die Schwangerschaft unauffällig bis zur Geburt. Bei der Geburt gab es Komplikationen, aufgrund derer, wie bereits beschrieben, eine intensivmedi-

zinische Behandlung im Inkubator notwendig war. Das war für die Mutter eine schwere Belastung, weil sie keinen direkten Körperkontakt mit Thea aufnehmen konnte, obwohl dies ihr intensiver Wunsch war.

Für die Mutter war während des ersten Lebenshalbjahres auffällig, dass Thea zunächst keinen Blickkontakt aufnahm und dass sie eine „Schwäche" der rechten Körperseite zeigte, weshalb eine krankengymnastische Behandlung durchgeführt wurde.

Im weiteren Verlauf war die Entwicklung altersgerecht. Mit neun Monaten habe sie gestanden und mit 1 ½ Jahren sei sie frei gelaufen. Mit 1 ¾ Jahren habe sie ohne Zwischenstufen 3-Wort-Sätze gebildet.

Die weitere Entwicklung sei regelrecht sprunghaft verlaufen. Mit 2 ½ Jahren kannte sie ganze Buchseiten auswendig und wusste das Buchende immer schon im Voraus. Die Eltern beschreiben sie als begabt, mit „einem starken Willen und Kampfgeist trotz der widrigen Umstände". Sie mögen an ihr nicht, „wenn sie sich aufgibt" und „dass sie von sich als ‚du' spricht".

Von August 1991 bis Februar 1992 besuchte Thea den Kindergarten. Diese Zeit war schon vom Beginn der Epilepsie überschattet und sei daher für Thea extrem belastend gewesen. Sie habe sich zurückgezogen, Anforderungen verweigert, sprachliche Automatismen entwickelt und sei immer stiller geworden.

Die mittlerweile drei Jahre alte, jüngere Schwester begann sie in einzelnen Entwicklungsbereichen zu überholen, worunter Thea zusätzlich besonders litt, wie die Eltern bemerkten.

## 6.5 Geschichte einer Beziehung und ihre „Verschränkung" mit der Krankheit

Aus dem bisher geschilderten Krankheitsgeschehen wird deutlich, dass die Beziehungsgestaltung zwischen Eltern und Kind schon während der Schwangerschaft von lebensbedrohlichen Krisen beeinflusst wurde. Aufbau und Konsolidierung der jungen Familie waren sowohl in psychoso-

---

2 Dies ist ein Antikonvulsivum, dessen Wirkung vergleichbar ist mit der von Phenobarbital. PB verstärkt v.a. die GABA-Wirkung im ZNS. GABA (= Gammaaminobuttersäure) ist ein inhibitorischer Neurotransmitter.

zialer als auch in sozioökonomischer Hinsicht in zunehmendem Maß durch die Eskalation des Anfallsgeschehen überschattet.

Letztlich beherrschte die Epilepsie mit ihrer Anfallsdynamik nicht nur die Beziehung der Familienmitglieder untereinander, einschließlich der jeweiligen Großeltern, sondern auch alle Außenkontakte. Es führte dazu, dass kaum noch gemeinsame familiäre Freizeitgestaltung, Urlaubsplanung etc. vorstellbar wurden. Die Eltern erlebten die Situation je unterschiedlich im Wechsel von völliger Erschöpfung, Hilflosigkeit, Resignation, Schuldgefühlen und zaghafter Hoffnung, wenn sich kurze Phasen der Beruhigung in der Anfallshäufigkeit zeigten. In besonderem Maß „traumatisierend" erlebt wurde von der gesamten Familie der Aufenthalt in dem bereits erwähnten Epilepsie-Zentrum. Hier lebte Thea fast ein Jahr von ihrer Familie getrennt.

Dies ist ein insgesamt sehr typischer Verlauf der Beziehungsgestaltung in Familien mit epilepsiekranken Kindern.

Der behandelnde Kinderarzt, der sich am Ende seiner Möglichkeiten sah, beschreibt seine Beobachtungen, wie folgt: Er erlebe die Familiensituation als insgesamt sehr belastet und schwierig. Durch die hoffnungslose und langwierige Krankengeschichte drohe das gesamte Familiensystem zu zerbrechen. Er sehe als einzige Möglichkeit nur eine dauerhafte institutionelle Unterbringung der Patientin. Auch für ihn sei deutlich geworden, dass die bisherige Betreuung durch ein psychosoziales Angebot ergänzungsbedürftig sei. Diese Überlegungen würden aber von den Eltern sehr unterschiedlich eingeschätzt und seien mit großen Sorgen, Ängsten und Schuldgefühlen besetzt.

Die Überlegungen schienen den Schwestern und Ärzten der Station, welche unter dem Eindruck der scheinbar pausenlos auftretenden Anfälle Theas standen, sehr nachvollziehbar.

## 6.5.1 Erste Statusbehandlung

Die Patientin wird auf der neurologischen Station aufgenommen.

Zunächst gilt es zu entscheiden, ob diese Lösung der augenblicklichen Situation der Patientin gegenüber angemessen ist oder ob es für die Patientin besser sei, sie zur Überwachung und Therapie auf die Intensivstation zu verlegen. Die Schwestern und der Stationsarzt halten die Verlegung für besser, da die ausreichende Überwachung der „Statusbehandlung" auf der Allgemeinstation nicht zu gewährleisten sei.

Die Mutter ermutigt das zuständige Stationsteam, Thea auf der Allgemeinstation zu lassen. Sie kenne den Zustand ihrer Tochter zur Genüge und sehe darin im Moment keinen Grund zur Beunruhigung. Außerdem kenne sie die Krankheitsgeschichte Theas, insbesondere die bisherigen Behandlungsstrategien.

Ihre Äußerungen werden durch ihre ermunternde, freundliche und ruhige Haltung unterstrichen. Diese entlastet und überzeugt schließlich so weit, dass beschlossen wird, die Patientin zunächst auf der Station zu belassen. Zur Absicherung wird beschlossen, dass eine Verlegung bei einer Eskalation des Anfallsgeschehens oder beim Auftreten vital bedrohlicher Veränderungen ihres körperlichen Zustandes erfolgen soll.

Zwischen den Anfällen, Thea hat, wie oben beschrieben, in den ersten Tagen alle 10–15 Minuten tonisch-klonische Anfälle, wirkt sie ruhig schlafend, ist allerdings kaum erweckbar. Ihre vegetativen Funktionen wie Puls, Atmung und Blutdruck sind jedoch stabil.

Die bisher ambulant verabreichten Medikamente werden zunächst belassen. Die Therapie wird aber ergänzt durch die parenterale Gabe von Mitteln, die üblicherweise zur Statusbehandlung verwandt werden.

Darunter bleibt die Anfallsfrequenz in den ersten fünf Tagen in etwa gleich. Der Zustand und das Verhalten der Patientin sind weiterhin unverändert. Am sechsten Tag sistieren die Anfälle. An den folgenden zwei Tagen treten nur noch 2–3 Anfälle pro Tag auf.

In Anbetracht der Vorgeschichte und des Wunsches, den der einweisende Kinderarzt geäußert hatte, wurde die Indikation zur Durchführung einer Behandlung nach dem Modell der Integrierten Therapie gestellt.

# 6.6 Beginn der Integrierten Therapie und Beginn eines radikalen Prozesses der Dekonstruktion der Organismus-Umwelt-Beziehung

Während der ersten Tage des stationären Aufenthaltes waren mehrere EEGs abgeleitet und EEG und das Verhalten des Kindes auf Video aufgezeichnet worden. Dabei wurden auch Anfälle registriert.

Das erste gemeinsame Gespräch zwischen der Mutter, dem Arzt und der Psychologin fand am siebten Tag des Aufenthaltes statt. Die Mutter wünschte als erstes eine Information über die aktuelle körperliche Verfassung ihrer Tochter und die ärztliche Einschätzung der Anfallssituation. Der Arzt zeigte ihr die EEG-Veränderungen vor und während eines Anfalles und fragte, ob sie sich vorstellen könne, dass die Anfälle ihrer Tochter auch etwas mit emotionalen Turbulenzen zu tun haben könnten. Dieses Angebot hatte offensichtlich etwas Entlastendes, denn sie antwortete: „Ich habe immer angenommen, dass es einen Zusammenhang zwischen Theas Gefühlen und ihren Anfällen gibt, aber das wurde mir stets von den Ärzten ausgeredet". Dazu eröffnete diese Interpretation der vorliegenden EEG-Ableitung der Mutter die Möglichkeit, ausführlich die Entwicklung Theas einschließlich der Probleme während der Schwangerschaft zu schildern.

Außer den Anspannungen durch die Schwierigkeiten der Epilepsiebehandlung waren für sie die Zeiten der Trennung von ihrer Tochter besonders belastend, z. B. die Trennungen im Anschluss an die Geburt, während der Schwangerschaft und Geburt der Schwester und während des mehrmonatigen Aufenthaltes in dem Epilepsiezentrum.

## 6.6.1 Therapeutischer Rahmen und therapeutische Ziele

Am Ende des Gespräches wurden mit der Mutter das Konzept der Integrierten Therapie und die Unterschiede zu einer ausschließlich medikamentösen Behandlung der Epilepsie besprochen.

Für die Mutter bzw. beide Eltern und das Behandlungsteam, welches die unmittelbare medizinische und pflegerische Versorgung sowie die therapeutischen und pädagogischen Angebote bereitstellte, wurden regelmäßige Termine vereinbart (wie bereits in Kap. 5 beschrieben). Die Teamkonferenzen und die parallel laufenden Elterngespräche fanden immer gemeinsam mit dem Arzt und der behandelnden Psychologin statt. Beide besuchten regelmäßig ebenso gemeinsam die Patientin auf der Station.

Es gab also für diese Patientin innerhalb des üblichen Stationsablaufes einen zusätzlichen therapeutischen Rahmen mit einer individuellen zeitlichen und personellen Struktur.

Für die Mutter war eine Betrachtungsweise, in welcher das Erleben und der körperliche Ausdruck der Krankheit gleichermaßen diagnostisch und therapeutisch berücksichtigt werden, einleuchtend und entlastend, sodass sie der Möglichkeit einer solchen Vorgehensweise sofort zustimmte. Sie schätzte das therapeutische Angebot, in dem die organmedizinischen und psychologischen Aspekte des Krankheitsgeschehens gleichzeitig eine Gewichtung erhalten, als Chance ein, aus der chronischen Überforderungssituation und aktuellen Hilflosigkeit konstruktive Lösungsmöglichkeiten für sich, ihr Kind und ihre Familie zu finden.

Sie war auch sicher, ihren Mann davon überzeugen zu können. Bisher hatte sie sich alleine verantwortlich gefühlt, Theas Erleben, ihre Gefühle und Empfindungen von Geburt an nach außen zu vertreten. „Thea ist wie ein Teil von mir."

In den ersten Teamkonferenzen wurden die therapeutischen Ziele und der ungefähre zeitliche Rahmen für die einzelnen Schritte festgelegt und anschließend mit den Eltern abgestimmt.

Der **erste Schritt** bestand aus der **Behandlung des Status epilepticus** und aus der Festle-

gung, wie künftig mit Anfallseskalationen umzugehen sei. Der **zweite Schritt** war der **Entzug**
aller Medikamente, insbesondere Brom und Primidon, die sich als unwirksam erwiesen hatten
und in besonderem Maße in ihrer Kombination
den Schlaf und die Schlafstruktur bzw. die kortiko-subkortikale Balance als neuronales Korrelat des Bewusstseins beeinflussen. Danach sollte,
in einem **dritten Schritt**, die **Therapie ambulant** fortgesetzt werden. Für den Entzug wurde
ein Zeitraum von etwa drei Monaten veran-
schlagt.

In zeitlichem Zusammenhang mit der Festle-
gung dieser zusätzlichen therapeutischen Rahmenbedingungen endete der Status, und die
Patientin blieb etwa 20 Tage anfallsfrei. Unter
dem Schutze des Medikamentes (DPH)[3], welches zur Statusbehandlung eingesetzt wurde,
konnten Primidon und Brom reduziert und
schließlich ganz abgesetzt werden.

## Erste Phase des Verlaufes

In den Teamkonferenzen waren alle übereinstimmend beeindruckt von den erstaunlichen Veränderungen, die sie bei Thea beobachten konnten.
Sie wirkte, „wie wenn sie die Welt neu entdeckte". Die Stationslehrerin berichtete, dass Thea
während eines Spazierganges im Klinikgelände
„die Arme ausgebreitet hat, wie um den Wind
zu spüren", „den Sand, die Blumen und die Rin-
de der Bäume mit ihren Händen berührte", wobei
sie den Eindruck vermittelte, „als ob ihre Sinne
erwachten".

In den folgenden Tagen und Wochen entwickelte Thea zunehmend eine motorische Hyper-
aktivität. Die Mutter unternahm daher lange
Wanderungen mit ihr. Zwischen Mutter und
Tochter entstand eine neue Dynamik. Thea wurde für die Mutter wieder „lebendig". Die Mutter
gab aber Thea ein Tempo vor, das alle im Team
beunruhigte, weil sie dadurch eine Überforderung befürchteten.

## Interkurrente Erkrankung

Einen ersten Einbruch gab es, als Thea an Wind-
pocken erkrankte und zur Isolation auf eine andere Station verlegt werden musste. Schon vor
Ausbruch des Exanthems waren wieder Anfälle
aufgetreten. Die Frequenz dieser Anfälle nahm
im Verlauf der Erkrankung zu. Nach der Rück-
verlegung auf die neurologische Station kam es
zu einer Häufung von Anfällen. Es wurde ein
zusätzliches Antikonvulsivum[4] (LTG) eingesetzt, welches aber zur Vermeidung gravierender
Nebenwirkungen so langsam gesteigert werden
musste, dass zunächst kein wesentlicher Effekt
auf die Anfälle zu erwarten war.

Thea ging es zunehmend schlechter, sie trank
und aß kaum noch. Dabei zeigte sie über viele
Tage eine massive motorische Unruhe bis an die
Grenze der Erschöpfung.

## Lebensbedrohliche Komplikation (1)

Erneut traten Hauterscheinungen auf. Diesmal
handelte es sich um eine befürchtete Nebenwir-
kung des neuen Mittels. Dabei kann sich die gesamte Hautoberfläche in Blasen vom Körper
lösen (Lyell-Syndrom). Die einzige Chance, diese Komplikation zu überleben, bestand im sofortigen Entzug aller Medikamente und in der
Behandlung der Haut wie bei einer Verbrühung.

## Lebensbedrohliche Komplikation (2)

Durch die Nahrungsverweigerung, die motorische Unruhe und den Flüssigkeitsverlust über die
Blasenbildung kam es zusätzlich zu einer so genannten „hypertonen Dehydratation" mit Natri-
umwerten bis 169 mval. Darunter ist eine
Entgleisung der Regulation des Elektrolythaus-
haltes zu verstehen, die an sich schon eine lebensbedrohliche Situation darstellen kann und
eigentlich eine Reaktionsform des Säuglingsor-
ganismus z.B. im Rahmen von Enteritiden ist.
Der Mutter war die existenzielle Bedrohung ihrer
Tochter bewusst, aber auch in einer gewissen

---

3  Phenytoin (DPH) ist ein Antikonvulsivum, welches
an den Ionenkanälen der Nervenzellmembranen zur
Reduktion des Na-Ionen-Einstromes führt.

4  Lamictal (LTG) entfaltet seine antikonvulsive Wirkung ebenfalls v.a. durch eine Reduktion des Na-
Ionen-Einstromes.

Weise von früher her vertraut, sodass sie erstaunlich gefasst schien. Sie konnte in dieser Zeit einen Teil der Anfälle Theas durch Berührung oder Ansprechen unterbrechen.

## Zweite Statusbehandlung

In den folgenden Tagen normalisierten sich die Elektrolyte unter vorsichtigem Ausgleich des Wasserhaushaltes. Die Hautreaktion kam zum Stillstand. Theas Allgemeinzustand war aber sehr reduziert. Im Team erschien es unwahrscheinlich, dass Thea aus eigener Kraft mit den Anfällen fertig würde. In dieser Situation gab es auch vonseiten der Mutter das Bedürfnis, Thea mit Medikamenten zu helfen. Infrage kam ein so genanntes künstliches Koma. Dieses wird üblicherweise mittels EEG-Monitoring unter Intensivbedingungen durchgeführt.

Das Ziel ist, durch hoch dosierte Barbituratgabe ein Burst-suppression-Muster[5] zu erreichen. Dies ist ein hirnelektrischer Zustand, wie er kurz vor dem endgültigen Zusammenbruch der hirnelektrischen Aktivität z. B. nach einer Intoxikation auftritt. Man erhofft sich dadurch eine Unterbrechung der Krampfbereitschaft.

Das Muster erinnert an EEG-Muster, wie man sie am Anfang der Entwicklung der hirnelektrischen Aktivität bei ganz unreifen Feten findet.

In einem ausführlichen Gespräch wurden diese Zusammenhänge und die damit verbundenen Fragen nach Risiken und Gefahren mit Theas Mutter erörtert. Sie war in großen seelischen Konflikten, da sie einerseits sah, dass Thea sich erneut in einer Notlage befand, andererseits aber befürchtete, dass sie aus dem Koma nicht mehr erwachen würde. Außerdem missfiel ihr der Gedanke einer Verlegung auf die Intensivstation. Sie fragte daher, ob nicht eine narkoseähnliche Sedierung ausreichend wäre, zumal man diese unter den Bedingungen der Normalstation machen könnte. Die dazu notwendige Medikamentendosis ist nur ein Bruchteil der Menge, die für

ein Koma erforderlich ist. Die in dieser Situation erhoffte spezifische Wirksamkeit ist vor allem für das künstliche Koma beschrieben. Diese Überlegungen kamen aber dem verantwortlichen Arzt sehr entgegen, weshalb die Entscheidung auf diese Kompromisslösung fiel. Theas Mutter wollte jedoch die endgültige Zusage von der Zustimmung ihres Mannes abhängig machen. Sie rief ihn an, erklärte ihm alles und erfuhr, dass er sie über die Feiertage – Karfreitag und Ostern standen bevor – zu Hause in der Familie erwartete.

In Anbetracht ihrer Ängste, Thea könne das Bewusstsein nicht wiedererlangen, und weil wir ihr vermittelt hatten, wie wichtig für Thea ihre Anwesenheit im Moment des Wachwerdens sei, entschloss sie sich zu bleiben.

## Künstlicher Schlaf

Nachdem Thea die für den künstlichen Schlaf erforderlichen Medikamente innerhalb von sechs Stunden erhalten hatte, schlief sie etwa 24 Stunden lang. Ihr Bett stand mitten im Raum, und man sah sie beim Eintreten ins Zimmer von der Seite entspannt auf dem Rücken liegend. Zur Erleichterung der Pflege war das Bett hochgestellt, sodass sich insgesamt das Bild des bekannten Märchens von Schneewittchen aufdrängte, eine Assoziation, die durchaus auch der Mutter in diesem Moment nicht fremd war.

Die Mutter saß auf ihrem eigenen Bett, welches an der Wand parallel zu dem ihrer Tochter stand. Sie las und hörte Musik. Sie wirkte entlastet, fragte allerdings, wie lange mit einer Wirkung auf die Anfälle zu rechnen sei und was danach komme.

Es stand im Raum, dass Thea ohne ein Medikament wohl nicht auskomme. Aufgrund der zurückliegenden Erfahrungen kamen nur noch wenige Substanzen infrage.

Wir entschieden uns für Valproat[6], welches Thea als Monosubstanz und in Kombination mit anderen Medikamenten früher schon einmal bekommen und vertragen hatte.

---

5 Burst-suppression-Muster: ein „archaisches EEG-Muster", welches sich durch eine Abfolge bizarrer, steiler, polymorpher und meist asynchron verteilter Potenziale auszeichnet – gefolgt von Strecken einer niedrig amplitudigen bzw. flachen Hirnaktivität.

6 Valproat (VPA) wirkt durch Verstärkung der GABA-Wirkung und durch Reduktion des Na-Ionen-Einstromes antikonvulsiv.

## Lebensbedrohliche Komplikation (3)

Um eine erneute Krampfaktivität mit Nachlassen der Sedation abzufangen, wurde noch während des Schlafes mit der Behandlung begonnen.

Nach dem Erwachen folgte nur eine kurze anfallfreie Phase bis zur nächsten Krise, einem durch das neue Medikament verursachten Hyperammonämie-Lethargie-Syndrom. Dies gilt ebenfalls als lebensbedrohliche Komplikation und zwingt zum sofortigen Absetzen der Substanz. Es wurde jetzt zunächst auf jede weitere Medikation verzichtet. In Absprache mit den Eltern wurde ein erster Versuch unternommen, Thea nach Hause zu entlassen. Dies geschah in Anbetracht der Tatsache, dass die Eltern aufgrund ihrer langjährigen Vorerfahrung die aktuelle Anfallssituation als für sie beherrschbar einschätzten.

Als Notfallmaßnahme im Fall einer erneuten Serie von Anfällen war die Wiederholung des „künstlichen Schlafes" vereinbart worden. In kurzem zeitlichen Abstand zur Entlassung war dann noch einmal eine kurze stationäre Behandlungsphase notwendig. Diesmal entschloss man sich, Thea sicherheitshalber doch mit einem einzigen Medikament (Oxy-CBZ)[7] zu versorgen, von dem nach einem früheren Behandlungsversuch auch bekannt war, dass sie es vertrug. Diesmal traten keine Nebenerscheinungen auf.

## Beginn der ambulanten Integrierten Therapie

Therapeutisches Ziel der ambulanten Behandlung war die Neuorganisation der Beziehung zwischen Organismus und Umwelt. Die Passung der Beziehung kann pathogen sein, dann wird Entwicklung blockiert oder verläuft regressiv. Als Zeichen der aktuellen Passungsstörung kam es bei Thea zusätzlich zu Anfallseskalationen, ein Verlauf, wie er bis zum Beginn der Integrierten Behandlung beschrieben wurde.

Das Ziel des Integrierten Konzeptes ist eine salutogene Passung der Beziehung. Ihr Kriterium ist eine Entwicklung, deren Verlauf progressiv

ist, und ein Verhalten, welches ohne Anfallseskalationen auskommt.

Voraussetzung ist hierfür eine spezifische, von den Autoren entwickelte Teamarbeit: Das Erreichen des oben beschriebenen Zieles macht eine **Moderation** aller ärztlichen, pflegerischen, therapeutischen und pädagogischen Interventionen notwendig. Moderation bedeutet hier eine Ausgewogenheit in Bezug auf die Interpretation der Zeichen der Entwicklung und der Symptome der Epilepsie sowohl nach dem Modell des offenen Systems als auch nach dem Modell des geschlossenen Systems. Der Begriff Moderation bringt, nach den eigenen Erfahrungen, am besten zum Ausdruck, dass ständig eine **wechselseitige Koorientierung der Interpretationen nach den beiden Modi** notwendig ist. Diese Moderation findet in den Teamkonferenzen statt.

Die methodischen Leitlinien für die **Moderation der Teamkonferenzen** sind u.a.:

- „fokussiertes Interview" (ein auf soziale Situationen fokussiertes Gruppeninterview)
- „teilnehmende Beobachtung" (flexible Kommunikation mit der zu beschreibenden Lebenswelt)
- „narratives Interview" (Erzählung selbst erlebter Ereignisse zur Rekonstruktion der Geschichte eines Ereigniszusammenhanges)

In Kapitel 5 („Das Bewusstwerden nach Koma") wurde bereits dargestellt, dass Prozesse, die an diesen Methoden orientiert sind, die Konstellation einer „therapeutisch hilfreichen Umgebung" für eine salutogene Entwicklung erlauben (Emmerich u. Sauer 2001). Die Integration der Methoden im Team setzt aber spezifische Qualifikationen aufseiten der Professionals voraus. Sie sind bei Bürgin (1994) sehr ausführlich beschrieben worden.

Für die Moderation der aktuellen Passung der Beziehung zeigt sich aber, dass sie nicht ohne die Kenntnis der frühen Geschichte ihrer Störung möglich ist. Dafür wird ein therapeutischer Rahmen für Eltern, das Kind und das Team bereitgestellt.

Anfälle als bedrohliches Symptom spielen seither keine Rolle mehr. In den fünf Jahren einer ausschließlich ambulanten Behandlung sind Anfälle selten und treten meistens nachts auf. Sie

---

7   Oxy-CBZ: analog zum Carbamazepin, ein Antikonvulsivum, welches an der Zellmembran ähnlich wie DPH wirkt.

sind dann von kurzer Dauer und benötigen keine zusätzliche Medikation wie früher.

# 6.7 Reflexion der Kasuistik mit einigen theoretischen Anmerkungen

Der Leser, welcher gewohnt ist, in Kategorien von Ursache-Wirkungs-Beziehungen zu denken, wird sich fragen, was an dieser Geschichte eigentlich die Passungsstörung war. Diese Frage ist zunächst auch deshalb verständlich, weil die Anfallssituation Theas während des stationären Aufenthaltes (bis auf die mehrwöchige anfallfreie Periode nach dem Absetzen der Medikamente) in etwa mit der früherer Zeiten vergleichbar war.

Die während des aktuellen stationären Aufenthaltes aufgetretenen und vital bedrohlichen Situationen waren in erster Linie die Reaktionen ihres Organismus auf die zur Behandlung eingesetzten Medikamente.

Um in den beschriebenen Abläufen die Bedeutung der Passungsstörung erkennen zu können, muss man die beiden Seiten verstehen, auf welche die körperliche Symptomatik hinweist; auf die durch die Epilepsie veränderte innere Organisation des Organismus und auf das psychologische Problem, welches entsteht, wenn man die infolge der Anfälle veränderte Interaktion des Individuums mit seiner Umwelt ins Auge fasst.

Wie bereits erwähnt, ist der Beginn der Integrierten Therapie der Ausgangspunkt für einen „radikalen Prozess der Dekonstruktion" einer nicht mehr passenden Organismus-Umwelt-Beziehung. Bis zu diesem Zeitpunkt war den Eltern vermittelt worden, dass Anfälle Folge einer Störung der Hirnfunktion sind, also Ausdruck einer gestörten inneren Organisation des Organismus, deren Behandlung konservativ mit Medikamenten oder, sofern möglich, chirurgisch erfolgt. Langjährige Anfallseskalationen wie bei Thea führen in der Regel zu psychologischen Problemen innerhalb des Familiensystems. Sie werden bei Bedarf verhaltenstherapeutisch angegangen oder finden, wie Theas Mutter berichtete, keine

Beachtung. Diese klassische Sichtweise entspricht der Interpretation nach dem Modell des offenen Systems.

Die Ergänzung durch eine Interpretation nach dem Modell des geschlossenen Systems hätte Folgendes bedeutet:

Schon früh in der Geschichte der Krankheit wäre der Anfall auch als Zeichen einer Passungsstörung interpretiert worden. Der Begriff „Passung" ist hier als Konstrukt zur Beschreibung der Organismus-Umwelt-Beziehung zu verstehen. Diese Beziehung wird durch „Prozesse des Informationsaustausches" zwischen Organismus und Umwelt hervorgebracht. Deren Struktur kann im Modell der Integrierten Medizin nach Prinzipien beschrieben werden, welche an den Universalkategorien orientiert sind.

Das Neuartige des Behandlungskonzeptes bestand darin, die klassische Interpretation des Anfalles durch eine Interpretation zu ergänzen, die es gleichzeitig erlaubt, Anfälle als Zeichen einer Passungsstörung zu verstehen.

Die in Kapitel 5 entwickelte Theorie einer Regression des Leib-Seelischen als Reaktion auf die Abwehr eines Übergriffes (s. S. 81) war für das Verständnis ebenso hilfreich wie die Metapher von einer Zeitgestalt für regressive und progressive Bewegungen der Entwicklung.

Mit diesen theoretischen Vorbemerkungen wollen wir nochmals die Kasuistik reflektieren. Zu Beginn hatten wir die Hypothese formuliert, dass nicht nur das epileptische Geschehen an sich für neuronale Netzwerke den Charakter einer traumatischen Ursache hat, sondern dass auch die permanenten Erfahrungen des Scheiterns der Organismus-Umwelt-Beziehung durch jeden Anfall ein traumatisches Potenzial enthält.

Als weitere Komponente, welche die **Geschichte der Krankheit** maßgeblich beeinflusst, kommt die medikamentöse Therapie hinzu. Alle zur Behandlung der Anfälle eingesetzten Medikamente wirken in unterschiedlichem Maß auf die kortiko-subkortikale Balance, die wir als das neuronale Korrelat des Bewusstseins beschrieben haben. Außerdem haben alle Medikamente Einfluss auf die strukturellen Eigenschaften des Schlafes und damit indirekt auch auf die an den Schlaf gebundenen Prozesse der Informationsverarbeitung, des Träumens etc. Die aus all diesen Prozessen resultierenden Einflüsse hatten ihren letzten Höhepunkt in der Anfallseskalation, die zur stationären Aufnahme führte.

Für die **Geschichte der Kranken** ist bedeutsam, dass die Anfälle an sich, aber auch der dadurch drohende Verlust der Beziehung zur Umwelt und die immer wieder durch die Medikamente veränderten neuronalen Korrelate des Bewusstseins kumulativ Erfahrungen mit sich bringen, die das Leib-Seelische mit ständigen regressiven Bewegungen beantworten muss. Als eine Folge kann z. B. der Verlust der Sprache angesehen werden.

Für die **Geschichte der Beziehung** bedeutete das bisher Gesagte, dass es hier eine „Verschränkung" mit der Geschichte der Epilepsie gab. Sie bezog sich einerseits auf die ständig präsente Bedrohung durch Anfälle und deren unvorhersehbare Eskalationen. Andererseits war die Umgebung mit dem Problem konfrontiert, sich in die durch den Anfall bedingten regressiven Bewegungen der Entwicklung einzufühlen, sie aufzufangen und ihnen wieder eine progressive Richtung zu ermöglichen. Eine Aufgabe, der sich zuletzt nur noch die Mutter gewachsen fühlte, wofür beispielhaft die Szene zu Beginn des stationären Aufenthaltes stehen mag.

Nach diesen Ausführungen wird die Entlastung, welche die Mutter während des gemeinsamen Gespräches äußerte, in einem doppelten Sinn verständlich. Zum ersten Mal wurde eine Beziehung zwischen Anfällen und Theas Gefühlen als bedeutsam für die Dynamik der Epilepsie angesprochen. Ihre ursprüngliche Überzeugung von der Existenz eines solchen Zusammenhanges, die ihr, wie sie sagte, immer ausgeredet worden war, fand damit eine Bestätigung.

Eine weitere Entlastung sah sie, wie eingangs schon ausgeführt, in dem Integrierten Behandlungskonzept. Bisher waren Theas Verhalten und der Verlust ihrer Sprache, der während der stationären Behandlung in dem erwähnten Epilepsie-Zentrum einsetzte, als Folge einer geistigen Behinderung beurteilt worden. Als Ursache wurde die Epilepsie angesehen.

Mit dem Absetzen der Medikamente zu Beginn des stationären Aufenthaltes ergab sich die für alle unerwartete Situation, wie oben beschrieben, „als ob Thea erneut zum Leben erwache".

Die Einschätzung einer geistigen Behinderung wich zugunsten der Erkenntnis, dass Thea durch ihr Verhalten als Reaktion auf die für sie nicht lösbare Situation eines Passungsverlustes ein Rekurrieren auf frühe Stufen ihrer Existenz vollzog.

In diesem Sinn war auch in den körperlichen Reaktionen während der beschriebenen lebensbedrohlichen Abläufe immer wieder das Verhalten einer früheren Entwicklungsstufe zu erkennen.

Die Beantwortung der zu Beginn unserer Reflexion gestellten Frage kann also lauten: Die Anfallseskalation, die zur stationären Aufnahme führte, war, wie ausgeführt, der letzte Höhepunkt einer Passungsstörung. Die Zeit des stationären Aufenthaltes kann als Ausdruck einer Regression auf frühe Stufen der Existenz verstanden werden. Dieses Rekurrieren war der Ausgangspunkt für eine neue Geschichte der Beziehung.

Die therapeutische Aufgabe bestand in den folgenden Jahren darin, die entscheidenden Faktoren der Umgebung so zu moderieren, dass eine Akkommodation, d. h. eine Umorganisation nicht passender Umweltschemata ohne erneute Anfallseskalationen und ohne erneute regressive Bewegungen in Theas Entwicklung möglich wurde.

Die 3 ½ Monate des stationären Aufenthaltes können also als Prozess einer radikalen Dekonstruktion einer nicht mehr passenden Organismus-Umwelt-Beziehung verstanden werden. Sie war die Chance für eine Neuorganisation dieser Beziehung.

## 6.7.1 Evaluation durch die Stellungnahme des Vaters

Abschließend werden wir eine Stellungnahme des Vaters zur aktuellen Situation Theas zitieren:

„Noch bedeutsamer als die Differenz der Kosten (einer ambulanten im Vergleich zur stationären Therapie) ist der Effekt der Therapie auf das alltägliche Leben in der Familie. Vor der Therapie (gemeint ist die Integrierte Therapie) musste unsere Tochter oft wegen übergroßer Schwäche nach zu vielen Anfällen zu Hause bleiben, die ganze Familie litt unter ihrem Zustand, denn sie quälte sich sehr. Aus (Name des Epilepsie-Zentrums) wurde sie als nicht einstellbar entlassen. Heute treten die Anfälle nur noch nachts auf und auch nur noch jede vierte Nacht. Früher hatte sie ca. 10–15 Anfälle täglich. Ihre Aufmerksamkeit ist immer mehr nach außen gerichtet, nicht auf das Bewältigen jeder einzelnen Bewegung. Es bestand in den Schwächezeiten große Gefahr des Verhungerns und Verdurstens, da nach den Anfällen das Schlucken sehr erschwert bis unmöglich war.

Es gibt jetzt nur noch wenige Tage im Jahr, die unsere Tochter in der Schule fehlt, und das sind Fehlzeiten wegen akuter Erkrankung, nicht wegen der Anfallsfolgen. Zudem lernt unsere Tochter zunehmend, Anfälle zu vermeiden. Auch sind wir nicht mehr von der Welt abgeschnitten, sondern können Freunde besuchen und Besuch empfangen, ohne dass unsere Tochter auf das Ungewohnte mit vermehrten Anfällen

reagiert. Die Situation der gesamten Familie ist für unsere Tochter ein stabiler Faktor geworden, an der sie sich orientieren und halten kann. Früher sind wir mit ihr in einen gefühlsmäßigen Abgrund gestürzt, und das Erreichen der Normalität, sofern man überhaupt davon sprechen kann, dauerte fast bis zum nächsten Absturz. Kein anderer Arzt ist je davon ausgegangen, dass unsere Tochter trotz der vor zwei Jahren begonnenen Pubertät so lange Zeit ohne Klinikaufenthalt würde leben können. Denn üblicherweise ist gerade diese Zeit der hormonellen Schwankungen eine besonders kritische Zeit.

Trotz des weiten Weges zu den Therapiestunden können wir uns heute nicht vorstellen, wie unser Leben mit zwei Kindern und einem anstrengenden Beruf ohne diese Integrierte Therapie aussehen würde."

# 7 Das Passungsmodell als Grundlage für eine Integrierte Geburtshilfe

Werner Stadlmayr

## 7.1 Einleitung

Die Geburtshilfe ist in der Medizin, und damit auch in einem Buch über „Integrierte Medizin", ein besonderes Fachgebiet: Gebären ist ja einerseits keine Krankheit, scheint jedoch andererseits seit Jahrtausenden mit so hohen Risiken für Mutter und Kind verbunden gewesen zu sein, dass es – zumindest in den letzten Jahrzehnten – zur Krankheit und damit zur Sache der Ärzte erklärt wurde. Die Hebammen stemmen sich dem mit dem Argument entgegen, die Vertreterinnen der „gesunden Gebärenden" zu sein. Hier tut sich ein ähnlicher und scheinbar unüberwindbarer Graben auf wie zwischen der Medizin für seelenlose Körper und der Medizin für körperlose Seelen: Die kranke bzw. gefährdete Gebärende braucht den – eingreifenden – Arzt, während die gesunde Gebärende der – psychosozial orientierten – Hebamme bedarf. Dabei wird von einem sehr statischen Gesundheits- und Krankheitsbegriff ausgegangen, welcher eher die Trennung zwischen ärztlicher und hebammenorientierter Geburtshilfe verfestigt denn zu einer Integration der unterschiedlichen Ansätze beiträgt. Hier, wie in den übrigen Kapiteln dieses Buches, zeigt sich, dass es eines Meta-Modells bedarf, um die oppositionellen Standpunkte, welche zudem noch berufspolitisch zementiert sind, zu überwinden. Das Passungsmodell bietet die Grundlage für solch ein klinisch handhabbares Modell.

Der Leser soll in Teil 1 eingeladen werden, die klinischen Vorstellungen eines bio-psychosozialen Ansatzes zu Schwangerschaft und Geburt mit den „offiziellen" Modellen in der Geburtshilfe zu vergleichen, welche derzeit das Denken vieler Ärzte und Hebammen prägen. Dabei wird beschrieben werden, wie sowohl eine durch einen Teil der Ärzte vertretene „psychosomatische" Geburtshilfe als auch eine durch einen Teil der Hebammen vertretene „alternative" Geburtshilfe bezüglich der Entwicklung eines Ansatzes für eine „Integrierte Geburtshilfe" recht wirkungslos geblieben sind.

An verschiedenen Aspekten wird aufgezeigt werden, dass die bisherigen theoretischen Vorstellungen nicht ausreichen, um verschiedene klinische Erfahrungen und epidemiologische Ergebnisse zu erklären: So soll am Beispiel neuester Erkenntnisse zur Beckenendlagengeburt aufgezeigt werden, wie auf der Basis des Modells vom „offenen System" bzw. der „trivialen Maschine" der Gebärprozess nicht adäquat beschrieben werden kann. In der Konsequenz hieraus muss deshalb versucht werden, das bisherige Modell um den Aspekt vom Organismus als „geschlossenem System" bzw. als „nicht-triviale Maschine" zu erweitern.

Der Teil 2 ist dem Versuch gewidmet, theoretische und praktische Konsequenzen hieraus aufzuzeigen. Die folgenden Aspekte bzw. Fragen, welche von den klinisch Tätigen im Rahmen dieser Erweiterung gelöst werden müssen, sollen dabei genauer untersucht werden:

- Die Behandler müssten sich darüber einigen, wie sie Symptome (beispielhaft aufgezeigt am Beispiel des Geburtsschmerzes) verstehen wollen und was sie sich unter „Gesundheit" vorstellen wollen.
- Des Weiteren müsste der Kommunikationsbegriff als „soziales Gestalten" verstanden werden, in dem „Eingriff" und „Beziehung" integriert, d. h. nicht als Gegensatz verstanden werden kann. Um diesem Ziel näher zu kommen, muss ein solcher Kommunikationsbegriff sich einerseits gegen die einseitig angewendete technische Vorgehensweise, welche in diesem Sinne nur zu einer „Partialkommunikation" führt, abgrenzen und andererseits aufzeigen, wie aus kommunikativer Passung „therapeutische Kommunikation" wird.

Auf der Basis dieser Erörterung soll abschließend versucht werden, psycho-physische Entwicklungen der Gebärenden unter der Geburt allgemein zu beschreiben, um damit auch ein besseres Verständnis dafür zu entwickeln, wie die Geburt in einem kontinuierlichen Zusammenhang zwischen Schwangerschaft und Mutterschaft steht und wie therapeutische Hilfe für eine Gebärende diesen Prozess unterstützen kann.

Der dritte Teil beschreibt die Geschichte einer Gebärenden, welche zum Zeitpunkt, als ich mit ihr in Kontakt kam, einen Kaiserschnitt als einzigen Ausweg aus ihrer misslichen Situation sah. Die sich daran anschließenden interaktiven Prozesse in dieser Geschichte sollen im Sinne einer „Reflektierten Kasuistik" auf der Basis der vorangehenden theoretischen Ueberlegungen untersucht werden.

## 7.2 Teil 1: Geburt und Geburtshilfe

### 7.2.1 Geburt als bio-psycho-soziales Geschehen

Die Geburt ist ein Prozess, welcher im Rahmen biologischer[1] *und* psychosozialer Veränderungen im Verlauf der Schwangerschaft vorbereitet wird; die biologischen Veränderungen müssen von der Schwangeren kontinuierlich in die psychosoziale Ebene integriert werden. Diese Integrationsprozesse im Verlauf der Schwangerschaft beeinflussen die Entwicklung von – bewussten und unbewussten – Vorstellungen zu verschiedenen prä-, peri- und postpartalen Aspekten: Es sind dies Vorstellungen

- vom eigenen Körper
- von der eigenen Situation als Schwangere (z. B. hinsichtlich Kinderwunsch, berufliche Entwicklung usw.)
- vom Kind im Bauch
- von der Partnerschaft
- von der zukünftigen Mutterschaft
- von der gemeinsamen Elternschaft
- über das Wesen des Kindes nach der Geburt
- über die eigene Fähigkeit, gebären zu können

Diese Vorstellungen wiederum wirken – hinderlich oder förderlich – im Sinne einer selbstreferenziellen Dynamik auf den Integrationsprozess zurück. Es wird deutlich, dass unbewusste – affektive und kognitive[2] – Vorgänge eine bedeutende Rolle spielen.

„Vorstellung" wird hier lediglich begriffspragmatisch verwendet und orientiert sich an der ursprünglichen Verwendung des Begriffes der „Phantasie", welcher sich aus dem Griechischen ableitet und sinngemäß die Fähigkeit meint, „etwas in Erscheinung treten zu lassen"; der hier benutzte Vorstellungsbegriff umfasst demzufolge Konzepte wie „Konstrukt" (Konstruktivismus), „Schema" (kognitive Psychologie) und „internalisierte Objektbeziehungen" oder „affektive Muster" (Objektbeziehungspsychologie, Psychodynamik). Thure von Uexküll spricht in diesem Zusammenhang von „Programmen" oder „Interpretanten" (s. Kap. 1).

All diese schwangerschaftsimmanenten und geburtsvorbereitenden psychischen Prozesse finden auf dem Boden der Lebensgeschichte der Betroffenen statt; die im Verlauf dieser Lebensgeschichte internalisierten Vorerfahrungen im Umgang mit sich selbst und mit Beziehungen haben großen Einfluss auf die Bereitschaft, sich auf die Erfahrung einer Grenzsituation mit ihren angstauslösenden Unwägbarkeiten und den mit ihr einhergehenden Erlebnissen von Überwältigung und Kontrollverlust einzulassen. Das komplexe Zusammenspiel dieser allgemein formulierten Prozesse führt dann einerseits zur Vorstellung, gebären zu können, und andererseits zur

---

1  Der Begriff „biologisch" wird im Weiteren – in Anlehnung an das bisher übliche Begriffssystem – synonym für „somatisch" oder „körperlich" verwendet; es sei aber darauf hingewiesen, dass der Begriff „biologisch" – im Unterschied zu „biotechnisch" oder „biochemisch" – im Sinne eines „biosemiotischen Modells" verstanden wird (s. hierzu auch Ulrich 1997).

---

2  Zum Begriff des „kognitiven Unbewussten", s. Piaget 1973b.

Vorstellung, die Geburtssituation bewältigen zu können.

Diese im Verlauf der Schwangerschaft entstandenen – bewussten und unbewussten – Konstruktionen bilden – im Sinne einer Metapher – das psychosoziale „Gefäß", in welchem sich die biologischen Prozesse der Geburt entwickeln. Die besondere Dynamik der Situation „Geburt" entsteht durch die Tatsache, dass sie ein **psychosozialer** Vorgang ist, welcher aber – im Gegensatz zu anderen psychosozialen Vorgängen – nur in geringem Maße aufschiebbar ist, weil er an einen so engen **körperlichen** Zeitrahmen gebunden ist. Das bedeutet, dass, auch wenn das psychosoziale „Gefäß" für die Geburt nicht vorbereitet ist, die körperliche Geburt dennoch zu einem recht eng definierten Zeitpunkt stattfindet. Die heutige Geburtsvorbereitung ist sich in zunehmendem Maße ihrer Bedeutung bei der Unterstützung dieser psychosozialen Entwicklung inklusive ihrer psychodynamischen Anteile bewusst, um der Schwangeren zu helfen, die nötigen Integrationsprozesse in der ihr körperlich zur Verfügung stehenden Zeit bewerkstelligen zu können.

Auf der Basis psychoanalytischer Vorstellungen haben sich zwei Denkansätze als hilfreich erwiesen, innere Prozesse in der Schwangeren zu verstehen: Zum einen wird das Schwangersein und seine körperlichen Veränderungen hinsichtlich seiner Einwirkungen auf primäre Selbst-Strukturen mit Konsequenzen für den narzisstischen Haushalt konzeptualisiert. Das Kind muss gemäß dieser Vorstellung zu Beginn der Schwangerschaft in primäre Selbst-Strukturen integriert werden und im weiteren Verlauf allmählich wieder aus der Position eines Selbstobjektes entlassen werden können. Zum anderen sind aus psychoanalytischer Sicht vorbestehende Autonomie- und Identitätskonflikte zwischen der werdenden Mutter und ihrer realen und/oder internalisierten Mutter-Imago von großer Bedeutung. Diese müssen im Verlauf der Schwangerschaft gelöst bzw. neu durchgearbeitet werden, sodass die Schwangere eine eigene Identität als werdende Mutter entwickeln kann.

Die hier skizzierten Integrationsprozesse im Verlauf der Schwangerschaft haben das Ziel, der Schwangeren am Übergang zur Geburt eine „semiotische Regression" (Plassmann 1993) ins körpernahe „ikonische" Erleben zu ermöglichen. Gelingen diese Integrationsprozesse jedoch nicht oder nicht in ausreichendem Maße, dann befinden sich die Ebenen der psychosozialen und der körperlichen Prozesse im Widerstreit:

- Behält die psychosoziale Ebene die Oberhand, dann wird die Regression ins ikonische, körpernahe Erleben unterdrückt, wodurch indirekt die körperlich-vegetativen Vorgänge blockiert werden: Es kommt infolgedessen zu Gebärstörungen.
- Bekommt die körperlich-vegetative Ebene die Oberhand, dann wird die Regression ins Ikonische erzwungen, ohne dass die Gebärende – aus der Sicht der psychosozialen Ebene – dem damit verbundenen Erleben gewachsen ist: Es besteht die Gefahr der Traumatisierung.

Die Folgedynamiken – Gebärstörung oder Traumatisierung – wirken dann im Sinne eines positiven Feedback-Mechanismus und verstärken die Störung des Prozesses, wenn nicht neue und hilfreiche Dynamiken dazukommen.

Somit ist ein Feld in seiner grundlegenden Dynamik umrissen, an dessen einem Ende die „Gebärstörung" und an dessen anderem die „Traumatisierung durch Geburt" liegt. Beide Dynamiken sind demzufolge Ausdruck einer Desintegration der System-Ebenen mit der Folge der Dominanz einer Ebene über die andere. In systemtheoretischer und semiotischer Terminologie bedeutet das, dass die „Aufwärts- und Abwärtsbewegungen" (Th. v. Uexküll, mündliche Mitteilung) blockiert sind und somit Passungsstörungen bzw. Passungsverluste, wie z.B. die erwähnte Gebärstörung oder eine Traumatisierung, im Gesamtorganismus resultieren.

## 7.2.2 Die Entwicklung der heutigen Geburtshilfe

Seit jeher war „Geburt" für Frauen einerseits ein mit viel Schmerzen verbundener Prozess und andererseits eine mit hohen Lebensrisiken für Mutter und Kind einhergehende Situation.

Aus dem Aspekt der Lebensbedrohung zog sich die seit ungefähr 40 Jahren – im Gefolge der zunehmend technisierten Medizin – etablierende Geburtsmedizin die Schlussfolgerung, dass nur durch konsequente Übernahme des Gebärens in die Kranken(haus)versorgung eine Verbesserung der Situation erreicht werden könne. Den Geburtsschmerzen wurde konsequent mit der Anwendung der Periduralanästhesie oder durch primäre Kaiserschnittentbindungen begegnet. In der Folge sanken die mütterliche und kindliche Morbidität und Mortalität auf bis dahin unbekannte Tiefstwerte (s. auch Stauber 1996); die Formel „Gebären = Krankheit" schien damit bestätigt.

Der Preis für die Technisierung der Geburtshilfe und ihre positiven Aspekte war die Aufgabe der Vorstellung, dass Gebären eine „Fähigkeit der Frau" darstellt, die sie aktiv leben kann und welche für ihre individuelle Entwicklung, für die Entwicklung ihrer Partnerschaft und für die Entwicklung ihres Kindes sinnvoll ist: Sicherheit und ein menschengemäßes Maß an Geburtsschmerz schienen nur möglich durch Übergabe dieses Prozesses an die ärztlich dominierte Geburtshilfe und durch den Verzicht der Frau auf ihre weibliche Autonomie, wie sie in den Tendenzen der 70er und frühen 80er Jahre zu vermehrt primären Kaiserschnittentbindungen[3], zu geplanten Geburten, zur generellen Anästhesierung der Geburt und zur Übernahme der Geburtshilfe in einen aseptischen Operationsraum ihren Ausdruck fand.

Der verloren gegangene Aspekt einer „Fähigkeit zu gebären", welche einerseits eine eigene Dynamik ist, die durch psychosoziale Prozesse beeinflusst wird bzw. werden kann, und welche andererseits psychosoziale Prozesse in der Zeit nach der Geburt beeinflusst, wurde erst Ende der 70er Jahre wieder zunehmend betont und Anfang der 80er Jahre ansatzweise in die klinische Geburtshilfe aufgenommen.

Infolge des sich langsam verändernden Verständnisses wurden die nötigen Voraussetzungen für Gebärprozesse (wieder-)entdeckt und u. a.

die Bedeutung räumlicher Geborgenheit für die Gebärende, die Bedeutung ihrer Beteiligung an den Entscheidungsprozessen sowie die Bedeutung von Bezugspersonen unter der Geburt thematisiert (s. Klaus et al. 1986; 1992; Gjerdingen et al. 1991). Des Weiteren wurde auch vermehrt nach Maßnahmen gesucht, welche der Gebärenden einen Umgang mit den Wehen ermöglichten, ohne deren Wahrnehmung völlig zu eliminieren; in diesem Zusammenhang sei vor allem an die Linderung durch Wasser bzw. die Geburt im Wasser erinnert (s. beispielsweise Thöni 1999; 2000), aber auch an die modernen Formen der Periduralanästhesie, welche durch sorgsame Dosierung und Medikamentenauswahl das für die Gebärenden individuell richtige Maß an Schmerzlinderung – ohne völlige motorische Paralysierung – herzustellen vermag. Darüber hinaus wurde die Bedeutung individueller Gebärhaltungen in vermehrtem Maße erkannt (s. hierzu auch die Entwicklungen und Untersuchungen zum Gebärhocker in Kuntner 1991 u. 1994).

Auch zum psychischen Prozess während des Gebärens wurden Modelle entwickelt. So beschrieben verschiedene Autoren die Vorstellung von einer intrapartalen Regression. Molinski (1989) weist darauf hin, dass die Gebärende einen „Affekt der Hingabe" entwickeln müsse. Weiter führt er aus: „Die Tätigkeit des Gebärens erfordert die aktive Fähigkeit, den Willen des Ichs, zurücktreten und die Autonomie der Naturvorgänge gewähren zu lassen". Unter der Geburt komme es zu einer „Minderung der Bewusstseinslage, Wahrnehmung und Ich-Identität" (s. auch Molinski 1968; 1972). Stauber (1996) spricht in diesem Zusammenhang von einem „psychischen Rückzug", der unter der Geburt stattfinden müsse, „so dass Hilfs- und Anlehnungsbedürftigkeit größer werden". Gambaroff (1984), eine Psychoanalytikerin, beschreibt die Dynamik des Loslassens und des Kontrollverlustes als wichtigen Teil des Gebärens; sie bezeichnet diesen Prozess im Sinne von Kris (1952) als „Regression im Dienste des Ich". Die genannten Autoren beschreiben also Prozesse („Hingabe", „Rückzug", „Regression"), welche sich im Verlauf des Gebärens einstellen müssen und in welchen **aktives Gestalten der Umwelt** zugunsten von **Vertrauen in die Umwelt** zurücktritt.

---

3 Die Diskussion um den elektiven „Wunschkaiserschnitt", d. h. einen primären Kaiserschnitt auf Wunsch der Schwangeren ohne medizinische Indikation, erlebt zur Zeit eine Renaissance (s. hierzu z. B. Paterson-Brown 1998).

Soziokulturell und medizinisch-psychologisch bleibt aber nach wie vor sehr umstritten, inwieweit das Durchleben eines Prozesses wie der Geburt, welcher häufig den Charakter von Grenzsituationen annimmt, für die individuelle Entwicklung der jeweiligen Frau sinnvoll ist. So schreibt beispielsweise Azoulay (1998): „Selbst ohne jegliche Schmerzen bliebe der Vorgang (die Geburt) bedrohlich oder doch zumindest schwer verständlich. Aber die fürchterlichen Schmerzen, die die überwiegende Mehrheit von Frauen bei der Entbindung empfindet, macht daraus eine grausame Angelegenheit: ein infamer Rest aus vorbürgerlicher Zeit, ein undressierbarer Bumerang aus dem Mittelalter" (zit. nach Schleske 1999). Während also die Soziologin Azoulay (1998) die Frage aufwirft, ob die archaische Gewalt des Geburtsschmerzes einer Frau der heutigen zivilisierten Zeit überhaupt zugemutet werden sollte, kommen Forscher wie der Psychologe Salmon und die Hebammenprofessorin Waldenström zu anderen Schlüssen. Salmon und Drew (1992) führen aus, dass Angst und Schmerz unter der Geburt wahrscheinlich in einem gewissen Maße notwendig seien für die – unmittelbar postpartal empfundene – Zufriedenheit mit der Geburt. Dass das auch vielen Frauen bewusst ist, zeigt eine von Robinson et al. (1998) zitierte Studie, in welcher Frauen Aspekte der intrapartalen Schmerztherapie auf einer (präpartal erfragten) Prioritätenliste weit hinten einordneten (Drew et al. 1989). Ranta et al. (1995) legen dar, dass das Schmerzerleben einerseits zwar, wie auch von Azoulay postuliert, als sehr hoch eingestuft wird, dass aber andererseits das Zufriedenheitserleben nicht mit eben diesem Schmerzerleben korreliert. Waldenström et al. (1996) betonen, dass neben dem Schmerzerleben und anderen Faktoren das Erleben von „Beteiligung" wesentlich zur postpartalen Zufriedenheit beträgt: Eine isolierte Betrachtung von Geburtsschmerz, unabhängig von weiteren Faktoren, greift also zu kurz, wenn man das Geburtserleben adäquat erfassen möchte.

Darüber hinaus wurde auch die Geburtsverarbeitung untersucht. Neben der Untersuchung der postpartalen Depression und der Wochenbettpsychose rückt dabei auch zunehmend die so genannte „(post)traumatische Reaktion" nach einer Geburt ins Zentrum des Interesses, welche lange nicht wahrgenommen wurde, da sie auch unabhängig von beobachtbaren, so genannten „Realtraumata" auftreten kann. Verschiedene Forschergruppen kommen zu widersprüchlichen Aussagen bezüglich der Ursachen postpartaler traumatischer Reaktionen: So stellen Moleman et al. (1992) aufgrund klinischer Einzelfallberichte die Hypothese auf, dass intrapartale psychische Prozesse unabhängig von der Schwere der beobachtbaren somatischen Belastung durch die Geburt wesentlich zum Posttraumatischen Stress-Syndrom, der so genannten „Partus Stress Reaction" beitragen. Riley (1995) bestätigt diese Feststellung. Reynolds (1997) kommt hingegen zu dem Schluss, dass extreme intrapartale Belastung infolge von Schmerz und Geburtsdauer, also durch somatische bzw. beobachtbare Faktoren, ursächlich zur postpartalen traumatischen Reaktion beitragen. Darüber hinaus gebe es Hinweise, dass schwere Traumatisierungen in der Kindheit, wie sexueller Missbrauch, vermehrt mit posttraumatischen Reaktionen nach Geburten einhergehen.

Der Gebärprozess scheint generell frühere Erfahrungen zu reaktivieren. Darüber hinaus erlebt die in der Kindheit traumatisierte Gebärende eventuell in der für den Gebärprozess charakteristischen Unvermeidbarkeit der Situation eine Reaktivierung der Erfahrung des Ausgeliefertseins, wie sie sie in der vergangenen Situation des Missbrauchs erlebt hatte: Sie wird – erneut – vom „Subjekt zum Objekt", wie es Waldenström et al. (1996) ausdrücken. Darüber hinaus assoziieren auch manche der missbrauchten Frauen das vaginale Spannungsgefühl infolge des kindlichen Kopfes mit dem Schmerz beim erzwungenen Geschlechtsverkehr während des sexuellen Missbrauchs.

Andere Autoren (s. z. B. Deutsch 1954) hatten darüber hinaus schon lange auf Zusammenhänge zwischen dem unmittelbar postpartalen Glücksgefühl und der frühen Mutter-Kind-Bindung hingewiesen. Viele psychosomatisch orientierte

Hebammen und ärztliche Geburtshelfer haben zunehmend dazu beigetragen, dieses erste Annähern zwischen Mutter und Kind unmittelbar nach der Geburt – und im Weiteren in den Wochen danach – zu fördern und vor medizinischer Routine zu schützen. In der wissenschaftlichen Literatur gibt es jedoch bisher kaum systematische Studien, welche den Zusammenhang zwischen dem Erleben der Geburt und ihrer Verarbeitung und der weiteren Entwicklung der Frau einschließlich ihrer Partnerschaft und ihrer Mutterschaft untersuchen.[4]

Generell darf aber nicht verschwiegen werden, dass die Entwicklung der psychosomatischen Geburtshilfe nur wenig zu einer Veränderung der Geburtshilfe, d. h. der Indikationsstellung von Eingriffen unter der Geburt geführt hat. Der psychosomatische Gynäkologe Prill (1986) zeigt auf, dass ab 1950 die Psychosomatik sich nur entwickeln konnte, indem sie „eine Betrachtungsweise entwickelte, die nicht etwa dem Körperlichen weniger, sondern dem Seelischen mehr Beachtung schenken will. Die Gleichheit von Psyche und Soma (...) wird postuliert, und nicht die Kausalität der Psyche für das Soma". Auf diese Weise konnte auf der einen Seite eine Somatik mit den Modellen arbeiten, welche sich aus dem Umgang mit der unbelebten Natur in Form von Physik und Chemie entwickelt hatten, und auf der anderen eine Psychologie mit psychodynamischen Neurosen- und Persönlichkeitsmodellen, ohne dass Konflikte im Alltag einer gynäkologischen Klinik entstanden. Die Somatik ist – im Bewusstsein vieler Gynäkologinnen und Gynäkologen – „die eigentliche Medizin", und die Psychosomatik kümmert sich ergänzend um das „Erleben", die „Verarbeitung" und die „Arzt-Patient-Beziehung".

Lediglich die anthropologische Schule um den Neurologen Viktor von Weizsäcker und die Internisten Siebeck und Christian erfasste „in einer phänomenologischen Analyse Erlebnisweisen, (bei denen) der beseelte Leib in seiner Doppeldeutigkeit von ‚haben' und ‚sein' im Mittelpunkt stand", so Prill (1986). Sie entwickelte sich zwar ab 1950 weiter, in der Absicht, den geltenden Dualismus im kognitiven Ansatz zu überwinden, ihre Vorstellungen fanden in der praktischen Geburtshilfe bisher jedoch keine Umsetzung.

Die Hebammen haben zwar viele Tendenzen, wie sie im Zusammenhang mit der psychosomatischen Geburtshilfe beschrieben wurden, teilweise initiiert und mitgetragen bzw. gefördert; damit haben sie einen großen Anteil an den praktischen Verbesserungen der klinischen Geburtshilfe; auch hinsichtlich präventiver Wirkung ist ihre Arbeit dabei sehr hoch einzuschätzen. Ihr Beitrag zu einem Paradigmenwechsel und zur Entwicklung eines neuen Meta-Modells ist bisher jedoch nur wenig erkennbar. In der theoretischen Diskussion beschränken sich die Beiträge meist auf die Betonung einer genuinen Gebärfähigkeit der Frau sowie der Bedeutung des Gebärens für die Frau und ihre Entwicklung. In der Beziehungsarbeit wird der Schwerpunkt auf Empathie und Respekt vor der Autonomie der gebärenden Frau gelegt. Zwar wird die Bedeutung der Beziehungsarbeit für den Gebärprozess hervorgehoben, in den Konzepten fehlen aber zum einen psychodynamische Vorstellungen und zum anderen Modelle, welche körperliche und psychosoziale Dynamiken integrieren, sowie theoretische Überlegungen zur Integration von Eingriffen in die Beziehungsarbeit.

## 7.2.3 Das offizielle Modell der Geburtshilfe

Nach dem offiziellen Modell der Geburtshilfe wird die Geburt durch einen chemisch-hormonellen Mechanismus ausgelöst. Der Mechanismus, welcher den Beginn triggert, ist unbekannt. Der Geburtsverlauf wird durch die Parameter

---

4   In einem Kooperationsprojekt zwischen der Kinder- und Jugendpsychiatrischen Universitäts- und poliklinik (KJUP: Chefarzt Prof. Dr. D. Bürgin) und der Universitätsfrauenklinik (UFK: Chefarzt Prof. Dr. Dr. W. Holzgreve) Basel wurde der Übergang zur Elternschaft und das Geburtserleben mit einem Follow-Up bis 1,5 Jahre nach der Geburt an 80 Familien untersucht, um zu diesen Fragen Aussagen machen zu können. Beide Projekte (KJUP: Bürgin et al. 1996 und UFK: Bitzer et al. 1996) wurden vom Schweizerischen Nationalfonds (KJUP: Projekt-Nr. 3200-049674.96 und UFK: Projekt-Nr. 3200-049741.96) unterstützt. Die Auswertungen sind noch im Gange.

„Wehenkraft und -häufigkeit", „Muttermundseröffnung" und das „Tiefertreten des so genannten vorangehenden Teils (also in der Regel des kindlichen Köpfchens)" beschrieben.

Durch die Wehenkraft wird der Körper des Kindes aus dem Inneren des Körpers der Gebärenden herausgedrückt. „Körper" wird hier einseitig als geometrisch beschreibbares, physikalisches Gebilde aufgefasst, das sich nicht aktiv an Gegenkräfte anpasst. Das mütterliche Becken, der „Geburts-Trichter", gibt dabei einen spiraligen Weg vor. Hat das Kind nicht die zu diesem vorgegebenen Weg passende Form, so kommt es zum Geburtsstillstand und/oder einer der beiden Körper, in der Regel der des Kindes, wird deformiert.

> In geburtshilflichen Lehrbüchern wird oft vom Kind als „Geburtsobjekt" oder als „Fruchtwalze" gesprochen, und die Gebärende wird nicht selten als „Fruchthalter" bezeichnet: Diese Begriffe entsprechen der Vorstellung, dass das „Erleben" der Person (Kind oder Gebärende) keine Rolle spielt, sondern eben nur ein vom Erleben abgetrennt gedachter Teil der Gebärenden, welcher nach den Regeln von Chemie und Physik als (geometrischer) „Körper" bzw. als Körper im Sinne der „trivialen Maschine" und des Modells vom „offenen System" beschrieben werden kann.

Wenn die Wehenkraft zu gering, das Becken zu eng oder das Kind zu groß ist, ist der Vorgang behindert, und es kommt zur Geburtsblockade, wobei die folgenden Interventionsmöglichkeiten bestehen: Man kann die herausdrückende Kraft, also die Wehen, durch Wehenmittel verstärken, oder man kann eine separate Öffnung herstellen, indem per Kaiserschnitt oberhalb des Beckens der Bauch eröffnet wird, oder man kann das Kind durch die enge Vaginalöffnung mithilfe einer Zangen- oder Vakuumentbindung hindurchziehen, was in der Regel mit einem Dammschnitt einhergeht.

Neben der Geburtsblockade ist der Zustand des Kindes ein weiterer wichtiger Interventionsparameter. Dieser wird mittels einer (kindlichen)

Herztonableitung, die mit den (mütterlichen) Wehen korreliert, dem so genannten Kardiotokogramm (CTG), bestimmt. Dieses CTG wird im Zweifelsfall durch eine kindliche Blutgasanalyse ergänzt. Aus diesen Werten leitet sich die Notwendigkeit zur Intervention aus kindlicher Indikation ab: Eine – prospektiv vermutete – irreversible kindliche Schädigung soll vermieden werden.

Die ausschließliche Anwendung des Modells vom „offenen System" bzw. von der „trivialen Maschine" auf die Geburtshilfe bedeutet in der klinischen Konsequenz, dass zum einen Geburtsblockaden als ausschließlich mechanische Probleme verstanden werden, z. B. als Problem des Verhältnisses von Kopf zu Becken. Sie bedeutet aber zum anderen auch, dass man glaubt, den kindlichen Zustand direkt – z. B. mittels des CTG – „abbilden"[5] zu können sowie den Zeitpunkt, ab wann aus einer Situation mit kompensiertem Stress eine Situation mit nichtkompensierbarem Disstress werden wird, linear vorausberechnen zu können.

Wenn die beiden angesprochenen klinischen Problemkreise – die Geburtsblockade und die Beurteilung des kindlichen Zustandes – lediglich auf der Basis dieser Annahmen interpretiert werden, dann bleiben einige Fragen offen. So geht das Modell vom „offenen System" von linearen Zusammenhängen zwischen Stressor und dem gestressten Individuum aus. Lebende, d. h. geschlossene Systeme hingegen, über deren inneren Zustand man nichts direkt Erfahrbares weiß, reagieren auf Belastungen nicht in linearen Korrelationen, sondern können diese in einem mittleren Stressbereich über lange Zeit kompensieren: Lediglich in Extrembereichen gelten fast lineare Zusammenhänge.[6] In den mittleren Bereichen gelingt es dem lebenden System, sich zu regenerieren (lat. regenerare = neu erschaffen). Diese Regenerationsfähigkeit ist jedoch nicht li

---

5 Zur Bedeutung der Modelle von „Abbildung" und „Konstruktion", s. auch Kapitel 1.
6 Korrelationsstatistisch können Zusammenhänge, bei denen in den Extrembereichen fast lineare Zusammenhänge und in einem mittleren Bereich nicht-lineare Zusammenhänge gelten, am ehesten mit so genannten Logit-Modellen abgebildet werden (s. hierzu z. B. Voss 1997).

near berechenbar, d.h. man kann nicht exakt vorhersehen, wann das kindliche System erschöpft ist. Das CTG, als Zeichen für den inneren, vegetativen Zustand des Kindes, muss also „gedeutet" werden, da es nur in Extrembereichen eindeutig ist. Unter der Vorstellung, dass das CTG den inneren Zustand des Kindes „abbilde", wird jedoch postuliert, dass die geburtshilflich Tätigen exakt beurteilen könnten, wie es dem Kind geht. Die klinische Erfahrung zeigt aber, dass dies nur für Extrembereiche zutrifft.

So ist das CTG nur sehr selten falsch negativ, d.h. es zeigt nur sehr selten fälschlicherweise einen ungefährdeten kindlichen Zustand an, jedoch zeigt es in einem großen Zwischenbereich falsch positive Werte an, infolgedessen es – aus der Retrospektive gesehen – zu nicht-indizierten Eingriffen kommt. (Eine Übersicht zur Frage der Validität des CTG findet sich bei Schneider 1993 u. 1994.) Die Tatsache, dass in bestimmten Fällen gänzlich ungestresste Kinder geboren werden, wird dann als „rechtzeitige Rettung" interpretiert. Auf diese Weise wird zwar das Paradigma von der „Abbildung" des inneren Zustandes durch das CTG nicht infrage gestellt, die Ergebnisse neuerer epidemiologischer Untersuchungen zur Auswirkung von Kaiserschnittentbindungen in Bezug auf die kindliche, neonatal verursachte Zerebralparese werden jedoch damit nicht adäquat erklärt.

So wurde beispielsweise in Meta-Analysen festgestellt, dass sich die kindliche, neonatale Zerebralparese in den letzten zwei Jahrzehnten trotz steigender Kaiserschnittfrequenz auch nach Berücksichtigung der zunehmenden Frühgeburten nicht verändert hat (Schneider 1994; Stanley et al. 1994). Diese Meta-Analysen stellen die hilfreiche Auswirkung von geburtshilflichen Interventionen im aktuellen Ausmaß eindeutig infrage.

Zwei neuere Arbeiten zum Thema der prospektiven Aussagekraft des CTG belegen, dass es in seiner klinischen Wertigkeit adäquater eingestuft werden kann, wenn es eher als „Zeichen" auf der Basis des Modells vom „geschlossenen System" verstanden wird denn als „Abbildung" auf der Basis des Modells vom „offenen System". So kam eine systematische Untersuchung von Ayres de Campo et al. (1999) zum Ergebnis,

dass unter den Experten zwar eine große Übereinstimmung bestand, wann man nicht eingreifen müsse („no action to be taken"), dass unter ihnen jedoch große Diskrepanzen bestanden hinsichtlich des Zeitpunktes, ab wann eine engmaschige CTG-Überwachung („monitor closely") als Ausdruck einer risikoreichen Situation indiziert sei und wann sofort interveniert („intervene immediately") werden müsse. Eine Arbeit von Zain et al. (1998) belegt überdies, dass die retrospektive Beurteilung der CTG-Verläufe in hohem Maße von der Voreinstellung der Gutachter abhängt: Wenn zu denselben CTG-Verläufen der kindliche – postpartale – Status mit „schlecht" angegeben war, beurteilten die Gutachter signifikant häufiger die intrapartale Situation als „neonatale Hypoxie" und demzufolge, dass der Geburtshelfer eine „inadäquate Entscheidung" getroffen habe.

Auch ein weiterer klinischer Hinweis wird nicht adäquat berücksichtigt. So ist es ein häufig anzutreffendes klinisches Phänomen, dass Frauen bei der ersten Geburt mit der Diagnose eines „Kopf-Becken-Missverhältnisses" einen Kaiserschnitt erhalten und dennoch bei einer zweiten Geburt ein gleich schweres oder noch schwereres, also üblicherweise auch im Kopfumfang größeres Kind vaginal gebären können. Das spricht dafür, dass bei der ersten Geburt eine Störung der Gebärdynamik, nicht der Gebärmechanik, vorgelegen hatte.

Diese Themenbereiche können hier nicht in ihrer ganzen Ausführlichkeit dargestellt werden. Zusammenfassend gilt aber, dass das offizielle Modell der Geburtshilfe sowohl zur Behandlung der Geburtsblockade als auch zur Beurteilung und Behandlung von kindlichem Stress auf der Annahme kausaler Ursache-Wirkungs-Zusammenhänge beruht; das impliziert die Vorstellung, dass Gebärprozesse vorausgehend berechenbar seien, dass Belastungsverläufe linear progressiv seien und dass innere Zustände maßstabsgetreu abgebildet werden könnten. Klinische und epidemiologische Hinweise, welche diesen Vorstellungen nicht entsprechen, wurden bisher in die Modellbildung nicht integriert, sodass die Handlungsanweisungen an die geburtshilflich Tätigen (z. B. im Rahmen von Konsensusvorgaben und juristischen Urteilen) durchaus auf Annahmen beruhen können, welche klinischen Erfahrungen widersprechen bzw. neue klinische Entwicklungen nicht mehr zu lassen. Ein eindrückliches Beispiel hierfür ist die Vorgehensweise bei der kindlichen Einstellung in Beckenendlage, welche von der überwiegenden Mehrzahl der ärztlichen Geburtshelfer heutzutage als Indikation zur primären Sectio caesarea angesehen wird.

## 7.2.4 Diskussion des offiziellen Modells am Beispiel der kindlichen Beckenendlage

Wie oben dargelegt, hat die medizinisch geprägte Geburtshilfe auf Vorstellungen von einer „Dynamik des Gebärens" und ihrer Störungen, wie sie oben umrissen wurden, nur Antworten auf der Basis physikalisch-chemischer Modelle. Um aber Passungsstörungen zwischen Mutter und Kind adäquat verstehen zu können, muss dieses biotechnische Modell um den Aspekt der Beziehung zwischen der Gebärenden und ihrer Umwelt sowie um den Aspekt des Zusammenspiels von seelischen und körperlichen Prozessen erweitert werden: Auf der Basis einer solchen Erweiterung könnten dann neue Ansätze entwickelt werden, um blockierten Gebärprozessen eventuell wieder zur Entfaltung verhelfen zu können.

Um die Notwendigkeit eines neuen Modells für die Geburtshilfe zu belegen, sollen die Betrachtungen von Feige und Krause (1998) zum Thema „Beckenendlagengeburt" untersucht werden. Die Autoren stellen die hohe primäre Kaiserschnittrate bei Kindern in Beckenendlage infrage und zitieren ihre eigenen Ergebnisse aus einer großen Klinik[7], welche ihr primär nicht-operatives Vorgehen bestätigen. Ich möchte im Folgenden anhand von Zitaten aus dem erwähnten Buch belegen, wie Feige und Krause das gängige geburtshilfliche Modell der „trivialen Maschine" bzw. des „offenen Systems" infrage stellen. Die Autoren beschreiben verschiedene Aspekte von Schwangerschaft und Geburt als

dynamische Geschehen und legen nahe, dass die Funktionalität des Gebärprozesses eine wesentlich größere Rolle spielt, als bisher propagiert. Im Folgenden seien vier Bereiche näher dargelegt.

- **Die Einstellung des Kindes im Verlauf der Schwangerschaft in Relation zum mütterlichen Becken (z.B. Kopflage oder Beckenendlage):** Feige und Krause schreiben zur Frage, warum das Kind sich in Beckendlage einstellt, dass die „fetale Bewegungsaktivität (...) die bedeutendste Rolle" spielt (Feige u. Krause 1998, S. 10). Diese werde bei Erstgebärenden durch deren „nicht gedehnten Uterus sowie die straffen Bauchdecken" eingeengt (S. 9). Aber auch die „erniedrigte Uteruswandspannung im Zusammenwirken mit dem geringen Druck der Bauchdeckenmuskulatur" bei Mehrgebärenden wird für eine veränderte (jetzt größere) fetale Bewegungsaktivität verantwortlich gemacht. Für eine zusammenfassende Erklärung des Phänomens der Beckenendlageneinstellung greifen sie auf die von Simpson 1849 (zit. nach Schrage 1973) formulierte Akkomodationstheorie zurück: „Sie hebt die Relation von Frucht zu Fruchthalter (...) heraus. Dabei erlangt die fetale Bewegungsaktivität eine zentrale Bedeutung. Ihre Wechselbeziehung zur Uteruswandbeschaffenheit, zum maternalen knöchernen Becken und zur Bauchdeckenspannung der Mutter bilden eine funktionelle Einheit" (Feige u. Krause 1998, S. 10).

- **Vorhersagbarkeit und Dynamik des Geburtsverlaufes:** Zur Frage der präpartalen Beurteilung der mütterlichen und kindlichen Strukturen zitieren die Autoren Spörri und Mitarbeiter (1994), denen zufolge die „Validität der (präpartal) ermittelten Beckenmasse bezüglich der Diagnose eines Kopf-Becken-Missverhältnisses gering" sei, „da die Dynamik des Geburtsvorganges mit der möglichen Verformung des Geburtsweges als auch des Geburtsobjektes unberücksichtigt" bleibe. Dafür spricht auch das Ergebnis eigener Untersuchungen von Feige und Krause, wonach „über 40 % der Feten mit einem Gewicht über 4 000 g (also sehr große Kinder) komplikationslos vaginal entwickelt werden". Krau-

---

7 Es handelt sich dabei um die Frauenklinik II im Klinikum Nürnberg-Süd.

se und Feige schließen daraus, dass „die dynamischen Anpassungsvorgänge unter der Geburt (...) nicht exakt vorausgesagt werden können" (S. 35). Mit Bezug auf einen Text von Häger et al. (1995) weisen sie darüber hinaus darauf hin, dass „neue Erkenntnisse über die Synchronisation der uterinen Wehenaktivität zu belegen (scheinen), dass ein ‚Geburtsstillstand' (unabhängig, ob Kopf- oder Beckenendlage) kein rein mechanisches Problem darstellt. Die Zusammenhänge zwischen elektrischer Erregungsbildung und -ausbreitung in der Uterusmuskulatur unter der Geburt lassen ein funktionelles Geschehen vermuten". Die Autoren führen weiter aus, dass „bestimmte desynchrone Erregungs- und Ausbreitungsmuster (...) zu einer ineffektiven uterinen Aktivität (führen), die letztlich den Fortgang der Geburt begrenzen könnte" (S. 34).

- **Abhängigkeit der geburtshilflichen Vorgehensweise von der Wirklichkeit der geburtshilflich-therapeutischen Umgebung:** Feige und Krause vermuten, dass geburtshilfliche Eingriffe, insbesondere die Sectio-Frequenz, „eher auf personelle Veränderungen des Oberarztdienstes im Kreißsaal schließen" lasse denn auf objektive Notwendigkeit, d. h. insbesondere das Auftreten zephalo-pelviner Missverhältnisse, also des Missverhältnisses von kindlichem Kopf zum mütterlichen Becken. Sie zitieren Weiss (1994), der schreibt, dass vom „Oberarzt und seinem ‚geburtshilflichen Temperament', seiner Erfahrung und seinem geburtshilflichen Geschick (...) die Indikationsstellung zur Sectio caesarea maßgeblich beeinflusst" werde (S. 34).[8]
- **Bedeutung der psychischen Situation der Gebärenden:** Krause und Feige sprechen von

der „wesentlichen Bedeutung" der „Motivation der Schwangeren zur Mitarbeit", von einem „vertrauensvollen Patientin-Arzt-Verhältnis" (S. 39) sowie vom „Wir-Gefühl des gesamten geburtshilflichen Teams", welches der Schwangeren das „notwendige Gefühl der Geborgenheit und Sicherheit" geben solle (S. 40).

So weit die von mir selektiv gewählten Auszüge der Betrachtungen von Feige und Krause. Sie betonen zunächst auf der biologisch-körperlichen Ebene die „Dynamik des Geburtsvorganges", sprechen von „dynamischen Anpassungsvorgängen" und beschreiben „Wechselbeziehungen". Diese prozesshaften Konzeptualisierungen wenden sie sowohl auf die Mutter alleine (am Beispiel der Synchronisation der Uterusmuskulatur, welche so zur Wehenaktivität führt) als auch auf die Mutter-Kind-Einheit an (unter der Geburt am Beispiel der Prozesse zwischen kindlichem Kopf und mütterlichem Becken und im Verlauf der Schwangerschaft am Beispiel der kindlichen Einstellung in Beckenendlage). Sie beschreiben also lebende, d. h. geschlossene Systeme, welche „selbstreferenziell" in nicht vorhersehbarer Weise mit sich selbst Kontakt aufnehmen und miteinander über Zeichenprozesse kommunizieren.

Auch die psychosoziale Ebene beziehen die Autoren mit ein. So betonen sie auf der Seite der Gebärenden die Notwendigkeit eines bestimmten (inneren) Zustandes, welchen sie mit dem Gefühl von „Geborgenheit" und „Motivation" beschreiben; auf der Ebene der Beziehung sprechen sie von „Vertrauen ins Team", und auf der Seite der Behandler erwähnen sie ein „Wir-Gefühl" und sprechen von oberärztlichem „Temperament": Gebärende und Behandler werden also als Subjekte beschrieben.

Die Autoren stellen damit die Vorstellungen einer Geburtshilfe infrage, welche sich ausschließlich auf das Modell des „offenen Systems" und der „trivialen Maschine" stützt. Die Erweiterung des bestehenden Denkens um das Modell vom „geschlossenen System" und von der „nicht-trivialen Maschine" müsste sich an zwei Punkten zeigen, nämlich daran, wie Beziehung als „Kommunikation" gestaltet wird, und

---

8  Hier sollte hinzugefügt werden, dass auch Dienstzeitstrukturen eine Auswirkung auf die klinischen Vorgehensweisen haben können: Die Betreuung einer vaginalen Beckenendlagengeburt – mit der entsprechenden Anspannung, die sie bei allen Beteiligten auslöst – dauert 12 bis 24 Stunden, wohingegen eine primäre Sectio caesarea in knapp einer Stunde erledigt ist. Bei Dienstzeiten von 48 und mehr Stunden finden diese Unterschiede zwangsläufig Eingang in das klinische Handeln!

an der Frage, welche Rolle das „Erleben" für die körperlichen Prozesse spielt:

- In der Konsequenz ihrer Erkenntnisse müsste man nun versuchen, die Frage zu beantworten, wie man die geschlossenen Systeme „Mutter" und „Mutter-Kind" therapeutisch-geburtshilflich beeinflussen kann, um die Gebärdynamik zu fördern. Da mit geschlossenen Systemen nur **kommuniziert** werden kann, kann die Antwort auch nur in einem Modell der Beziehung zwischen Gebärender und Behandlern gefunden werden, welches Beziehungsaufnahme einerseits auf sprachlicher und nicht-sprachlicher und andererseits auf psychosozialer und auf körperlicher Ebene umfasst.
- Die zweite Frage, welche es zu beantworten gilt, ergibt sich aus der theoretischen Überlegung, dass geschlossene Systeme sich auf „sich selbst beziehen". Dieser Prozess der „Rückbezüglichkeit" oder „Selbstreferenzialität" führt zu einer Stabilisierung und permanenten Neustrukturierung des geschlossenen Systems. Klinisch wird hier die Frage nach dem Zusammenspiel von Geburtserleben und Gebären gestellt: Im Erleben bezieht sich die Gebärende sich auf sich selbst und strukturiert ihre – körperlichen und emotionalen – Prozesse.

Die Ausführungen von Feige und Krause (1998) belegen, wie schwierig es ist, diese Erweiterung im klinischen Alltag umzusetzen.

So sprechen Feige und Krause zwar von „Vertrauen", aber als klinische Vorgehensweise, wie Vertrauen, also ein Gefühl von basaler Geborgenheit, entstehen soll, erwähnen sie nur das kognitiv orientierte „ausführliche Informations- und Aufklärungsgespräch" (ebd., S. 40); emotionale Kommunikation ist in ihrem Vorgehen – noch – nicht erkennbar. Die ärztliche Informationsarbeit, wie sie in ihrem Buch beschrieben ist, erinnert eher an einen juristischen Vertragsentwurf, der zwar – von den Ärzten – mit großem Bemühen erklärt wird, aber schließlich von der Patientin nur akzeptiert oder abgelehnt werden kann. Die Autoren erklären denn auch die Tatsache, dass ein gewisser Prozentsatz der von ihnen beratenen Frauen mit Beckenendlagen

sich dennoch für einen primären Kaiserschnitt entscheidet, mit falschem Volksglauben und falscher vorangehender Aufklärung durch die externen Kollegen und Kolleginnen. Sie berücksichtigen bei dieser Einschätzung zu wenig, dass Gebären – unabhängig von der statistischen Risikosituation – ein angstbeladener Prozess ist, welcher in hohem Maße psychodynamisch und damit unbewusst beeinflusst ist und welchem deshalb auch nicht mit ausschließlich kognitiven und bewussten Vorgehensweisen und Aufklärungen begegnet werden kann. In der Beschreibung ihres Vorgehens, wonach implizit die „richtige" Information zur „richtigen" Antwort führe, bleiben die Autoren der Vorstellung des „offenen Systems" verhaftet: Sie versuchen auch auf der psychosozialen Ebene im Sinne von Ursache-Wirkungs-Zusammenhängen zu handeln.

Des Weiteren sprechen Feige und Krause von der Notwendigkeit von „Geborgenheit", welche für die Geburt notwendig sei. Geborgenheit steht ja für eine Form von Selbsterleben, und in der Konsequenz müsste man nun versuchen, Zusammenhänge aufzuzeigen, wie sich Geborgenheit auf die körperlichen Prozesse auswirkt. Es bleibt in dem Text der Autoren unklar, wie dieses Zusammenspiel zwischen Erleben und körperlichen Prozessen klinisch umgesetzt wird. Mit ihrem Hinweis, dass sie zumindest bei „jeder Primipara die Anlage einer (...) Periduralanästhesie" (S. 40) empfehlen, lassen sie – noch – nicht erkennen, wie sie dem Erleben eine neue Rolle im Gestalten von Gebärprozessen beimessen. In dieser Aussage kommt wohl eher eine gewisse Sorge vor der Destruktivität des Erlebens und weniger ein Vertrauen in seine konstruktiven Eigenschaften zum Ausdruck.

An diesen beiden Aspekten – Kommunikation und Erleben – sollte skizziert werden, wie schwierig es ist, das Denken in Kategorien des „offenen Systems" und der „trivialen Maschine" um die Aspekte des „geschlossenen Systems" und der „nicht-trivialen Maschine" zu erweitern. Der zweite Teil dieses Beitrags soll sich nun mit Aspekten einer solchen Erweiterung des klinischen Denkens und Handelns beschäftigen.

# 7.3 Teil 2: Das Passungsmodell als Grundlage zur Entwicklung einer Theorie und Praxis der Integrierten Geburtshilfe

Aus meinen bisherigen Ausführungen wird deutlich, dass zwar die begrenzte Aussagekraft einer Modellbildung, welche ausschließlich auf Vorstellungen vom Menschen als „offenes System" und als „triviale Maschine" beruht, durchaus in bestimmten Zusammenhängen erkannt wird, dass diese Erkenntnis aber noch nicht zu einer grundlegenden Weiterentwicklung des bestehenden Denkens durch die Integration derjenigen Aspekte vom lebenden Organismus führte, welche mit den Modellen vom „geschlossenen System" und von der „nicht-trivialen Maschine" beschrieben werden. Diese Weiterentwicklung ist auch durch die bisherige psychosomatische Geburtshilfe und die alternative Geburtshilfe in ihrem Bemühen, das Erleben der Frau mehr in Rechnung zu stellen, nicht gelungen: Denn bisher wurde das kognitive Grundproblem ausgespart, wie denn das Modell einer „Gebärdynamik und ihrer Abhängigkeit von der Beziehung zur Umwelt" mit einem Modell „physikalisch-chemischer Zusammenhänge" bei Gebärproblemen integriert werden kann. Theoretische Grundlage zur Lösung dieses prinzipiellen Problems bietet das von Thure von Uexküll beschriebene „Passungsmodell". Eine Geburtshilfe, die versucht, die klinischen Konsequenzen umzusetzen, welche sich aus der Anwendung dieses Meta-Modells ergeben, bezeichne ich als „Integrierte Geburtshilfe".

Welche Anforderungen muss das Passungsmodell bezüglich einer Integrierten Geburtshilfe erfüllen?

- Ein integriertes Modell muss die gegenseitige Beeinflussung von psychischem Erleben und körperlichen Prozessen sowie die Wirkung kommunikativer Prozesse erklären.
- Ein integriertes Modell muss therapeutische Arbeit mittels „Beziehung" und mittels „Eingriff" in einem Meta-Modell gleichsam organisch verbinden.
- Ein integriertes Modell muss die Verschränktheit von Mutter und ungeborenem Kind unter der Geburt plausibel machen.
- Ein integriertes Modell muss den Übergang von der Schwangerschaft zum Gebären, den Prozess im Sinne einer „inneren Umgestaltung" bzw. einer „semiotischen Regression" der Mutter unter der Geburt sowie den Übergang vom Gebären zur Mutterschaft verständlich machen.

## 7.3.1 Zusammenfassende Darstellung einiger Grundgedanken des Passungsmodells

Die erkenntnistheoretischen Grundlagen des Passungsmodells werden von anderen Autoren und Autorinnen in diesem Buch ausführlich dargestellt (vgl. vor allem die Kapitel 1, 2 und 3). Einige Aspekte, welche für die Entwicklung einer Integrierten Geburtshilfe grundlegend sind, sollen an dieser Stelle nochmals zusammenfassend dargelegt werden.

- „Passung" ist das Ergebnis permanenter zirkulärer Zeichenprozesse zwischen dem Organismus und dessen Umgebung, die eine zu den Bedürfnissen und Verhaltensmöglichkeiten des Organismus passende Umwelt konstruieren. Durch Vorgänge im Organismus (Stoffwechsel u. a.) sowie unkontrollierbare Veränderungen in der Umgebung geht Passung immer wieder in Passungsstörungen über, die vom Organismus als „Bedürfnis" interpretiert und durch ein Verhalten wieder in den Zustand des Passung überführt werden müssen. Auf diese Weise wird die „Einheit des Überlebens" (Bateson 1985) aus Organismus und Umwelt als „Ganzheit" geschaffen und in ihrer „Integrität" erhalten.
- Nach C. S. Peirce konstruieren wir unsere Umwelten bzw. Wirklichkeiten mit drei Zeichenklassen: den ikonischen, den indexikalischen und den symbolischen. Soweit Umwelten auf ikonischen Zeichen (für Erlebnisqualitäten und Gefühle) beruhen, sind sie für

außen stehende Beobachter „geschlossene Systeme". Kommunikation zwischen geschlossenen Systemen setzt eine gegenseitige Abstimmung der Interpretanten bzw. Kodes voraus.

- Soweit Umwelten jedoch auf indexikalischen Zeichen beruhen, welche die Umwelten für unser Bewegungsverhalten in Passung bringen, bilden sie „offene Systeme". Hier bildet die Kausalität den gemeinsamen Interpretanten. Bisher hat die Medizin zur Konstruktion ihrer Wirklichkeit nur indexikalische Zeichenprozesse und Modelle für offene Systeme verwendet. Damit hat sie eine sehr effektive Wirklichkeit für die Behandler geschaffen, aber die Wirklichkeit vernachlässigt, in welcher die Patienten leben.

- Lebende Systeme bestehen aus Subsystemen, für deren Kommunikation das Gleiche gilt. Dadurch organisieren sich Subsysteme zu Systemen und Systeme zu Suprasystemen, in denen dann jeweils „emergent" neue Fähigkeiten entstehen: von Zellen in Organen, von Organen in Organismen, von Organismen in sozialen Gebilden usw. Zwischen den so entstehenden „Integrationsebenen" sorgen „Aufwärts- und Abwärtsprozesse" für die Integration des Systems.

Welche Konsequenzen sind aus dem Passungsmodell für eine Theorie der Integrierten Geburtshilfe ableitbar?

- Auf der Basis des Passungsmodells kann man sich die Schwangere, die Gebärende und die Mutter als Systeme vorstellen, welche sich im Spannungsfeld zwischen (selbstreferenzieller) „Propriozeption" und „Konstruktion der passenden Umwelt" befinden. Beide Dynamiken sind eng miteinander verbunden und werden in dem Modell von der „Situation" gemeinsam betrachtet. Die „Bewältigung" einer Situation kann nun als gelungene Abstimmung zwischen dem Bedürfnis der Propriozeption und dem Bedürfnis, eine passende Umwelt zu konstruieren, verstanden werden. Gelingende oder misslingende Bewältigung wiederum zeigt sich in der „Gestimmtheit" oder „Verstimmtheit" der Systeme „Schwangere", „Gebärende" und „Mutter". Diese Ge-

stimmtheiten sind die Interpretanten der nachfolgenden Situationen, welche in der Bewältigung der entsprechenden Situation wieder verändert werden, d. h. sie werden zu neuen Interpretanten. Die Vorstellung eines Wechselspiels zwischen Bewältigung und Veränderung bietet die Grundlage dafür, um „Entwicklung" sowohl von der Schwangerschaft über die Geburt zur Mutterschaft als auch während des Gebärprozesses zu konzeptualisieren.

- Die Gestimmtheiten im Organismus sind die Folge von Passungsprozessen zwischen den System-Ebenen im Sinne von Aufwärts- und Abwärtsbewegungen: Die psychosoziale Ebene integriert Zeichen der sensomotorischen Ebene des „erlebbaren Körpers"; die sensomotorische Ebene integriert ihrerseits die Zeichen der vegetativen Ebene. Das ungeborene und geborene Kind wird dabei als ein System aufgefasst, welches seine Passungsprozesse mit der mütterlichen Umgebung mittels ikonischer und vegetativer Zeichen gestaltet. Während die Mutter symbolisch und präsymbolisch (also mittels indexikalischer, ikonischer und vegetativer Zeichen) ihr Kind „passend konstruiert" bzw. als „ihr Kind in Passung bringt", stehen dem Kind – vor, während und unmittelbar nach der Geburt – nur ikonische und vegetative Zeichenprozesse zur Verfügung, um die Mutter „passend zu konstruieren" bzw. zu „seiner hilfreichen Mutter in Passung zu bringen". Mutter und Kind werden einander zur Umwelt, was als selbstreferenzielle Propriozeption des Suprasystems „Mutter-Kind" aufzufassen ist. Symptome, wie mütterliche Angst oder kindlicher Stress, können als klinische „Marker" hinsichtlich einer Störung der Propriozeption des Suprasystems dienen.

- Die Gestimmtheiten bzw. Interpretanten im mütterlichen Organismus werden aber auch durch kommunikative Passungsprozesse zwischen der Gebärenden und ihrer Umgebung verändert. Interpersonelle Kommunikation übt so Einfluss auf die selbstreferenziellen Passungsprozesse in der Mutter und damit indirekt auch im Suprasystem von Mutter und Kind aus.

- Ein „Eingriff", durchgeführt auf der Basis des Modells vom offenen System und von der trivialen Maschine (pragmatisches Realitätsprinzip), ist als semiotischer Austausch auf der Basis indexikalischer Zeichen zwischen zwei Organismen zu verstehen; „Beziehung" hingegen, durchgeführt auf der Basis des Modells vom geschlossenen System und von der nicht-trivialen Maschine (kommunikatives Realitätsprinzip), ist als semiotischer Austausch auf der Basis ikonischer Zeichenprozesse zu verstehen. Dabei muss beachtet werden, dass Indexikalität und Ikonizität, also auch „Eingriff" und „Beziehung", nie getrennt gedacht werden können. Zeichen, welche zunächst als „Perturbationen" erlebt werden, werden zum einen nach dem Modell der trivialen Maschine für unser Bewegungsverhalten räumlich und kausal interpretiert (d. h. indexikalisch gedeutet), zum anderen nach dem Modell der nicht-trivialen Maschine auf der Basis von Ähnlichkeit und Unähnlichkeit (also ikonisch gedeutet). Beide, der indexikalische „Eingriff" und die ikonische „Beziehung", werden in semiotischen Prozessen auf der Ebene symbolischer Zeichen integriert, welchen auf der Basis psychosozialer Interpretanten Bedeutungen erteilt werden. Der symbolische Prozess zwischen der Gebärenden und den geburtshilflich Tätigen führt dann zur Herstellung einer „gemeinsamen Wirklichkeit", wodurch „Eingriff" und „Beziehung" in einer Meta-Dynamik integriert, d. h. als Teilaspekt eines gemeinsamen übergeordneten Ganzen verstehbar werden. Unter dem Blickwinkel eines – impliziten oder expliziten – therapeutischen Ziels bezeichne ich das Wechselspiel zwischen den Ebenen von „Eingriff" und „Beziehung" und der Ebene ihrer symbolischen Integration als „therapeutische Arbeit".
- Passungsverluste können sich unmittelbar oder mittelbar auswirken. Beispiele für einen unmittelbaren Passungsverlust sind traumatische Situationen (Verlust des basalen Erlebens von Geschütztheit und Gesichertheit) oder ein hypovolämischer Schock (Verlust der basalen Herz-Kreislauf-Funktion): Es gelingt dem Organismus in keinem der beiden Fälle mehr, die Umgebung zu passender Umwelt zu konstruieren. Im Fall der Traumatisierung muss die adäquate emotionale Nähe zur Verfügung gestellt werden, und im Fall des hypovolämischen Schocks muss die Umgebung, also der Kreislauf, so verändert werden, dass er für die betroffenen Organe innerhalb von kurzer Zeit wieder zur passenden Umwelt wird.
- Erst ab einem gewissen Mindestmaß an unmittelbar konstruierbarer passender Umwelt kann das therapeutische Ziel ins Auge gefasst werden, im System durch Unterstützung von sensomotorischer Propriozeption und psychosozialer Identitätsbildung wieder selbstreferenzielle Passungsprozesse zu fördern. Im Rahmen dieser selbstreferenziellen Prozesse „beobachtet" das System seine eigenen Passungsprozesse: Unter diesem Gesichtspunkt können selbstreferenzielle Prozesse auch als mittelbare Passungsprozesse bezeichnet werden. Sie manifestieren sich klinisch in der Stabilität des Systems bzw. in seiner Belastbarkeit und seiner Entwicklungsfähigkeit.

## 7.3.2 Konsequenzen für die Entwicklung einer Integrierten Geburtshilfe

Die Geburtshilfe hat sich bisher fast ausschließlich mit der Behebung unmittelbarer Passungsverluste auf der biologischen Ebene mittels „Eingriffen" beschäftigt. Die Auswirkung unmittelbarer und mittelbarer Passungsverluste auf der psychosozialen Ebene auf mittelbare Passungsprozesse der biologischen Ebene (und umgekehrt) wurde bisher in der Geburtshilfe nicht oder nicht ausreichend untersucht.

### Die Wirklichkeitskonstruktion der Behandler

Die Wirklichkeitskonstruktion des Behandlers spielt eine wesentliche Rolle für die Bedeutung und das Zustandekommen gemeinsamer Wirklichkeit zwischen ihm und dem Patienten. Dem Interpretanten des Behandlers, also seinem kognitiven Modell, seiner Persönlichkeit und seiner momentanen Verfassung, kommt hier eine entscheidende Rolle zu. Die diagnostisch-therapeutische Wirklichkeitskonstruktion in der Geburtshilfe soll im Folgenden an den Aspekten der Interpretation von „Symptomen" und des „Gesundheitsbegriffes" untersucht bzw. dargelegt werden.

## Das „Symptom" und seine Interpretation

### Allgemeine Bedeutung eines „Symptoms"
Der Arzt kann **Symptome als Wirkung einer im Körper verborgenen Ursache** interpretieren (Modell der trivialen Maschine oder Patientin als offenes System). Der kommunikative Austausch zwischen Behandler und Patientin[9] bleibt dabei – im Erleben der Behandler – limitiert auf verbale Interaktion, wie z. B. im Rahmen eines juristischen Behandlungsvertrages oder einer deskriptiv erhobenen Anamnese. In diesem Zusammenhang kann nicht von „therapeutischer Beziehungsarbeit" gesprochen werden, da Kommunikation dort lediglich eine begrenzte und nicht genuin medizinisch-therapeutische Bedeutung hat. Falls Beziehungsarbeit im therapeutischen Sinne, z. B. im Rahmen von Verhaltensauffälligkeiten oder im Rahmen von Compliance-Problemen, nötig wird, wird sie im Sinne des Dualismus lediglich zum psychologischen Problem, d. h. zum Problem für einen anderen Spezialisten.

Der Arzt kann jedoch **Symptome auch als Zeichen einer Geschichte** der Patientin verstehen (Modell der nicht-trivialen Maschine oder Patientin als geschlossenes System). Sie sind dann Zeichen einer – kurzen oder langen – Geschichte von nicht-gelingenden Passungsprozessen, welche ihren Ausgangspunkt nicht notwendigerweise auf der Ebene haben, auf welcher sie sich als **Indizien** (s. Ginzburg 1983) der Patientin und dem Arzt präsentieren. Die Geschich-

te dieser Passungsstörungen und ihrer Bedeutung kann nur über das Herstellen einer „gemeinsamer Wirklichkeit", also durch Kommunikation rekonstruiert werden.

## Das Symptom „Geburtsschmerz"
Integrierte Geburtshilfe versteht Symptome des gestörten Gebärprozesses, wie z. B. „Wehenschwäche", „unerträgliche Schmerzen", „Geburtsstillstand bzw. „protrahierte Muttermundseröffnung", „fetale Herztonveränderungen" u. a., als Ausdruck einer Passungsstörung innerhalb des mütterlichen oder kindlichen Subsystems oder innerhalb des Suprasystems von Mutter und Kind. Unter Passungsgesichtspunkten muss der Gebärschmerz auf einer onto- und phylogenetischen Ebene („Natur"), auf einer individuell-lebensgeschichtlichen Ebene („Rite de Passage") und auf einer situativen Ebene („Innere Umgestaltung im Sinne einer semiotischen Regression") verstanden werden.

## Onto- und Phylogenese
Ein phylogenetischer Aspekt besteht darin, dass das Kind mit einer Hirnreife zur Welt kommt, welche – in Relation zur Ausgereiftheit von anderen Säugetieren – dem Kind zunächst nur ikonische Kommunikationsprozesse erlaubt, was für die Mutter bedeutet, dass sie primäre Mütterlichkeit auf der Basis von Ikonizität entwickeln muss. Die Sicht, die Geburt müsse wegen der Größe des Kopfes so relativ früh erfolgen, ist vielleicht zu einseitig (Portmann 1969): Vielmehr scheint auch die Frage bedeutsam, ob nicht eben die durch die „zu frühe" Geburt notwendige *extrauterine* Ikonizität, ergänzt durch die symbolischen Bedeutungserteilungen seitens der Mutter, der Hirnentwicklung entscheidende Impulse verschafft, welche *intrauterin* nicht möglich wären. Die Frage, inwieweit die intrapartalen Schmerzen auch für das Kind intrapartal bedeutsam sind, bleibt zurzeit spekulativ: Endorphinausschüttung und bestimmte Bewegungsmuster nach der Geburt, wie z. B. Vermeidungsreaktionen, legen aber nahe, solch einen Zusammenhang weiter zu untersuchen.

---

9  Der Terminus „Behandler-Patientin-Beziehung" soll im Folgenden für jede Berufsgruppe, welche Patientinnen und Patienten betreut oder behandelt, benutzt werden, wenn nicht ausdrücklich etwas anderes erwähnt wird.

## Individuelle Lebensgeschichte

Ein lebensgeschichtlicher Aspekt ergibt sich aus der Frage nach dem Sinn des Gebärens für die Frau: Ist Gebären ein sinnloses und sehr unangenehmes oder gar grausames Ereignis, oder ist Gebären ein „Bedürfnis", durch dessen Befriedigung die betroffene Frau eine sinnvolle Veränderung erlebt, womit also eine Chance oder Notwendigkeit zur individuellen Entwicklung verbunden ist? Die Befriedigung eines Bedürfnisses, verstanden als „unvollendetes Ganzes, welches momentan seine Ganzheit verloren hat und welches dann wieder nach Ganzheit strebt" (Definition nach Piaget 1969) führt zu einer neuen Bedürfnissituation: Der „innere Zustand" eines geschlossenen Systems ist ein neuer geworden.

Gebären, verstanden als „Bedürfnis", bedeutet demzufolge, den „Verlust von Ganzheit", also z. B. Unsicherheit und Angst zuzulassen. Die Bewältigung dieses „Verlustes von Ganzheit" im Sinne eines „Strebens nach Ganzheit" führt zu einer „Bedürfnisbefriedigung", d. h. zum Entstehen eines neuen inneren Zustandes des gesamten Organismus. Dieses Wechselspiel von „Passungsverlust" und „Passungsgewinn", welches zur Entstehung immer neuer innerer Zustände führt, ist als „Entwicklung" auf der Basis einer individuellen Lebensgeschichte aufzufassen.

## Der Gebärprozess

Auf der situativen Ebene zeigt sich, dass erst der **desintegrierte Schmerz**, also der Schmerz, welcher nicht vereinbar mit einer „Kontinuität des Seins" (Winnicott) erlebt werden kann, zu einem pathologischen Schmerz wird. Die adäquate Schmerzverarbeitung unter der Geburt muss in eine Hinwendung zur Ikonizität, zum „Körper-Sein" münden, wodurch der Schmerz – als ikonische Qualität – erst integrierbar ist. Ikonizität ist dabei nicht nur als basales (vorwirkliches) Erleben zu verstehen, sondern auch als Handlungsorientierung nach dem Prinzip der Ähnlichkeit/Nicht-Ähnlichkeit (s. die Definition der Zeichenkategorien in Peirce 1902): Der ikonische Aspekt des Gebärschmerzes bedeutet deshalb auch primäre Selbstvergewisserung. Erst wenn im ikonischen Erleben diese „primäre Selbstvergewisserung" zustande kommt, kann Ikonizität als sinnvoll und hilfreich zugelassen werden; wenn das nicht der Fall ist, dann muss Ikonizität zur Vermeidung von Traumatisierung unterdrückt werden.

Dieser intrapartale ikonische Aspekt des Geburtsschmerzes ist als eine Welt zu verstehen, in welcher averbale Zeichenprozesse vorherrschen, wie sie auch der Terminus der „primären Mütterlichkeit" (Balint 1965) für die erste Zeit nach der Geburt beschreibt: Es entsteht also intrapartal ein Interpretant, welcher sich postpartal z. B. im Sinne der „Erfülltheit" (Salmon u. Drew 1992) auswirkt. Schon intrapartal wird ein emotionales Kontinuum für die Zeit nach der Geburt vorbereitet.

Die intrapartale Ikonizität hat darüber hinaus nicht nur intrapsychisch, also für die Gebärende selbst eine Bedeutung, sondern bewirkt auch häufig bei den anwesenden Partnern ein Eintauchen in ikonische Prozesse: Ein besonderes Bindungserleben zwischen den werdenden Eltern sowie triangulierende Beziehungsprozesse zum Neugeborenen werden initiiert. Zukünftige Forschungsarbeit muss Auskunft darüber geben, wie sich diese ikonischen Prozesse darüber hinaus auf das Kind *unter* der Geburt auswirken.

## Traumatisches Erleben

Ob der Weg zur Ikonizität möglich sein wird oder nicht, wird wesentlich von einem Aspekt beeinflusst, welcher allgemein – sowohl aus soziokultureller als auch aus entwicklungspsychologischer Sicht – als „Erwartung" bezeichnet werden kann.

Wenn eine Frau aufgrund ihrer soziokulturellen Identität Gebären für sinnlose Quälerei und infolgedessen die Zumutung eines Versuchs zur Geburt (etwa anstelle eines elektiven Kaiserschnittes) als erniedrigend erlebt, dann kann sie kaum eine Identität entwickeln, welche es ihr ermöglicht, sich auf den Gebärprozess einzulassen. Wer darüber hinaus keine guten oder gar nur destruktive Erfahrungen im Rahmen der in der frühkindlichen Entwicklung dominanten ikonischen Zeichenprozesse erwerben konnte, hat als Grunderfahrung dann eher eine „Diskontinuität des Seins" entwickelt, welche im Zusammenhang mit ikonischem Erleben jederzeit reaktiviert werden kann. Eine Frau mit dieser Vorerfahrung wird also verständlicherweise hauptsächlich Fluchtmechanismen entwickelt haben, wenn ikonische Prozesse dominieren bzw. zu dominieren beginnen: Solch eine in frühkindlicher Zeit erworbene, traumatypische Fluchtreaktion (im Sinne eines „Weglaufens vor dem Schmerz")[10] kann zeichentheoretisch als Hinwendung zum indexikalischen „Körper-Haben" interpretiert werden. Versagen Flucht- oder Vermeidungsstrategien gegenüber einem solchermaßen geprägten ikonischen Erleben jedoch, dann ist eine Traumatisierung die Folge.

### Erste erkennbare grundlegende Muster intrapartaler Passung

Aus den beschriebenen Zusammenhängen zwischen der Ikonizität des Gebärschmerzes und dem Erleben von Bewältigung bzw. Überwältigung deutet sich eine klinisch sinnvolle Einteilung der intrapartalen Passungsprozesse hinsichtlich des Geburtserlebens in drei Gruppen an:

- Frauen, denen es gelingt, ikonisch zu werden bzw. zu sein und zu bleiben
- Frauen, denen es im Falle von befürchteter Überwältigung im Rahmen ikonischer Prozesse gelingt, zu „fliehen", ohne ikonischen „Horror" durchleben zu müssen
- Frauen, welche den ikonischen „Horror" – trotz aller Flucht- und Vermeidungsbemühungen – nicht vermeiden können, wodurch sie traumatisiert werden

Das Symptom „Geburtsschmerz" kann also sowohl Zeichen für eine zerreißende als auch für eine gelingende Passung sein: Die klinischen Kriterien für die eine oder andere Entwicklung sind bisher nur sehr unscharf erfassbar. Radikale Einseitigkeit, sei es im Sinne einer generellen Befürwortung oder einer generellen Ablehnung eines vaginalen Gebärens, ist angesichts der Folgen hinsichtlich postpartaler Erfülltheit und post-

partaler traumatischer Reaktionen abzulehnen. Die Situation muss jederzeit individuell beurteilt werden.

## Der Gesundheitsbegriff

### Gesundheit als pragmatisches Bewahren und Wiederherstellen

Wenn der geburtshilflich Tätige Gesundheit als Bewahrung oder Wiederherstellung von pragmatischen Fähigkeiten („Funktionskreise des Mediums") versteht und das Sichern von basalem vegetativen Selbsterhalt (vegetative Regelkreise), dann ist das Modell der offiziellen Geburtshilfe sehr hilfreich, wie die Zahlen über kindliche und mütterliche Mortalität und Morbidität belegen. Die klinischen Parameter, wie Nabelschnur-pH, kindlicher Apgar-Wert[11] und die Deskription mütterlicher Verletzungen sind dann zur Beschreibung des postpartalen klinischen Zustandes von Mutter und Kind ausreichend. Krankheit bzw. Störungen, wie z. B. eine Geburtsblockade, die vitale Bedrohung eines Kindes oder unerträgliche Schmerzen, werden dabei als begrenztes Ereignis verstanden, welches nicht sinnhaft und kohärent in einen situativen Gesamtzusammenhang unter Einschluss des bio-psycho-sozialen Lebenskontextes eingeordnet werden braucht. Wie im ersten Teil dieses Beitrags dargelegt, gibt es verschiedene klinische und epidemiologische Aspekte, wie z. B. eine hohe Rate an Kaiserschnittentbindungen, welche nicht von einer gleichzeitigen Senkung der schwersten kindlichen Morbidität und Mortalität gefolgt sind, was dazu Anlass gibt, zu überlegen, wie die gängigen geburtshilflichen Vorstellungen im Sinne einer „Gesundheit des Gebärens" weiterentwickelt werden können.

### Gesundheit als kommunikative Selbstzueigennahme durch Entwicklung

Ein Ansatz zu solch einer Weiterentwicklung bietet der Aspekt einer gesunden „Entwicklung" von Mutter und Kind mit der Vorstellung eines

---

10 Siehe hierzu auch die Definition von Fischer und Riedesser (1998) zum „Traumaschema": „Zentrales, in der traumatischen Situation aktiviertes Wahrnehmungs-/Handlungsschema, das im Sinne von Trauma als einem unterbrochenen Handlungsansatz mit Kampf- und Fluchtendenz die traumatische Erfahrung im Gedächtnis speichert." (Glossar, S. 351)

---

11 Klinische Beurteilung der kindlichen Situation in den Dimensionen „Atmung", „Herzfrequenz", „Muskeltonus", „Reflexe" und „Hautfarbe" nach ein, fünf und zehn Minuten postpartal.

Kontinuums von Schwangerschaft, Geburt und Elternschaft bzw. Neugeborenenzeit, wie er sich aus den theoretischen Überlegungen zum Passungsmodell als Basis für eine Integrierte Geburtshilfe ergibt. Wie dargelegt, müssen die Fragen dann im Sinne einer Situationsdiagnostik und -therapie gestellt werden. Die grundlegende Annahme, auf der die weiteren Überlegungen basieren, ist demzufolge, dass Gesundheit die Folge **gelingender Passung in einer Situation auf der vegetativen, sensomotorischen und psychosozialen Ebene** ist, im Gegensatz zur Vorstellung, dass Gesundheit lediglich die Folge einzelner und nebeneinander stehender „Eingriffe" auf der Ebene des vegetativen und sensomotorischen Körpers ist, wie es das Modell vom „offenen System" und von der „trivialen Maschine" nahe legt.

Die Beurteilung im Sinne einer „Situation" beinhaltet Fragen nach zeitlichen Dynamiken und möglichen Zielen:

- Auf welcher Ebene und wann haben die Passungsstörungen begonnen?
- Welche Passungsstörungen stehen akut im Vordergrund, um Tod oder irreversible Passungsverluste zu vermeiden?
- Auf welcher Ebene sollten Passungsprozesse am sinnvollsten begonnen werden, und auf welcher Ebene erscheint es im Rahmen zeitlicher Limitierungen, welche vom Behandler vorausphantasiert werden, möglich, gemeinsame Wirklichkeit herzustellen?
- Wie werden kurz-, mittel- und langfristige Passungsziele eingeschätzt und gewichtet?

## Der Wechsel von „Gesund-Sein" und „Gesund-Werden"

Gesundheit kann auf der Basis des Passungsmodells nicht statisch, sondern nur prozesshaft verstanden werden, d.h. sie muss von Situation zu Situation (wieder) neu erworben werden im Sinne des Konzeptes von der „Salutogenese" (Antonovsky 1989): Passung entsteht, um dann wieder aufgegeben zu werden. Bezogen auf den Gebärprozess bedeutet das, dass sein Gelingen nicht vorhersehbar ist (s. S. 119): Der Gebärprozess muss sich vielmehr von Situation zu Situation weiterentwickeln, wobei Erfahrungen nicht vermieden oder übersprungen werden können,

sondern durchlebt werden müssen. Neben einer Vorstellung von „Gesund-Sein" ist also immer auch eine Vorstellung von (wieder) „Gesund-Werden" nötig, also von „Entwicklung".

Wie an verschiedenen Stellen dieses Kapitels angedeutet, ermöglicht der Entwicklungsprozess hin zur Ikonizität jene Form der „Propriozeption" der Gebärenden, welche u. a. durch Integration des Geburtsschmerzes zum Fortschreiten des Gebärprozesses beiträgt und schließlich in „Erfülltheit" mündet. Salmon und Drew (1992) beschreiben den Zusammenhang zwischen intrapartalem Erleben und postpartaler Erfülltheit. Die Autoren sagen sinngemäß, dass postpartale Erfülltheit weniger im Sinne einer Zufriedenheit mit dem Endergebnis zu verstehen sei, sondern sich aus dem Erleben ableite, „beteiligt gewesen zu sein und etwas erreicht bzw. geleistet" zu haben („feelings of involvement and achievement").

## Was sind Parameter gelingender Passung?

Gelingende Passungsprozesse führen zu bestimmten Zeitpunkten des Gebärprozesses „schlagartig" zu neuen Erlebensweisen. Die Systemtheorie spricht in diesem Zusammenhang von „Emergenzen": Durch kommunikative Prozesse zwischen Teilen ( = Subsysteme) eines Systems entstehen – ab einem bestimmten, nicht vorhersehbaren Moment – neue Eigenschaften in diesem System, welche auf der Ebene der Teile bzw. Subsysteme nicht vorhanden waren. Die Interpretanten des mütterlichen Systems – und nur hierüber können wir z.Z. Aussagen machen – verändern sich also infolge einer bestimmten Art der Proprioception (d. h. einer bestimmten Art der Kommunikation der Subsysteme untereinander) „schlagartig", und der innere Zustand des Systems ist damit ein neuer geworden.

Es trägt zum besseren Verständnis bei, wenn diese Interpretanten als „Stimmungen" beschrieben werden. Der Begriff der „Stimmung" oder „Gestimmtheit" wurde von Uexküll und Wesiack (1998) – in Anlehnung an Thiele (1980) – für innere Zustände vorgeschlagen, welche den gesamten Organismus durchziehen und färben bzw. tönen. Nach Thiele, so Uexküll und Wesiack, „bezeichnet (Stimmung) einen ‚protrahierten Gefühlszustand im Zusammenhang mit der somatischen und psychischen Gesamtverfassung, der allen übrigen Erlebnisinhalten eine besondere Färbung verleiht' ". Sie fahren fort:

*„Der Begriff Stimmung ist weder somatologisch noch psychologisch festgelegt, er ist psycho-physisch ‚neutral' und bringt den Gleichklang zwischen Erleben und körperlicher Verfassung zum Ausdruck, der in allen Intensitätsgraden bestehen bleibt. Offenbar handelt es sich um Ordnungszustände des vegetativen Bereiches, die nur in begrenzter Zahl existieren und die als Grundtönung auch in den komplexeren und differenzierteren Zuständen des animalischen und sozialen Bereiches durchgehalten werden."* (Uexküll u. Wesiack 1998)

In der Anmerkung fügen die Autoren ergänzend hinzu, dass „Stimmung und Integration" zusammengehören. Tierversuche hätten gezeigt, „wie Partialstimmungen einzelner Organe und Organsysteme zu Gesamtstimmungen integriert werden. Integrationsstörungen behindern die Bildung komplexer Systeme und Stimmungen, die dann in Verstimmungen umschlagen können" (ebd.).

Aus der Sicht des Passungsmodells wird also in Zukunft erforscht werden müssen, welche „Gesamtstimmung" der Gebärenden Ausdruck eines gelingenden oder misslingenden Gebärprozesses ist: Die Parameter der Muttermundweite und des Höhenstandes des so genannten „vorangehenden Teils (kindliches Köpfchen oder Steiß)" sowie der Wehentätigkeit sind hierfür unzureichend.

## Intrapartale Entwicklung und ihre Auswirkung auf die postpartale Gestimmtheit am Beispiel von „Erfülltheit" und „Enttäuschtheit"

### Die Bedeutung von „Angst"

Es ist normal, ja wahrscheinlich sogar ein natürlicher Teil des Gebärens, Angst vor der Geburt haben, einschließlich der Angst, nicht gebären zu können. Postpartale Erfülltheit ist höchstwahrscheinlich mit einer intensiven inneren Auseinandersetzung während des Gebärens verknüpft,

einschließlich der Angst vor dem Scheitern. Diese innere Auseinandersetzung im Sinne einer Grenzsituation bedeutet, emotional und kognitiv an seine Grenzen zu kommen, d. h. eventuell auch, nicht mehr vorausphantasieren zu können, dass der Prozess bewältigt werden kann. Die pragmatische Antwort auf diese Situation im Sinne unmittelbarer Bedürfnisbefriedigung könnte dann ein Eingriff wie die PDA oder der Kaiserschnitt sein. Die kommunikative Antwort hingegen bestünde in dem Versuch, den Raum für die Mangelerfahrung aushaltbar zu machen, indem die behandelnde Umgebung – ähnlich wie die „ausreichend gute Mutter" (Winnicott 1965) bei frühen, für das Neugeborene schwer aushaltbaren Erfahrungen – zum ikonischen Zeichen für Bewältigung wird.

---

**Vignette „Hausgeburt"**

Eine Patientin formulierte dieses Bedürfnis nach innerer Auseinandersetzung und Entwicklung einmal folgendermaßen: „Ich wusste, dass ich in große Not kommen würde; gerade deshalb wollte ich zu Hause gebären, damit mir niemand mit einer PDA oder einem Kaiserschnitt auf diese Not antworten könnte, selbst wenn ich danach verlangen würde, sondern damit man mich in meinem Auseinandersetzungsprozess begleiten müsste". Sie brachte dabei gleichzeitig zum Ausdruck, dass sie von der Betreuung im Krankenhaus nicht erwartete, dass das verstanden werden würde. Die hier zitierte Frau wünschte sich eine kommunikative Abstimmung, nicht eine pragmatische Behandlung durch die therapeutische Umgebung, in welcher sie sich nur als passives Objekt anpassen, nicht jedoch ein autonomes Selbst entwickeln konnte. (Zu den Begriffen „Autonomie" und „Autarkie", s. weiter unten.)

---

### Postpartale Erfülltheit

Es wird deutlich, dass postpartale Erfülltheit nicht nur die Abwesenheit von Klagen meint, sondern eine Form der Gestimmtheit, in welcher die Frau sich in besonderer Weise – im Sinne der

„Propriozeption" – „selbst zu eigen" nimmt. Aus diesem Grund scheint es sowohl aus wissenschaftlicher als auch aus klinischer Sicht sehr sinnvoll „Erfülltheit" von allgemeiner „Zufriedenheit" nach der Geburt zu unterscheiden.

Ein solcher Begriff von „Erfülltheit" knüpft an die Vorstellung einer „Synthesis zwischen innerer und äußerer Aktivität" (Uexküll u. Wesiack 1998) an. Die zitierten Autoren beziehen sich auf Sandler (1960) sowie Joffe und Sandler (1967), welche „von einem ‚Akt sensorischer Integration' sprechen, der die inneren Aktivitäten des Organismus und die Aktivitäten der Umgebung zu einer gesehenen, gehörten und getasteten Umwelt von ‚Phänomenen' " verknüpft bzw. zum „Erscheinen" bringt. Die gelungene Integration sei, so Joffe und Sandler (1967), „nicht nur von Angstminderung begleitet", sondern wirke sich auch „auf ein Hintergrundsgefühl im Ich" aus, „das man als Sicherheits- oder vielleicht als Gesichertheitsgefühl bezeichnen könnte." Die Autoren heben „besonders den positiven Charakter dieses Gefühls" hervor, „das natürlich nicht bewusst sein muss". Es bedeute „mehr als ein bloßes Fehlen von Angst und reflektiert (...) eine fundamentale Qualität der belebten Materie, durch die sie sich von der unbelebten unterscheidet".

Bezogen auf „postpartale Erfülltheit" kann also gefolgert werden: Sie entsteht erst durch einen „sensorischen Akt gelungener Integration" und bewirkt bzw. ist ein „Hintergrundgefühl des Ich", welches mehr ist als die „Abwesenheit von Angst" und Krankheit bzw. körperlicher Verletzung nach der Geburt.

Nun wird verständlich, warum sich Frauen nicht selten nach Geburten betrogen fühlen, in denen auf ihre Not mit komplementären Reaktionen wie PDA oder Kaiserschnitt geantwortet wurde: Die Umgebung hatte nicht verstanden, die Situation so zu interpretieren und an ihr teilzunehmen, dass wieder Raum zur Entwicklung entstehen konnte. Der „Akt sensorischer Integration" konnte nicht stattfinden. Die Vermutung liegt nahe, dass das behandelnde System ihnen die Möglichkeit für eine bestimmte notwendige Erfahrung durch diese Interventionen vorenthalten hatte. Auf der Ebene der allgemeinen Patientinnenzufriedenheit, welche in etwa mit der

Zufriedenheit eines Hotelgastes zu vergleichen ist, können aber keine Klagen erhoben werden, da die Maßnahmen ja auf Wunsch der Patientin durchgeführt worden waren.[12]

Hier zeichnet sich ein dynamischer Ansatz zum Verständnis postpartaler Enttäuschtheitsreaktionen (und eventuell auch von postpartaler Depression) ab: Wie oben ausgeführt, bezeichnen wir ein Bedürfnis als „unvollendetes Ganzes, welches nach Ganzheit strebt" (Piaget 1969); ein solches „unvollendetes Ganzes" können wir nach Bion (1990) auch als „angeborenes Präkonzept" verstehen (s. zum Konzept von Bion auch Uexküll et al. 1994). Angewendet auf die schwangere Frau würde das heißen, dass sie in sich ein angeborenes Präkonzept bzw. ein angeborenes Bedürfnis, zu gebären, hat. Zu diesem angeborenen Bedürfnis muss dann eine bestimmte – ikonische und indexikalische – Erfahrung kommen, damit das Bedürfnis seine „Ganzheit" erlangt: Das Zusammentreffen von

---

12 Die Patientin befindet sich in einer Double-Bind-Situation: Um gebären zu können, muss sie ihre Angst einschließlich eines eventuellen Gefühls von Verzweiflung und Hoffnungslosigkeit zulassen und auch artikulieren können. Dabei muss sie sich aber darauf verlassen können, dass diese Gefühle von der therapeutischen Umgebung richtig verstanden werden, d. h. als notwendiger Prozess innerer Auseinandersetzung. Wenn es als notwendiger Prozess innerer Auseinandersetzung verstanden wird, dann muss statt einer pragmatischen Reaktion eine kommunikative Antwort erfolgen. Die Gebärende muss sich dabei auch darauf verlassen können, dass über pragmatische Eingriffe kommunikative Einigung erzielt werden wird. Meiner Meinung nach wird – neben der Unfähigkeit, empathisch kommunizieren zu können – die geburtshilfliche Aufgabe, kommunikativ eine gebärproduktive Spannung herzustellen, zu modulieren und mit der Gebärenden auszuhalten, noch zu wenig verstanden. Aus den weiter oben dargelegten theoretischen Überlegungen leitet sich aber ab, dass eine Patientin, mit der nicht gemeinsam der Punkt gesucht wurde, an dem die Grenze erreicht wird, bevor es ins Traumatische kippt, tatsächlich betrogen wurde, weil die therapeutische Umgebung eine Arbeit nicht geleistet hat, welche sie erbringen musste, wenn sie wirklich eine therapeutische ist. Nach einer solchen Geburtserfahrung benötigt die Patientin Hilfe, um dieses realitätsgerechte Gefühl vom ‚Betrogensein' in Passung zu bringen. Psychodynamisch befindet sich solch eine Frau in einer ähnlichen Situation wie Patienten, welche im Rahmen psychotherapeutischer Prozesse Opfer kollusiver Wunscherfüllung wurden.

„Präkonzept" und „Erfahrung" kann dann zu einem „Akt gelingender sensorischer Integration" führen (s. Joffe u. Sandler 1967). Das Gelingen wiederum wäre in Form der postpartalen Erfülltheit erfassbar. Diese gelungene Integration in Form des Erfülltheitserlebens wird ihrerseits zum „Präkonzept" für die weiteren Erfahrungen der Wöchnerin, zum „unvollendeten Ganzen, welches nach Ganzheit strebt", z. B. für die Erfahrungen, welche zu dem Verhalten führen, welches wir nach M. Balint (1965) als „primäre Mütterlichkeit" bezeichnen.

Wenngleich hier von einem „angeborenen Bedürfnis" bzw. „Präkonzept" gesprochen wird, so soll doch festgehalten werden, dass dieses Bedürfnis im Verlauf einer langen Entwicklung und Identitätsbildung als Frau psychosozial ausgeformt und damit in hohem Maße von den individuellen und gesellschaftlichen Normen verändert wurde: Die psychosozial geprägten „Erwartungen" an die Geburtserfahrung – im Sinne von „Präkonzepten" – unterliegen also einem permanenten Wandel und sind ohne soziologischen und psychologischen Ansatz nicht verstehbar. (Ich möchte also keineswegs einer antiemanzipatorischen Fehlinterpretation das Wort reden, wonach – ausgehend vom Begriff „angeboren" – eine Frau dieses Bedürfnis leben müsse, um ihre weibliche Identität zu erlangen oder zu leben.)

Kann die Gebärende jedoch nicht die zum „angeborenen Bedürfnis" bzw. zum „Präkonzept" gehörende Gebärerfahrung machen, weil Ikonizität vermieden wurde, bleibt eine „Erwartung" (also das „Präkonzept") unerfüllt, und der „Akt sensorischer Integration" kann nicht stattfinden: Es kommt zu postpartaler „Enttäuschtheit". Eine Untersuchung von Knight und Thirkettle (1987) belegt, dass u.a. auch die „enttäuschte Erwartung", also das Gefühl, das einsetzt, wenn das Geburtserleben „schlechter als erwartet" war, signifikant häufiger mit dem so genannten Wochenbett-Blues (im Sinne einer „transient depression") auftrat. Hier tritt der klinische Zusammenhang zwischen nicht erfüllter Erwartung (im Sinne von Präkonzept oder Bedürfnis) und „Enttäuschung" deutlich zutage.

Die hier angerissenen Zusammenhänge sollen aufzeigen, dass der Gebärprozess eine Bedeutung für die sensomotorische Propriozeption und die psychosoziale Identität der Frau hat: Aus diesen Darlegungen sollte jedoch nicht geschlossen werden, dass Frauen, welche eine anästhesiologische oder eine andere operative Intervention benötigen, nicht dennoch die nötigen propriozeptiven und identitätsbildenden Prozesse während des Gebärens oder im Nachhinein durchlaufen und so die Kompetenzen der „primären Mütterlichkeit" erwerben können. Aber es soll verdeutlicht werden, dass sie hierbei wahrscheinlich Unterstützung brauchen und dass deshalb auf die Chance des Gebärprozesses nicht primär und ohne Grund verzichtet werden sollte.

Aus meinen Darlegungen resultiert die Forderung an die geburtshilflich Tätigen, Wünschen nach PDA und Sektio nur unter sorgfältiger Abwägung aller Gesichtspunkte und in kommunikativer Abstimmung mit der Gebärenden nachzukommen! Nicht wenige Gebärende haben das wiederholt – nach der Geburt – bestätigt: Sie konnten im Nachhinein erklären, wie wichtig diese Selbst-Erfahrung für sie war, wenn sie dazu ermutigt wurden, sich ihren Prozessen zu stellen. Wie schon erwähnt, gehen auch Salmon und Drew (1992) davon aus, dass das „Gefühl, beteiligt (gewesen) zu sein", und das Gefühl, „etwas erreicht zu haben", (auch) im Schmerz- und Angsterleben sowie in deren Bewältigung erlebbar wird. Die Autoren ziehen daraus den Schluss, dass „Erfülltheit durch Maßnahmen unberührt bleibt – oder eventuell sogar negativ beeinflusst werden könnte –, welche Schmerz und Angst erfolgreich ausschalten" (ebd., S. 318).

Es sei an dieser Stelle darauf hingewiesen, dass das Schmerzerleben unter der Geburt in verschiedenen Untersuchungen jeweils als sehr hoch eingestuft wurde, jedoch keine signifikante Korrelation zum postpartalen allgemeinen Zufriedenheitsgefühl gefunden wurde: So schreiben beispielsweise Ranta et al. (1995), dass (postpartale) Unzufriedenheit „nicht damit korreliert war, ob die Gebärende eine Analgesie erhalten hatte oder nicht", obwohl die Mehrheit der Gebärenden starke oder sehr starke Schmerzen angegeben hatte. Das widerspricht der Annahme von Azoulay (1998), welche den Geburtsschmerz zwar – richtigerweise – als extrem bezeichnet, dann jedoch – fälschlicherweise – daraus den Schluss zieht, dass Gebären eine unnötige Terrorisierung der Frau der heutigen Zeit darstelle.

## Gelingende und zerreißende Passung – Erfülltheit und Traumatisierung

Nach Fischer (1996) steht die Traumatologie vor der Aufgabe, „,objektive Ereigniskategorien und subjektive Problemlösungsprozesse' in ihrer wechselseitigen Verschränkung zu erfassen". Diese Verschränkung kommt im Begriff der „traumatischen Situation" zum Ausdruck, welche „als die kleinste Analyseeinheit (betrachtet wird), die nur unter Verlust entscheidender Sinnbezüge noch weiter (z. B. in Ereignisse-an-sich und eine prätraumatische Persönlichkeit-als-solche) aufgespalten werden kann" (ebd.). In der traumatischen Situation wird der „Situationskreis" (Uexküll u. Wesiack 1996) durch „traumatische Umgebungsfaktoren so radikal (durchbrochen), dass dieser punktuell zusammenbricht".

*„Wir können daher das psychische und psychosomatische Trauma definieren als ein vitales Diskrepanzerlebnis zwischen bedrohlichen Situationsfaktoren und individuellen Bewältigungsmöglichkeiten, das mit Gefühlen von Hilflosigkeit und schutzloser Preisgabe einhergeht und so eine dauerhafte Erschütterung von Selbst- und Weltverständnis bewirkt"* (Fischer 1996).

Eine Theorie der Traumatisierung durch Gebären muss demzufolge untersuchen, wie es dazu kommt, dass der Akt sensorischer Integration derart misslingt, dass statt eines „sicheren Hintergrundgefühls des Ich" ein Erleben von „Hilflosigkeit und schutzloser Preisgabe mit der Folge einer dauerhaften Erschütterung von Selbst- und Weltverständnisses" dominant wird, und wie diesem Erleben hilfreich begegnet werden kann. Eine Theorie der Erfülltheit durch Gebären wiederum muss untersuchen, wie der Akt sensorischer Integration in einer Situation mit starken Schmerzen und häufigem Erleben von Angst gelingt, sodass Erfülltheit entsteht.

Aus der Tatsache, dass Schmerz und Angst in beiden Fällen beteiligt sind, wird erkennbar, dass nicht diese Erlebensweisen per se, sondern die Möglichkeit der Gebärenden, diese zu integrieren, über die weitere Entwicklung unter und nach der Geburt entscheidet. Während bei der Gefahr der Traumatisierung das behandelnde System – neben dem therapeutischen Halten – mögliche Flucht- und Vermeidungsreaktionen unterstützen sollte, muss es zur Förderung der Entwicklung ikonischen Erlebens und der Konsequenz von postpartaler Erfülltheit für die Gebärende zu einer Erfahrung des Gehaltenwerdens in der inneren Auseinandersetzung beitragen, ohne diese zu unterdrücken bzw. zu vermeiden.

## Zusammenfassung

Gesundheit im Sinne des Passungsmodells bedeutet also nicht nur ein bestimmtes „Endergebnis", sondern vielmehr eine Art und Weise, „wie ein bestimmtes Endergebnis" erzielt wird: Als klinische Parameter sind hier „psycho-physische Gestimmtheiten" wegweisend, welche als immer wieder neue Interpretanten den Gebärprozess strukturieren. Unter diesem Aspekt bedeutet „Behandlung" bzw. „Geburtshilfe" die Modifikation dieser Gestimmtheiten. Postpartal positive Gestimmtheit im Sinne von „Erfülltheit" ist dabei nicht nur als Abwesenheit von Angst zu verstehen, sondern als besonderes „Hintergrundgefühl des Ich".

## Der Kommunikationsbegriff der Behandler

Thure von Uexküll beschreibt zwei grundlegende Beziehungs- und Selbsterlebensweisen, nämlich die der „Autonomie" und der „Autarkie", welche sich im Rahmen präsymbolischer Funktionskreise entwickeln und bei deren Konzeptualisierung er auf den entwicklungspsychologischen Erkenntnissen von Stern, Winnicott, Balint, Erikson, Piaget u.a. aufbaut. Diese grundlegenden Erlebensweisen „färben" die Interpretanten des Systems Mensch im Verlauf seiner weiteren Entwicklung, sodass sie trotz unterschiedlicher (später erworbener) struktureller Errungenschaften des Individuums kontinuierlich in jeder Situation wirksam sind. In diesem Sinne sind sie als Meta-Interpretanten zu verstehen. Thure von Uexküll integriert in seinem Ansatz das entwicklungspsychologische Modell nach Stern (1985), das Konzept der Interpretanten nach Peirce (1902) und das Modell der Funktionskreise nach J. v. Uexküll (Uexküll u. Kriszat 1934).

**Autonomie:** Das Vertrauen, dass das Passende sich einstellen wird, bezeichnen wir danach als „Autonomie". Autonome Beziehungsmuster führen, vermittelt durch ikonische Zeichenprozesse und die amodale Wahrnehmung, zur Entwicklung der Fähigkeit, die Umwelt mithilfe des „kommunikativen Realitätsprinzips", also durch Gemeinschaftshandlungen mit anderen Lebewesen infolge von Kode-Abstimmungen, zu konstruieren.

**Autarkie:** Die Sicherheit, dass die unbelebte Umgebung für die eigene Willkürmotorik in Passung gebracht werden kann, bezeichnen wir als „Autarkie". Autarke Beziehungsmuster führen, vermittelt durch indexikalische Zeichenprozesse und die Möglichkeiten der Sensomotorik, zur Entwicklung der Fähigkeit, die Umwelt auf der Grundlage des „pragmatischen Realitätsprinzips" zu konstruieren, also auf der Basis von Handlungen, welche sich aus dem Umgang mit der unbelebten Natur ableiten und welche nicht der Kode-Abstimmungen mit anderen Menschen im Sinne von Gemeinschaftshandlungen bedürfen.

Die hier beschriebenen Meta-Interpretanten – die Autonomie und die Autarkie – sind also eng verbunden mit zwei grundlegenden, gleichermaßen wichtigen Mustern, die Umwelt zu konstruieren, nämlich mit dem kommunikativen und dem pragmatischen Realitätsprinzip.

## Pragmatische Passungsprozesse in der Geburtshilfe

Die offizielle Geburtshilfe handelt autark nach dem pragmatischen Realitätsprinzip, wobei Symptome ausschließlich indexikalisch interpretiert und beantwortet werden. Der Körper der Gebärenden *und* ihr Verhalten – mütterliche

Schmerzen, Geburtsblockaden und kindliche Herzfrequenzänderungen sind in diesem Sinne „Verhalten" – werden als offenes System behandelt, welches linearen Ursache-Wirkungs-Zusammenhängen unterliegt. Als Gegengewicht auf der Seite der Gebärenden hat sich in den letzten Jahrzehnten eine Haltung entwickelt, welche zwar als „Autonomie" bezeichnet wird, aber im Sinne der oben beschriebenen Definitionen „Autarkie" meint.

Autarkie auf der Seite der Patientin bedeutet die pragmatische Macht, von den Behandlern etwas zu verlangen oder ihnen etwas zu verweigern, ohne diese Behandlungsvorstellungen kommunikativ mit der behandelnden Umwelt abzustimmen: Diese Haltung wird zum Gegenpol des pragmatischen Handelns auf der Seite der sich autark verhaltenden Behandler, welche die eigenen Handlungsweisen auf ihren Erfolg im System „Gebärende" auf der Basis indexikalischer Zeichen mit der Schwangeren bzw. Gebärenden überprüfen. Beide Seiten behandeln ihr Gegenüber wie „offene Systeme" und nach dem Modell der „trivialen Maschine" auf der Basis von Interpretanten, welche sie aus dem Umgang mit der unbelebten Natur erworben haben: Man kann von einer gegenseitigen „Trivialisierung" sprechen, welche einen Konsens lediglich dahingehend sucht, welcher „Eingriff" vom behandelnden System durchgeführt werden soll bzw. darf. Auf der Basis autarker Verhaltensweisen mit dem Muster der gegenseitigen „Trivialisierung" entsteht eine „Partialkommunikation". Der „Eingriff" wird zur alleinigen therapeutischen Leistung und damit zum Verhandlungsobjekt zwischen der Gebärenden und dem behandelnden System: Die Gebärende wünscht oder verweigert einen Kaiserschnitt, eine PDA, eine Einleitung, eine vaginale Untersuchung, eine bestimmte Geburtshaltung usw. Komplementär dazu verordnen die Behandler ihre Maßnahmen oder verweigern Forderungen der Patientinnen, welche ihnen – aus der Sicht des pragmatischen Realitätsprinzips – unsinnig erscheinen. Eine weiter gehende kommunikative Abstimmung auf der Basis ikonischer Zeichenprozesse sowie auf der Basis einer Integration von Ikonizität und Indexikalität zur Symbolizität fehlt hier noch.

Pragmatisches Verhalten auf der Seite des behandelnden Systems ist vor allem in Notfallsituationen sehr hilfreich, also dann, wenn der Patientin autarke Handlungsweisen nicht mehr zur Verfügung stehen und sie sich passiv der autarken Verhaltensweise des behandelnden Systems überlassen will oder muss: Als Notlösung ist autarkes Handeln durch das behandelnde System dann sehr hilfreich. Es sollte jedoch jeweils situationsabhängig geklärt werden, inwieweit es sich nicht auch – gerade in Geburtssituationen – um eine Dynamik im Sinne einer „projektiven Identifikation" handelt, in welcher sich das Selbstbild der Gebärenden als hilfloses Objekt mit dem Selbstbild der Geburtsmedizin als autarkes und pragmatisch handelndes System kollusiv ergänzt.

Aus den bisherigen Darlegungen wird deutlich, dass Verhaltensauffälligkeiten, Stimmungsschwankungen und Compliance-Probleme dann zu einer außerhalb der Geburtshilfe liegenden Angelegenheit werden, wenn man das Modell des pragmatischen Handelns als ausschließliche Basis zur Verfügung hat. Die erwähnten klinischen Probleme werden dann zum Problem für einen anderen Spezialisten aus dem Bereich der Psychologie.

Behandlungstheoretisch beruft sich die Medizin dabei, wie ausgeführt, auf das pragmatische Prinzip, welches sie in Form von Eingriffen umsetzt, und die Psychologie beruft sich auf das kommunikative Prinzip, welches sie in Form von Arbeit mit Beziehung umsetzt. Die folgenden zwei Kurzvignetten sollen verdeutlichen, dass es eines neuen Ansatzes bedarf, um die therapeutische Sackgasse eines Dualismus von Eingriff und Beziehung und damit von „somatischer Medizin" und „psychologischer Medizin" zu überwinden:

---

**Vignette „Übertragung um 18 Tage"[13]**

Bei Frau A. wurde nach Überschreitung des errechneten Geburtstermins um 18 Tage die Geburt eingeleitet. Sie hatte die Einleitung schon über sechs Tage gegen den heftigen Widerstand der geburtshilflichen Betreuer hinausgezögert: Wie sie später mitteilte, war sie der festen Überzeugung, dass das Kind die Geburt auslösen müsse und dass man dem Kind etwas vorenthalte, wenn man die Schwangerschaft künstlich beende. Obwohl der Kontakt mit Frau A. über mehr als zwei Wochen möglich war, hatte niemand versucht, mit ihr eine gemeinsame Wirklichkeit herzustellen. Beide Seiten versuchten pragmatisch und autark auf ihren Positionen zu verharren: Während die autarke Position der Patientin jedoch als Ausdruck ihrer für sie in der aktuellen Situation nicht ohne Hilfe veränderbaren Fragilität interpretiert werden muss, liegt die Aufgabe aufseiten der Behandler darin, ihre pragmatische Position zu verlassen und eine kommunikative Abstimmung zu entwickeln.

Stattdessen kam es zu gegenseitigen Entwertungen bzw. einer Art Kriegszustand, in welchem die Patientin sich selbst schließlich – ganz realistisch – als Besiegte erlebte: Ihre Autarkie wurde zerstört, während die Autarkie der Behandler unversehrt blieb. Nach der Einleitung kam es zu einem extrem schleppenden Geburtsverlauf; nach ungefähr 36 Stunden konnte sie zur Periduralanästhesie überredet werden, welche nun aufgrund ihrer völligen körperlichen Erschöpfung indiziert war. Schließlich stellte sich ein Amnioninfektionssyndrom[14] ein, und die Geburt musste nun – wiederum vital indiziert – per Kaiserschnitt beendet werden. Im Wochenbett war die Patientin schwer depressiv und hatte deutliche Zeichen von Posttraumatischem Stress.

---

13 Übertragung = Schwangerschaftszeit, welche über den klinisch relevanten Zeitpunkt der zu erwartenden Geburt hinausgeht

14 Amnioninfektion = aszendierende Infektion der kindlichen Eihäute mit der hohen Gefahr der septischen Ausbreitung auf Kind und Mutter

**Vignette „Beckenendlage"**

Im Verlauf einer Geburt zeigte sich bei einer Erstgebärenden nach rascher problemloser Muttermundseröffnung, dass das Kind in Beckenendlage war. Die Frau – von Beruf OP-Schwester – und ihr Mann – von Beruf Rechtsanwalt – wollten sofort einen Kaiserschnitt. Sie merkte in großer Panik an, dass in ihrer Verwandtschaft ein Kind im Rahmen einer Beckenendlagengeburt schwer hirngeschädigt geboren worden war. Aus geburtshilflicher Sicht war ein Kaiserschnitt in Anbetracht der Gesamtbeurteilung nicht indiziert (s. hierzu auch Kap. 7.2.4).

Die Situation war für die Geburtshelfer sehr konfliktbeladen, weil die Geburt mit allen Mitteln unterdrückt werden musste, um noch rechtzeitig vorher einen Kaiserschnitt durchführen zu können. Da aber bis zu diesem Zeitpunkt kommunikative Abstimmungsprozesse – weder in der Zeit vor noch unter der Geburt – kaum stattgefunden hatten, waren zum Zeitpunkt der Diagnosestellung die zeitlichen Möglichkeiten zu begrenzt, um ihre Angst im Rahmen ikonischer und symbolischer Prozesse noch kommunikativ auffangen zu können. Die Indikation für den operativen Eingriff war infolgedessen die Vermeidung traumatischer Folgen für die Gebärende durch das Eingehen auf ihr Autarkie-Bedürfnis, da keine Hoffnung bestand, autonomes Selbsterleben mit dem Vertrauen darauf, dass das „Passende sich einstellen wird", noch in angemessener Zeit entwickeln zu können.

Dass diese Nicht-Integration einer Arbeit mit Eingriffen und einer Arbeit mit Beziehung, also von pragmatischem und kommunikativem Prinzip, Konsequenzen hat, zeigen zwei Untersuchungen von Waldenström und Nilsson (1993; 1994). Die Autoren fassen dort zusammen, dass Frauen in Geburtshäusern zwar viel zufriedener mit der Betreuung waren, jedoch in der Gesamtbeurteilung des Geburtserlebens kein deutlicher („striking") Unterschied zu finden war. Im Zusammenhang mit meinen theoretischen Ausführungen kann gefolgert werden, dass die Arbeit mit Beziehung und die Arbeit durch pragmatisches Anwenden von Eingriffen (unabhängig davon, ob sie von Hebammen oder ärztlichen Geburtshelfern durchgeführt werden) nicht integriert waren, sodass das Gesamterleben im Sinne einer postpartalen Erfülltheit oder zumindest der Vermeidung postpartaler Enttäuschtheit unbeeinflusst blieb.

## Kommunikative Passungsprozesse in der Geburtshilfe

### Der Kommunikationsbegriff im Passungsmodell

Die pragmatische Passungsarbeit vonseiten des behandelnden Systems ist sehr effektiv, wie die Geschichte der Geburtshilfe zeigt, wenn man unmittelbar postpartales Überleben und körperliche Unversehrtheit zugrunde legt. Der Rückzug auf autarkes Selbst- und Beziehungserleben und pragmatische Behandlungsaufträge vonseiten der Gebärenden schützt darüber hinaus in Notfallsituationen vor unmittelbarer Traumatisierung, indem es dem Individuum ermöglicht, sich von einer nicht-assimilierbaren Umgebung unabhängig zu machen. Beide Verhaltensweisen sind ihrem therapeutischen Wesen nach effiziente Notbehelfe: Sie sichern im Notfall vegetatives und psychisches Überleben, also „Selbsterhalt" auf den verschiedenen Ebenen.

Gebären ist jedoch normalerweise primär ein Prozess der sensomotorischen „Propriozeption" und der psychosozialen „Entwicklung". Erst wenn diese Prozesse scheitern, wird das Gebären sekundär zu einem Prozess, bei welchem psychischer und physischer Selbsterhalt infrage gestellt sein können.

Die Bedeutung des kommunikativen Aspektes wurde in verschiedenen Untersuchungen zur Auswirkung von Beziehungspersonen unter der Geburt belegt: So konnten Klaus et al. (1986) an einer Testgruppe von 168 Erstgebärenden mit Begleitperson im Vergleich zu einer Kontrollgruppe von 249 Erstgebärenden ohne Begleitperson zeigen, dass die Testgruppe weniger Kaiserschnitte und weniger Oxytozin-Anwendung, also Wehenmittel hatte, was den Ergebnissen („weniger Schmerz", „weniger geburtshilfliche Komplikationen") anderer Studien entspricht (s. hierzu auch Gjerdingen et al. 1991; Klaus et al. 1992).

Das Passungsmodell bietet die Möglichkeit, zu verstehen, wie Prozesse auf der psychosozialen und der sensomotorischen Ebene im Sinne von Abwärtsbewegungen Dynamiken auf der vegetativen Ebene – hemmend oder fördernd – beeinflussen können, was sich auf die komplexen Abläufe der Wehenharmonisierung, der Muttermundseröffnung, des Tiefertretens des kindlichen Köpfchens, der Entwicklung von Schmerz, immunologischer Reaktionen, bei kindlichen und mütterlichen Kreislaufreaktionen und vielem mehr auswirkt.

Wenn die Voraussetzung physischen und psychischen Überlebens gegeben ist, dann sind kommunikative Passungsprozesse im Vergleich zu rein pragmatischen Passungsprozessen wesentlich hilfreicher, um die „Propriozeption" eines Systems und seine „Entwicklung" zu fördern bzw. zu unterstützen. Diese – im oben beschriebenen Sinne – „autonome" Art des Selbsterlebens stabilisiert ein lebendes menschliches System auf der psychosozialen und der sensomotorischen Ebene und erlaubt so den vegetativen Subsystemen ihre Entfaltung. Zur Unterstützung bzw. Entwicklung von „Autonomie" muss die pragmatische Herangehensweise im Sinne einer Situationsdiagnostik und -therapie auf der Basis des Passungsmodells erweitert werden: So können bzw. müssen kurz-, mittel- und langfristige Passungsdynamiken gleichzeitig berücksichtigt und in ihrer jeweiligen Bedeutung für die Aspekte von basalem vegetativen „Selbsterhalt", sensomotorischer „Selbstzueigennahme" und psychosozialer „Entwicklung" abgewogen werden.

> **Vignette „Einleitungswunsch fünf Wochen vor Ende der Schwangerschaft"**
>
> Frau B. kam in der 34. Schwangerschaftswoche, also etwa sechs Wochen vor dem errech-
> neten Endtermin der Schwangerschaft, mit dem Wunsch in die Klinik, die Geburt einzuleiten. Sie war zum dritten Mal schwanger, dieses Mal mit Zwillingen. Sie berichtete von einem schwierigen psychosozialen Umfeld mit chronischer Überlastung. Sie habe gelegentlich die Phantasie, sich mit dem Messer den Bauch aufzuschneiden. Es gelang, mit ihr in einen Dialog zu treten. Neben dem Verstehen ihrer schweren Not gelang es auch, die Problematik von Einleitungen mit unsicherem Ausgang und höheren Komplikationsraten zu diskutieren. Über den Verlauf von mehr als zwei Wochen (mit vier Begegnungen) konnte ein von allen getragenes Arrangement – mit einem klaren Datum für die Einleitung und der Möglichkeit des Abbrechens der Maßnahmen, falls sich der gewünschte Erfolg nicht einstellen sollte – festgelegt werden: Am Tag der geplanten Einleitung, also ungefähr in der 36. SSW, meldete sie sich mit spontaner Wehentätigkeit, also noch bevor die einleitenden Maßnahmen begonnen worden waren, und gebar ihre Kinder problemlos, welche sich anschließend – trotz der leichten Frühgeburtlichkeit – gut entwickelten.

Kommunikative Passung bedeutet, dass die Passungsprozesse zwischen zwei Individuen auf allen Zeichenebenen (ikonisch, indexikalisch und symbolisch) wahrgenommen und dialogisch ergänzt werden.

## Kommunikation als „Soziales Gestalten" auf verschiedenen semiotischen Ebenen

Auerbach (1991) hat Kommunikation und die Eigenschaften der verschiedenen Ebenen kommunikativer Passung als „Soziales Gestalten" im Lichte psychoanalytischer Beziehungsmodelle untersucht. Er spricht von „Interkorporalität", „Intersubjektivität" und „Intrasubjektivität".

Auerbach untersucht die „soziale Natur des semiotischen Prozesses"[15] und unterscheidet zwei grundlegend verschiedene Theorien zur Erklärung von Kommunikation: die referenzielle Sicht und die formative Sicht. Er beschreibt die referenzielle Sichtweise als diejenige, welche davon ausgeht, dass „Wahrnehmung die Übertragung von Information über eine äußere Realität in das Gehirn des Empfängers ist und dass Kommunikation die weitere Übertragung von einem Gehirn zu einem anderen ist". Daraus folgt, dass, „wenn semiotische Kommunikation letztlich äußere Realität betrifft, die Bedeutung eines Zeichens der Zustand der äußeren Realität ist, welcher das Zeichen entspricht bzw. auf welche es sich bezieht". Diese von Auerbach als referenzielle Sichtweise beschriebene Vorstellung entspricht der Abbildungstheorie (s. Kap. 1): Externe Realität existiert danach a priori, d. h. ohne den Wahrnehmungsprozess, welcher diese äußere Realität lediglich, quasi fotografisch, abbildet, ohne auf sie einzuwirken.

Dem stellt Auerbach die formative Sichtweise gegenüber. Er sagt, dass diese Sichtweise betont, dass „die Bedeutung eines Zeichens darin besteht, wie es gebraucht wird, um soziale Interaktionen und Beziehungen zu ordnen und zu strukturieren", d. h. „Kommunikation überträgt nicht Fakten, sondern etabliert Beziehungen". Diese Sichtweise ist kongruent mit der in dem ersten Kapitel dieses Buches dargelegten Vorstellung, dass die Realität konstruiert wird und dass Kommunikation die Herstellung „gemeinsamer Wirklichkeit" bedeutet. Auerbach fährt fort und legt dar, dass die Bedeutung eines Zeichens deshalb „weder innerhalb noch außerhalb einer Person liegt, sondern vielmehr in der Interaktion zwischen Menschen existiert", und nimmt Bezug auf Peirce (1902), der sagt, dass das „Konzept von der Bedeutung eines Zeichens untrennbar mit einer Person verbunden ist, für die das Zeichen eine Bedeutung hat, also mit dem Interpreten des Zeichens".

Diese Bedeutungserteilung ist aber nicht statisch, und sie ist nicht vorgefertigt: Der Gebrauch eines Zeichens ist nicht lediglich ein Prozess der Auswahl vorgegebener, a priori festgelegter Antworten. Die „organische Theorie", wie er diesen Aspekt der formativen Sichtweise von Kommunikation nennt, geht vielmehr davon aus, dass die „Erfahrung, eine Idee auszudrücken, nicht bedeutet, ein definiertes Etwas im Kopf zu haben, welches dann in Wortform übersetzt wird, sondern vielmehr bedeutet, eine Richtung oder Tendenz zu haben, welche sich entfaltet, indem wir sie ausdrücken" (nach Merleau-Ponty 1962). Und er zitiert Merleau-Ponty weiter: Erst „der Prozess des Ausdrückens (...) lässt die Bedeutung im Herzen eines Textes entstehen". Auch Stern (1985) beschreibt Auerbach zufolge den Prozess, unformulierte Erfahrung zu formulieren, in ähnlicher Weise. Thure von Uexküll beschreibt den Informationsprozess als Vorgang, um die „Umwelt für eigene Bedürfnisse ‚in Passung‘ zu bringen". Damit wird Kommunikation zu einem ganz und gar situativen Prozess. Auerbach zitiert dazu Bakhtin, welcher das Wort als „zweiseitigen Akt" beschreibt: „Es ist in gleicher Weise in seiner Bedeutung festgelegt durch denjenigen, dessen Wort es ist, und durch denjenigen, für den es gemeint ist. (...) Jedes einzelne Wort bringt den einen in Bezug auf den anderen zum Ausdruck" (Bakhtin 1973, zit. nach Auerbach 1991, S. 120).

Auf diese Weise werde das scheinbare Paradox der Beobachtung von Winnicott verständlich, der bemerkte, dass „Bedeutung zugleich erschaffen und gefunden" werde (ebd., S. 121).

Auerbach betrachtet im Folgenden die Sichtweise der formativen Bedeutung von Kommunikation unter einem Entwicklungsaspekt. Er unterscheidet drei formative Bedeutungsebenen: die interkorporale, die intersubjektive und die intrasubjektive. In der von ihm skizzierten Entwicklungslinie möchte er zwei allgemeine Aspekte integrieren.

Der erste Aspekt ist, dass die Entwicklung vom Globalen, Konkreten und Situationsbezogenen zum Fokussierten, Abstrakten und Transsituativen fortschreitet. Dieser Aspekt lehne sich an Piaget (1936), Sullivan (1953), Werner und Kaplan (1963) sowie Bruner (1986) an (Auerbach 1991, S. 121f).

Der zweite Entwicklungsaspekt betrifft die Tatsache, dass äußere Beziehungen internalisiert werden, was bedeutet, dass sie reflexiv zwischen

---

15 Die im folgenden Text angeführten Zitate wurden – sofern nicht anders angegeben – vom Verfasser übersetzt. Da Auerbach den Begriff „symbol" ausdrücklich im Sinne von Peirce (1902) und Saussure (1959), also analog zum Begriff „Zeichen" anwendet, werden im Folgenden die englischen Begriffe „symbol" und „symbolic" mit „Zeichen" und „semiotisch" übersetzt, um im Duktus der in diesem Buch angewandten Terminologie zu bleiben.

einer Person und diesen äußeren Beziehungen existieren (ebd., S. 122). Thure von Uexküll formuliert diese Fähigkeit als „Vorstellung über das Merken von Merken und Wirken": Solche Vorstellungen sind das Kennzeichen der symbolischen Prozesse auf der psychosozialen Ebene; sie sind nur beim Menschen möglich, welcher auf diese Weise eine „psychologische Phantasie" entwickeln kann. Bei Prozessen, welche sich auf „Merken von Merken und Wirken" beschränken und welche auch Tieren zu Eigen sind, spricht er demgegenüber von einer „biologischen Phantasie" (s. Uexküll et al. 1996a). Dieser Aspekt sei, so Auerbach, von Vygotsky (1962; 1978), Bollas (1987) sowie, aus Sicht der Objektbeziehungstheorie, von Ogden (1988) dargestellt worden. Auerbach möchte mit seinen Ausführungen – so seine explizite Zielsetzung – darlegen, „wie ein (nicht-materielles) Zeichen – paradoxerweise – die Qualität körperlicher (materieller) Berührtheit auslösen kann" (Auerbach 1991, S. 121).

Das interkorporale[16] Feld bedeutet einen Bereich „gemeinsamer Wirklichkeit, welche unmittelbar körperlich erfahren wird; in diesem Bereich ruft die körperliche Geste, die Anwesenheit oder der Gebrauch von Raum der einen Person in einer anderen Person – ohne sprachliche Vermittlung – körperliche Gesten und Ausdruck[17] oder den Gebrauch von Raum hervor" (S. 122). Auerbach sieht – in Anlehnung an McDougall (1980) – diesen Bereich aktiv in fundamentalsten und basalsten Übertragungs- und Gegenübertragungsreaktionen. McDougall stellt dazu fest, dass „diese primitive Form der Übertragung und Verbindung zum Archaischen in der Beziehung zwischen Analytiker und Analysand immer präsent" sei (ebd., S. 253).

In Erweiterung des interkorporalen Feldes meint der intersubjektive Bereich „gemeinsame Wirklichkeit, welche indirekt und auf der Basis von Regeln interaktiv erfahren wird" (Auerbach 1991, S. 123). Intersubjektivität entsteht im Rahmen von Zeichenprozessen demnach dann, „wenn man sich im weiteren Dialog auf das Zeichen beziehen kann, welches zuvor benutzt wurde." Das führe dazu, dass dann der „Dialog selbst und die in ihm erschaffenen virtuellen Objekte intersubjektiv zu existieren beginnen, d. h. als Teil einer beiden Dialogpartnern gemeinsamen Wirklichkeit" (ebd.). Diese Vorstellung ergänzt Sterns (1985) Beschreibung der Phase, in welcher sich das „subjektive Selbst" herausbildet. Die „intersubjektive Bezogenheit" zeichnet sich ihm zufolge u.a. dadurch aus, dass der Beziehungspartner als Wesen mit einem „inneren Zustand" erlebt wird. Dieser „innere Zustand" ist im von Auerbach beschriebenen Sinne ein „virtuelles Objekt", auf das sich beide Beziehungspartner beziehen und über das sie sich abstimmen. Und weiter fährt Auerbach fort: „Obwohl diese virtuellen Objekte physisch nicht anwesend sind, können sie nichtsdestotrotz die Qualität körperlicher Berührtheit annehmen, und (somit) die Wirkung körperlicher, interkorporaler Wirklichkeit besitzen". Virtuelle Wirklichkeit wird dann unter funktionellen Gesichtspunkten äquivalent zu körperlicher, interkorporaler Wirklichkeit", womit Winnicotts scheinbar paradoxe Aussage über die Qualität körperlicher Berührtheit von Zeichen erklärbar wird. Hier wird die große Wichtigkeit vorbestehender Kompetenz in interkorporalen Dialogen für die Entstehung der Kompetenz im Bereich intersubjektiver Dialoge deutlich, wie Auerbach unterstreicht (1991, S. 123). Er fasst zusammen: Intersubjektive Realität wird dann geschaffen, wenn Zeichenprozesse auf einem Niveau stattfinden, wo „virtuelle Objekte und Äquivalente für körperliche Gesten" vorkommen; eine solchermaßen charakterisierte intersubjektive Realität „subsumiert und erweitert unsere ursprüngliche interkorporale Realität" (S. 125).

Der hier beschriebene Unterschied zwischen der interkorporalen und der intersubjektiven Realität lässt sich systemtheoretisch als Emergenzsprung beschreiben: Ikonische und indexikalische Zeichen werden in Form von affektiven Zuständen – noch präsymbolisch – auf der Ebene des subjektiven Erlebens integriert, das nach Stern (1985) – wie schon erwähnt – u.a. dadurch gekennzeichnet ist, dass die andere Person (aus

---

16 Auerbach entlehnt den Begriff von Merleau-Ponty (1962).
17 Auerbach verwendet für das deutsche Wort „körperlich" im Zusammenhang mit „Gesten" das englische Wort „bodily" und im Zusammenhang mit „Ausdruck" das englische Wort „physical".

der Sicht des sich entwickelnden Kindes) einen „inneren Zustand" im Erleben hat, welchen man beeinflussen kann. Es ist der kommunikative Austausch, in welchem „affektmotorische Schemata" (Downing 1996) die Beziehung strukturieren. Wenn das Konzept von Downing mit dem semiotischen Modell interpretiert wird, dann bedeuten „affektmotorische Schemata" die stabile Integration ikonischer und indexikalischer Erfahrungen zu Repräsentanzen und damit zu Programmen der präsymbolischen Beziehungsgestaltung, wie sie in der Zeit des subjektiven Selbst deutlich werden: Die Vorläufer dieser ikonisch-indexikalischen Erfahrungen sind jedoch schon viel früher erkennbar und beginnen ihre Entwicklung wahrscheinlich schon vor der Geburt. (Zur Frage der präsymbolischen Repräsentanzenbildung auf dem Boden von nonverbalen Beziehungserfahrungen, s. auch Beebe et al. 1997.)

Während die beiden zuerst genannten Felder der Bezogenheit, die interkorporale und die intersubjektive, die Beziehung einer Person mit einer anderen zum Inhalt haben, betrifft der intrasubjektive Bereich „die Beziehung, welche eine Person mit sich selbst hat, unter Einschluss ihrer zeitlichen Entwicklung" (Auerbach 1991, S. 126). Durch das Feld der Intrasubjektivität entwickelt sich eine „innere Welt, welche in und durch den Prozess des inneren Dialoges entsteht, welcher wiederum gegenwärtiger Dialog mit einem zukünftigen Selbst ist". Der erwähnte Dialog, verstanden als „Objektbeziehung mit sich selbst" und basierend auf der semiotischen Kompetenz, welche im Feld der Intersubjektivität erworben wurde, „kreiert die Zeichenwelt für ein (psychosoziales) Selbst" (ebd.). Auerbach zitiert Bollas, welcher formuliert: „Wir haben Beziehungen zu uns selbst in derselben Art und Weise, wie eine Mutter eine Beziehung zu einem Kind hat" (Bollas 1987). Ebenso wie die intersubjektive Welt eine interkorporale Realität annehmen kann, kann auch die intrasubjektive Welt eine Qualität körperlicher Berührtheit beinhalten. Zusammenfassend entsteht Intrasubjektivität „durch den reflexiven Gebrauch semiotischer Kompetenzen mit dem Ziel, eine symbolische Objektbeziehung zu uns selbst herzustellen. Darüber hinaus spiegeln sich in den Objektbeziehun-

gen mit uns selbst bis zu einem gewissen Grad unsere frühen Objektbeziehungen wider" (Auerbach 1991, S. 127). Wie oben erwähnt, entspricht der „reflexive Gebrauch semiotischer Kompetenzen" der Entstehung einer „Vorstellung über das Merken von Merken und Wirken", wie es Thure von Uexküll als Modell für die psychologische Phantasie beschreibt. Die Entstehung dieser Art von Phantasie ist an die Möglichkeit der Sprache gebunden, also an verbale Zeichen, welche in der Klassifikation von Peirce (1902) als Symbole bezeichnet werden. Mithilfe der Symbole oder, wie Auerbach es formuliert, durch „reflexiven Gebrauch semiotischer Kompetenzen" werden Interkorporalität und Intersubjektivität integriert, wodurch ein psychosoziales Selbst entsteht, einerseits im Sinne einer „Objektbeziehung mit sich selbst" und andererseits als Ausdruck der Eingebundenheit des Individuums in soziale Normen und Gewohnheiten, welche der Zeichenklasse der Symbole entsprechen (s. Nöth 1990).

In einer als „soziales Gestalten" verstandenen Kommunikation wird jede Aktivität, jedes Verhalten zum Zeichen, welchem vom Interpreten eine Bedeutung auf der interkorporalen, intersubjektiven und intrasubjektiven Ebene erteilt wird. Wenn es im Verlauf dieser „kommunikativen Passung" gelingt, gemeinsame Kodes auf den verschiedenen Ebenen herzustellen, entsteht eine „gemeinsame Wirklichkeit". Der sich in beiden Kommunikationspartnern entwickelnde gemeinsame Kode kann als Meta-Interpretant verstanden werden, welcher es ermöglicht, dass Ziele gemeinsam anvisiert und erreicht werden können: Beide Kommunikationspartner handeln nach dem „kommunikativen Realitätsprinzip".

## Therapeutische Kommunikation im Passungsmodell

Kommunikative Passung wird erst durch das Behandlungsziel zu kommunikativer Passungsarbeit, also durch therapeutisches Wirken: Dem Passungsverlust als Ist-Zustand wird als Behandlungsziel der Soll-Zustand, also die Passung bzw. der Passungsgewinn gegenübergestellt. Dieses Ziel des Passungsgewinns wurde weiter oben allgemein formuliert als die Fähigkeit, neutrale Umgebung (wieder) als subjektive „Umwelt" assimilieren zu können.

Dabei kommt dem behandelnden System die Aufgabe zu, das Behandlungsziel immer wieder zu vertreten und gegebenenfalls neu zu „verhandeln": So kann das therapeutische System dafür Sorge tragen, dass im Spannungsfeld zwischen „Ist" und „Soll" ein „Raum" entsteht, welcher „Entwicklung" fordert bzw. fördert. Allgemein kann das Ziel kommunikativer Passungsarbeit, also die therapeutische Aufgabe, formuliert werden als Aufgabe, zu einer „entwicklungsproduktiven Spannung" beizutragen.

Diese Aufgabe kann und muss selbstverständlich in den unterschiedlichen therapeutischen Bereichen verschieden angegangen und umgesetzt werden. So hat es Fischer (1993), bezogen auf die psychoanalytische Behandlung und den Anteil des Therapeuten an der so genannten Arbeitsbeziehung, als Aufgabe des Behandlers formuliert, den Patienten als Partner vorauszuphantasieren, der er am Ende der Behandlung sein sollte. Fischer wendet sich dabei gegen eine starre Auffassung vom Begriff der Arbeitsbeziehung und plädiert für eine dynamische Konzeptualisierung derselben. In diesem Sinne muss das Behandlungsziel von Situation zu Situation im Verlauf der Behandlung immer wieder neu erarbeitet werden, was als Teil des therapeutischen Prozesses anzusehen ist. Mit der Verantwortung des Therapeuten für die Repräsentanz des Behandlungszieles im beschriebenen Sinne wird der Therapeut zum Zeichen für den verloren gegangenen „gegenwärtigen Dialog mit einem zukünftigen Selbst", wie es Auerbach als kennzeichnende Dynamik der Ebene des Intrasubjektiven beschrieben hat. Bezogen auf die kommunikative Passungsarbeit unter der Geburt bedeutet das, dass das behandelnde System die Aufgabe hat, immer wieder authentisch zu erspüren, wie diejenige Frau unter der Geburt, welche sich selbst nicht mehr als potenziell Gebärende erleben kann, im Phantasieraum der Behandler als potenziell Gebärende vorausphantasiert werden kann.

Jede Handlung, jedes Verhalten des Behandlers wird vom behandelten Subjekt auf allen drei Ebenen interpretiert bzw. auf allen zwei Ebenen, wenn es sich um ein Kind im präsymbolischen Alter handelt. Den Anteil der therapeutischen Handlungen, welcher den Organismus als offenes System auffasst und im Sinne von Ursache-Wirkungs-Zusammenhängen indexikalisch beeinflusst, bezeichnen wir im Sinne des pragmatischen Prinzips als „Eingriff", und denjenigen Anteil, welcher den Organismus als geschlossenes System auffasst und im Sinne von Frage-Antwort-Prozessen ikonisch beeinflusst, bezeichnen wir im Sinne des kommunikativen Prinzips als „Beziehung". Auf der Ebene psychosozialer Passungsprozesse werden „Eingriffe" und „Beziehung" symbolisch integriert, wie Auerbach es für intrasubjektive Prozesse beschrieben hat. Darüber hinaus führt der Austausch auf dieser Ebene zur Herstellung einer „gemeinsamen Wirklichkeit" zwischen der Gebärenden und dem behandelnden System. Der therapeutisch motivierte Wechsel zwischen der Ebene präsymbolischer (ikonischer und indexikalischer) und symbolischer Passung wurde oben als „kommunikative Passungsarbeit" bezeichnet.

Eingriffe verändern den Organismus in seiner physikalischen Struktur, wie z. B. bei der Adaptation eines gebrochenen Knochens oder dem Verschluss eines verletzten Gefäßes, und in seiner chemischen Zusammensetzung, wie z. B. beim intravenösen Infundieren einer Substanz. Eingriffe verändern darüber hinaus die anorganischen Eigenschaften der Umgebung, wie z. B. durch Erhöhung des Sauerstoffgehaltes in der Luft oder durch Erhöhung der Temperatur im Raum. Eingriffe können also als therapeutische Handlungen auf der Basis indexikalischer Zeichenprozesse verstanden werden, wenn sie dem Organismus – tendenziell eher rasch – helfen, (neutrale) Umgebung zu (subjektiver) Umwelt assimilieren zu können.

Beziehungsprozesse hingegen verändern Rhythmen und Stimmungen: Sie wirken sich also auf die Bedeutungserteilung durch den Organismus aus und können als therapeutische Handlungen auf der Basis ikonischer Zeichenprozesse verstanden werden, wenn sie den Organismus – tendenziell eher langsam – dabei unterstützen, (neutrale) Umgebung zu (subjektiver) Umwelt assimilieren zu können.

Beide Aspekte – Eingriff und Beziehung – sind in jeder Handlung, in jeder Verhaltensweise gemeinsam wirksam: Diese Wirkung kann antagonistisch oder synergistisch sein. Das soll am Beispiel der postpartalen (kindlichen) Adaptationsstörung kurz skizziert werden:

### Beispiel „postpartale kindliche Adaptationsstörung"

Wenn unmittelbar postpartal das Neugeborene noch nicht optimal in Passung ist mit der neuen Umgebung (extrauterine „Luftwelt"), also sich noch nicht die passende Umwelt konstruieren bzw. die neutrale Umgebung zu subjektiver Umwelt assimilieren kann, dann sind die vegetativen Zeichen dieser suboptimalen Passung z. B. unregelmäßige Atmung, erniedrigte Herzfrequenz oder Untertemperatur; die Helfer sind dann im Spannungsfeld zwischen „Eingriff" und „Beziehung".

Die direkte körperliche Nähe zur Mutter, ihre Stimme, ihr Herzschlag, ihr Geruch und die Stimme und Berührung durch den Vater sowie beruhigende Berührungen und Vokalisationen vonseiten der Helfer sind Beispiele für die Unterstützung von Passungsprozessen im Kind durch ikonische Beziehungsarbeit.

Wenn die Passungsvorgänge im Rahmen ikonischer Beziehungsprozesse jedoch nicht in Gang kommen, dann müssen die Behandler sich entschließen, die Umgebung und/oder den Organismus mittels Eingriffen so zu verändern, dass die Umgebung rasch als Umwelt assimiliert werden kann.

Beispiele für solch eine Umgebungsanpassung sind die Erhöhung des Sauerstoffgehaltes in der Luft, die direkte Zufuhr von Luft in den Rachen mittels Maske oder in die Bronchien mittels Tubus, die Erhöhung der Außentemperatur mittels Decke, Wärmelampe oder im Inkubator sowie die intravenöse Zufuhr von Medikamenten zur Stabilisierung des Säure-Basen-Haushaltes usw.

Die Maßnahmen im Sinne von Eingriffen gehen jedoch praktisch immer mit einer Beeinträchtigung der ikonischen Prozesse einher. Und umgekehrt erlauben die ikonischen Interaktionen meist kein sachgerechtes Durchführen von Eingriffen. Die Helfer müssen also entscheiden, wann welche Dynamik – unter Berücksichtigung aller Vor- und Nachteile – indiziert ist.

---

Die offizielle Geburtshilfe bzw. Neonatologie hat diese beiden Ebenen jeder therapeutischen Maßnahme bislang nicht in ihre Handlungsweisen integrieren können. Die Bedeutung der ikonischen Ebene für das Neugeborene wurde bisher ebenso wenig systematisch untersucht wie die Bedeutung des Zusammenspiels der Passungsprozesse im Sinne von Ikonizität und Indexikalität mit den Passungsprozessen zweiter Ordnung im Sinne von Symbolizität für die weiteren Entwicklungen der Mutter und der Mutter-Kind-Beziehung. Schon die zwei oben erwähnten Vignetten „Übertragung um 18 Tage" und „Einleitungswunsch fünf Wochen vor Ende der Schwangerschaft" verdeutlichen, dass Eingriffe symbolisch verstanden und demzufolge verweigert oder gewünscht werden, unabhängig von ihrer indexikalischen bzw. pragmatischen Wirkung. Die folgende Vignette soll nochmals darlegen, wie bedeutsam die Akzeptanz der symbolischen Bedeutung von Eingriffen für die klinische Arbeit ist:

### Vignette „Psychotherapeutische PDA"

Eine Frau, welche vor der Geburt – sie hatte sich wegen traumatischer Geburtserlebnisse in den zwei vorangehenden Geburten in der geburtshilflichen Sprechstunde gemeldet – dringend um einen elektiven Kaiserschnitt, zumindest aber um die Möglichkeit einer intrapartalen PDA gebeten hatte, hatte einen sehr guten und raschen Geburtsverlauf. Aus Sicht der Beobachter war die zusätzliche Schmerzbehandlung mittels PDA nicht indiziert. Da die Patientin jedoch darum bat und die geburtshilflich Tätigen sich an die Abmachungen halten wollten, wurde die PDA – noch kurz vor Ende der Geburt – appliziert. Die Patientin nannte die Maßnahme später – augenzwinkernd – eine „psychotherapeutische PDA", weil sie sich bewusst war, dass ihr diese verabreicht wurde, um die gemeinsame Abmachung nicht zu verletzen, also um mit ihr den Kontakt auf der psychosozialen bzw. symbolischen oder intrasubjektiven Ebene zu erhalten, und nicht, um die sensomotorischen Schmerzen mittels des Eingriffes „PDA" zu lindern, denn dazu war deren zeitliche Wirkungsmöglichkeit viel zu kurz gewesen: Die 30 Minuten bis zur Applikation und Wirkungsentfaltung der PDA mit der sich unmittelbar anschließenden Geburt waren jedoch für sie auf diese Art bewältigbar, weil sie zum symbolischen Zeichen für „Hilfe" wurden, welches wichtiger war als das indexikalische Zeichen der Schmerzausschaltung.[18]

Die Integration eines solchermaßen erweiterten Verständnisses von „Eingriffen", welches diese über die Indexikalität hinaus ebenfalls in ihrer ikonischen Wirkung und ihrer symbolischen Bedeutung begreift, bedarf einer erweiterten Kompetenz zur therapeutischen Beziehungsarbeit. Diese Erweiterung betrifft zwei Aspekte:

- Der erste Aspekt betrifft die Symbolizität. Vorstellungen, Wahrnehmungen und Verhaltensweisen der Gebärenden müssen zum einen erkannt und wertfrei benannt werden und zum anderen als „Zeichen" für innere Prozesse interpretiert werden. Ein Verständnis, wie es Auerbach (1991) für die Ebene der „Intra-

subjektivität" beschrieben hat, wäre in diesem Zusammenhang wichtig.

- Der zweite Aspekt betrifft die Ikonizität. Bewusste und unbewusste emotionale Prozesse in der Gebärenden und im behandelnden System müssen einerseits wahrgenommen werden, andererseits muss ihnen ein „innerer Raum" zur Verfügung gestellt werden, wie es Bion (1990) im Sinne des „Containment" beschrieben hat (s. hierzu auch Uexküll et al. 1994). Diese Dynamik wurde in der tiefenpsychologisch orientierten Psychotherapie als Übertragung und Gegenübertragung konzipiert und umfasst in der Betrachtungsweise von Auerbach (1991) die Ebenen von Interkorporalität und Intersubjektivität.

Eine der charakteristischen Folgen einer so verstandenen therapeutischen Haltung bzw. Handlungsweise ist das Entstehen von „Spannung": Der Wunsch nach assimilativer Passung wird nicht vollständig erfüllt. Dieses Vorgehen ist aber nur möglich, wenn – aus der Sicht der Gebärenden – das Erleben von Passungsverlust in der Hoffnung auf zukünftig mögliche bzw. erneute Passung aufgefangen werden kann oder wenn – aus der Sicht der Beziehung zwischen Gebärender und behandelndem System – die Gebärende „Vertrauen" entwickelt hat bzw. entwickeln kann. Beziehungstheoretisch sprechen wir dann vom Entstehen einer „Arbeitsbeziehung".

Das erwähnte Beispiel der „psychotherapeutischen PDA" (s. S. 141) ist Ausdruck des Versuchs, die Arbeitsbeziehung zu stärken, da die Situation der Patientin so eingeschätzt wurde, dass sie Nicht-Passung sehr frühzeitig traumatisch erleben würde: Die PDA war indiziert worden, weil sie, als ein in dieser Situation indexikalisch eher unbedeutender Eingriff, mit dem Erleben von „Hilfe" assoziiert war und weil der Patientin Hilfe auf andere Art und Weise nicht vorstellbar war. Das Gefühl der „Hilfe" wird dabei zum unmittelbar passenden Erleben, dass die behandelnde Umwelt zum „Substitut für einen zerrissenen Beziehungsfaden wird" (Uexküll et al. 1997) bzw. dass die behandelnde Umwelt zum Zeichen für primäre, also ikonische Selbstgewissheit wird, ähnlich wie die „ausreichend gute Mutter" für das Neugeborene zum

---

18 Hier wird deutlich, dass dieses „Entgegenkommen" der therapeutischen Umgebung auch pragmatisch sinnlose oder unwirksame Maßnahmen beinhalten kann. Im Beispiel des „Bio-Zimmers" in Kapitel 10 dieses Buches (s. S. 206) zeigt sich an einem ganz anderen Fall, wie nicht die Veränderung der physikalischen Umgebung („Eingriff") assimilative Prozesse auslöste, sondern wie die physikalische Maßnahme zum symbolischen Zeichen für Anteilnahme und Bereitschaft auf Entgegenkommen wurde, wodurch die Patientin „Autonomie" erleben konnte, was wiederum neue akkommodative Passungsprozesse ermöglichte.

ikonischen Zeichen für Bewältigung wird. Dabei kommt neben ikonischer, also empathischer Gemeinsamkeit auch der Integration ikonischer und indexikalischer Prozesse eine große Bedeutung zu, also z. B. von Empathie und Eingriffen zu symbolisch kodierter Gemeinsamkeit zwischen Gebärender und behandelndem System. Das Entstehen einer Arbeitsbeziehung ist also ein komplexer und dynamischer Prozess im Wechselspiel zwischen Passungsprozessen auf den verschiedenen Ebenen.

Diese Gemeinsamkeit steht aus der Sicht der Arbeitsbeziehung in einem Spannungsverhältnis zum Ziel der Behandlung, welches – als notwendige Voraussetzung für Behandlung – noch nicht erreicht wurde. Die Situation der Gebärenden ist gekennzeichnet durch körperlich-vegetative Veränderungen, welche auf der sensomotorischen Ebene und auf der psychosozialen Ebene integriert werden müssen (Aufwärtsbewegungen). Diese psychosoziale Integration ermöglicht ihrerseits Passungsprozesse auf der sensomotorischen und vegetativen Ebene (Abwärtsbewegungen): Die Ebenen sind kontinuierlich und wechselseitig Passungsverlusten ausgesetzt, welche bewältigt werden müssen, wenn sich die Inhalte der jeweils anderen Ebene weiterentwickeln können sollen. Im ersten Teil dieses Kapitels wurden die klinischen Bilder der „Gebärstörung" und der „Traumatisierung" beim Gebären als Folgen einer gestörten Passung im Sinne von Aufwärts- und Abwärtsbewegungen beschrieben.

Für die Situation der Gebärenden ist das Behandlungsziel aus der Sicht kommunikativer Passungsarbeit zu formulieren als die Fähigkeit, Passungsverluste zulassen und erneut Passung herstellen zu können. Das kann nur gelingen, wenn – auf der Basis einer ausreichenden Arbeitsbeziehung – eine optimale Spannung zwischen Passung und Nicht-Passung entsteht, welche einerseits Entwicklung fördert und andererseits einen traumatischen Passungsverlust vermeidet. Man kann daher unter therapeutischen Aspekten das Verhältnis zwischen Passung und Nicht-Passung als „entwicklungsproduktive Spannung" bezeichnen.

## 7.3.2 Passung und Passungsverlust unter der Geburt

Wie kann der Prozess von Passungsverlust und Passungsgewinn unter der Geburt auf der Ebene des „Erlebens", also auf der Ebene des erlebbaren Körpers und der psychosozialen Ebene verstanden bzw. allgemein formuliert werden? Hierzu soll zunächst auf erste vorläufige Ergebnisse des Forschungsprojektes von Bitzer et al. (1996) zurückgegriffen werden (Stadlmayr u. Herr 2001).

### Coenästhetisches Erleben unter der Geburt

Viele Frauen berichteten in den Interviews 2–4 Tage nach der Geburt von einem bestimmten „Moment unter der Geburt, ab welchem alles anders wurde". Wir untersuchten die Zeit nach diesem Moment unter dem Aspekt des Erlebens. Bei der Operationalisierung ließ sich eine Dimension „Coenästhetisches Erleben versus diakritisches Erleben" zur Darstellung bringen.

**Coenästhetisches Erleben** meint in der Begrifflichkeit von Spitz (1983) ein Erleben, bei welchem eher die Farben eines Objektes denn die Konturen, eher die Klänge denn die Worte eine Rolle spielen. In diesem Erlebenszustand zerfließen die Objekte, die Orientierung geschieht durch Hall und Widerhall; es gibt kein zeitliches Erleben im Sinne von Vorher und Nachher. Berührung, Klang und Farbe sind die Muster, welche dem Kind Orientierung verschaffen. Demgegenüber ist das **diakritische Wahrnehmen** eher differenzierend: Es sieht die Konturen eines Objektes und bezieht auch Räume jenseits des direkt Berührbaren und Riechbaren mit ein. Diakritisches Wahrnehmen ist die Voraussetzung für zielgerichtetes Handeln. Es erkennt sich selbst und andere und erlebt ein Vorher und Nachher, während das coenästhetische Erleben noch mehr im Eins-Sein mit der Welt schwimmt.

Diese Erlebnisdimension lässt sich phänomenoloisch mittels der Variablen „Zeitgefühl",

„Raumerleben", „(dominante) Kommunikationskanäle" und „Bedeutung von Anwesenheit und Abwesenheit wichtiger Personen" operationalisieren.

Die Dimensionen wurden im Ratingmanual wie folgt definiert:

- **Zeitgefühl:** Wusste sie noch, wie viel Zeit vergangen war? Hatte sie noch ein Gefühl dafür, ob es Tag oder Nacht, Morgen oder Abend war?
- **Raumerleben:** Hatten die Konturen des Raumes zum Zeitpunkt der Geburt noch dieselbe Bedeutung wie zu Beginn, als die Patientin aufgenommen wurde? Oder nahm sie vielmehr zuletzt nur noch den Raum um sich herum wahr, welcher sich etwa mit den Armen zeichnen ließe?
- **Kommunikationskanäle:** Waren es die konkreten Worte, das, was gesagt und gesehen wurde, womit die Verständigung lief, oder waren es die Stimme – ganz unabhängig von den Worten – und die Berührung, welche Kommunikation sicherten?
- **Bedeutung von Anwesenheit und Abwesenheit wichtiger Personen:** Konnten wichtige Personen nach Absprache den Raum verlassen, oder verursachte schon die konkrete Abwesenheit Angst und tiefe Unsicherheit (auch wenn der Partner oder die Hebamme vor der Tür waren, was die Gebärende auch wusste)? Brauchte sie also die direkt spürbare Person, während die Vorstellung von dieser Person und das Wissen, dass sie gleich anwesend sein würde, nicht genügten?

Es wird deutlich, dass Raum und Zeit im coenästhetischen Erleben sich so präsentieren, wie Stern (1985) es für das „emergent self" als „amodale Wahrnehmung" beschrieb. Die Beziehungsdynamiken (Kommunikationskanäle und Bedeutung von An- und Abwesenheit wichtiger Personen) im coenästhetischen Erleben sind als „präsymbolisch" zu bezeichnen. „Symbolische" Kompetenz meint im Gegensatz dazu die Fähigkeit, ein Objekt zu imitieren, welches körperlich nicht anwesend ist, und sich auf ein Objekt in einer Art und Weise zu beziehen, welche sich nicht aus dessen physischen Eigenschaften, sondern aus sprachlichen Symbolen ergibt, welche

ihrerseits auf Konventionen basieren (nach Beebe et al. 1997). Präsymbolische Kompetenz beinhaltet demzufolge also die Fähigkeit, mit dem anwesenden Objekt zu kommunizieren und nicht den verbalen Gehalt von Worten, sondern den non- bzw. paraverbalen Gehalt der Worte als Zeichen zur Beziehungsgestaltung zu benutzen. Zeichentheoretisch handelt es sich bei den vier beschriebenen Dimensionen coenästhetischen Erlebens um ikonische Prozesse.

## Intrapartale Regression aus semiotischer und entwicklungspsychologischer Sicht

Es kann also angenommen werden, dass viele Frauen unter der Geburt eine Entwicklung von symbolischen zu präsymbolischen Zeichenprozessen durchmachen. Was sind die Konsequenzen für die Muster von Selbsterleben und Bezogenheit?

### Vom Situationskreis zum Funktionskreis

Der erste Schritt, welcher vollzogen werden muss, ist der Wechsel vom Situationskreishaften zum Funktionskreishaften: Die Fähigkeit, den Zeichen im Rahmen eines Prozesses „spielerischer Phantasie" Bedeutung zu erteilen, tritt zurück zugunsten einer Dominanz von Bedeutungserteilungen, welche nur noch ein „Merken von Merken und Wirken" erlauben. Diese Form der Bedeutungserteilung bezeichnen Uexküll et al. (1996a) als „biologische Phantasie". Wie im Eingangskapitel dargelegt, geht das Funktionskreishafte einher mit dem Zurücktreten des Triadischen zugunsten dyadischer Beziehungsdynamiken. In der Beziehung zum eigenen Körper tritt symbolisches „Körper-als-Objekt-Haben" zugunsten von indexikalischem „Körper-Haben" und ikonischem „Körper-Sein" zurück.

### Vom Körper-Haben zum Körper-Sein

Der zweite Schritt, welcher vollzogen werden muss, ist eine Entwicklung innerhalb des funktionskreishaften Erlebens vom Funktionskreis der Autarkie zum Funktionskreis der Autonomie: Selbstvergewisserung (in wissenschaftlichen Untersuchungen oft unter dem Begriff des „Kontrollerlebens" operationalisiert) kann dann nicht mehr aus der Fähigkeit, die Umgebung für die eigene Willkürmotorik in Passung zu bringen, erlebt werden, sondern muss aus dem Vertrauen erwachsen, dass das Passende sich auf der Basis ikonischer Passungsprozesse einstellen wird. In der Beziehung zum eigenen Körper tritt nun das indexikalische „Körper-Haben" zugunsten von ikonischem „Körper-Sein" zurück: Die dominierende Erlebensqualität entsteht nun aus ikonischen Zeichenprozessen, welche ein grenzenloses „So-Sein" vermitteln.

Unter der Geburt stellt sich – ab einem bestimmten Zeitpunkt – ein ganz spezifischer Prozess des „Verdichtens" bzw. des „Verdichtet-Seins" ein. Wenn Frauen dieses Erleben in den Interviews zu beschreiben versuchten, benutzten sie z.B. die folgenden Bilder:

- „Ich wurde wie von einer Dampflok überrollt, vor der ich nicht weglaufen konnte"
- „Ich hatte das Gefühl, sechs Monate in drei Stunden zu durchleben"
- „Ich sehnte mich so sehr nach einer Pause von den mich überrollenden Wellen: Ich bekam keine Luft mehr"

Aus zeichentheoretischer Sicht kann nun die Vorstellung einer „intrapartalen Regression", wie sie in Teil 1 erwähnt wurde, als „semiotische Regression" (Plassmann 1993) verstanden werden. Aus entwicklungspsychologischer Sicht wird darüber hinaus deutlich, dass „intrapartale Regression" den Rückgriff auf entwicklungsgeschichtlich früh entwickelte Muster der Selbstempfindung und der Bezogenheit bedeutet. Stern (1985) beschreibt, dass die von ihm erarbeiteten Ebenen von Selbsterleben und Bezogenheit, welche sich nacheinander entwickeln, im Verlauf des Lebens in jeder Situation nebeneinander aktiv sind, wenn auch in unterschiedlicher Dominanz. Aus dieser Sicht bedeutet „intrapartale Regression" – allgemein formuliert –, dass die Schwangere zunächst einen Passungsverlust auf der Ebene des verbalen Selbst zugunsten der Dominanz von präsymbolischen Ebenen zulassen muss, welche passungstheoretisch als funktionskreishaft zu beschreiben sind. Im weiteren Verlauf verschiebt sich die Dominanz der Zeichenprozesse auf die Ikonizität, was bedeutet, dass die frühesten Muster des Selbsterlebens und

der Bezogenheit im Sinne des „emergent self" und der „amodalen Wahrnehmung" dominieren.

Wie oben erwähnt, berichteten in den Interviews 2–4 Tage nach der Geburt viele Frauen von einem bestimmten „Moment unter der Geburt, ab welchem alles anders wurde". Aus den bisher entwickelten theoretischen Überlegungen kann abgeleitet werden, dass jene Frauen, die in Bezug auf diesen Augenblick von traumatischen Schmerzen und extremer Erschöpfung berichten, die Prozesse der Veränderung von der Symbolizität zur Präsymbolizität nicht zulassen konnten, während die Gebärenden, welche als Kennzeichen dieses „Umschlagspunktes" ein starkes Überwältigungserleben angaben, zwei Möglichkeiten hatten: Entweder sie fanden einen Weg, die Dominanz der ikonischen Prozesse zuzulassen, oder sie mussten dieses unerträgliche Gefühl des „Überrollt-Werdens" beenden, z.B. mittels einer PDA. In den Interviews formulierten dann Frauen, welche letzterer Gruppe zuzuordnen sind, verschiedentlich wörtlich, dass sie eine PDA nicht primär wegen der starken Schmerzen gewünscht hatten, sondern wegen der Unerträglichkeit dieses „Überrollt-Werdens".

## „Frühe" Erfahrungen und ihr Einfluss auf intrapartale Regression

Die Fähigkeit eines hilfreichen und adäquaten Gebärerlebens ist also wesentlich bestimmt von der Fähigkeit, Passungsverlust zuzulassen und auf einer entwicklungsgeschichtlich früher erworbenen Ebene wieder Passung herzustellen. Winnicott hat beschrieben, wie frühe lebensgeschichtliche Erfahrungen dem Erwachsenen ermöglichen, „Desintegration" zuzulassen. Nach Winnicott (s. Davis u. Wallbridge 1995) ist es wesentlich, ob es in der Entwicklung des Individuums selbstverständlich war, Zustände der „Desintegration" ohne eine Gefährdung der „Kontinuität des Seins" erlebt zu haben. Winnicott weist darauf hin, dass sich das Kind nur unter der Bedingung des Erlebens von „Gehaltensein" in einen Zustand der „Ruhe" fallen lassen kann. Dieser Zustand gehe, so Winnicott, mit hoher Wahrscheinlichkeit mit „Desintegration" einher. Winnicott beschreibt die Bedingungen, unter welchen solche Erlebensweisen möglich sind, als „haltende Umwelt" und weist darauf hin, dass die Mutter dieses „Halten" deshalb gewährleisten kann, weil „das Kind in ihrer Vorstellung als *ganzer* Mensch vorhanden ist" (Hervorh. d. Autors). Wie weiter oben ausgeführt, ist diese Sicht analog zu Fischers (1993) Auffassung bezüglich der psychoanalytischen Arbeitsbeziehung, wonach es zur Aufgabe des therapeutischen Umfeldes gehöre, das Behandlungsziel vorauszuphantasieren und den Patienten als Partner zu sehen, der er am Ende der Therapie sein könnte.

In der hier benutzten Terminologie kann „Desintegration" als ein Zustand am Ende einer „semiotischen Regression" verstanden werden, welcher von stabiler Passung auf der ikonischen Ebene gekennzeichnet ist. Winnicott beschreibt einen nicht-integrierten Zustand einmal folgendermaßen:

*„Nehmen wir einmal an, dass in den ruhigen Augenblicken keine Konturen da sind, sondern nur viele Dinge, die durch solche Momente herausgelöst werden, Himmel, durch Bäume hindurch gesehen. (...) Ein gewisser Mangel an Integrationsbedürfnis. (...) Es ist eine äußerst wertvolle Sache, dies bewahren zu können. Ohne sie fehlt etwas. Es hat etwas zu tun mit Ruhig-sein, mit Friedlich-Sein, Entspannt-Sein und mit dem Erleben, sich mit den Menschen und den Dingen eins zu fühlen, wenn um uns herum keine Aufregung herrscht."* (nach Davis u. Wallbridge 1995)

Die Übereinstimmung mit dem oben erwähnten „coenästhetischen Erleben" nach R. Spitz (1983) wird deutlich.

Aus der von Winnicott beschriebenen frühen Erfahrung einer „Kontinuität des Seins" heraus entsteht die Erwartung, dass die Kontinuität des Seins auch im Zustand der „Desintegration" erhalten bleibt. Sie führt in der Anwesenheit der „haltenden Umwelt" zur Fähigkeit des „Allein-Seins" im Säugling und wird von Winnicott als der Vorläufer zur Fähigkeit des Erwachsenen gesehen, sich entspannen zu können und inkonsequent sein zu können. Nach Thure von Uexküll entwickelt ein Mensch aus diesem Erleben heraus die strukturbildende Erfahrung von „Autonomie".

Winnicott hat die empathische Mutter als eine „genügend gute" Mutter bezeichnet. Diese Beschreibung kann im Sinne der in diesem Buch entwickelten Modellbildung als eine Mutter beschrieben werden, welche immer wieder hilfreich ist, Passung zwischen dem Kind und seiner Umgebung herzustellen. Allerdings lässt sie im „Holding" auch genügend Raum für Passungsverlust, welchen das Kind durch eigene „Kreativität" überwinden muss. Der Begriff der „genügend guten" oder „ausreichend guten" Mutter steht also für eine Meta-Dynamik, in welcher Passung in einem optimalen Verhältnis zu Passungsverlust steht, sodass Kreativität entstehen und wirken kann.

Auf die Situation der Geburt angewendet, bedeutet das, dass therapeutisches „Halten" sich sowohl durch die Verfügbarkeit der behandelnden Umgebung zum Aufbau passender Umwelt (und damit zur Vermeidung von Traumatisierung der Gebärenden) als auch durch das Zulassen von Nicht-Passung in der Gebärenden zur Unterstützung der Entwicklung von – biologischer und psychologischer – Kreativität auszeichnet.

Neben dem therapeutischen „Holding" ist also die Fähigkeit der Gebärenden, sich auf Phasen der Nicht-Integration einzulassen, von großer Bedeutung für das Geburtserleben und den Gebärprozess. Diese Fähigkeit der Gebärenden geht, wie oben beschrieben, ganz wesentlich auf die frühe Erfahrung zurück, im Sinne Winnicotts „allein sein" zu können. Diese frühe Erfahrung meint die in der frühen Kindheit entwickelte „Erwartung" der Gebärenden, dass die „Kontinuität des Seins" in Situationen der Desintegration nicht zerreißt, wie sie im Sinne eines coenästhetischen Erlebens unter der Geburt angenommen werden kann. Diese Fähigkeit wurde in verschiedenen Zusammenhängen auch mit dem Begriff „Urvertrauen" (Erikson 1961, s. auch Kap. 1 in diesem Buch) beschrieben. Allgemein kann nun formuliert werden, dass die frühen Beziehungserfahrungen und die damit verbundenen, zumeist unbewussten Erwartungshaltungen, welche unter dem Aspekt internalisierter Objektbeziehungen auch als „präsymbolische Repräsentanzen" bezeichnet werden, ganz wesentlich den Gebärprozess unter dem Aspekt des „Erlebens" gestalten.

Die moderne Kleinkindforschung hat wesentliche Beiträge zur Untermauerung der Zusammenhänge zwischen körperlichen und interaktiven Erfahrungen geleistet, wie sie von Winnicott, Balint u. v. a. entwickelt wurden und wie sie z. B. von der modernen körperorientierten Psychotherapie (s. zu den Methoden nach M. Fuchs Uexküll et al. 1994) und nach G. Downing (1996) in der klinischen Arbeit umgesetzt werden. Beebe et al. (1997) haben in ihrer Untersuchung präsymbolischer Repräsentanzenbildung darauf hingewiesen, dass sich die Erfahrung von Interaktionsstrukturen aus den Erfahrungen von Erregung, Affekt, Zeit und Raum zusammensetzen lässt. Wenn sich hierbei Wiederholungen in den Interaktionen einstellen, entwickeln sich „Erwartungen". Die Autoren beschreiben fünf Ebenen von Erwartungen, nämlich die Erwartung,

- dass sich Erregungszustände mithilfe eines Partners verändern lassen;
- dass affektive Zustände gespiegelt bzw. komplementär ergänzt werden;
- dass interaktive Ab- bzw. Unterbrüche mit Leichtigkeit und hoher Geschwindigkeit wieder behoben werden;
- dass es Dysregulation in der räumlichen Orientierung gibt, welche nicht wiederhergestellt werden kann;
- dass stimmlicher rhythmischer Austausch möglich ist.

Die Integration dieser Erwartungshaltungen führt zu Repräsentanzen dyadischer Dynamiken, also von „Self-in-relation-to-object"-Einheiten (Beebe et al. 1997). Diese bilden eine wichtige Basis für auftauchende Selbst- und Objektrepräsentanzen: „Diese frühen Interaktionsstrukturen auf präsymbolischem Niveau werden später (d. h. in der Zeit symbolischer Prozesse) die in hohem Maße unbewussten Organisations- oder Gedächtnisstrukturen im Kind oder Erwachsenen konstituieren" (ebd., S. 147).

Wie in der kurzen Zusammenfassung der theoretischen Grundlagen des Passungsmodells dargelegt, spielt die „Erwartung" eine entscheidende Rolle dabei, ob und wie die „Konstruktion von Umwelt" gelingt. Da sich ein Individuum nicht an eine gegebene äußere, objektive Realität

„anpasst", sondern Realität durch einen Passungsprozess mit der Umwelt „herstellt", sind Realität mit dem Phänomen des „Wiedererkennens" (Uexküll u. Wesiack 1998) und die Fähigkeit, passende Umwelt zu konstruieren – im Umkehrschluss –, mit dem Phänomen der „Erwartung" verknüpft. „Self-in-relation-to-object"-Repräsentanzen sind „Erwartungen" und strukturieren als solche die Fähigkeit der Gebärenden, sich unter der Geburt eine passende Umwelt zu konstruieren, in welcher sie eine „Kontinuität des Seins" erleben kann.

Therapeutisches Halten auf der Seite der Behandler und die Fähigkeit zur „Autonomie" auf der Seite der Gebärenden sind die Parameter der Gebärsituation, welche dazu beitragen, ob die Situation bewältigt werden kann oder nicht, d. h. ob sie in eine neue Situation überführt werden kann. Was Winnicott für die „genügend gute" Mutter und ihre Fähigkeit, eine „haltende Umwelt" zu sein, formuliert hat, gilt auch für die therapeutische Umwelt: Sie kann dieses „Holding" gewährleisten, weil in ihrer Vorstellung die Gebärende ganz, also gebärfähig vorhanden ist. Diese Phantasieleistung ist, wenn sie authentisch vollbracht wird, sehr herausfordernd. Unter den üblichen Bedingungen eines Krankenhauses ist sie erst leistbar, wenn sich die einzelnen Mitarbeiter und Mitarbeiterinnen als Ganzes in ein „behandelndes System" weiterentwickelt haben, welches sich durch seine emotionale Resonanzfähigkeit und seine Reflexivität auszeichnet.

Die diesbezügliche Herausforderung ist deshalb so groß, weil die Gebärende selbst – oft – als authentischen emotionalen Anteil ihres Erlebens unter der Geburt die Vorstellung verliert, gebären zu können: Die diesem Verlust immanente Verzweiflung und Hoffnungslosigkeit sowie die projektiv verschobenen Vorwürfe an das behandelnde System nimmt das behandelnde System im Sinne von Gegenübertragungsreaktionen wahr. Wenn kein psychodynamisches Handlungsrepertoire vorhanden ist, dann kann vom behandelnden System nur reaktiv gehandelt werden: Auf „Vorwurf" folgt „Verteidigung", auf „Verzweiflung" erfolgt „Abkürzung" oder „Vermeidung", auf „Schmerz" erfolgt „Anästhesie" usw. Wenn die emotionalen Dynamiken aber auch reflexiv auf ihren Bedeutungsgehalt hin untersucht und verstanden werden, d. h. einerseits wahrgenommen und andererseits nicht unmittelbar beantwortet werden, dann bekommen kreative Prozesse eine Möglichkeit zur Entfaltung. Voraussetzung hierfür ist die vorausgehende Entwicklung einer „Arbeitsbeziehung", einschließlich einer im behandelnden System *authentisch* entwickelten „Hoffnung". Auf diese Weise entsteht ein – symbolischer – Raum, in welchem nun Entwicklungsprozesse der Gebärenden stattfinden können. Das bedeutet letztlich, dass die Gebärende die Situation nun bewältigt, statt sie passiv an das behandelnde System abzugeben, wie es lediglich in Notfallsituationen hilfreich ist.

Die hier skizzierte therapeutische Aufgabe im Spannungsfeld zwischen der Vermeidung von Traumatisierung und dem Zulassen von Passungsverlust kann nur aus der Situation heraus, d. h. aus einem kommunikativen Miteinander – vor, während und nach der Geburt – gelöst werden. Eine Partialkommunikation auf der Basis pragmatischer Funktionskreise, welche der Umgebung lediglich indexikalische Bedeutung erteilen kann, ist hierzu nicht ausreichend.

# 7.4 Teil 3: Die Geschichte einer Geburt – die Geschichte von Frau F.

*„Schläft ein Lied in allen Dingen*
*Die da träumen fort und fort,*
*Und die Welt hebt an zu singen,*
*Triffst du nur das Zauberwort"*
Joseph von Eichendorff

In diesem Abschnitt soll nun eine Fallgeschichte ausführlicher dargestellt werden, um zu illustrieren, wie Interventionen auf der psychosozialen Ebene und auf der Ebene des erlebbaren Körpers dazu beitragen, die Integration der vegetativen Ebene zu gewährleisten, wodurch die blockierten Passungsprozesse sich weiter entwickeln können. Die Geschichte von Frau F. wurde aus dem

Gedächtnis protokolliert und am 1.11.1996 auf dem gemeinsamen Symposion der „Deutschen Gesellschaft Ärztlicher Gestalttherapeuten" und der „Akademie für Integrierte Medizin" in München unter dem Titel „Herr Doktor, ich will einen Kaiserschnitt" vorgetragen.

In der weiteren Besprechung wird die theoretische Modellbildung im Mittelpunkt stehen, nicht jedoch praktisch-therapeutische Hinweise oder Anleitungen; deshalb möchte ich zu meiner Vorgehensweise einige Bemerkungen voranstellen:

- Ich gehe davon aus, dass *jede* ärztlich-pflegerisch-psychologische Beziehungsarbeit – notwendigerweise – von einem situationsimmanenten Machtgefälle zugunsten des Behandlers geprägt ist: Hieraus leitet sich die Notwendigkeit permanenter Reflexion des eigenen Verhaltens zur Vermeidung von Missbrauch und Übergriff ab.
- Die psychoanalytischen Begriffe „Übertragung" und „Gegenübertragung" werden als ubiquitäre psychodynamische Phänomene verstanden, welche durch die Gestaltung der therapeutischen Beziehung zum Nutzen für die Entwicklung des Patienten eingesetzt werden können.
- Die praktische Anwendung von körpertherapeutischen Techniken in der emotionalen Beziehungsarbeit leitet sich – in diesem konkreten Fall – aus der Schule nach G. Downing ab (s. Downing 1996).
- Zur Durchführung dieser Art von Beziehungsarbeit bedarf es fundierter Selbsterfahrung, supervisorischer Anleitung und theoretischer Ausbildung.

Für weiterführende – außerhalb der Geburtshilfe entwickelte – Literatur zu verschiedenen, hier angerissenen klinischen Methodiken sei auf die Texte „Subjektive Anatomie" (Uexküll et al. 1994), „Körper und Wort in der Psychotherapie" (Downing 1996), „Arbeit und Liebe – zu Phänomenologie und Dialektik des psychoanalytischen Arbeitsbündnisses" (Fischer 1993) und auf das „Lehrbuch der Psychotraumatologie" (Fischer u. Riedesser 1998) hingewiesen.

## 7.4.1 Die Begegnung mit Frau F.

Eine Kollegin stellte eines Morgens eine Gebärende folgendermaßen vor: Frau F., eine etwa 30-jährige Frau aus Ex-Jugoslawien, hatte vor einigen Jahren ihr erstes Kind – soweit bei schwieriger sprachlicher Verständigung anamnestisch erhebbar – problemlos geboren; dieses Mal war – nach problemloser Schwangerschaft – die Situation wie folgt: Sie sei vor etwa zweieinhalb Tagen zur Aufnahme gekommen, sagte die Kollegin, und habe seitdem die ganze Zeit zwar Wehen verspürt, aber keine nennenswerte Muttermundseröffnung entwickelt; infolge der schmerzhaften Kontraktionen habe sie aber insbesondere nachts keine Ruhe und keinen Schlaf mehr gefunden; sie sei völlig gerädert und erschöpft, am Ende ihrer Kräfte. Die Patientin wollte einen Kaiserschnitt.

Bis zu diesem Zeitpunkt waren verschiedene Maßnahmen durchgeführt worden; diese Maßnahmen bewegten sich um das Problem, wie die Wehen erhalten werden könnten, da ja nur so die Geburt in Gang kommen würde, und wie sie in ihrer Qualität verändert werden könnten, sodass Frau F. sich nicht überfordert fühlen musste und sie zwischendurch auch Erholung finden konnte: Baden, Spazierengehen, Ablenkung, Zuwendung, Beruhigung, Sedativa, orale Wehenhemmung (welche die Wehen nur abschwächen, nicht jedoch unterdrücken kann), Spasmolytika und Homöopathika. Das alles war versucht worden.

---

Ich betrat das Zimmer von Frau F. Sie lag im Bett, ihr Mann saß daneben. Ich begrüßte sie vorsichtig; ich sei der jetzt zuständige Oberarzt und wolle mich erkundigen, wie es ihr gehe; ich habe gehört, dass sie schon zwei Tage und Nächte bei uns sei. Ich spürte Unsicherheit, versuchte herauszuspüren, wo die Patientin war.

Wir tasteten uns ein wenig ab. Sie sprach nur sehr gebrochen Deutsch, ihr Mann etwas besser, sodass er meist etwas ergänzte, wenn sie sprach. Sie habe große Schmerzen und habe schon zwei Nächte nicht mehr geschlafen.

Ich habe diese Situationen schon oft erlebt, und häufig ist sie dann von großer vorwurfsvoller Spannung gegen die Ärzte gekennzeichnet: Die unausgesprochene Wut entlädt sich dann in dem Vorwurf: „Warum tun Sie nichts?!" Ich spürte hier zwar auch Wut, aber mir schien noch mehr so etwas wie Traurigkeit und große Hilflosigkeit wahrnehmbar. In Worten käme ihre Stimmung und Botschaft etwa in dem folgenden Satz zum Ausdruck: „Ich weiß auch nicht, aber ich kann nicht mehr, sehe keine Hoffnung, keine Möglichkeit! Und die Schmerzen bringen mich fast um!"

Sie hatte – von außen gesehen – relativ kurze Wehen, in großen Abständen von etwa 12–15 Minuten; während dieser Kontraktionen jedoch bäumte sie sich auf, bohrte den Kopf rückwärts ins Kissen, hielt den Atem an und streckte die geballten, verkrallten Fäuste von sich weg ins Bett; ich kam mir sehr unmenschlich vor, so einfach dabeizusitzen und sie nur zu beobachten. Der Mann fasste es in Worte: „Es geht nicht mehr!"

Ich wandte mich an die Frau und beschrieb meine Wahrnehmung, dass sie sehr leide, und fragte, ob sie eine Vorstellung habe, wie es weitergehen solle. Sie deutete auf ihren Bauch und wiederholte nur, dass es nicht mehr gehe. Ich stellte die Frage, ob meine Vorinformation stimme, dass sie an einen Kaiserschnitt denke. Sie nickte zustimmend. Der Mann fügte gleich hinzu, wann wir denn den Kaiserschnitt machen würden. Ich sagte, dass ich in einer schwierigen Situation sei, da ich sähe, dass sie so sehr leide, dass aber für einen Kaiserschnitt, der doch auch eine Operation und damit ein risikoreicher Eingriff sei, normalerweise akute Lebensgefahr für sie oder ihr Kind die Voraussetzung sei.

Wir schwiegen. Ich fragte sie nach ihrer ersten Geburt: Sie habe die Tochter vor etwa zwei Jahren im ehemaligen Jugoslawien geboren, sagte sie, es sei ganz gut verlaufen, ohne Probleme. Ich fragte, was sie dieses Mal anders erlebe, ob sie eine Vorstellung habe, was dieses Mal anders sei. Ja, sagte sie, dem Kind ginge es irgendwie nicht gut; sie spüre, wie es dauernd gegen das Becken – sie zeigt auf die Symphyse – drücke; gerade so, als habe es sich verkeilt. Ich ließ mir diesen Teil ihres Bauches ganz genau zeigen und fragte, ob ich sie da – etwa eine Handbreit oberhalb der Symphyse – auch berühren bzw. untersuchen dürfe. Ich tastete Zentimeter für Zentimeter ab. Immer da, wo sie eine Schmerzveränderung angab, verweilte ich ein wenig mit der ganzen Hand und ließ meine Wahrnehmung der Gesamtsituation auf mich wirken: die Bauchdecke, den kindlichen Kopf, ihre Blicke und die ihres Mannes; ich bat sie immer wieder, mir mit ihrer Hand zu zeigen, wo es genau wehtue.

Wir wurden immer wieder durch eine Wehe unterbrochen; ich blieb mit meiner Hand an der Stelle und gab ganz kleine Begleitungen mit meiner Stimme: „Ja gut, gut, weiter so, ja, ja", ich versuchte sie mit meiner Stimme zu tragen; ab einem bestimmten Moment, brach sie aus: Sie teilte nonverbal mit, dass sie nicht mehr wollte, und sie brachte dies mit großer Wut zum Ausdruck. Ich tat so, als bemerkte ich diese Wut, dieses „Ich will nicht mehr" nicht und machte ihr Mut: „Nur ein klein wenig, die Wehe lässt schon nach, ja, bleiben Sie da, gleich können Sie sich wieder ausruhen, noch ein bisschen, noch mal, ja, sehr gut, gleich ist es vorbei, sehr gut gemacht". sie wollte das nicht hören, wollte nicht gezeigt bekommen, dass sie das könne, wollte mehr Mitleid.

Ich ermunterte sie, die Wehenpausen zu nutzen, sich auszuruhen; wir gingen zurück zum Kind: Ich fragte sie, ob sie schon wisse, ob es ein Junge oder ein Mädchen werde; ja, es sei ein Mädchen; nein, das sei schön für sie, das mit dem Geschlecht sei nicht so wichtig, sie freue sich auf ein Mädchen; ich sah auch den Mann an; er nickte. Ich fragte weiter nach dem Namen. Sie nannte mir den Namen ihrer Schwiegermutter und erzählte, wie sie sich mit der Schwiegermutter verstehe usw.; wir bearbeiteten ein wenig Familiengeschichte; auch die sonstigen sozialen Umstände, wie Emigration, Wohnung, finanzielle Verhältnisse usw., wurden gestreift.

Nach einer Weile – es waren schon einige Wehen vergangen – kam die nächste; sie wollte wieder die Hände von sich strecken und den Kopf nach hinten bohren; ich forderte sie auf, eine Hand unter der meinen auf ihrem Bauch zu belassen, und hielt diese fest; meine andere Hand legte ich ohne Druck unter ihren Nacken; als die Wehe langsam nachließ, bat ich sie, den Kopf mehr zur Brust zu nehmen, sodass der obere Rücken – im Sinne einer Kyphose – etwas runder wurde; dabei übte ich sanften Druck aus; mit der Stimme begleitete ich sie nonverbal: Ich blieb dabei, ließ nicht los, ermunterte sie, forderte und lobte sie, hielt sie.

Nach einer kleinen Verschnaufpause sagte ich, dass ich aus den CTG-Untersuchungen[19] wisse, dass das Kind nicht leide; auch könne ich durch mein Abtasten keinen Anhalt dafür finden, dass das Kind irgendwie falsch liege oder zu groß sei; sie bestätigte, dass das erste Kind ähnlich groß gewesen sei; da könne sie ja noch viele Kinder gebären, sagte ich wie nebenbei.

Sie schwieg. Ich fragte, wie viele Kinder sie denn noch wolle; sie zögerte und meinte, dass sie auf keinen Fall mehr als zwei Kinder wolle; dabei schaute sie vorsichtig zum Mann; dieser lächelte etwas schuldbewusst und sagte, ja, er wolle eigentlich fünf Kinder, aber jetzt, da er sehe, wie schwer es für seine Frau sei, könne er damit leben, wenn das das letzte sei; es sei wirklich zu viel für seine Frau. Ich kommentierte nichts, spürte aber deutlich, dass da ein ganz schwieriges Thema auf dem Tisch war, das das Paar nicht bearbeitet hatte; ich nahm also den Faden auf, indem ich fragte, ob sie sich denn auch schon Gedanken über die Verhütung von weiteren Schwangerschaften gemacht habe; auch mit einer Eileiterunterbindung konnte sich der Mann einverstanden erklären.

Es mag an dieser Stelle etwas eigenartig scheinen, unter der Geburt dieses Thema zu bearbeiten: Das Ziel war jedoch nicht, die unterliegende Paardynamik in ihren Details zu klären, sondern der Frau und ihren Bedürfnis-

---

19 Kardiotogramm = intermittierende oder permanente sonographische Ableitung der kindlichen Herztöne durch die mütterliche Bauchdecke hindurch und parallele Aufzeichnung der mütterlichen Wehen, abgeleitet via Messung der Spannungsänderung der mütterlichen Bauchdecke.

sen eine Stimme zu verleihen – eine Stimme, die ihr Zuversicht für die Zukunft nach der Geburt gab. Der Mann hatte sich berühren lassen von dem Leid seiner Frau, und er hatte vor mir zugestimmt, ihre Bedürfnisse zu respektieren; nicht etwas juristisch Bindendes war das Wirksame, sondern das Gefühl des gemeinsamen Einverständnisses, das sie beide in diesem Moment verband.

Die nächste Wehe kam; sie solle mit den Händen am Bauch bleiben, sagte ich streng; sie müsse sich da spüren, es täte sehr weh, aber da seien keine Verletzungen, sie solle den Kopf ihres Kindes spüren. Währenddessen unterstützte ich ihre Hände auf dem Bauch mit meiner linken Hand und hielt sie mit meiner rechten unter dem Nacken; sie solle nicht aufhören mit dem Atmen und beim Ausatmen einen tiefen Ton machen; ich begleitete sie mit meiner Stimme, ja führte sie: Ich begann den Ausatem, und allmählich folgte sie mir; jedes Mal, wenn sie ausbrechen wollte, holte ich sie zurück und machte sie auf meine Stimme aufmerksam; dabei lobte ich sie und zeigte ihr, dass sie das selbst könne und dass sie es sehr gut mache. Aber immer noch wollte sie im Widerstand, im Unglauben verharren; ich forderte sie auf, zu entspannen, die Pause zu nutzen, alles fallen zu lassen, sie sei jetzt sicher.

Nach einiger Zeit fragte ich sie nach den Bewegungen des Kindes und anderen Wahrnehmungen von ihm in der Schwangerschaft; sie beschrieb mir diese ausführlich, und wir kamen zurück zum Kind, und wie es sich jetzt unter der Geburt anfühle: Sie habe die Vorstellung, es sei widerspenstig, wolle gar nicht heraus, sei gegen sie; es tue ihr weh; sie verstehe das nicht. Ich sagte, dass ich das auch nicht verstünde, und fragte, ob ich sie auch am übrigen Bauch untersuchen dürfe; dazu legte ich einfach die Hände flach auf den Bauch und tastete spürend die ganze Oberfläche ab; wenn ich Körperteile zu erkennen glaubte, fragte ich sie, ob sie das auch spüre, ob sie eine Vorstellung habe, was das sei, und stellte meine Version der Wahrnehmung dazu.

Und so wechselten sich Wehenarbeit und Arbeit in den Wehenpausen ab: Der ganze Prozess dauerte knapp 2,5 Stunden. Schließlich wurden die Wehenabstände kürzer, und es war deutlich zu spüren, dass sich da etwas getan hatte. Ich teilte ihr meinen Eindruck mit und sagte ihr, dass ich sie einmal vaginal untersuchen wolle, um die Muttermundsweite zu messen: Sie war bei 5–6 cm; ich rief die zuständige Hebamme dazu, und diese betreute die Patientin weiter; nach weiteren zwei Stunden hatte sie problemlos ein gesundes Mädchen geboren.

## 7.4.2 Reflexionen zur Fallgeschichte

Frau F. kam am Ende ihrer Schwangerschaft mit einsetzender Wehentätigkeit zu uns. Die Antwort bestand aus verschiedenen Verhaltensweisen und Maßnahmen, welche wir in Anlehnung an meine theoretischen Betrachtungen zur pragmatischen und kommunikativen Passung als „pragmatisch" identifizieren können: Neben- und nacheinander durchgeführte Einzelmaßnahmen, welche nicht durch einen übergeordneten kommunikativen Zusammenhang integriert sind, wurden Frau F. angeboten. Zwischen ihr und dem betreuenden System entstand so keine „gemeinsame Wirklichkeit". Es ist wichtig, darauf hinzuweisen, dass keine dieser Maßnahmen für sich unangemessen war, und für einen gewissen Teil der Schwangeren genügt in dieser Situation ein solches Angebot. Das war jedoch bei Frau F. nicht der Fall (ich denke, dass die Situation von Frau F. unter diesem Aspekt für die Situation vieler Gebärender steht).

Es fällt weiterhin auf, dass die Ausgangsfrage, „wie die Wehen zu verstärken seien, ohne die Gebärende zu überfordern", sich aus dem gängigen Modell der trivialen Maschine ableitet: Isolierte, physikalisch wirksame Kräfte, die Wehenkraft also führt zur Muttermundseröffnung und zum Herausdrücken des Kindes. Dabei wird das „Erleben" der Gebärenden nur unter Compliance-Gesichtspunkten und unter ethischen Gesichtspunkten bedeutsam: Die Patientin muss die Maßnahmen über sich ergehen lassen, und so empfindet man Mitleid mit der Gebärenden. Die gültige dualistische Vorstellung einer Getrenntheit von Erleben und körperlichen Prozessen findet so ihre klinische Umsetzung.

Die Assistentin jedoch hat – ohne klare Vorstellung – einen anderen Zugang: Sie kann nur formulieren, dass sie „kein gutes Gefühl habe", jetzt schon auf die PDA und den Wehentropf, also auf die üblichen pragmatisch orientierten Maßnahmen umzustellen. Ich, ihr Oberarzt, sei doch „Psychosomatiker" und solle vorher noch einmal zur Patientin gehen. Thure von Uexküll hat verschiedentlich formuliert, dass sich neue Modelle auf dem Boden von „Schon-Gewusstem-aber-noch-nicht-Erlaubtem" herauskristallisieren: Die Assistentin konnte, in der persönlicheren Atmosphäre des Sonntagsrapports, das Nicht-Erlaubte zulassen.

Ich traf also auf eine Frau, die trotz guten Willens der Betreuenden isoliert geblieben war und nach zwei Nächten ohne ausreichenden Schlaf am Ende ihrer Kräfte und damit auch am Ende ihrer Vorstellungskraft war: Sie konnte nur noch auf die Notlösung des Kaiserschnitts zurückgreifen, welcher dennoch nicht sofort und bedingungslos durchgeführt wurde. Die Verzweiflung, welche sie gespürt haben musste, und die daraus resultierenden Vorwürfe an den Arzt, sind gut nachvollziehbar. Wie konnte es gelingen, dennoch wieder „Raum" zu gewinnen für andere Lösungen? Da ich sie bis zu diesem Zeitpunkt weder indirekt noch direkt gekannt hatte, hat der Leser mit dem Moment meines Eintritts in ihr Zimmer nichts verpasst, er befindet sich also fast in der gleichen Ausgangslage wie ich damals.

Die Frage lautet demzufolge, was die „Situation" zu einer „therapeutischen" machte, also zu einer Situation, welche sich aus der Dynamik des „Holding", wie es oben beschrieben wurde, herleitete. Aus meinen theoretischen Überlegungen im zweiten Teil dieses Kapitels kann man ableiten, dass eine „gemeinsame Wirklichkeit" bzw. eine „Arbeitsbeziehung" und, von dieser ausgehend, eine adäquate „entwicklungsproduktive Spannung" zwischen Passung und Passungsverlust vonnöten ist, um „therapeutische Wirksamkeit" im Sinne der „Entwicklung" von „Kreativität" in der Gebärenden zu erzielen.

Die ersten Schritte in unserer Begegnung waren gekennzeichnet von meinem Versuch, aus einem Zwang zum Handeln herauszukommen – hin zu einem Raum des Spürens und, später, des gelegentlichen Benennens. Ich denke im Nachhinein, dass Frau F. spürte, dass ich wirklich berührt war von ihrem Leiden und dass ich mich – aus meiner Sicht als Behandler – auf einen Konflikt authentisch einließ: Ich wollte helfen, konnte aber den Lösungsweg der Patientin so (noch) nicht annehmen. Es gibt kein Patentrezept für „Authentizität", aber es führt wohl kein Weg daran vorbei, jede Situation als einmalige zu begreifen, so ähnlich sie auch vielen anderen sein mag, welche man vorher schon erlebt hat. Neben dem Zulassen meines Konfliktes scheint mir auch hilfreich, dass ich meine innere Unentschiedenheit zuließ: Ich hatte (noch) keine Lösung parat, zumindest keine schnelle.

Ich erlebte also einen Konflikt, hatte keine schnelle Lösung und blieb dennoch bei ihr. Ich ließ die Situation auf mich wirken und war bereit, etwas einzubringen in unsere gemeinsame Situation. Und so wurden nach kurzer Zeit zwischen zwei isolierten Geschichten, der Geschichte der verzweifelten Gebärenden und der Geschichte des Oberarztes im Bereitschaftsdienst, Fäden gesponnen: Den verständlichen Gefühlen von Vorwurf antworteten Gefühle in mir, mitleidlos zu sein; auf meine Aussage, dass ein Kaiserschnitt doch auch eine Operation mit Risiken sei, spürte ich – auch – ihre Trauer, ohne dass sie diese formulieren konnte. Wahrscheinlich waren noch mehr solcher erster feiner, noch wenig belastbarer Fäden zu erkennen, aber ich habe in meinem Protokoll nur diese berücksichtigt. Allgemein scheint mir aber erkennbar, dass die wesentlichen Prozesse sich auf der Ebene der „Berührtheit", also von Ikonizität abspielten. Diese sind jedoch in einer verbalen Darstellung schwierig zu erfassen. Gleichzeitig wird deutlich, wie wichtig es für die Behandler ist, ein Repertoire des Wahrnehmens in sich selbst zu entwickeln, da die meisten dieser Prozesse nonverbal ablaufen bzw. der Gebärenden – und oft auch den Behandlern – selbst nicht bewusst sind. In einer Situation, in der der Gebärenden kein Raum mehr bleibt für das „Merken von Merken und Wirken" wird der Organismus des Behandlers zum Resonanzraum, zum Klangkörper für die emotionalen Dynamiken in der Gebärenden: Allein schon diese Möglichkeit, d. h., noch ohne dass diese Phänomene im Behandler von diesem symbolisch benannt werden, erweitert den inneren Raum der Gebärenden. In der Psychotherapie, v. a. der körperorientierten, wurde hierfür das Konzept vom „Containment" (Bion 1990) entwickelt.

Diese Einstiegsphase ist ein gutes Beispiel für die Veränderung, welche die Erweiterung der klinischen Arbeit auf der Basis des Modells vom „geschlossenen System" verlangt und welche auf der Basis des Modells vom „offenen System" unnötig, ja vielleicht sogar störend ist: Der Behandler wird ein „Beteiligter", und er improvisiert, d. h. er lässt sich auf einen Prozess ein, dessen Ausgang er nicht von vornherein absehen kann.

Nach diesen ersten gemeinsamen, größtenteils unbewussten Schritten, welche sich aus dem Augenblick heraus gestalteten, versuchte ich die Vorgeschichte von Frau F. in unsere gemeinsame Wirklichkeit zu integrieren: Im Verlauf dieses narrativen Prozesses entwickelten sich inter- und intrasubjektive Prozesse. Meine Fragen hatten das Ziel, Assoziationen auszulösen, welche sich um die Themen „Wo komme ich her?", „Wie geht es mir eigentlich jetzt in meinem Leben?" oder „Wo wird das alles hin führen?" drehten. Diese Themen sind sowohl für die individuelle Ebene als auch für die Paarebene von großer Bedeutung.

Über diese beiden ersten Phasen – die Entwicklung erster ikonischer und symbolischer Gemeinsamkeit zwischen der Patientin und mir und die Verständigung des Paares unter Einschluss des ungeborenen Kindes (z. B. die Fragen nach Namen und Geschlecht des Kindes) und meiner Person – entstand auf der Basis dyadischer, triadischer und polyadischer Interaktionen ein psychosozialer Raum für die Gebärende, welcher es ihr im weiteren Verlauf möglich machte, sich auf ihre körperlichen Erfahrungen näher einzulassen. Analog zum skizzierten Modell einer intrapartalen „semiotischen Regression" (Plassmann 1993) konnte also nun langsam der Prozess vorbereitet werden, in welchem der symbolische Situationskreis zugunsten der präsymbolischen Funktionskreise zurücktrat.

Das wird an zwei Aspekten erkennbar: zum einen an der Begleitung der Gebärenden während der Wehen und zum anderen an der Art der Beziehung zu ihrem Kind.

Ich möchte mich zunächst mit der Entwicklungslinie der Mutter-Kind-Beziehung beschäftigen. Neben den Vorwürfen an die Behandler hatte sich in Frau F. die Überzeugung ausgebreitet, dass das Kind ihre Probleme verursache. Neben einer Erklärung im Sinne des Modells vom „offenen System" – es habe sich unter der Symphyse „verkeilt" – hatte sie aber auch aversiv-aggressive Beziehungsvorstellungen, wie z. B. die, dass das Kind „gegen sie" oder „widerspenstig" sei. Ich versuchte zunächst an eine gelungene Erfahrung mit ihrem ersten Kind anzuknüpfen, welches sie offensichtlich problemlos hatte gebären können. Ich fragte nach Ähnlichkeiten und Unterschieden zur jetzigen Situation. Wir bewegten uns hier immer noch auf der symbolischen bzw. intrasubjektiven Ebene, aber ganz allmählich kam durch meinen Wunsch, sie oberhalb der Symphyse und im Weiteren auf dem ganzen Bauch abzutasten, zur symbolischen Vorstellung die indexikalische und ikonische Ebene hinzu: Das Kind wurde wieder zu einem „greifbaren" Partner für die Gebärende. Die Hände des Behandlers werden zum Vermittler: Neben der symbolischen Zurückweisung des Kindes kann allmählich wieder ikonische und indexikalische Nähe zum Kind etabliert werden, welche schließlich zur tragenden Qualität wird.

Untrennbar damit verbunden war aber auch eine ikonische Wiederannäherung an sich selbst auf der Ebene ihres eigenen Körpers, insbesondere ihres Bauches und ihres Beckens: Auch sie selbst wurde sich – über die vermittelnde Berührung des Behandlers – wieder zugänglich. Hier zeigt sich der tiefere Sinn des Begriffs von der sensomotorischen „Propriozeption", der Selbstzueignennahme auf der Ebene der Tiefensensibilität bzw. des (potenziell) erlebbaren Körpers.

All die bisher beschriebenen Prozesse liefen zwischen den Wehen ab. Die Reihenfolge der betrachteten Phänomene in meiner Betrachtung ist also – aus didaktischen Gründen – künstlich, denn diese Prozesse wurden ja immer wieder von der Arbeit während der Wehen unterbrochen: Beide Prozesse – die zwischen den Wehen und die während der Wehen – waren also untrennbar miteinander verwoben. Diese Vorstellung einer Integration der Zeit zwischen den Wehen und während der Wehen ist Ausdruck einer neuen Betrachtungsweise, welche mit dem Modell von der trivialen Maschine nicht erklärbar ist. Wie schon mehrfach erwähnt, wird auf der Basis dieses Modells die Wehenkraft lediglich als physikalische Kraft verstanden, welche auf geometrische Körper wirkt. Die Zeit zwischen den Wehen hat dabei keine Bedeutung.

Wenn aber Wehen auf der Basis des Passungsmodells als Ausdruck einer Form der „Propriozeption" verstanden werden, dann geht diese Selbstzueignennahme auch in der Zeit zwischen den Wehen weiter. Während die Betreuungsarbeit unter der Geburt häufig beschränkt bleibt auf die eigentlichen Wehen, wird die Bedeutung der Arbeit zwischen diesen bisher noch vielfach verkannt.

Für mich ist die Vorstellung von der Wehe als einer zeitlichen Einheit hilfreich, etwa ähnlich einem 24-Stunden-Tag, welcher in Tag und Nacht aufteilbar ist: Beide Hälften dieser zeitlichen Einheit sind bedeutsam. In der Wehenregistrierung des CTG erfolgt bisher ja nur die Aufzeichnung der spürbaren und beobachtbaren Wehen, also des „Wehentages". Die Zeit zwischen den spürbaren Wehen bzw. – um im Bild vom „Wehentag" zu bleiben – die „Wehennacht" wird dabei noch nicht berücksichtigt.

Wenn die spürbare und beobachtbare Wehe sowie die Zeit davor und danach mit einbezogen werden, dann können wir von einer „Wehensituation" sprechen: Ihr Herannahen wird gespürt, sie wird durchlebt und anschließend bewältigt. Dieser Prozess erlaubt den Übergang in die nächste „Wehensituation". Während zu Beginn des Gebärprozesses die Zeiten zwischen den Wehen länger sind und dementsprechend auch die symbolischen Bewältigungsprozesse im Vordergrund stehen, verlagern sich diese Prozesse im weiteren Verlauf, wenn keine Blockaden auftreten, auch in der Wehenpause mehr und mehr hin zur Ikonizität. Wenn das nicht gelingt, dann werden von Beginn an die vegetativen Wehenprozesse unterdrückt, sie entwickeln sich in ihrer Rhythmizität nicht weiter, was sich dann in einem Bild wie bei Frau F. vor Beginn meiner

Kommunikation mit ihr zeigt: eine Situation, in welcher sich die Wehentätigkeit nicht harmonisieren konnte, weswegen es sekundär zu schweren Erschöpfungszuständen kam. Sie ist in der klinischen Praxis sehr häufig anzutreffen.

Die Begleitung von Frau F. während der Wehe kann in drei Stufen der Annäherung an sich selbst verstanden werden:
- die Stufe der verbalen Begleitung (Ermunterung, Anweisungen zur Atmung usw.)
- die Stufe der körperlichen Berührung am Bauch und um die Schulter, einschließlich der stimmlichen (paraverbalen) Begleitung
- die Stufe, ab der sich die Patientin während der Wehe auch selbst am Bauch berührte

Dieser Ablauf ist als zunehmende Initiierung und Verstärkung der Ikonizität zu verstehen: Dabei wird, so meine ich, auch sehr gut erkennbar, wie der Wunsch der Gebärenden, „auszubrechen" vom Behandler immer wieder akzeptiert, aber nicht erfüllt werden darf, um der Entfaltung eigener Kreativität Raum zu lassen. Ich habe auf die Notwendigkeit, eine „entwicklungsproduktive Spannung" entstehen zu lassen, an verschiedenen Stellen meiner Ausführungen hingewiesen, z. B. im Zusammenhang mit den Überlegungen zur „therapeutischen Passungsarbeit".

Die Dominanz der Ikonizität verlor sich zunehmend auch nicht mehr in der Zeit zwischen den Wehen: Die Stimmung blieb von großer Nähe zwischen der Gebärenden und dem Behandler gekennzeichnet. Durch diese Nähe konnte das Gefühl der Verlassenheit und der Überwältigung, wie es viele Frauen in dieser Phase erleben, aufgefangen werden. Wie bei den Erörterungen zum „coenästhetischen Erleben" dargelegt, wird in diesem Erlebenszustand konkrete, also präsymbolisch vermittelte Nähe (im Gegensatz zum symbolischen Wissen um die Anwesenheit) besonders wichtig für die Gebärende.

In dieser Phase, in welcher sich ja dann auch körperlich der Fortschritt des Gebärprozesses zeigte, war es zwar kritisch, Frau F. an eine andere Behandlerin, die Hebamme, zu übergeben, welche den etwa zweieinhalbstündigen Prozess ja nicht mitgemacht hatte: Aber zum einen war ich der Überzeugung, dass die betreffende Kollegin sich rasch auf die notwendige ikonische Nähe einlassen können würde, und zum anderen hatte die Gebärende die Schwelle zur Ikonizität, also den „Moment, ab dem alles anderes wurde", schon erfolgreich überschreiten können. Ein Gefühl der Hoffnung hatte sich wieder ausbreiten können, welches sie trug und welches sie mit ihrem Mann, der den ganzen Prozess mit durchlebt hatte, weiterhin teilen konnte. (Wie schon in den Bemerkungen zur Bedeutung zur Ikonizität unter der Geburt erwähnt, scheint es so zu sein, dass auch das Paar als dyadisches System in einen ikonischen Prozess gerät. Es ist zu vermuten, dass das daraus resultierende tiefe Erleben von Gemeinsamkeit, sich auf die zukünftige Elternschaft auswirkt.) Der in starker Ikonizität mit der Gebärenden verbundene Ehemann stützte also den Übergang in die Hände der Hebamme, und die Gebärende konnte in „Autonomie", d. h. im ikonischen Netz zwischen ihr, ihrem Mann und der Hebamme ihr Kind gebären.

# 7.5 Zusammenfassung

Ein bio-psycho-soziales Modell für die Geburtshilfe, welches biophysikalische und psychosoziale Vorstellungen nicht parallel konzipiert, sondern integriert, kann bisher noch nicht umgesetzt werden. Viele Forschungsergebnisse, vor allem diejenigen, welche sich mit der psychologischen Dimension des Geburtserlebens und mit der Psychosomatik des Gebärens beschäftigen, zeigen jedoch einen Bedarf hierfür auf. Die psychosozialen Befunde können bisher jedoch noch nicht in die klinisch-praktische Geburtshilfe integriert werden, weil diese ausschließlich auf einem Modell basiert, welches den Körper nicht als „lebenden Organismus" im Sinne eines „geschlossenen Systems" konzipiert, sondern sich auf Vorstellungen vom Körper als „offenes System" beschränkt. Das Passungsmodell, als Integration von Systemtheorie und Semiotik, bietet die Möglichkeit, die gängige Geburtshilfe im Sinne einer „Integrierten Geburtshilfe" weiterzuentwickeln, welche beide Modelle in einer stimmigen Konzeptualisierung anwenden möchte.

Diese Weiterentwicklung wird aber nur möglich sein, wenn die bestehenden Postulate der offiziellen Geburtshilfe, welche sie bezüglich der prospektiven Genauigkeit des Modells vom Körper als „offenes System" vorgibt, einer authentischen Prüfung unterzogen werden. Neben der allgemeinen Problematik eines Paradigmenwechsels in jeder Wissenschaft tritt in der Geburtshilfe auch die besondere Zementierung des Bestehenden infolge einer jahrzehntelangen Rechtsprechung hinzu, welche mit verändert werden muss, da sie die Frage der Haftung ausschließlich auf dem Postulat der Prospektivität geburtshilflicher Tätigkeit auf der Basis des Modells vom Körper als „trivialer Maschine" aufbaut.

Nicht nur von offizieller geburtshilflicher Seite werden an meinen Ausführungen (insbesondere an jenen im ersten Teil) Zweifel geäußert werden: Auch die theoretischen Überlegungen, welche sich im zweiten Teil anschließen, sind in vielerlei Hinsicht unfertig. Sie sind als Entwurf anzusehen. Die Konzeptualisierung des Prozesses zwischen Schwangerschaft, Gebären und Mutter-Sein bzw. zwischen In-Utero-Sein, Geboren-Werden und Neugeboren-Sein als „Entwicklung" wird von vielen Disziplinen nicht so eindeutig gesehen, wie hier von mir dargelegt. Dass die Frage eines intrapartalen „inneren Umorganisationsprozesses" einschließlich der Bedeutung des Gebärschmerzes kontrovers diskutiert wird, klang ebenfalls deutlich an. Es mag auch weitere Unklarheiten bezüglich der Anwendung verschiedener theoretischer Konzepte auf die Geburtshilfe geben. Entgegen meiner genannten Bedenken scheint mir der Einstieg in die Erweiterung des bestehenden Denkens durch systemtheoretische und semiotische Gesichtspunkte nötig, um dem Ziel der Entwicklung einer „Integrierten Geburtshilfe" näher zu kommen. Daher riskiere ich den Versuch eines Entwurfes, eingedenk all seiner Vorläufigkeit.

Die praktischen Auswirkungen für das behandelnde System, welche mit einer „Integrierten Geburtshilfe" verbunden wären, betreffen ganz wesentlich die Vorstellung und Bedeutung von „Kommunikation": Was soll darunter verstanden werden? Was soll sie bewirken? Gerade weil Wahrnehmung ein vielschichtiger Prozess ist, kann nur ein „therapeutisches System" (im Gegensatz zu einer Einzelperson), welches für sich eine neue „gemeinsame Wirklichkeit" bzw. „therapeutische Identität" aufbaut, die einzufordernden Veränderungen hinsichtlich der kommunikativen Passungsprozesse umsetzen und tragen. Ein Kernpunkt der neuen „gemeinsamen Wirklichkeit" im behandelnden System müsste u. a. sein, dass Gesundheit nicht nur als Abwesenheit von Angst oder Krankheit, sondern als Anwesenheit eines bestimmten „Hintergrundgefühls im Ich" verstanden würde. Die Herausforderung für die Entwicklung einer „Integrierten Geburtshilfe" besteht dabei darin, das gegebene effektive Denkmodell der Geburtshilfe um die beschriebenen Aspekte des Modells vom „offenen System" und von der „nicht-trivialen Maschine" zu erweitern, ohne die Vorteile des bisher Erreichten aufzugeben.

Die Entwicklung einer neuen Identität auf der Seite der Behandler und Behandlerinnen, welche den neuen Anforderungen entsprechen sollte, ist ein langsamer Prozess. Veränderungen, welche das behandelnde System durchlaufen müsste,

würden sich auf den Umgang miteinander auswirken und u.a. auch so fundamentale Bereiche wie die Dienstplangestaltung betreffen: Die Zusammensetzung des Teams würde über den Aspekt der „Funktion" hinaus, welche die Einzelnen ausüben sollen, auch unter dem Aspekt organisiert werden müssen, ob und wie die einzelnen Personen in „Passung" zueinander stehen. Es wird deutlich, dass aus der Sicht eines gängigen Krankenhausbetriebes immense organisatorische Veränderungen unumgänglich wären. Strukturelle Veränderungen werden unter diesem Aspekt zu einer besonderen Herausforderung und können nur gemeinschaftlich bewältigt werden.[20]

---

20 Aus beiden Gründen – der Vorläufigkeit der dargelegten theoretischen Überlegungen und der Schwierigkeit der Veränderung im praktischen klinischen Alltag der Geburtshilfe – möchte ich die Leserinnen und Leser aus allen Berufsgruppen gerne um Rückmeldungen bitten: Vielleicht könnte auf diesem Weg auch eine themenorientierte Arbeitsgruppe „Reflektierte Kasuistik in der Geburtshilfe" initiiert werden.

# 8 Psychobiologie der Alzheimer-Krankheit: Wirklichkeitskonstruktion und Beziehungsgestaltung[1]

Joachim Bauer

*„Die Entstehung einer Senilen Demenz – oder auch einer anderen Störung – wird in Familien begünstigt, in denen ein Mitglied vom Prozess der Realitätskonstruktion ausgeschlossen ist."*
B. G. Hanson 1989

Vor dem Hintergrund eines biosemiotischen Verständnisses medizinischer Gesundheit und ihrer Störungen entwirft die vorliegende Arbeit ein psychobiologisches Modell der Alzheimer-Krankheit. Aktuelle neuropathologische Befunde zur Synapsenpathologie der Alzheimer-Krankheit werden in Beziehung gesetzt zu neuesten Erkenntnissen zur neuronalen Plastizität. Neuronale Aktivität, die sich als wichtige Voraussetzung für die Integrität synaptischer Strukturen erwiesen hat, hat Interaktionen des Individuums mit seiner Umwelt zur Voraussetzung. Neuronale Aktivität ergibt sich, biosemiotisch verstanden, aus der lebenslang andauernden Notwendigkeit des Individuums, sich aus seiner Umgebung eine biologisch und sozial passende Umwelt zu konstruieren. Es werden Ergebnisse von biografischen Studien bei Alzheimer-Patienten dargestellt, die zeigen, dass später an Alzheimer erkrankte Personen sich aus der Konstruktion von Umwelt zurückziehen. Dies wird anhand einer Kasuistik veranschaulicht. Aus den hier präsentierten Daten ergeben sich Hinweise auf einen Zusammenhang zwischen biografischer Entwicklung, Beziehungsgestaltung, neuronaler Aktivität, Schädigung synaptischer Strukturen und Krankheitsentstehung.

## 8.1 Klinik und Neuropathologie der Demenzerkrankungen

Jenseits des 40. Lebensjahres auftretende, im Sinne eines Krankheitsprozesses einsetzende Beeinträchtigungen der abstrakten Denkfähigkeit und des Erinnerungsvermögens werden, wenn sie anhaltend und ausgeprägt sind, sodass sie den Betroffenen bei seinen sozialen Kontakten und beruflichen Aufgaben beeinträchtigen, als Demenzerkrankungen bezeichnet. Die Alzheimer-Krankheit ist derzeit in unseren Breiten die häufigste Demenzerkrankung (Übersichten s. Bauer u. Berger 1993; Bauer 1994).

Klinisch werden Qualität und Schwere von Demenzsyndromen wie der Alzheimer-Erkrankung mit testbaren Beeinträchtigungen in definierten Teilleistungsbereichen beschrieben. Die wichtigsten dieser so genannten „neuropsychologischen Teilleistungsbereiche", die bei der Alzheimer-Krankheit betroffen sind, sind Gedächtnisleistungen, die Fähigkeit zum sprachlichen Ausdruck, die als „Praxie" bezeichnete Fähigkeit zur Planung und zum Vollzug von Handlungsfolgen und schließlich die als „Gnosie" bezeichnete Fähigkeit des Bedeutungserkennens, aus welcher sich die Auffassung und das allgemeine Verständnis gegenüber einer Situation ableiten.

Auf einen gemeinsamen Begriff gebracht, geht es bei diesen neuropsychologischen Intelligenzleistungen um die Fähigkeit, sich über Vorgänge in der Welt kommunikativ zu verständigen, mit anderen eine „gemeinsame Wirklichkeit" zu konstruieren. Die Alzheimer-Krankheit bedeutet den Verlust der Fähigkeit zur „Symbo-

---

1 Hartmut Radebold und Klaus Dörner gewidmet

lisierung". „Symbolisierung" im psychoanalytischen Sinne meint die innere Repräsentation der Welt und die Fähigkeit zur inneren Vorstellung der in ihr ablaufenden zwischenmenschlichen Prozesse. Im biosemiotischen Sinne, also im Kontext der Zeichenlehre, hat „symbolisch" eine etwas (jedoch nicht völlig) andere Bedeutung. Als „symbolisch" bezeichnen wir hier eine Ebene des Zeichenaustausches, die nur vom Menschen erreicht werden kann, nämlich die Integration des ikonischen und indexikalischen Zeichenaustausches in die symbolische Zeichenwelt der Sprache.

Der klinische Kern der Alzheimer-Krankheit ist, wie dargelegt und anhand einer Kasuistik anschaulich gemacht werden wird, der Verlust der Symbolisierungsfähigkeit sowohl im psychoanalytischen Sinne (im Sinne der Fähigkeit, die Welt innerpsychisch als Vorstellung präsent zu halten und mit diesen Vorstellungen mentale Operationen vorzunehmen), als auch – und dies soll in diesem Beitrag besonders dargelegt werden – im biosemiotischen Sinne, also im Sinne der Fähigkeit, durch Austausch symbolischer Zeichen mit anderen Menschen eine gemeinsame Wirklichkeit zu konstruieren.

## 8.1.1 Neurobiologie: Amyloid und Neurofibrillen

In einem biotechnischen Modell der Krankheitsentstehung, welches die Organismus-Umwelt-Beziehung für den Erhalt von Gesundheit und für die Entstehung von Krankheit außer Acht lässt, ist es das Ziel, den Demenzerkrankungen linear-kausale, ausschließlich physikalisch-(bio-)chemische Ursachen zuzuordnen.

Nachdem Anfang des 20. Jahrhunderts die damals häufigste Demenzerkrankung, die Paralyse, auf die Infektion mit Spirochäten zurückgeführt war und nachdem eine zweite Gruppe von Demenzerkrankungen, nämlich die vaskulären Demenzerkrankungen, durch strukturelle Veränderungen der Blutgefäße ausreichend erklärt zu sein schien, bestand die Hoffnung, auch die Gruppe der primär degenerativen Demenzerkrankungen mit infektiösen, strukturell-neuropathologischen oder biochemischen Veränderun-

gen in Beziehung setzen zu können (Übersicht bei Bauer 1994).

In dieser Suche nach ausschließlich physikalisch-(bio-)chemischen Krankheitsursachen begegnet uns das bis heute in der Medizin vorherrschende Modell des Organismus als triviale Maschine (Foerster u. Glasersfeld 1999). Eine physikalisch-biochemische Ursache der Alzheimer-Krankheit schien gefunden zu sein, als Anfang des 20. Jahrhunderts der Wiener Neuropathologe Emil Redlich (1898) im Kortex von Kranken kleine herdchenförmige Ablagerungen („Drusen"), die heute als „Amyloidplaques" bezeichnet werden, und Aloys Alzheimer Veränderungen innerhalb kortikaler Nervenzellen, die so genannten Neurofibrillenbündel gefunden hatten (Alzheimer 1911; Übersicht bei Bauer 1994).

Zur Amyloidpathologie und neurofibrillären Degeneration stellte sich jedoch rasch die Frage der Spezifität, die bereits Alzheimer als den kritischen Punkt voll erkannte (Alzheimer 1911). Es zeigte sich nämlich, dass insbesondere die Amyloidpathologie, aber auch die neurofibrilläre Degeneration eine weder notwendige noch hinreichende Bedingung für die Entwicklung einer Alzheimer-Demenzerkrankung ist. Nachdem Aloys Alzheimer auch in den Hirnen zahlreicher nicht dementer Verstorbener z.T. massive Amyloidbeladungen gefunden hatte, schrieb er 1911, „dass die Drusen (Plaques) nicht die Ursache der senilen Demenz, sondern nur eine Begleiterscheinung der senilen Involution des zentralen Nervensystems sind" (Alzheimer 1911; s. auch Gellerstedt 1932/1933; Rothschild u. Kasanin 1936; Rothschild 1937; Übersicht bei Bauer 1994).

## 8.1.2 Genetisch bedingte Alzheimer-Formen: äußerst selten, epidemiologisch unbedeutend

Genetische Veränderungen an den Genen des Presenilin-1, des Presenilin-2 und am Amyloidprekursorprotein-Gen lassen sich nur bei etwa 1% (!) aller Alzheimer-Krankheitsfälle nachweisen und wurden in ihrer pathogenetischen bzw. epidemiologischen Bedeutung völlig überschätzt. Die Alzheimer-Krankheit ist in der ganz überwiegenden Zahl der Fälle keine erbliche Erkrankung, was für die Familien, besonders für die Nachkommen von großer Bedeutung ist. Auch dem Polymorphismus des Apolipoprotein-Gens kommt nicht die Bedeutung zu, welche ihm vorübergehend zugeschrieben wurde. Das Vorhandensein der genetischen ApoE-4-Variante ist weder eine notwendige noch eine hinreichende Voraussetzung für die Alzheimer-Krankheit und als diagnostischer Marker definitiv ungeeignet (Konsensus Statement, Anonymous 1995).

### 8.1.3 Pathologie der Synapse: der beste Marker der Alzheimer-Krankheit

Elektronenmikroskopische Untersuchungen in den 70er und 80er Jahren konnten zeigen, dass – im Vergleich zur Amyloidpathologie und zur neurofibrillären Degeneration – der Verlust von kortikalen Synapsen ein weitaus markanterer, spezifischerer und darüber hinaus ein mit dem Grad der Demenz aufs engste korrelierter Befund bei Alzheimer-Patienten ist (Terry et al. 1991; Bauer 1994; Masliah 1995). Synapsen sind die Kontaktstellen zwischen Nervenzellen, an denen mittels Ausschüttung von Botenstoffen, so genannten Neurotransmittern, der Nachrichtenaustausch zwischen den Nervenzellen stattfindet.

Zur Signalübertragung zwischen zwei Nervenzellen kommt es, wenn die präsynaptische Membran einer Nervenzelle Neurotransmitter-gefüllte Vesikel in den synaptischen Spalt ausschüttet, die ausgeschütteten Transmitter-Moleküle an spezifische Rezeptoren der postsynaptischen Membran der Nachbarzelle binden und aufgrund dieser Bindung ein Signal („second messenger") in der Zielzelle ausgelöst wird. Der Nachrichtenaustausch im synaptischen Spalt ist ein Paradebeispiel für eine biosemiotische Beziehung, also für eine Zeichenverbindung. Durch die spezifische Rezeptorausstattung der postsynaptischen Zielzelle kommt es seitens dieser Zelle

als Interpretantin zu einer Bedeutungserteilung an den spezifisch passenden Neurotransmitter als Bezeichnetem. Die Zelle konstruiert aus dem Reiz, der sie trifft, ein Zeichen. Die Bedeutungserteilung führt zu einer effektorischen Antwort der Zielzelle, die nun ihrerseits auf ihre neuronale Umgebung zurückwirkt. Es handelt sich um einen semiotischen Regelkreis.

## 8.2 Neuronale Matrix, Umweltkonstruktion und kortikale Repräsentation der Umwelt

Jede der etwa 10 Milliarden Nervenzellen der Hirnrinde steht über Synapsen mit jeweils bis zu 10 000 anderen Nervenzellen in Verbindung. Etwa 100 000 benachbarte Nervenzellen bilden zusammen jeweils eine funktionale Einheit als senkrecht zur Hirnoberfläche stehende Mikro-Säulen, so genannte „Columns" (Duyckaerts et al. 1985; Eccles 1992). In diesen Columns sind die Nervenzellen in spezifischer und besonders dichter Weise synaptisch verschaltet. Die Zufuhr spezifischer Erregungsmuster zu diesen Columns führt zu spezifischen Mustern von Erregungs-Output, d. h. die Columns kodieren Programme.

Nervenzell-Columns sind untereinander – wiederum durch Synapsen – komplex verbunden, sodass Assoziationen von neuronalen Programmen entstehen. Das daraus entstehende kortikale Netzwerk ist die Matrix, in welcher unsere sensorischen und motorischen Leistungen als Handlungs- und Wahrnehmungsprogramme gespeichert sind. Es werden Regeln gespeichert, nach denen eine passende Umwelt konstruiert werden kann. In dieser Matrix können wir uns selbst, unsere Umwelt und die in ihr ablaufenden Prozesse – semiotisch gesehen – konstruieren (psychoanalytisch gesehen, bedeutet diese Matrix die Fähigkeit zur psychischen Repräsentation der Welt).

## 8.2.1 Neuronale Plastizität: Beziehungen zwischen Funktion und synaptischer Mikrostruktur („Use it or lose it")

Synaptische Verbindungen zwischen den Nervenzellen der Hirnrinde sind keine fest installierte Hardware. Synaptische Aktivität hat den Erhalt sowie die strukturelle Verstärkung der Synapse und der beiden an ihr beteiligten Nervenzellen zur Folge. Fehlende Aktivität kann zur strukturellen Auflösung der synaptischen Verbindung und zur Schädigung der beteiligten Neurone führen. Zwischen den präsynaptischen Endigungen von Nervenzell-Ausläufern besteht ein ständiger, aktivitätsabhängiger Wettbewerb um gemeinsame postsynaptische Ziel-Neurone. Dieses Phänomen wird als neuronale Plastizität bezeichnet (vgl. Merzenich et al. 1990; Swaab 1991).

Neuronale Plastizität beruht auf einer Reihe von Feed-forward- und Feed-back-Prozessen, welche im Gefolge neuronaler Aktivität ausgelöst werden (s. Bauer 1994). Neuronale Signal-Aktivität, d. h. die Ausschüttung von Botenstofen der präsynaptischen Nervenendigung in den synaptischen Spalt, führt in beiden beteiligten Zellen zu Veränderungen der Proteinsynthese und zur Ausschüttung von Nervenwachstumsfaktoren. Auf die Zielzelle hochfrequent eintreffende Serien von ankommenden Signalen, auch als tetanische Reizung bezeichnet, führen nicht nur zu einer besonderen strukturellen Verstärkung der postsynaptischen Membran, sondern verändern auch die Ansprechbarkeit der Zielzelle in dem Sinne, dass sie für einen längeren nachfolgenden Zeitraum stärker erregbar bleibt. Diese so genannte Langzeitpotenzierung ist die Grundlage für die Kodierung von Signalen unterschiedlicher Wertigkeit und für die Gedächtnisbildung.

## 8.2.2 Psychosoziale Umwelt und neuronale Aktivität

Ausgangspunkt für neuronale Aktivität und damit für die Bildung von Synapsen sind von Beginn des Lebens an externe, aber auch selbst generierte Stimuli, die sich aus der Beziehung des Organismus mit seiner Umwelt ergeben. Dies beginnt bereits intrauterin im zweiten und im dritten Trimenon. Synaptogenese ist das Schlüsselereignis bei allen Lernprozessen. Zahlreiche tierexperimentelle Studien, neuerdings aber auch Beobachtungen am Menschen konnten zeigen, dass Stimulus-Deprivation zu neuroanatomischen und neurofunktionalen Verlusten in der Hirnrinde führt, dass eine Stimulus-angereicherte Umwelt dagegen eine vermehrte Zahl von Schaltneuronen, ein höheres Ausmaß der Verzweigung (Arborisation) ihrer Ausläufer und eine höhere Dichte synaptischer Verschaltungen zur Folge hat.

Torsten Wiesel fasste es 1994 im Magazin „Science" wie folgt zusammen:

*„Gene, welche die Embryonalentwicklung kontrollieren, formen lediglich die grobe Struktur des kindlichen Gehirns. Erfahrungen des Kindes in der Welt jedoch führen zu jenen Verbindungen zwischen Nervenzellen, aus welchen sich dann die Funktion des Gehirns ergibt. Dieser Prozess der Verbindung von Nervenzellen durch Umwelterfahrungen setzt sich im Erwachsenenalter fort."* (Wiesel 1994)

Leon Eisenberg brachte es 1995 auf folgenden Nenner:

*„Der grundlegende Konstruktionsplan des Gehirns beruht auf den Genen, die neuroanatomischen Details ergeben sich jedoch durch einen aktivitätsabhängigen Wettbewerb zwischen Nervenzell-Ausläufern um Zielzellen, zu denen sie Synapsen (Nervenzell-Verbindungen) knüpfen wollen. In jeder Tierart ist es die jeweilige Umwelt, beginnend mit der Umgebung in der Gebärmutter, welche die Reize bereitstellt, die für die Entwicklung des Zentralnervensystems benötigt werden. Die Entdeckung, dass das Gehirn zu umfassender Reorganisation seiner eigenen Feinstrukturen in der Lage ist, erfordert ein radikales Umdenken bezüglich unserer Vorstellungen von anatomischer Unveränderlichkeit. Die Strukturen von Nervenzellen und ihren Verbindungen in der Hirnrinde werden durch Reize*

*geformt, die von der sozialen Umgebung her einwirken. Seelische Störungen entstehen im Feld zwischen Hirn und sozialer Umgebung. Dies gilt auch für psychosoziale Faktoren bei der Entstehung der Alzheimer-Krankheit."* (Eisenberg 1995)

Eisenbergs Arbeit trug den Titel „Die Konstruktion des menschlichen Gehirns durch soziale Faktoren".

## 8.2.3 Das Biotop neuronaler Aktivität: die Beziehung zwischen Individuum und Umwelt

Soziale Umgebung ist das Biotop und die Voraussetzung dafür, in welchem neuronale Aktivität möglich wird, sich entwickelt, erhalten bleibt oder abstirbt. Struktur und Funktion sind nicht nur im Gehirn, sondern im gesamten Nervensystem aufs engste verbunden. Neuronale Struktur und Funktion stehen in engstem Zusammenhang mit der Interaktion von Individuum und Umwelt. Die Beziehung zwischen Organismus und Umwelt einerseits und neurobiologische Feinstrukturen andererseits entwickeln sich gemeinsam und in permanenter wechselseitiger Beeinflussung. Während der intrauterinen und der kindlichen Entwicklung nach der Geburt kommt es so zur Entwicklung des Seelischen, zur Entwicklung des Selbst und zur Entwicklung der Intelligenz. Auch nach Abschluss der Entwicklung bleibt die Beziehung zwischen Organismus und Umwelt weiterhin von entscheidender Bedeutung – sowohl für die neuronale Funktion und Struktur als auch für die seelische Gesundheit und den Erhalt der Intelligenz. Die Einheit des Überlebens von Organismus und Umwelt beruht auf der permanenten Konstruktions-Aktivität des Nervensystems.

## 8.3 Bezüge zwischen psychosozialer Umwelt, Biografie und neuronaler Funktion bei Alzheimer-Kranken

Lässt sich die Alzheimer-Krankheit vor dem Hintergrund der Erkenntnisse über die neuronale Plastizität als ein psychobiologischer Prozess verstehen, bei dem die Beziehung zwischen Person und Umwelt im Wechselspiel steht mit den neuropsychologischen und neurobiologischen Veränderungen? Wenn dem so wäre, dann wäre – neben medikamentösen Ansätzen – die Einflussnahme auf die Art der Beziehungsgestaltung der Patienten ein wichtiger, vielleicht entscheidender therapeutischer Ansatzpunkt (Bauer et al. 1995; 1998; Bauer 1997). Wenn wir als Therapeuten einen Zugang zum biografischen und damit psychobiologischen Verständnis einer Erkrankung gewinnen wollen, dann müssen wir etwas über die Beziehung zwischen Patient und seiner Umwelt erfahren. Dies bedeutet jedoch, dass wir uns auch der subjektiven Perspektive des Patienten zuwenden müssen. Wir müssen uns auf eine therapeutische Beziehung mit dem Patienten einlassen. Nur dann können wir seine Beziehungsgeschichte erfahren und seine aktuelle Beziehungsgestaltung verstehen.

Wir haben biografische Anamnesen von 21 Alzheimer-Patienten untersucht (Bauer et al. 1995; 1998; Bauer 1997). Wir haben uns dabei in jedem einzelnen Fall Biografie und Beziehungsgeschichte nicht nur vom Patienten selbst schildern lassen, sondern uns auch – mit Wissen und Billigung des Patienten – von jeweils mindestens zwei Angehörigen deren Beziehung zum Patienten sowie deren Sicht der Beziehungen des Patienten zu Dritten schildern lassen. Die biografischen Anamnesen wurden nach den Methoden der komparativen Kasuistik einer qualitativen Inhaltsanalyse unterzogen (s. zur Methodik Jüttemann 1990; Flick et al. 1991; Mayring 1993; Brähler u. Adler 1996). Mit einigen Patienten im Frühstadium der Alzheimer-Krankheit wurde außerdem über einen längeren Zeitraum eine psychotherapeutische Behandlung durchgeführt (Bauer 1997).

## 8.3.1 Kasuistik I: Zur Geschichte der Krankheit eines Patienten

Zunächst soll auf die Geschichte der Krankheit eines Patienten eingegangen werden, der sich in einem sehr frühen Stadium der Erkrankung vorstellte (er erreichte 25 von 30 möglichen Punkten im so genannten „Mini-Mental-State-Test", einem Standard-Test der Demenz-Diagnostik) und bei dem nach *lege artis* durchgeführter Diagnostik der Verdacht einer Alzheimer-Krankheit mit frühem Beginn (d. h. per definitionem vor dem 65. Lebensjahr) gestellt wurde (die Diagnose hat sich später anhand des weiteren Verlaufs bestätigt). Es soll dargestellt werden, wie die Erkrankung in besonderer Weise in die lebensgeschichtliche Entwicklung eingebettet ist und wie sich die Situation des Patienten während einer mit ihm über einen begrenzten Zeitraum durchgeführten psychotherapeutischen Arbeit entwickelte.

---

Zur Erstvorstellung kam der 58 Jahre alte Patient ohne Begleitung. Oft wisse er Zahlen, z. B. Telefonnummern, Geburtsdaten oder Jahreszahlen, nicht mehr. „Ich weiß selten, was für ein Tag heute ist. Die Vergesslichkeit ist mein Problem Nr. 1. Manchmal schwimme ich innerlich. Unsicherheit und Verwirrung, das ist der Kern. Oft sitze ich im Büro und weiß nicht, was ich machen soll." Auch mit der Planung und Durchführung von Handlungen habe er Probleme. Vor kurzem sei es ihm nicht gelungen, vor einer Reise das Packen seines Koffers alleine durchzuführen.

Er sei verheiratet, das letzte von drei erwachsenen Kindern habe vor wenigen Monaten das Elternhaus verlassen. Die Ehefrau sei Hausfrau. „Dass die Kinder weg sind, beelendet uns beide. Wir hatten immer ein volles Haus. Jetzt sind wir allein." An seiner Frau störe ihn „ihr ewiges Erinnern: Du musst doch noch dies oder das machen. Immer ihre Aufforderung: Mach das, mach das." Wisse er etwas nicht, dann komme von ihr ein „Mensch, weißt Du das denn nicht ...?", dann setze bei ihm eine Reaktion ein: „Ich müsste es eigentlich wissen und weiß es nicht.

Deine Frau hat dich mal geheiratet, als du noch flott warst. Ich erlebe meine Frau, dass sie immer stärker wird und dass ich immer schlapper werde." In einer ähnlichen Situation sei er im Beruf. „Vor jungen Kollegen habe ich einfach Angst. Ich komme dann in eine Art geistige Bewusstlosigkeit." In Sitzungen habe er das Gefühl, den jüngeren Kollegen nicht mehr gewachsen zu sein, aus Angst vor Versagen habe er sich von Sitzungen zurückgezogen. „Ich ziehe mich zurück, andere übernehmen meine Funktion."

Danach befragt, wie er sich die Lösung seiner Probleme vorstelle und was er als Ziel anstrebe, brachte der Patient zwei unterschiedliche Tendenzen zum Ausdruck, nämlich einerseits „Ich suche nach einem neuen Anfang. Manchmal ist in mir so etwas wie ein Trennungswunsch, nochmal alleine ins Ausland gehen" (der Patient hatte einige Zeit im Ausland verbracht). Andererseits sagte der Patient: „Oft spiele ich gerne das hilflose Männecken: Dann bekomme ich bald eine Frühpensionierung und wäre aus dem Apparat der Firma draußen."

---

## 8.3.2 Kasuistik II: Zur Lebensgeschichte des Kranken

---

Zur biografischen Entwicklung war Folgendes zu erfahren: Der Patient kam Mitte der 30er Jahre als Einzelkind in einer Großstadt zur Welt.

Den Vater beschrieb der Patient als „weich und zurückhaltend, ich habe ihn sehr geliebt. Er malte hübsche Bilder, die zart und fein gemalt waren, da war ich stolz auf meinen Vater. Er hat immer treu und untertänig geschafft, er war ein gemütlicher Typ, fast ein Trottel". Die Mutter sei „machtbewusst" gewesen. „Sie kritisierte meinen Vater öfters, weil er ihrer Meinung nach zu lange mit den Kunden sprach". Im Gegensatz zum katholischen Vater sei die Mutter „fanatisch evangelisch, eine strenge Pietistin" gewesen. „Einmal jagte sie den katholischen Pfarrer aus dem Haus."

Wie in der Mehrzahl der von uns untersuchten Alzheimer-Biografien, so fanden wir auch hier traumatisierende Kindheitserlebnisse. Von der Zerstörung der Wohnung durch einen Bombenangriff behielt der damals 9-jährige Knabe dramatische Erinnerungen zurück: Nach dem Angriff sei man aus dem Keller nach oben in die brennende Wohnung geeilt: „Der Sessel brannte lichterloh, mein geliebter Goldfisch im Glas fiel auf den Boden, das schöne Klavier war in Flammen". Es folgte die Ausquartierung aufs Land, der Schulbesuch war längere Zeit unterbrochen. Später machte er die Mittlere Reife. Eine erste Freundschaft mit einem Mädchen war „eine schöne Beziehung: Wir haben irgendwo im Park geschmust".

Seine spätere Ehefrau lernte der Patient während seines Aufbaustudiums kennen. „Meine Frau ist intellektuell. Ich brauche eher warmes Wasser. Meine religiösen Wurzeln sind warm und weich. Ich erlebe Gott in Menschen, die Gefühl verströmen. In diesem Milieu kann ich auch frei beten. Meine Frau ist eher wie kaltes Wasser." Während des Aufbaustudiums sei es nach einem „Clash" (so der Patient) zwischen ihr und ihm zu einer zeitweiligen Trennung gekommen, „es ging einfach nicht mehr". Mit Freunden sei er ans Meer gefahren. Da habe er „das befreiende Gefühl gehabt: Ich komme ohne sie aus". Dennoch kam es nach dem Abschluss des Studiums zur Heirat. In den ersten Ehejahren kamen drei Kinder zur Welt. Die junge Familie verbrachte einige Jahre in Afrika, wo der Patient im Entwicklungsdienst tätig war. Die Begegnung mit der Herzlichkeit der Afrikaner bezeichnete er als die schönsten Erfahrungen seines Lebens, er sprach immer wieder von dieser Zeit.

Kurz nach der Rückkehr von Afrika erlitt die Ehefrau eine Erkrankung, von der sie eine neurologische Behinderung zurückbehielt. Die Ehefrau, mit der zu dritt regelmäßig begleitende Angehörigengespräche geführt wurden (dies ist bei einer Erkrankung wie der Alzheimer-Erkrankung sinnvoll und geboten), sprach diese Behinderung einmal mit großer Bitterkeit an und ließ durchblicken, dass sie sich von ihrem Ehemann seinerzeit nicht ausreichend unterstützt und entwertet fühlte. Es wurde deutlich, dass diese Erfahrung für die Ehefrau der Ausgangspunkt für ein anhaltendes feindseliges Ressentiment geworden sein könnte. In den Jahren vor dem Ausbruch erster Krankheitssymptome entwickelte sich jedenfalls eine bemerkenswerte Konfliktkonstellation mit einschneidenden Auswirkungen.

Etwa zehn Jahre vor dem Einsetzen erster diskreter Alzheimer-Symptome sei ein früherer Kollege des Patienten sein Vorgesetzter geworden. Im Gegensatz zum Patienten mit einer eher stillen und spirituellen Veranlagung sei dieser Kollege immer auf Selbstdarstellung, Eloquenz und schnelle Effizienz bedacht gewesen. Der Patient beschrieb die neue Situation so: „Er war ein freundlicher, cleverer und intelligenter Bulldozer. Durch seine Schnelligkeit empfand ich einen Druck. Wenn er mit mir sprach, bekam ich immer öfter panische Angst, weil er so schnell redete und ich es nicht verstand". Dies hatte Folgen: Da der Vorgesetzte z.B. häufig zu Hause angerufen habe, habe der Patient schließlich eine generelle Angst entwickelt, zu Hause selbst ans Telefon zu gehen, und habe stattdessen seine Frau gebeten, ans Telefon zu gehen.

Da er die Auseinandersetzung mit seinem Vorgesetzten immer stärker an seine Frau delegiert habe, sei seine Frau mit dem Vorgesetzten immer mehr ins Gespräch gekommen und habe schließlich – was er als entmündigend erlebt habe – begonnen, sich mit dem Vorgesetzten über die Probleme des Patienten zu unterhalten. „Das hat mich tief getroffen und verletzt. Darauf bin ich kaum noch zu beruflichen Sitzungen hingegangen. Dadurch wurde es aber immer schlimmer. Ich habe mich selbst aufs Gleis Dummheit geschoben." Die Ehefrau äußerte über diese Zeit: „Sein Interesse am Beruf ließ damals plötzlich nach". Diese Ereignisse lagen etwa 5–6 Jahre vor dem Einsetzen erster kognitiver Defizite.

Ein weiteres für den Patienten einschneidendes Ereignis war der Auszug der beiden letzten Kinder aus dem elterlichen Haushalt, welcher 18 bzw. sechs Monate vor der ersten ärztlichen Vorstellung des Patienten bei uns erfolgt war. Der Auszug des letzten Kindes, eines Sohnes, bedeutete für den Patienten den Verlust eines wichtigen Gesprächspartners:

„Der Glaube ist kein Thema mit meiner Frau. Aber es war ein Thema mit meinem Sohn. Er ist sehr weich. Mit ihm habe ich Vater-Sohn-Gespräche, darum hänge ich an ihm. Es fällt mir jedes Mal schwer, wenn er nach einem Besuch wieder geht." Seit dem Auszug der Kinder lebten die Eheleute relativ isoliert. Eigene Freunde oder selbstständig ausgeübte Hobbys hatte der Patient nicht. Wenige Monate später hatte sich die Situation des Patienten zugespitzt. Erstmals fielen jetzt Demenz-verdächtige Symptome auf und führten zur ersten ärztlichen Konsultation.

## Reflexion: Der Kontext der Krankheitsentstehung

In der Herkunftsfamilie des Patienten ist hinsichtlich der Rollenverteilung zwischen Vater und Mutter vorgezeichnet, was für die spätere Beziehungsgestaltung des Patienten wesentlich wurde. Die Merkmale innerhalb der elterlichen Beziehung waren Dominanz der als kalt erlebten Mutter und Inferiorität des als gefühlvoll erlebten Vaters. Die ikonische Erlebenswelt des Vaters und die – nach Peirce (1991) – indexikalisch (an Zweckmäßigkeit und Effizienz) orientierte Welt der Mutter hatte der Patient als Kind nicht als integrierbar, sondern aufgespalten erlebt. In der inferioren, offenbar aggressionsgehemmten Rolle des Vaters war eine Selbstentwertung angelegt, wie sie in den späteren Beziehungen des Patienten gegenüber seiner Frau ebenfalls sichtbar wird. Die Wirklichkeit der Herkunftsfamilie war durch eine bedrohte kommunikative Passung zwischen Vater und Mutter gekennzeichnet.

Mit der Heirat einer eher kühlen, rationalen Frau kommt es zu einer Wiederholung des inkompatiblen elterlichen Passungsmusters. In der Ehefrau taucht die indexikalische (auf alltagspraktische Zweckmäßigkeit und Effizienz) ausgerichtete Erlebenswelt der Mutter wieder auf, der Patient mit seiner religiös-spirituellen Orientierung wiederholt die ikonische Erlebenswelt des Vaters. Diese Identität des Patienten wird mit der Eheschließung gefährdet und scheint im Verlauf der Ehe verloren gegangen zu sein. Der Konflikt zwischen den Bedürfnissen des Patienten und jenen seiner Frau blieb in den ersten Jahren u. a. dadurch kompensiert, dass der Patient während des Afrika-Aufenthaltes der Familie in der afrikanischen Bevölkerung eine Umwelt zur Verfügung hatte, die der eigenen, gefühlsorientierten ikonischen Erlebensweise entsprach.

Die kommunikative Passung fiel für den Patienten nach der Rückkehr aus Afrika weg. Ein Ereignis lässt deutlich werden, dass beim Patienten etwaige aggressive Triebregungen, die der Durchsetzung der eigenen Identität, des eigenen „wahren Selbst" (Winnicott 1965; vgl. auch Auerbach 1991) hätten dienen können, gehemmt waren und nun offenbar destruktiv wirksam wurden: Der Patient konnte nach der Rückkehr vom mehrjährigen Afrika-Aufenthalt seiner akut erkrankten und dann leicht behinderten Frau offenbar keine hinreichende emotionale Unterstützung gewähren, was dazu führte, dass die Ehefrau ihrerseits ein feindseliges Ressentiment gegen den Partner entwickelte. Dies war umso fataler, als die Rückkehr aus Afrika für den Patienten auch beruflich einen Passungsverlust bedeutete.

Beruflich war der Patient in einer bürokratischen Organisation tätig und bekam schließlich einen dominanten, ihm einen gehetzten Arbeitstakt abfordernden Vorgesetzten. Eine Selbstbehauptung des Patienten gegenüber diesem Vorgesetzten (wodurch der Patient seine Umgebung „in Passung gebracht" oder zu einer hinreichend „passenden Umwelt" gemacht hätte), hätte ein erhebliches Maß an Konfliktbereitschaft erfordert. Da er in seiner Ursprungsfamilie am Beispiel des Vaters nur das („Lösungs"-)Modell von Konfliktvermeidung, Selbstverleugnung und Einnahme einer inferioren Position kennen gelernt hatte, reichten die dem Patienten zur Verfügung stehenden Handlungskonzeptionen für ein „In-Passung-Bringen" seiner Umwelt nicht hin. Es entstand nun eine anhaltende und nicht mehr beherrschbare Stress-Situation.

In dieser für ihn unlösbaren Situation geriet der Patient in eine regressive Entwicklung. Er begann die Aufgabe der Problemlösung an seine alltagspraktisch hoch kompetente Ehefrau zu delegieren. Vom Patienten mit der Abwicklung der Kontakte zum Vorgesetzten beauftragt, geriet die Ehefrau in eine Bevormundungsposition. Das elterliche Modell, bei dem die Mutter die Rolle des „Ich weiß", der Vater die Position des „Ich kann es nicht" einnahm, wird somit erneuert. Die Ehefrau wurde zum stützenden externen Objekt des Patienten, vielleicht sogar zum „Selbstobjekt", allerdings eines „falschen Selbst" (Winnicott 1965; 1983). Zeichentheoretisch gesprochen, gelang es nicht, zwischen der ikonischen Erlebenswelt des Patienten und der indexikalisch ausgerichteten Zeichenwelt seiner Frau zu einer gemeinsamen kommunikativen Realitätskonstruktion zu kommen. Realitätskonstruktion bedeutet – neurobiologisch und psychologisch gesehen – geistige, psychische und intellektuelle Aktivität. Da sich in den letzten zehn Ehejahren die Realitätskonstruktion der Ehefrau einseitig durchsetzte, muss ein Nachlassen der geistig-seelisch-intellektuellen Aktivität des Patienten angenommen werden.

Der Demenzerkrankung ging eine längere Vorphase voraus, in welcher das Nicht-Können des Patienten Teil einer Vermeidungsstrategie, eines Rückzuges von Konfliktfeldern war. Der Patient äußerte einmal zu seinem Verhalten in schwierigen Situationen: „Dann schalte ich ab, dann eliminiere ich den Gedanken, dann denke ich lieber nicht weiter". Auch aggressive Impulse konnten vom Patienten mit dem Nicht-Können zum Ausdruck gebracht werden, wie folgende Beschreibung einer Situation zeigt, nachdem er sich wieder einmal über irgendwel-

che Vorschriften seiner Frau geärgert habe: „In mir gibt es dann noch einen kleinen Zwerg, dass ich dann sage ,Ich weiß es nicht', obwohl ich es weiß. Ich lass sie dann zur Rache alles machen. Wenn sie mich schon so bevormundet, dann soll sie auch alles machen". Hier steht das kognitive Defizit – funktional gesehen – also im Dienste der Revanche.

Die kognitive Blockierung, die für den Patienten lange Zeit ein Element der Konfliktvermeidung (und zugleich des verdeckten Ausagierens aggressiver Impulse) war, scheint im weiteren Verlauf zu einem malignen Prozess mit schließlich unaufhaltsamer psychobiologischer und neurobiologischer Eigendynamik geworden zu sein. Krankheitsauslösend scheint dabei einerseits die für den Patienten unlösbare berufliche Stress-Situation, andererseits die Zuspitzung des partnerschaftlichen Konflikts und der Wegfall der unterstützenden Beziehung zum Sohn gewesen zu sein.

## 8.3.3 Kasuistik III: Zur Geschichte der Arzt-Patienten-Beziehung

Zum ersten Termin kam der Patient alleine, ohne Begleitung seiner Frau, obwohl sie ihn veranlasst hatte, sich vorzustellen. Obwohl der engere „Auftrag" seiner Frau darin bestand, ihren Demenzverdacht abzuklären, interessierte ich mich – neben der Durchführung der umfangreichen diagnostischen Maßnahmen – zusätzlich auch für die persönliche Situation des Patienten und ermutigte ihn, seine persönliche Situation zu schildern. Dies führte zum Aufbau einer Vertrauensbeziehung. Es schien, dass ich für den Patienten als Substitut für den fehlenden kommunikativen Resonanzraum wirken konnte, mit dem Ziel einer Integration der ikonischen Zeichenwelt des Patienten („Wie fühle ich mich?") und der indexikalisch betonten Welt seiner Frau („Was hat mein Mann für eine Krankheit?"; „Mich interessiert nur, ob anatomisch etwas ist").

Beim zweiten Termin erschien der Patient in Begleitung seiner Frau, die ernst und resolut auftrat. Sie führte für den Patienten oft das

das Wort. Wenn er sprach, schmunzelte sie manchmal abwertend, mich dabei viel sagend anschauend, als wollte sie mir bedeuten, dass sie wisse, dass man nicht alles für voll nehmen könne, was er sagte. Ich verhielt mich nach beiden Seiten gleich aufmerksam und ging auf dieses den Patienten abwertende Bündnisangebot nicht ein. Sie äußerte: „Mich interessiert nur, ob organisch etwas ist". Zu Hause sei „alles in Ordnung". Ich erläuterte der Ehefrau das Prozedere der umfassenden organischen Abklärung. Als ich ihr sagte, dass darüber hinaus auch von Bedeutung sei, wie ihr Mann die Situation und seine Beschwerden erlebe, blickte sie ernst und skeptisch drein. Hier wurde deutlich, wie in der Beziehung des Paares in desintegrativer Weise die ikonische Welt des Patienten entwertet und die rein zweckorientierte-indexikalische Zeichen-Ebene der Partnerin zur alleine gültigen geworden war.

Nachdem die Diagnostik eine Bestätigung der Alzheimer-Diagnose im Frühstadium ergeben hatte (auch der weitere Verlauf bestätigte dies später zusätzlich), machte ich dem Patienten – zusätzlich zur medikamentösen Therapie – angesichts seiner geäußerten emotionalen Belastungssituation das Angebot, weitere regelmäßige Gespräche zu führen, was er gerne annahm. Um der Ehefrau die Zustimmung zu erleichtern, wurde ihr der neurobiologisch günstige Effekt von Belastungsreduktion und Ressourcenaktivierung erläutert. Außerdem wurden, zusätzlich zu den einwöchigen (später zweiwöchigen) Gesprächen mit dem Patienten alleine, niederfrequente (einmal monatliche) Gespräche zu dritt vereinbart.

## Übertragung und Beziehungsangebot an den Therapeuten

Gleich bei der ersten Gesprächssitzung wurde eine Grundtendenz des Patienten bei seiner Beziehungsgestaltung deutlich. Er kam etwas aufgeregt, unsicher und zerstreut herein und packte sofort einige Merkzettel aus, anhand derer er sich Punkt für Punkt durch die Stunde helfen wollte. Wie oft in den ersten Sequenzen einer therapeu-

tischen Beziehung wurde hier ein spezifisches Beziehungsangebot sichtbar. In diesem Fall bestand das Beziehungsangebot darin, sich abzuwerten und in einem stärkeren Maße in Hilflosigkeit zurückzufallen als notwendig. Die Zettel (die vielleicht sogar eine Liste seiner Frau enthalten haben mögen) waren – kommunikativ gesehen – ein indexikalisches Zeichenelement, welches anstelle seiner eigenen, ikonischen Zeichensprache treten sollte. Ich sagte dem Patienten in ermunterndem Ton: „Herr X, ich vertraue eigentlich Ihrem Kopf, lassen Sie doch Ihre Zettel vielleicht einfach einmal weg!" Er lachte und kam tatsächlich sehr gut ohne Zettel zurecht. Er hatte damit eine „Erlaubnis" erlangt, seine eigenen kommunikativen Zeichen gebrauchen und damit zugleich seine Themen deutlich machen zu dürfen.

Nachdem so die „kommunikative Passung" zwischen Arzt und Patient hergestellt war, entwickelte der Patient seine Themen. „Meine Frau ist wie eh und je ein strammes Mädchen. Sie weiß, was sie will. Sie kämpft. Sie meint, es geht mir immer schlechter. Vor vier Wochen hat sie eine Lebensversicherung auf mich abgeschlossen (!). Ich habe Druck von meiner Frau und von meinem Vorgesetzten. Der P., mein Sohn, regt sich immer auf, er sagt: ‚Sag mal, Papa, hast du denn keine eigene Meinung?' Der P. ärgert sich, dass mir meine Frau immer Befehle zuruft und ich nicht reagiere. Mein Sohn sagt: ‚Sag doch selber mal, was Du willst! Warum fragst Du immer die Mama?'" An anderer Stelle kam die Äußerung: „Ich habe die Phantasie, ich miete mir ein Zimmer, um Ruhe von ihren Infiltrationen zu haben. Mir geht es einfach auf den Nerv, wenn sie laufend sagt: ‚Weißt du das denn nicht mehr?! Jetzt hör mal!'"

## Einfluss der Therapie auf die Beziehungsgestaltung der Partnerschaft

Die Einstellung des Patienten zu seiner Partnerschaft war, wie sich im weiteren Verlauf herausstellte, jedoch ambivalent. Zunächst überwogen Äußerungen des Ärgers über die in der Ehe erlebte Bevormundung: „Ich will wieder hochkommen. Resignation ist in mir eingetreten. Sie bevormundet mich. Mein Ziel ist es, entschiedener zu werden, meiner Frau Paroli zu bieten". Parallel dazu ging der Patient im Alltag begrenzte kleine Konflikte mit seiner Ehefrau ein. Nach und nach wurde aber auch deutlich, dass es er selbst war und ist, der seiner Frau die beklagte Dominanz zuwies. „Ich entscheide ungern. Alles machen meine Sekretärin und meine Frau, beide sehr aktiv, und ich das Bübele dazwischen". An anderer Stelle fiel die bedeutsame Bemerkung: „Ich weiß nicht, ob es überhaupt besser werden soll. Wenn ich ehrlich bin, bin ich zufrieden. Ich mache mich gerne klein."

Interessanterweise konnte der Patient, nachdem er einige Male zu Hause begrenzte Konflikte eingegangen war (er hatte sich wiederholt gegen Zurechtweisungen seiner Frau verwahrt), jetzt erstmals auch Sympathiegefühle für seine Frau äußern. Erstmals in den Gesprächen brachte er jetzt auch sein Mitgefühl für ihre Behinderung zum Ausdruck. Er berichtete, dass er seine Frau als überfordert und depressiv erlebe, sie leide auch an Schlafstörungen (darauf im Angehörigengespräch vorsichtig angesprochen, wehrte die Ehefrau jedoch ab und wollte auch ein Angebot, ihr zu einer eigenen therapeutischen Hilfe zu verhelfen, nicht annehmen). Anknüpfend an die Anteilnahme des Patienten gegenüber seiner Frau, wurde er von mir zur ehelichen Sexualität befragt. Er teilte mit, intime Begegnungen seien stark zurückgegangen. Er habe Hemmungen und Angst, er könne sich wegen nachlassender Erektionsfähigkeit bei ihr blamieren. Der Patient wurde ermutigt, sich bei Gelegenheit seiner Frau auch zärtlich zu nähern, was er im Verlauf auch realisierte.

## Die Bedeutung des Partners/ der Partnerin für den therapeutischen Prozess

In den Angehörigengesprächen zeigte sich die Ehefrau als alerte, agile Frau, die das Heft in der Hand hatte. Obwohl der Patient ohne Gefährdung alleine zu den Sitzungen gelangen konnte, wollte sie ihn jeweils auf dem Weg begleiten. Dies konnte – mit Hinweis auf das abgesprochene ressourcenfördernde Vorgehen – vermieden werden. Äußerungen des Patienten selbst wurden

in den Angehörigengesprächen von ihr auch weiterhin häufig mit einer teils schmunzelnden, teils offen hämischen Mimik und viel sagenden Blicken zu mir begleitet, ohne dass sich für ihre Reaktionen aufgrund der tatsächlichen Äußerungen des Patienten eine nachvollziehbare Erklärung fand. Oft fiel sie ihm ins Wort. Ich entschloss mich, die abwertenden Signale der Ehefrau freundlich, aber offen anzusprechen, und erläuterte zugleich den dysfunktionalen Effekt auf die eheliche Kommunikation, insbesondere mit Blick auf die dadurch verstärkte Unsicherheit des Ehemannes. Die Ehefrau reagierte kurzfristig etwas erbost, der Patient war sofort beunruhigt und äußerte, er wolle keinen Streit. Da ich freundlich blieb und mich noch einmal auf das eingangs gemeinsam besprochene Anliegen bezog, für eine ressourcenaktivierende Kommunikation zu arbeiten, konnte sich die Ehefrau wieder beruhigen.

An diesen Beispielen wurde deutlich, wie bedrohlich die Ehefrau es erlebte, dass ihr Ehemann in der Therapie ein zu seiner ikonischen Zeichen-Ebene passendes Kommunikationsangebot erhielt. Dies wurde offenbar als Gefährdung ihres kommunikativen (indexikalischen) Primats erlebt. Auch ein erhebliches Maß an Neid auf ihn könnte eine Rolle gespielt haben, da die Ehefrau sich in ihrer (pseudo-)autarken Position zwar aktiv isolierte (und die Angebote, ihr zu helfen, ablehnte), unbewusst aber doch einen starken Wunsch nach Zuwendung hatte. Dies wurde nicht zuletzt daran deutlich, dass sie wegen der ihr vor Jahren – anlässlich ihrer Krankheit – versagten liebevollen Unterstützung immer noch haderte.

## Widerstand und regressiver Sog der Krankheit

Die regressiven Tendenzen des Patienten gewannen im weiteren Verlauf die Oberhand über seine (möglicherweise biologisch bereits zu sehr limitierten) emanzipativen Möglichkeiten. Der Patient schloss sich schließlich dem Drängen seiner Ehefrau an, sich voll pensionieren zu lassen, obwohl sofort nach Diagnosestellung – unter unserer Vermittlung – mit dem Arbeitgeber ein Arrangement getroffen werden konnte, welches dem Patienten einen geschützten Arbeitsplatz ohne jeden Leistungsdruck garantierte. Die anfängliche Bereitschaft zu häuslichen Konflikten ging zurück. Dass seine Frau, die er wiederholt als „Bombe, die permanent explodiert" beschrieb, ihn weiterhin häufig bevormundete und zurechtwies, schien der Patient zunehmend als unabänderlich hinzunehmen. Er und seine Frau kämen trotzdem gut miteinander aus. Er schätze die häusliche Versorgung durch sie. Wenn sie grolle, ziehe er sich in sein Zimmer im Untergeschoss des Hauses zurück. Die zu Beginn der Sitzungen oft vorhandene depressive Stimmungslage im Zusammenhang mit der häuslichen Situation wich zunehmend einer indifferenten Stimmung.

Das alte eheliche Beziehungsmuster erwies sich als letztlich zu verfestigt, als dass der Patient gegen den erklärten Willen seiner Partnerin (die ihrerseits das Angebot zu begleitender therapeutischer Hilfe ausschlug) weiter Schritte des eingangs versuchten Veränderungsprozesses hätte wagen können. Es schien, als ob das Hineingleiten in die Demenz, trotz der fatalen Aspekte, auf den Patienten eine eigenartige, fast verführerische Attraktion ausübte, einen „regressiven Sog" – sowohl im entwicklungspsychologischen als auch im zeichentheoretischen Sinne. Neuropsychologisch zeigte sich nach einer etwa 2–3-jährigen stabilen Plateauphase eine langsam progrediente Verschlechterung der intellektuellen Leistungsniveaus.

# 8.4 Die biosemiotische Sicht der Alzheimer-Krankheit: Passungsverlust und Rückzug von der Konstruktion von Umwelt

Wie sehen die Prozesse aus, welche sich zwischen dem Organismus und seiner Umwelt (als der „Einheit des Überlebens", s. Bateson 1985) abspielen? Es handelt sich sowohl auf der molekularbiologischen Ebene als auch auf der Ebene der Zellen, der Organsysteme, der Gesamtorganismen sowie auf der interpersonalen Ebene um

Zeichenbeziehungen, die wir mit der Sprache der Biosemiotik beschreiben können: Der „Interpret" (Organismus) verwendet Einwirkungen von außen (Signale oder Perturbationen) als „Zeichen" für Objekte oder Vorgänge in seiner Umwelt (Objekte oder Vorgänge sind das „Bezeichnete"). Dadurch erfolgt eine „Bedeutungserteilung", die von dem „Interpretanten" (d. h. dem Bedürfnis) des Interpreten abhängt (Peirce 1991; Nöth 2000; s. dazu bereits J. von Uexküll 1940).

Gelingt der zirkuläre Austausch zwischen lebendem Organismus und Umwelt im Sinne einer körperlichen oder seelischen Bedürfnisbefriedigung in ausreichender Weise, dann sprechen wir von einer „Passung" zwischen Individuum und Umwelt. „Passungsstörungen" charakterisieren den immer wieder notwendigen Übergang von einer Passung zu einer neuen (mittels Assimilation oder Akkomodation im Sinne von Piaget [1975b]). Krankheitsprozesse jedoch sind die Folge eines „Passungsverlustes" zwischen Individuum und Umwelt, sei es auf molekular-zellulärer Ebene, auf der Ebene von Organsystemen oder auf der (inter-)personalen Ebene. Passungsstörungen auf einer Ebene können über Aufwärts- und Abwärtseffekte zu Gesundheitsstörungen auf anderen Ebenen führen (s. auch Foerster u. Glasersfeld 1999).

## 8.4.1 Zur prämorbiden Entwicklung der Kranken: Rückzug aus der Konstruktion von Umwelt

Damit die Beziehung zwischen Individuum und Umgebung und damit die Passung gelingen kann, müssen die jeweiligen Umgebungsbedingungen hinreichend sein. Das Individuum muss sich seine Umgebung „passend" machen können, es muss die Umgebung für seine Bedürfnisse „in Passung bringen" können. Diese auf die körperliche, seelische und geistige Bedürfnisbefriedigung hinzielende aktive Gestaltung der Umwelt ist mit neuronaler Aktivität verbunden.

Der zentrale Prozess der Alzheimer-Krankheit ist: Das Individuum zieht sich von der Gestaltung seiner Umgebung dauerhaft zurück, weil eine Umwelt-Konstruktion nicht mehr möglich ist. Der Versuch, aus der Umgebung eine passende Umwelt zu konstruieren, wird aufgegeben. Davon sind auch neurobiologische Auswirkungen zu erwarten. Dazu passen empirische Studien z.B. mit in reizarmer Umgebung gehaltenen Tieren (s. z.B. Renner u. Rosenzweig 1987; Bauer 1994). Wie Piaget eindrucksvoll aufzeigte, stehen bereits beim Kind die Entwicklungen der intellektuellen Kompetenz und des Seelischen in enger Beziehung zu den Interaktionen zwischen dem Kind und den jeweiligen Umgebungspersonen (Piaget 1975b).

## 8.4.2 Umkehrung der kindlichen Intelligenz-Entwicklung nach Piaget

Eine im Jahre 1996 von einer amerikanischen Arbeitsgruppe um Matteson und Lichtenstein durchgeführte Untersuchung an Alzheimer-Patienten ergab, dass die intellektuellen Beeinträchtigungen bei der Alzheimer-Krankheit exakt entlang den von Piaget definierten Stufen der intellektuellen Entwicklung des Kindes verlaufen, allerdings in umgekehrter Richtung (Matteson et al. 1996). Bei über 50 Demenz-Patienten wurde mit dem Mini-Mental-State-Test zum einen die Schwere der Demenz bestimmt, zum anderen wurden dieselben Patienten mit Testinventaren untersucht, mit welchen sich die Entwicklungsstufen nach Piaget bestimmen lassen.

Alzheimer-Patienten mit beginnender Demenz, entsprechend einem Mini-Mental-State-Wert von 23 Punkten, zeigen testpsychologisch einen Verlust der Fähigkeit für hypothetische Strategien und für abstrakte gedankliche Operationen, wie sie für das nach dem 12. Lebensjahr erreichte Entwicklungsniveau für formale Operationen charakteristisch ist. Die Kompetenz solcher Alzheimer-Patienten im Frühstadium entspricht dem Niveau für konkrete Operationen, welches Piaget für die Phase zwischen dem siebten und 12. Lebensjahr beschrieben hat (Piaget 1975b).

Ab einem Mini-Mental-State-Testwert von etwa 14 Punkten und weniger, also im mittleren Stadium der Demenz, entspricht die intellektuel-

le Kompetenz von Alzheimer-Patienten der so genannten präoperationalen Phase, die Piaget zwischen dem zweiten und siebten Lebensjahr ansiedelt. Bei einem Mini-Mental-State-Wert von zwei Punkten und weniger haben die Patienten das so genannte sensomotorische Anpassungsniveau der ersten beiden Lebensjahre erreicht.

## 8.5 Wechselspiel zwischen geistig-seelischer Entwicklung und den Interaktionen zwischen Individuum und Umwelt

Aus der Studie von Matteson et al. (1996) folgt, dass es für das Verständnis der Situation von Alzheimer-Patienten erforderlich ist, sich mit der Entwicklung des Geistig-Seelischen beim Kind zu befassen, wie sie sich, u. a. aufgrund der brillanten empirischen Untersuchungen durch Daniel N. Stern uns heute darstellt (Stern 1992).

In den ersten vier Lebensmonaten benötigt der Säugling für eine erfolgreiche Beziehungsgestaltung eine Umgebung, die sich seinen Bedürfnissen in hohem Maße aktiv anpasst, damit er sich diese erste Umwelt nach der Geburt passend machen kann. Die in diesen ersten vier Monaten zwischen Säugling und Mutter ausgetauschten Zeichen betreffen körperliche Bedürfnisse und Empfindungen, Mimik, Sprachmusik. Die in dieser Zeit ausgetauschten Zeichen werden nach der zeichentheoretischen Terminologie von Peirce als „ikonische" Zeichen bezeichnet (Peirce 1991; Nöth 2000). Daniel Stern spricht mit Bezug auf diese Phase von der „amodalen Wahrnehmung" des Säuglings (Stern 1992). Die Eindrücke der Umgebung werden vom Säugling nach Ähnlichkeiten sortiert.

Bei Piaget findet sich diese Phase als Unterstadium 1–3 der sensomotorischen Anpassungsphase beschrieben, in welcher der Säugling qualitativ ähnliche Ereignisse assoziiert (Piaget 1975b). Der Säugling versucht Bewegungsmuster zu wiederholen, die sich nach dem Trial-and-

Error-Prinzip als nützlich erwiesen haben ("primary circular reaction"); intendierte Bewegungen sind noch nicht möglich. Mit Blick auf die Entwicklung des psychischen Selbst taucht in dieser Phase der frühen Mutter-Kind-Interaktion beim Säugling ein Frühstadium der Selbstwahrnehmung, ein "sense of the emergent self" (Stern 1985) auf.

Ab dem vierten Monat beginnt der Säugling eine Wahrnehmung für die Verknüpfung von Ereignissen nach Raum und Zeit zu entwickeln. Zeichen können nun zu Vor-Zeichen für nachfolgende Ereignisse werden. In der zeichentheoretischen Terminologie von Peirce (1991) sprechen wir hier von "indexikalischen" Zeichen. Im Austausch zwischen Kind und Mutter kommen diese somit zu den ikonischen Zeichen hinzu. Beim Säugling entsteht jetzt eine Wahrnehmung für Kausalität. Er beginnt, sich selbst als Ursache von Veränderungen seiner Umwelt zu erleben. Damit erweitern sich die Möglichkeiten des Säuglings, sich seine Umgebung passend zu machen, sie für seine Bedürfnisse in Passung zu bringen.

Nach Piaget (1975b) kommt es in dieser Phase, in welcher das Verstehen von Kausalität beginnt, zum Beginn intendierter Bewegungen. Er hat diese Phase als Unterstadium 3–6 der sensomotorischen Anpassungsphase beschrieben. Mit Blick auf die Entwicklung des Selbst kommt es im Zusammenhang mit dem sich nun ausbildenden "sense of agency" (Stern 1985) beim Säugling zur Entwicklung des Selbstgefühls – das Gefühl des "Körper-Seins" entwickelt sich zum Gefühl des "Körper-Handelns".

## 8.5.1 Die Entwicklung des "Selbst", frühe Stimuli seiner intellektuellen Entwicklung und die Gefahr des "falschen Selbst"

Die Entwicklung des Selbstgefühls wird, von Anfang an, vor allem in der Zeit nach den ersten vier Lebensmonaten dadurch angeregt, dass die Umgebung sich nun immer weniger seinen Bedürfnissen anpasst. Die Umgebung, die Mutter oder eine andere primäre Bezugsperson, soll lediglich "ausreichend gut" sein. Winnicott wies darauf hin, dass die beginnende Fähigkeit des Säuglings, eine nicht vollkommene Umwelt für sich in eine vollkommene zu verwandeln, der Beginn und entscheidende Stimulus seelisch-geistiger Aktivität ist (Winnicott 1965; 1983).

Die Tatsache, dass der Säugling mit begrenzten Frustrationen zurechtkommen muss, markiert nicht nur den Anfang der Entwicklung des Selbst(-gefühls), sondern auch den Beginn der Intelligenzentwicklung. Sind die Umgebungsbedingungen des Säugling allerdings nicht "ausreichend gut", dann wird der Säugling zu einem Übermaß an Anpassung gezwungen. Hinsichtlich der Selbst-Entwicklung kann es, wie von Winnicott beschrieben, zur Entwicklung eines "falschen Selbst" kommen, welches sich nicht mehr ausreichend an seinen eigenen Bedürfnissen, sondern nur noch an jenen seiner Umgebung orientieren kann.

Nach der – zeichentheoretisch formuliert – ikonischen Frühphase und der sich daran anschließenden indexikalischen Phase beginnt etwa ab dem zweiten Lebensjahr die Symbolbildung. Das Vorstellungsvermögen des Kindes erweitert sich zu einer Innenwelt der Phantasie und des Denkens. Es kommt zum Erwerb der Sprache und zum Erlernen sozial gelernter Bedeutungszusammenhänge. Damit beginnt der Austausch von "symbolischen" Zeichen. Die symbolische Zeichenwelt der Sprache sollte die ikonische Zeichenwelt der frühen Fühlsphäre und die indexikalische Zeichenwelt mit ihren rational-pragmatischen Inhalten integrieren.

Der Austausch symbolischer Zeichen markiert den Beginn sprachlich-interpersonaler Kommunikation und umgekehrt. Beziehungen führen nun zur Konstruktion gemeinsamer, sozial geteilter Wirklichkeiten. Das in der indexikalischen Phase gültige pragmatische Realitätsprinzip (die Fragen waren hier: "Stimmt ein Funktionszusammenhang?", "Nützt mir das Ergebnis?") wird nun durch das kommunikative Realitätsprinzip ergänzt (die Fragen lauten jetzt: "Werde ich verstanden?", "Kann ich den anderen verstehen?").

Piaget hat die im zweiten Lebensjahr beginnende Phase, in welcher der Austausch symbolischer Zeichen beginnt, als präoperationale

Periode bezeichnet. Für dieses Stadium, welches er bis zum siebten Lebensjahr datiert, beschrieb er neben dem Gebrauch von Symbolen, Wörtern und mentalen Bildern die Entwicklung bestimmter logischer Strukturen, die Entwicklung von fokussierter Aufmerksamkeit sowie die expliziter Gedächtnisleistungen. Nach der sensomotorischen und präoperationalen Phase beginnt Piaget zufolge das vom 7. bis zum 12. Lebensjahr verlaufende Stadium der konkrete Operationen und ab dem 12. Lebensjahr das der formalen Operationen.

## 8.5.2 Symbolische Zeichenprozesse und Beziehungsgestaltung

Wenn sich die kindliche Intelligenzentwicklung, wie in vielen Untersuchungen gezeigt, nur im Kontext der Beziehungen des Kindes mit seinen Umgebungspersonen entwickeln kann, dann erscheint es als nicht unwahrscheinlich, dass sich eine krankhafte Zurückentwicklung der Intelligenz, wie wir sie bei der Alzheimer-Krankheit beobachten, ebenfalls im Kontext anhaltend gestörter Beziehungen zwischen Individuum und Umwelt ereignet.

Wie gestaltet sich z. B. die Kommunikation zwischen einem Paar, bei dem in den symbolischen Mitteilungen des einen Partners wenig Ikonizität, aber pragmatische Indexikalität im Übermaß enthalten ist, und wenn im Gegensatz dazu die symbolischen Mitteilungen des anderen Partners ein starkes Maß an ikonischer Fühlwelt, aber keine indexikalische Kompetenz ausdrücken? Unter bestimmten Bedingungen können sich beide Partner die Aufgaben teilen. Der Partner mit hoher indexikalisch-pragmatischer Kompetenz wird die Lösung der Problemlöse-Aufgaben und die Entscheidungsfindungen des Alltags besorgen. Der Partner mit starker ikonischer Gefühlswelt wird möglicherweise dafür sorgen, dass das Paar Freunde hat, mit denen es sich gut versteht.

Auf lange Sicht kommt es bei einer solchen kommunikativen Passungsstörung in einer Partnerschaft jedoch, wie Willi es ausgedrückt hat, zur Kollusion (Willi 1975; 1978). Das heißt: Für beide kann die bestehende Nicht-Passung in der Kommunikation und die sich daraus ergebende Störung in der Befriedigung seelischer Bedürfnisse zu einem unerträglichen Zustand werden.

## 8.6 Inhaltsanalyse von Alzheimer-Biografien: Typische Beziehungsmuster im Vorstadium der Erkrankung

Die qualitative Inhaltsanalyse der von uns in einer Studie untersuchten 21 Alzheimer-Biografien zeigte ein frappierend einheitliches Muster bei der Gestaltung der Partnerschaftsbeziehungen der später an Alzheimer erkrankten Personen (Bauer et al. 1995; 1998). Die später Erkrankten wurden konsistent als warmherzig, meist heiter beschrieben. Sie wurden als mitfühlend, anteilnehmend und weich geschildert, dabei aber wenig couragiert und unfähig, sich gegen Widerstände durchzusetzen. Zu gemeinsamen Kindern hatten die später Erkrankten im Vergleich zum Partner meist die emotional bessere Beziehung. Entscheidungsfindungen und Problemlöse-Aufgaben im Alltag seien dagegen vorzugsweise dem Partner oder anderen Bezugspersonen überlassen worden. Die Schilderungen erzeugten den Eindruck, dass die später an Alzheimer Erkrankten über eine stark entwickelte ikonische Gefühlswelt, jedoch über wenig indexikalische strategisch-pragmatische Kompetenz verfügen.

Die später Erkrankten scheinen sich in ihrem sozialen Umfeld in hohem Maße von der Gestaltung ihrer subjektiven Umwelt, von der Mitwirkung an der Konstruktion einer gemeinsamen kommunikativen Wirklichkeit zurückgezogen zu haben. Die Definitionsmacht (das Fehlen derselben wurde von Barbara Hanson als „definitional deficit" bezeichnet; s. Hanson 1989) scheint in weitem Umfang an Bezugspersonen, in der Regel an den Partner abgegeben worden zu sein: „Die Entstehung einer Senilen Demenz – oder auch einer anderen Störung – wird in Familien begünstigt, in denen ein Mitglied vom Prozess der Realitätskonstruktion ausgeschlossen ist." (ebd.) In vielen Fällen wurde der Status der später Erkrankten innerhalb ihrer Familie von Angehörigen außerhalb der Familie als quasi entmündigt beschrieben, obwohl noch keinerlei Anzeichen für eine bereits vorhandene Demenzsymptomatik vorhanden waren.

## 8.6.1 Übereinstimmung mit biografischen Untersuchungen anderer Arbeitsgruppen: Kropiunigg, Kondo, Friedland und Rothschilds frühe Studien

Dominanz des Partners in der prämorbiden Vorgeschichte war auch der Befund einer von der Arbeitsgruppe Ulrich Kropiunigg aus Wien durchgeführten Untersuchung an 50 Alzheimer-Patienten (Kropiunigg 1999; Kropiunigg et al. 1999). Kropiunigg errechnete in seinen Untersuchungen, dass die Dominanz des Partners das Risiko für die Erkrankung im Vergleich zu einem Kontroll-Kollektiv um das 2,6fache erhöhe.

Mit sehr aufwändigen quantitativen Methoden durchgeführte Studien einer japanischen Arbeitsgruppe um Kondo (Kondo et al. 1994) und einer amerikanischen Gruppe um Friedland (Friedland et al. 1996/1997) ergaben, dass später an Alzheimer erkrankte Personen über einen langen Zeitraum vor Einsetzen erster Symptome ein – gegenüber Kontrollpersonen – hoch signifikant vermindertes Maß an psychosozialer Aktivität zeigen. Diese Befunde entsprechen vollkommen den Beobachtungen unserer Studie.

Der biografische Ansatz bei der Untersuchung der Alzheimer-Krankheit hat einen frühen Vorläufer, der heute in Vergessenheit geraten ist und daher an dieser Stelle Erwähnung finden soll. David Rothschild, der in Harvard tätig war und bereits in den 30er Jahren Beiträge zur fehlenden Spezifität neuropathologischer Veränderungen bei der Alzheimer-Krankheit publiziert hatte (Rothschild u. Kasanin 1936; Rothschild 1937), beschäftigte sich in den 40er und 50er Jahren mit der prämorbiden psychologischen Situation von Alzheimer-Patienten und beschrieb bei seinen Patienten den Befund eines „loss of

outside support upon which they were dependent" (Sands u. Rothschild 1952).

## 8.6.2 Frühe neuro-psychologische Entwicklungslinien bei Alzheimer-Krankheit: die „Nonnen-Studie"

Die in den Partnerschaften von später an der Alzheimer-Krankheit leidenden Patienten beschriebene Tendenz, sich aus der Wirklichkeitskonstruktion zurückzuziehen, scheint eine bereits früh im Leben der später Erkrankten beobachtbare Entwicklungslinie zu sein. Eine amerikanische Arbeitsgruppe um David Snowdon und William Markesberry hatte die Möglichkeit, in einem amerikanischen Kloster 93 im Ruhestand befindliche Nonnen zwischen 75 und 96 Jahren auf Demenz zu testen. Die Untersucher setzten die Ergebnisse von quantitativen Demenztests in Beziehung zu schriftlichen Aufsätzen, welche die Frauen ca. 60 Jahre zuvor als Novizinnen beim Eintritt ins Kloster hatten schreiben müssen (Snowdon et al. 1996).

Die in Zusammenarbeit mit Linguisten vorgenommene sprachanalytische Untersuchung der Aufsätze ergab, dass die im Alter an Demenz erkrankten Nonnen bereits als durchschnittlich 22-Jährige signifikant weniger ideenreiche und sprachlich weniger komplexe Aufsätze geschrieben hatten als andere junge Nonnen, die im späteren Alter (zum Zeitpunkt der Studien) nicht an der Alzheimer-Krankheit erkrankt waren (ebd.). Die Ergebnisse dieser „Nonnen-Studie" könnten ein Hinweis darauf sein, dass sich die Disposition zur Entwicklung einer Alzheimer-Krankheit bereits früh in der kindlichen seelischen und neuropsychologischen Entwicklung ausbildet.

## 8.6.3 Übermäßige Anpassung, bedrohte Identität und „falsches Selbst" bei Alzheimer-Patienten

In unserer eigenen Untersuchung werden die später an Alzheimer Erkrankten häufig als Persönlichkeiten beschrieben, denen zuvor eine fröhlich-harmonische Atmosphäre sehr wichtig gewesen sei. Offene Konflikte seien von ihnen als angstauslösend, depressionerzeugend und verwirrend erlebt worden. Nachgiebigkeit sowie Verleugnungs- und Besänftigungsstrategien scheinen für die später Erkrankten einen absoluten Vorrang vor einer Herbeiführung einer Klärung beim Vorliegen von Meinungsverschiedenheiten gehabt zu haben. Dominanz und Führung durch die Partner einerseits, Anpassung und Selbstverleugnung der später Erkrankten andererseits wurde in vielen Biografien als derart ausgeprägt beschrieben, dass sich der Eindruck ergibt, die Partner seien für viele der später Erkrankten zu Selbstobjekten, also zu externen Trägern des eigenen Selbstgefühls und der eigenen Vollkommenheit geworden (Bauer et al. 1994).

Das Ausmaß der beschriebenen Anpassung und Selbstverleugnung macht nicht nur eine schwere aggressive Hemmung der später Erkrankten deutlich, es erinnert überdies an die von Winnicott beschriebene Bildung eines „falschen Selbst" (Winnicott 1965; 1983). Zu dieser Annahme passen die in 67% unserer Fälle geschilderten schweren Vernachlässigungs-, Überforderungs- bzw. Traumasituationen in der Kindheit, was auf einen überstarken Anpassungsdruck hinweisen und die Bildung eines „falschen Selbst" begünstigt haben könnte (Bauer et al. 1994). In Übereinstimmung mit dieser Annahme fand Kropiunigg aus Wien in einer tiefenpsychologischen Studie Hinweise auf ein, wie er es nannte, „ephemer-fragiles Selbst" in der prämorbiden Persönlichkeit seiner 50 untersuchten Alzheimer-Patienten (Kropiunigg 1999).

## 8.6.4 Beziehungsgestaltung und Abwehrmodi in der therapeutischen Übertragungssituation

Die Beziehungsgestaltung einiger Alzheimer-Patienten, nun allerdings bereits nach Einsetzen der Erkrankungssymptome, konnte von uns zusätzlich auch an der Übertragungsbeziehung abgelesen werden, welche sich in den psychotherapeutischen Behandlungen entwickelte

(Bauer et al. 1994). Zu den Patienten stellte sich rasch ein liebenswürdiger und warmherziger wechselseitiger Kontakt her. Die Patienten führten sich gegenüber dem Therapeuten eher als inkompetenter und hilfsbedürftiger ein, als sie tatsächlich waren. Sie reagierten allerdings dankbar und erleichtert, wenn das gegenüber dem Therapeuten ausgedrückte Beziehungsangebot, sie als kommunikativ inkompetent und als nicht ernst zu nehmen zu behandeln, vom Therapeuten nicht angenommen wurde.

Aus den von den Patienten in den Therapien entwickelten Themen wurde deutlich, dass sie eine Ambivalenz gegenüber der partnerschaftlichen Situation erleben. Vor allem zu Beginn der Therapie brachten die Patienten ein erhebliches Maß von Frustration über das in der Partnerschaft erlebte Unglück, über ihre Inferiorität und über die Nichtbeachtung ihrer Wünsche zum Ausdruck. Andererseits wurde rasch deutlich, welche Angst und Konfusion für die Patienten mit dem Austragen eines Konfliktes verbunden ist. Es war wiederholt beobachtbar, dass bereits die Thematisierung eines möglichen Konfliktes in der Therapiesituation akut dazu führte, dass die Patienten nicht weiterdenken oder sich plötzlich nicht mehr erinnern konnten. Vorherrschende Abwehrmechanismen der Patienten sind zum einen die Verleugnung, zum anderen die Wendung der Aggression gegen das Selbst, das Verschwinden in eine Art dissoziative Abwesenheit und – last not least – das Vergessen.

Die Validierung der Patienten und die dadurch erfolgte Wiederherstellung des kommunikativen Realitätsprinzips durch den Therapeuten führen leicht zu mehr oder weniger offenen Spannungen mit den Partnern, welche im Rahmen ihrer Beziehungsgeschichte mit dem Patienten meist seit längerem dazu übergegangen waren, Äußerungen der dann Erkrankten unter einen Generalvorbehalt zu stellen. Angesichts der eingespielten Abwertung der Erkrankten, auf der die Partner oft ärgerlich bestehen, wird oft ein erhebliches pathogenes Potenzial seitens der Partner spürbar. Ein möglicherweise lohnender Ansatz könnte aus diesem Grund ein Versuch einer systemisch orientierten Paartherapie von Alzheimer-Kranken sein.

## 8.6.5 Auslösende Situation und Einsetzen erster Demenzsymptome

In den von uns untersuchten Biografien hatte die langjährige Beziehungsgestaltung vor Einsetzen erster Erkrankungssymptome ein erhebliches Ausmaß an alltagspraktischer Abhängigkeit der später Erkrankten von ihrem Partner zur Folge. Diese Situation kann offenbar jedoch über sehr lange Zeiträume, vielleicht lebenslang kompensiert bleiben. Relativ kurze Zeit, etwa sechs Monate bis zwei Jahre vor Beginn erster klinischer Zeichen der Demenz fand sich bei allen Erkrankten ein schweres Belastungsereignis. Bei den meisten später Erkrankten kam es dadurch entweder zu einem Wegfall des Partners, z.B. durch Tod, oder – wie in der Mehrheit der von uns untersuchten Fälle – zu einer Zuspitzung der Partnerschaftsproblematik mit einem schweren Konflikt, der eine nicht beherrschbare Stress-Situation und einen Wegfall der bislang vorhandenen Unterstützung bedeutete. Oft hatten sich parallel auch interpersonelle Probleme am Arbeitsplatz zugespitzt.

Die später Erkrankten waren durch diese Belastungsereignisse in eine von ihnen als auswegslos erlebte Situation geraten. In dieser Situation wurde eine resignative Reaktion der kurze Zeit später Erkrankten beschrieben. Es scheint dabei zu einem schlagartigen Rückzug aus der – ohnehin nicht stark entwickelten – Beteiligung an kommunikativer Wirklichkeitskonstruktion gekommen zu sein. Dies dürfte – vor dem Hintergrund des geschilderten psychobiologischen Zusammenhanges zwischen psychosozialer Aktivität, neuronaler Funktion und Struktur – von einem Rückgang der bereits vorher reduzierten neuronalen Aktivität begleitet sein und könnte den Startpunkt eines dann irreversiblen degenerativen Prozesses mit Synapsenverlust und neuronaler Schädigung markieren.

## 8.7 Die Bedeutungen der Demenz im Kontext: Selbstrettung und sekundärer Krankheitsgewinn

Psychodynamisch lässt sich die Demenzerkrankung als Ausweg aus einer für die Patienten anders nicht lösbaren Konfliktsituation verstehen. Das Vergessen in der Demenz scheint einen Ausweg aus einer nicht mehr aushaltbaren Situation, aus der drohenden Selbstvernichtung zu bieten. Die Demenz wäre somit ein Versuch der Selbstrettung. Der Weg in die Demenz bedeutet gleichzeitig aber auch eine Zuspitzung des – bereits zuvor langjährig angelegten – bisherigen Beziehungsmusters mit einer jetzt erst recht verstärkten Abhängigkeit und Inferiorität aufseiten des Patienten. Die bereits zuvor beeinträchtigte Kommunikation in der Partnerschaft, also die bereits vor der Erkrankung erheblich verminderte Teilhabe an der gemeinsamen Wirklichkeitskonstruktion wird nun vollends aufgegeben zugunsten einer Regression auf die ikonische Zeichen-Ebene einer frühkindlichen Gefühlswelt. Die dadurch erzeugte Verschärfung der Hilfsbedürftigkeit hat eine Bindung des Partners zur Folge, welche verloren zu gehen drohte.

Nicht zuletzt bietet die Demenz dem Erkrankten aber auch einen gewissen Freiraum für die gegenüber dem Partner angestauten aggressiven Impulse und Revanchebedürfnisse, die zuvor jahrelang nicht ausgedrückt werden durften. Die im Rahmen der Demenz auftretende und bei erhöhtem Druck seitens des Partners sofort akzentuierte Inkompetenz enthält, affektiv gesehen, ein erhebliches Aggressionspotenzial. Ein Beispiel war in diesem Zusammenhang eine erst Anfang 40-jährige, mittlerweile verstorbene Demenzpatientin, die ich vor Jahren behandelte: Ihre Mimik drückte eine diebische Freude aus, wenn ihr Mann an die Decke ging, weil sie ihn „versehentlich" mit dem Namen eines früheren, außerehelichen Geliebten angesprochen hatte.

# 8.8 Zusammenfassung

Zusammenfassend sprechen die Ergebnisse der Studien verschiedener Arbeitsgruppen, die Befunde unserer eigenen biografischen Untersuchungen und die Beobachtungen aus den durchgeführten Behandlungen von Patienten dafür, dass später an Alzheimer erkrankte Personen bereits in ihrer seelischen (Selbst-)Entwicklung traumatisiert wurden. Das Selbst konnte sich nur schwach entwickeln, es entwickelte sich eine Tendenz zur Überanpassung und zum „falschen Selbst". Es konnte kein markantes Gefühl der eigenen Identität entstehen.

Als Reaktion auf eine Mangelversorgung in der Phase des frühen emotionalen (ikonischen) Erlebens und auf eine Überforderung und erzwungene Überanpassung (in der indexikalischen Phase) kommt es auf der symbolischen Stufe zu keiner gelungenen Integration der drei Zeichen-Ebenen der Beziehungsgestaltung. Die Patienten bleiben in der (indexikalisch-pragmatischen) Alltagskompetenz und Wirklichkeitskonstruktion auf der symbolischen Ebene schwach. Neurobiologisch scheint dies mit einer Schwächung der synaptischen Vernetzung im Kortex und schließlich mit dem Eintritt in die Krankheit einherzugehen.

Die später Erkrankten entwickeln einen durch Konfliktvermeidung und psychosoziale Inaktivität charakterisierten Lebensstil. Möglicherweise als Kompensation suchen sie sich pragmatisch (indexikalisch) hoch kompetente Partner, von denen sie jedoch zunehmend abhängig werden. Schwere Störungen der Kommunikation und aufbrechende Konflikte im späteren Verlauf der Beziehung führen zu einem Zusammenbruch des bis dahin kompensierten Zustandes, zur Resignation, zur Regression und zum Einsetzen der Demenzerkrankung.

# 9 Über die Behandlung einer Artefaktpatientin

Reinhard Plassmann (unter Mitarbeit von Doris Kühnelt)

## 9.1 Einleitung

Der folgende Fallbericht orientiert sich an der Methode der Reflektierten Kasuistik. Es handelt sich bei der Patientin um eine schwere Artefaktkrankheit. Diese Patienten leben permanent in einer falschen Wirklichkeit, und zwar in mehrfacher Hinsicht. Die Tatsache, dass sie ihre Krankheit durch Selbstmanipulation erzeugen, darf nicht gedacht und nicht ausgesprochen werden. Die stattdessen benutzten Erklärungen sind sämtlich falsch.

Dies nötigt dem Arzt ebenfalls eine falsche Wirklichkeit auf. Er glaubt entweder die falschen Erklärungen und lebt dann ständig im Zustand des Irrtums, oder er glaubt sie nicht, darf sie aber nicht aussprechen, lebt also im Zustand von Halbwahrheit, Unehrlichkeit und Tabu.

Das sinngemäß Gleiche gilt für die Lebensgeschichte der Patienten, deren traumatische Teile dürfen nicht erinnert und mitgeteilt werden. Dies gilt sowohl für die Patienten als auch für den Therapeuten.

Was aus der Sprache desintegriert werden muss, taucht stattdessen als Handlung wieder auf – in Gestalt der Selbstmanipulationen (Plassmann 1996a).

Das kommunikative Realitätsprinzip ist also labil. Wo nicht mehr gesprochen werden kann, gehen die Patienten zum Handeln, also zum pragmatischen Realitätsprinzip über, sie manipulieren sich selbst. Biosemiotisch gesehen, geht dabei die Ebene der Sprachsymbole teilweise verloren, sie kann nicht mehr benutzt werden, zumindest für bestimmte Teile der Beziehung und der Geschichte. Gleich darauf zerbricht auch die Ebene der Indexikalität, also das Denken in der Kategorie von Abläufen und Zusammenhängen. Die Logik von Ursache und Wirkung geht unter dem Diktat der Stimmungen verloren, z. B. unter einer chaotischen Mischung aus Wut und Hilflosigkeit. In diesem Zustand sind die Patienten mit sich und den Bruchstücken ihrer Geschichte alleine. Zweitheit und Drittheit finden nicht mehr statt. Die Selbstwahrnehmung ist auf die Dimension basaler Stimmungen und Körpergefühle reduziert, so wie es den ursprünglichen zur Artefaktkrankheit führenden traumatischen Erfahrungen entsprach. Dieser Zustand ist unerträglich, die Patientin, über deren Behandlung hier gesprochen wird, hat deshalb im Sinne einer Dauernarkose basaler Körpergefühle die Gabe höchster Opioiddosen erzwungen.

Systemisch betrachtet, ereignet sich in der Artefaktkrankheit ein Abwärtseffekt von der sozialen Ebene (Sprache, Dialog) auf die körperliche Ebene und dort wiederum in den Bereich bestimmter Subsysteme wie Entzündung, Eiterbildung oder Nahrungsaufnahme-Kreislauf-Regulation.

Die hier beschriebene Behandlung hat mich und das therapeutische Team sehr beschäftigt. Die Rekonstruktion von Wirklichkeit gemeinsam mit der Patientin war ein Bemühen, das ständig Rückschläge erlitt. Wendepunkte waren jeweils Situationen in Todesnähe, in denen es für das therapeutische Team keinen Grund mehr gab, eigene Gedanken zurückzuhalten, das heißt zu desintegrieren, weil ohnehin alles verloren schien. Vielleicht hat sich darin die innere Situation der Patientin widergespiegelt, die ihre Selbstzerstörung so weit treiben musste, bis dieser Punkt erreicht war und sowohl sie wie das Team das Destruktive integrieren konnten.

## 9.2 Geschichte einer Krankheit

Die Patientin Frau H., 33 Jahre, wird von einer chirurgischen Klinik zu uns in die Psychosomatik verlegt. Die Erhebung der Krankengeschichte bei der ärztlichen Aufnahmeuntersuchung ergibt:[1] Seit dem 17. Lebensjahr bestehen rezidivierende Wundheilungsstörungen mit Ausbildung multipler Abszesse. Die Patientin hatte mit 15 Jahren einen Verkehrsunfall mit Hämatomen an der Brust. Zwei Jahre später traten dort Abszesse auf, die schließlich im 21. Lebensjahr zur Brustamputation links führten. Folgen des Unfalles waren ebenfalls eine offene Schulterblattfraktur rechts und eine Milzoperation. Im 25. Lebensjahr wurde ein Darmverschluss operiert, wegen Hypermenorrhö wurde eine Unterleibsoperation durchgeführt, genau wisse sie nicht, was damals gemacht wurde, es kam aber danach ebenfalls zu Wundheilungsstörungen im Bereich der Operationswunde.

Im 27. Lebensjahr Verkehrsunfall mit Trümmerbruch am linken Knie.

Im 29. Lebensjahr Verkehrsunfall mit Verletzungen am Unterschenkel und Gehirnerschütterung. Im 31. Lebensjahr war sie stationär auf einer Inneren Station wegen einer Pilzerkrankung, sie stürzte dort und bekam ein Hämatom am rechten Oberschenkel, was sich nachfolgend infizierte, vielfach operiert werden musste und langwierige Krankenhausaufenthalte notwendig machte. Im folgenden halben Jahr war sie im Krankenhaus in Q., anschließend in der Universitätsklinik in M. Danach sei sie für ein Dreivierteljahr mit offenem Bein zu Hause mithilfe der Eltern notdürftig zurechtgekommen, kam dann in die regionale chirurgische Klinik, wo man bereits eine Beinamputation in Erwägung gezogen hat, blieb dort fünf Monate, wurde von dort aus in die chirurgische Universitätsklinik und drei Monate später zu uns verlegt.

Körperlicher Aufnahmebefund:
33-jährige, blasse, untergewichtige Patientin in reduziertem Allgemein- und Ernährungszustand.

Keine äußerlich sichtbaren kardio-pulmonalen Insuffizienzzeichen, liegender zentraler Venenkatheter. Großflächige Wunde an der Innenseite des rechten Oberschenkels mit zwei Drainagen, deutliche Rötung und Schwellung der Umgebung der Wunde und der Drainageausgänge. Kopf und Hals unauffällig.

Thorax symmetrisch seitengleich beatmet, Zustand nach Ablatio mammae links.

Lungen auskultatorisch und perkutorisch unauffällig, Herzaktion rhythmisch, Herztöne rein.

Abdomen: weiche Bauchdecke, multiple reizlose Narben, Leber und Milz nicht palpabel. Nierenlager und Blasengegend frei, obere Extremitäten aktiv und passiv frei beweglich. Die Beweglichkeit der unteren Extremitäten schmerzbedingt eingeschränkt. Leichte Schwellung am rechten Kniegelenk und geringgradiges Fußrücken- und Unterschenkelödem rechts.

Neurologischer Status, soweit überprüfbar, unauffällig.

## 9.3 Geschichte einer Kranken

Es ist grob auffällig, dass zunächst über die Geschichte der Patientin kaum mehr als über die Geschichte der Krankheit bekannt war. Wir wissen, dass ihre Eltern leben und in der Nähe leben, insbesondere zur Mutter scheint ein enges Verhältnis zu bestehen, sie wird von der Mutter versorgt. Sie hat einen Schulabschluss (10. Klasse), sie hat eine Lehre zur Verkäuferin begonnen und aus Krankheitsgründen abgebrochen, seit dem 22. Lebensjahr (nach der Brustamputation) bezieht sie Rente. Ansonsten ist ihre Lebensgeschichte mit der Krankengeschichte identisch. Über Geschwister wird erst im Verlauf der Behandlung etwas bekannt, die Eltern nehmen als Personen kaum Kontur an.

Erst spät im Verlauf der Therapie entsteht ein geschlosseneres Bild im therapeutischen Team, aber auch für die Patientin selbst. Sie hatte mehrfach erwähnt, im 18. Lebensjahr operiert und berentet worden zu sein, und war selbst überzeugt davon, obwohl es objektiv falsch war.

---

1 Die uns berichtete und von uns niedergeschriebene Krankengeschichte wies Inkonsistenzen auf, die uns hätten auffallen müssen. Sie hatte einige Ereignisse über das Alter datiert, andere über das Jahr. Erst spät haben wir diese Geschichte für uns geordnet und die Brüche oder die bisher übersehenen Hinweise auf Zusammenhänge bemerkt. Das autobiografische Narrativ wies große Lücken auf, die, hätte man sie bemerkt, eine zweite Geschichte, eine Art Schattenbiografie vertreten.

Die Patientin ist als vorletzte von sechs Geschwistern aufgewachsen. Sie hat zwei neun und zehn Jahre ältere Brüder, zwei fünf und acht Jahre ältere und eine ein Jahr jüngere Schwester. Der Vater war Fabrikarbeiter, die Mutter arbeitete als Küchenhilfe und Reinigungskraft. Der Vater sei immer ein „Stiesel" gewesen, herrschsüchtig, unnachgiebig und jähzornig, eine Zeit lang war er auch Alkoholiker, sei aber wieder davon weggekommen. Er sei frühzeitig berentet worden, habe sich aber dennoch wenig um die Kinder gekümmert. Er hatte ein eigenes Grundstück mit einer Gartenlaube, wo er sich häufig aufhielt, während die Familie in einem Neubaublock wohnte.

Als die Patientin drei Jahre war, ließen sich die Eltern scheiden, heirateten drei Jahre später wieder erneut, die Patientin denkt, weil der Vater sie eigentlich zu sich holen wollte, aber nicht gekriegt hat, vielleicht auch, weil die Mutter mit den Kinder überfordert war. Sie kann sich erinnern, dass sie und ihre Geschwister viel auf dem Grundstück des Vaters, der dort eine Kleintierzucht hatte, arbeiten mussten. Der Vater kam meist nur zum Kontrollieren, verteilte manchmal auch Schläge, wenn die Kinder nicht gehorchten.

Da die Eltern viel abwesend waren, seien sie und die jüngere Schwester meist von den älteren Geschwistern beaufsichtigt worden, und zwischen ihrem sechsten und neunten Lebensjahr wurden sie und die jüngere Schwester von dem zweitältesten Bruder regelmäßig sexuell missbraucht. Er habe sie zu einer abgelegenen Hütte mitgenommen, wo sie dann tun musste, was er verlangte. Er habe erst damit aufgehört, als er eine Freundin hatte. Die Schwester, so denkt sie, hat es gut überwinden können, sie habe im Gegensatz zu ihr heute keine Probleme mit Männern. Sie hat Spaß daran, allerdings ist sie, wie fast alle ihre Geschwister, Alkoholikerin, ist „zu faul zum Arbeiten" und schlägt ihre Kinder.

Als die Patientin 15 Jahre alt war, hatte sie einen Verkehrsunfall, sie ist als Fahrradfahrerin von einem Bus angefahren worden. Die Folgen dieses Unfalles: Hämatome an der Brust, die abszedierten und zahlreiche Operationen notwendig machten. Sie brach aus Krankheitsgründen auch die Lehre als Verkäuferin ab, und ihr damaliger

Freund verließ sie. Nach der Brustamputation im 21. Lebensjahr wurde sie berentet.

Kurz darauf wurde sie von einem älteren Herren, der im damaligen Westdeutschland wohnte und ein Bekannter der Familie war, zu sich nach Hause eingeladen. Sie selbst habe sich nichts dabei gedacht, sei der Ermunterung der Eltern gefolgt, die meinten, sie solle mal rauskommen und etwas anderes sehen. Dort sei sie dann aber nur „durch die Hölle gegangen", musste eine Woche lang mehrfach Vergewaltigungen über sich ergehen lassen, weil sie von dem abgelegenen Grundstück nicht fliehen konnte. Mit ihren Eltern habe sie nie darüber sprechen können. Danach lebte sie weiterhin zu Hause, die Geschwister waren mittlerweile ausgezogen, der Vater war berentet, die Mutter ging tagsüber arbeiten.

Als sie 23 Jahre war, bezog die Patientin eine eigene Wohnung. Dies kam auf Veranlassung der Mutter zustande, den Vater habe dies, wie alles, was sie betraf, nicht interessiert, dennoch habe er sich sehr um die Einrichtung ihrer Wohnung bemüht. Kurz darauf hatte die Patientin einen Darmverschluss, der operiert werden musste, und wenig später eine Unterleibsoperation. Eigentlich sollte es nur eine Abrasio werden, sie sei dann aber aufgewacht und hatte einen Bauchschnitt. Auch wollte diese Wunde lange Zeit nicht richtig heilen, und sie bekam zusätzlich Spritzenabszesse an den Beinen, die eine längere Antibiotika-Therapie notwendig machten. Sie war dann weiterhin viel bei den Eltern, ging jeden Tag zum Mittagessen dorthin, und als es ihr krankheitsbedingt nicht gut ging, ließ sie sich von den Eltern alles Nötige einkaufen. Mit 27 Jahren hatte sie dann erneut einen Verkehrsunfall, sie wurde als Fußgängerin von einem Auto angefahren und erlitt eine Trümmerfraktur des linken Knies, was jedoch relativ gut verheilte. Das Bein war zwölf Wochen lang im Gips, zwei Wochen davon war sie zu Hause. Zwei Jahre später kam es erneut zu einem Unfall, diesmal saß sie im Auto, welches der Vater fuhr. Sie saß mit der Mutter und einer Tante hinten, ein Onkel auf dem Beifahrersitz. Die Patientin hatte einen Schienbeinbruch, die Mutter Rippenfrakturen, dem Vater war nichts passiert. Etwa seit dieser Zeit habe der Vater nicht mehr mit ihr gesprochen, ließ sie einfach „links liegen". Er tat dies öfter, nur bisher nie so lange, auch mit der Mutter gehe er so um. Einen Grund dafür kann sie sich nicht vorstellen. Wenn er es mit seinen anderen Kindern so machen würde, könne sie es verstehen, die „saufen nur, sind zu faul zum Arbeiten und kommen nur zu den Eltern, wenn sie was wollen".

In der Folgezeit nahm die Patientin rapide an Gewicht ab, sie konnte kaum noch etwas essen, brach viel, wog dann nur noch 45 kg und kam schließlich ins Krankenhaus. Selbst hier fing der Vater nicht wieder an mit ihr zu sprechen, er fuhr lediglich die Mutter ins Krankenhaus, saß selbst in einer Ecke des Krankenzimmers und würdigte die Patientin kaum eines Blickes. Erst als sie wegen des Beines in die Chirurgie kam, redete der Vater wieder mit ihr. Dennoch sei sie insgesamt sehr enttäuscht gewesen, dass sich die Eltern nicht für ihr Bein einsetzten, nicht mit den Ärzten redeten, nicht einmal, als die Amputation zur Debatte stand.

## 9.4 Geschichte einer Beziehung

Die Patientin war von der chirurgischen Universitätsklinik telefonisch angemeldet worden. Die Kollegen hatten angefragt, ob wir sie stationär aufnehmen könnten. Es handele sich um eine Artefaktkrankheit. Auf meine Fragen nach Krankheitsart und Krankheitsschwere wurde mir gesagt, dass sie nicht bettlägerig sei, auch nicht pflegebedürftig, die Wunden im Bereich des rechten Beines seien in Abheilung begriffen und die Patientin sei zu einer psychosomatischen Behandlung motiviert. Nichts davon stimmte, bis auf die Diagnose.

### Reflexion

In der telefonischen Anmeldung und den dort gegebenen Informationen ist die Illusion einer Passung zwischen Patientin und psychosomatischer Klinik enthalten, obwohl dies in keiner

Weise der Realität entspricht, jedenfalls nicht im Manifesten, Gegenwärtigen. Vielleicht hatten die chirurgischen Kollegen wahrgenommen, dass dieser Patientin niemals durch eine chirurgische Behandlung würde geholfen werden können, sie selbst aber keine Chance hatten, zur passenden Umwelt zu werden. Die System-Ebene in der Chirurgie ist der Körper, verstanden als triviale Maschine im Sinne Heinz von Foersters (Foerster u. Glasersfeld 1999), es mag klar geworden sein, dass hier nicht das eigentliche Problem lag. Die Zeichen-Ebene der Chirurgie ist die Indexikalität, auf dieser Ebene von Ursache- und Wirkungs-Zusammenhängen war keine Kommunikation mit der Patientin möglich. Das Realitätsprinzip der Chirurgie war durchgehend ein pragmatisches, mit wechselseitigem Handeln am Körper der Patientin, durch Selbstmanipulationen von der einen und Operationen von der anderen Seite.

## 1. Szene

Die Patientin ist als Liegend-Transport mit dem Krankenwagen gekommen. Ich sehe sie am Aufnahmetag. Sie ist blass, mager. Ich führe ein etwa 30-minütiges Gespräch mit ihr in Anwesenheit der Bezugstherapeutin. Sie sagt mir, dass sie seit acht Monaten bettlägerig ist, sie bekommt deshalb auch Heparin, alle vier Stunden bekommt sie eine Ampulle eines Opiats. Sie ist noch am Vortag der Verlegung operiert worden, man hat eine Abszessspaltung am rechten Oberschenkel durchgeführt, den zentralen Venenkatheter gelegt und das Operationsgebiet mit mehreren Drainagen versorgt.

Ich bin ziemlich erschüttert, zum einen über die Verfassung der Patientin und zum anderen über das falsche Bild, das mir am Telefon entworfen worden war. Mein erster Impuls ist sofortige Zurückverlegung der Patientin wegen völliger Unmöglichkeit einer psychosomatischen Behandlung. Insgeheim bin ich erleichtert, dass der Fall so extrem ist, weil ich sie mit dem Argument völliger Überforderung der psychosomatischen Klinik leicht zurückverlegen kann.

Ich beschließe, mit der Patientin genau über diesen Punkt zu sprechen, also ob unsere Klinik durch ihre Behandlung überfordert ist oder nicht (ob eine Passung möglich und von der Patientin auch angestrebt wird oder nicht, ob sie uns in eine chirurgische Klinik verwandeln will).

## Reflexion

An diesem Punkt findet der Versuch statt, vom pragmatischen zum kommunikativen Realitätsprinzip überzugehen. Wird die Patientin weiterhin versuchen, sprachlose Handlungssequenzen zu erzwingen, oder ist sie bereit, die psychosomatische Klinik als sprechende Umgebung „am Leben zu lassen"? Anderenfalls müsste sich die Klinik gegen einen fortgesetzten Handlungsangriff durch die Patientin selbst schützen, und zwar durch Therapieabbruch.

In dieser Szene bilden sich bereits elementare Eigenschaften der inneren Welt der Patientin ab. Der Verlust des Sprachraumes verhindert das Narrativ als gemeinsamen Raum in der Zeit und damit die Möglichkeit, dabei zu sein. Wichtig ist hier der Umgang mit Verantwortung. Trotz allem, was sie an sprachlosen Übergriffen erlitten haben mag, ist es jetzt an ihr, sich gegen die erneute Zerstörung des Sprachraumes zu entscheiden.

Ich erkläre ihr, wie die psychosomatische Reha-Klinik arbeitet, dass sie zu uns mit dem Ziel verlegt worden ist, ihr im wörtlichen und im übertragenen Sinne auf die Beine zu helfen, frage sie, ob sie das für möglich hält, ob sie es möchte, ob sie es hier für möglich hält, ob sie etwas über die Klinik wissen möchte, da sie ja bislang nur die Eingangstür und ihr Krankenzimmer kennt.

Sie erwähnt, dass bisher mit ihr nicht über unsere Klinik, in die sie jetzt verlegt worden ist, gesprochen worden sei, sie wisse nichts über die Arbeitsweise, auch der Verlegungszeitpunkt sei ihr erst am Morgen – eine Stunde vor der Abfahrt – mitgeteilt worden.[2] Sie weiß zwar noch nicht

viel über unsere Klinik, aber sie möchte auf keinen Fall zurückverlegt werden.

Ich schlage ihr vor, zunächst einmal die Situation ihres rechten Beines zu klären, also einen Verbandswechsel durchzuführen und zu beurteilen, ob eine Mobilisierung in absehbaren Zeiträumen allein aus chirurgischen Gründen überhaupt möglich ist, und nach dieser Klärung am folgenden Tag, nachdem sie auch nochmals die Möglichkeit zur eigenen Meinungsbildung gehabt haben wird, zu entscheiden.

## Reflexion

Die drohende Amputation des Beines ist jener Punkt der Todesnähe, an dem die Patientin beginnt, sich selbst zu schützen. Sie verweigert die Amputation und erzwingt damit eine Verlegung. Sie hat sich entscheiden müssen. Solche Situationen sind im späteren Behandlungsverlauf wiederholt aufgetreten, auch im therapeutischen Team. Bei aller Dramatik und Gefährlichkeit dieses Tiefpunktes ihrer Erkrankung hat die Patientin dadurch aber auch die Voraussetzung für eine Integrationsleistung geschaffen. Die Destruktivität wird nicht länger vollständig auf die Behandler projiziert, sie übernimmt vielmehr selbst Verantwortung. Gleichzeitig findet ein diskreter Wechsel vom pragmatischen zum kommunikativen Realitätsprinzip statt. Dem aufmerksamen Teilnehmer kann klar werden, dass die Patientin ein implizites Wissen von der prinzipiellen Heilbarkeit ihrer Erkrankung hat, ohne hierüber explizit sprechen zu können. Nur deshalb kann sie so entschlossen die Amputation verweigern. Möglicherweise hat das neue chirurgische Team auch hierauf reagiert und gleichsam im unbewussten Auftrag der Patientin die Diagnose einer Artefaktkrankheit gestellt, d. h. letztlich mit ihr kommuniziert.

---

2 Hier sind Angaben der Patientin wiedergegeben. Die Realität der Chirurgen kann ganz anders aussehen.

## 2. Szene

Am Tag nach der Aufnahme wird ein Verbandswechsel durchgeführt von einer bei uns beschäftigten Chirurgin, assistiert von zwei Krankenschwestern. Im Hintergrund stehen die Bezugstherapeutin und ich. Chirurgin und Krankenschwestern tragen Arbeitskleidung, die Therapeutin und ich sind zivil.

Die Patientin deckt die Bettdecke auf, sofort fällt mir auf, dass das Genitale unbedeckt bleibt und die Patientin keinerlei Schamreaktion zeigt. Die Wunde am rechten Oberschenkel ist hingegen bedeckt. Die Chirurgin entfernt den Verband, es zeigt sich eine klaffende Wunde an der Innenseite des rechten Oberschenkels von etwa 20 cm Länge, die Wundränder fallen weit auseinander, eine rote Wundspalte öffnend, sodass ich sofort an ein zweites, künstliches und krankes Genitale denken muss. Die Patientin schaut fasziniert auf die Wunde, kann kaum den Blick abwenden. An einer Stelle ist eine etwa apfelgroße, gerötete, geschwollene und verhärtete Stelle, ein Abszess. Die Patientin fragt die Chirurgin, was das sein könnte, ob das noch eine normale Schwellung aufgrund der Operation vor zwei Tagen sein könnte. Die Chirurgin zögert (wie ich finde, sehr klug, weil sie nicht versucht, mehr zu wissen als sie weiß) und sagt nur beiläufig, es wäre eine Möglichkeit. Die Chirurgin reinigt diese Wunde sorgfältig. An anderer Stelle vorne auf dem Oberschenkel besteht eine tiefe Wundtasche, die mit zwei Röhren-Drainagen versorgt ist, die Chirurgin entfernt eine verkrustete, vereiterte Gaze-Tamponade, reinigt auch die Tasche und versorgt sie mit modernstem Material, so genanntem Engelshaar. Sie fragt sich später im Gespräch mit mir, ob man in der Universitätschirurgie vielleicht am Tamponadematerial gespart habe.

### Reflexion

In dieser Szene scheinen mir die gebannte Faszination der Patientin für ihre Wunde und die verschiedenen Ebenen von Kommunikation bedeutsam.

Die Szene, d. h. die sprachlose Darstellung, ruft in meinem Denken eine heftige Reaktion hervor, die, biosemiotisch betrachtet, erstaunlich integriert ist, wie mir später klar wird.

Auf der ikonischen Ebene fühle ich Grauen und Entsetzen, auch gebannte Faszination. Auf der indexikalischen Ebene scheinen mir die Zusammenhänge glasklar: Sie erzeugt ein zerstörtes Genitale, weil ihr Genitale (früher) zerstört worden ist. Ich denke also in den Dimensionen „Kausalität" und „Zeit". Auf symbolischer Ebene sehe ich, wie die Patientin der Mutter (Chirurgin, Schwestern) ihr Genitale zeigt und fragt: „Wer war das?".

Sicher hätten sich viele Chirurgen hier für die unkomplizierte, aber falsche Wahrheit entschieden und den vorhandenen Abszess als gewöhnlich, harmlos und operationsbedingt erklärt. Dies wäre die Wiederholung der Mutter-Beziehung gewesen, mit der nie ein Dialog über das Traumatische möglich gewesen war. Die Chirurgin hatte hier innerhalb von Sekundenbruchteilen intuitiv eine Entscheidung von großer Bedeutung zu treffen, wie so oft.

Wir sehen hier auch, welche enormen Anforderungen die Integrierte Medizin an alle Beteiligten stellt. Die Ebenen von Wahrnehmen, Denken, Sprechen und Handeln müssen in jedem Moment und fortlaufend integriert werden, und zwar in Situationen, die nicht laborartig standardisiert, sondern spontan, kaum vorhersehbar entstehen.

## 3. Szene

Ich treffe mich am Nachmittag des zweiten Tages mit der Bezugstherapeutin im Zimmer der Patientin, um das weitere Vorgehen zu besprechen. Ich sage ihr, dass nach unserer Einschätzung eine Mobilisierung im Prinzip, wenn auch mühsam, möglich wäre, und frage die Patientin nach ihrer Meinung. Sie ist zu meiner Überraschung völlig eindeutig. Sie möchte auf keinen

Fall in die Chirurgie zurückverlegt werden, sie ist froh, dass sie hier ist. Auf meine Frage, woran das liege, sagt sie: Man spricht mit ihr, man hat Zeit für sie, in der Chirurgie war man nicht aufrichtig zu ihr. Was sie damit meint, erfahre ich erst später. Ich bin verblüfft und angerührt von dieser Eindeutigkeit und fange erst jetzt an, der therapeutischen Beziehung eine Zukunft zu geben. Ich erläutere der Patientin, dass der Sinn des Aufenthaltes in der Zusammenarbeit, Problemlösung und dem Erreichen von gemeinsamen Zielen besteht, dass also Stagnation, Fehlschläge und Rückschritte nicht zur Verlängerung, sondern zur Verkürzung des Aufenthaltes führen werden. Ich sage ihr, dass nach meiner Meinung der noch aktive Abszess ein typischer Teil ihrer Krankheit ist und sich jetzt erweisen wird, ob unter den Bedingungen einer Behandlung bei uns dieser Abszess abheilt oder nicht. Ich denke dabei, ohne dies zu sagen, dass der Verlauf dieses Abszesses hauptsächlich von stattfindenden oder nicht stattfindenden Manipulationen abhängen wird.

Nach meinem Eindruck hört die Patientin äußerst aufmerksam zu, sie entschließt sich aktiv und eindeutig für einen Verbleib in unserer Klinik. Ein Probeaufenthalt von 3–4 Wochen wird vereinbart.

Vor der Tür bleibe ich, immer noch sehr beeindruckt, mit der Bezugstherapeutin stehen und erzähle ihr von meinen Gedanken, dass die Patientin ein krankes, zerstörtes Genitale am rechten Oberschenkel geschaffen hat und dass ich darin die abnorme Beschreibung einer Inzestbiografie vermute.

**Reflexion**

Hinter der vordergründigen kalten Zerstörungsbereitschaft von Artefaktpatienten wird hintergründig ein sehr starkes Bedürfnis nach Beziehung spürbar. Diese Erfahrung hat mich immer wieder stark berührt und letztlich den Ausschlag gegeben, mich auch auf Behandlungen wie diese einzulassen. Meine Erläuterungen zu den „Spielregeln" von Beziehung haben mehrere Eigen-schaften. Inhaltlich enthalten sie, dass destruktives Handeln Beziehung nicht herstellt, sondern beendet. Formal werden sie als Ich-Botschaft gegeben. Damit wird impliziert, dass eine erfolgreiche Behandlung nicht von abstrakten Kriterien, wie z.B. Leukozytenzahl oder Ähnlichem, abhängt, sondern von einer gelingenden Passung zwischen der Patientin und uns als Personen. Zugleich ist in diesen Sätzen die Desintegration noch sehr deutlich. Die Eigenverantwortung der Patientin für den Heilungsverlauf und die Annahmen über die Krankheitsentstehung sind allenfalls implizit enthalten.

## 4. Szene

Erste Mobilisationsversuche mit Sitzen der Patientin an der Bettkante führen zur Anschwellung des rechten Knöchels und zu Klagen der Patientin über Hautreizung im Dammgebiet. Beides wird vom therapeutischen Team als Artefakt interpretiert (Strangulationsartefakt, Reibeartefakt). Der Patientin gegenüber wird hier der Begriff von körperlichen Symptomen als Ausdruckssprache eingeführt, also als Signal an uns, dass sie die Behandlung als Qual ansieht und weder Stehen noch Sitzen kann. Tags darauf waren diese Störungen weitgehend verschwunden.

In der begleitenden Einzelpsychotherapie, die noch im Krankenzimmer der Patientin am Bett stattfindet, spricht sie zunehmend von ihrer Lebensgeschichte und von ihrem sexuellen Missbrauch durch einen älteren Bruder vom 6.–9. Lebensjahr. Es wird uns verständlicher, dass die Artefakte sowohl im Bereich der linken Brust wie am rechten Oberschenkel Missbrauch und Zerstörung der Sexualorgane inszenieren.

## 5. Szene

Der Patientin war klar gesagt worden, dass wir eine erneute chirurgische Interventionsnotwendigkeit (wegen fortgesetzten Manipulationen) als Rückfall, als Grund zur Abkürzung oder Beendigung ansehen werden. Der bei Aufnahme noch vorhandene Abszess am rechten Oberschenkel war deshalb nicht chirurgisch geöffnet, was vielleicht in einer chirurgischen Klinik versucht worden wäre, sondern der Spontanheilung überlassen worden. Im Verlauf der Wochen war die Entzündung nicht fortgeschritten, man meinte von außen aber eine pralle, tennisballartige Kapsel tasten zu können.

In einer Urlaubswoche ihrer Bezugstherapeutin, einer Ärztin, nahm der vertretende – psychologische – Therapeut an einem Verbandswechsel teil, auch aus der Überlegung heraus, dass er eigene Wahrnehmungen von ihrer Körpersprache haben sollte. Während des Verbandswechsels drückte die Patientin ohne Ankündigung und wie beiläufig auf diesen letzten Abszessherd, es kam zu einer schwallartigen Entleerung einer gewaltigen Eitermenge, sodass der Therapeut von Ekel fast geschüttelt wurde, dabei aber sofort an Ejakulation und Geburt[3] dachte.

In der folgenden Teamsitzung wurde die Uterussymbolik des Abszesses entwickelt: Die Patientin wird am Oberschenkel unentwegt schwanger und gebiert, teils über den chirurgischen „Kaiserschnitt", teils als Spontanentleerung.

Während alledem machte die Patientin gewisse Fortschritte, sie steht neben dem Bett, geht erste Schritte, sie isst regelmäßig und mit Appetit, sie liest wieder. In der Zeit in der Chirurgie sei sie völlig interesselos gewesen, wie sie sagt.

## Reflexion

Die Existenz von Fremdkörpern im eigenen Körper, speziell im rechten Bein, hat offenbar eine große Bedeutung. Sie sprach darüber, dass im Oberschenkel noch etwas sei, was schmerze, weshalb sie kaum gehen und nicht gesund werden könne. Sie wolle aber auf keinen Fall einen chirurgischen Eingriff. Sie fürchte, dass dann alles wieder von vorne beginnen werde.

Gleichzeitig sucht sie Kontakt zur Klinik, auch zur Therapeutin, zum Leben, sie fühlt sich weniger depressiv. Auf der System-Ebene „Körper" hindert sie aber der Fremdkörper im Bein daran. Die psychosoziale und die körperliche System-Ebene stehen im Widerspruch zueinander. Sie entscheidet sich dazu, sich selbst zu „operieren", d. h. den Fremdkörper zu entfernen. Ob sie Hilfsmittel benutzt hat, etwa indem sie dem Eiter mit einem Werkzeug Abfluss verschafft hat, bleibt unklar. Es zeigt sich aber (auch in dieser vorerst „gelungenen" Selbst-operation), dass die System-Ebene „Körper" von ihr notfalls mit Gewalt passend gemacht wird zur System-Ebene „Beziehung". So wie sie jetzt den Fremdkörper beseitigt hat, um eine gute Beziehung zu erhalten und fortzusetzen, wird sie auch Abszesse durch Selbstoperation erzeugt haben, damit der Körper das Leiden unter einer schlechten Beziehung ausdrückt. Der Körper scheint ein Gegenstand zu sein, den sie benutzen kann, weil er kein integrierter Teil von ihr ist (das „Körper-Haben"). Irgendwelche Körpergefühle wie Schmerz, Ekel oder auch Erleichterung (das „Körper-Sein") konnte sie während und nach der Eiterentleerung nicht wahrnehmen oder ausdrücken, allenfalls ein gewisses Triumphgefühl. Sie hatte uns gezeigt, wie das geht. Schockiertheit, Gefühle von Überwältigung waren bei uns entstanden – nicht bei ihr. Auffällig ist, dass sie die „Operation" öffentlich, also beim Verbandswechsel vollzogen hat. Sie bettet damit den körperlichen Vorgang in die therapeutische Beziehung ein.

---

3 Hierzu Michael Schütz: „Auch Zeus hat Dionysos, die Frucht seiner sterblichen Geliebten Semele, im Oberschenkel ausgetragen und geboren." – Meine Überlegung an dieser Stelle: Die Patientin regt sehr dazu an, den verloren gegangenen Sinn, die Geschichte all dessen zu begreifen, was geschieht, auch wenn es eine Tragödie sein sollte. Ich selbst habe in dieser Behandlung von Beginn an die Ereignisse, d. h. meine Erlebnisse handschriftlich protokolliert – ein Bedürfnis, das ich aus anderen Fällen nicht kenne.

## 6. Szene

Die Krankenschwestern berichten, dass ein Krankenpfleger, der sie in einer der Kliniken betreut hat, wiederholt zu Besuch kommt, Stunden bei ihr im Zimmer verbringt und es dabei offenbar auch zu Zärtlichkeiten kommt. Die Patientin spricht dem Personal gegenüber von sich aus darüber, dass er ihr Freund sei, dass sie glücklich ist und mit ihm zusammenleben möchte. Ich selbst empfinde die Situation als inzestuös und bitte die Patientin, einem Gespräch zwischen mir und dem Pfleger zuzustimmen, was dann auch zustande kommt. Mein Ziel ist, das Problembewusstsein des Pflegers für die inzestuöse Komponente zu wecken (die Patientin wird sexuell aktiv, und es kommt zum Bruderinzest) und zugleich in Erfahrung zu bringen, ob es sich bei dem Pfleger um eine eher naive oder um eine pathologische Persönlichkeit handelt.

Ich sage ihm, dass bei der chronischen Abszesskrankheit der Übergang von der professionellen zur privat-intimen Beziehung ein äußerst problematischer Vorgang sei, der, wenn überhaupt, dann nur lange Zeit nach Beendigung der Pflegebeziehung möglich sei, und weise ihn darüber hinaus auch auf die mittlerweile engen juristischen Grenzen für sexuelle Beziehungen zwischen Therapeuten und Patienten hin. Ich fordere ihn nachdrücklich auf, sich im Umgang mit der Patientin auf das zu beschränken, was der Beziehung zwischen Pfleger und Patient entspricht. Ich fordere ihn auch auf, sich Supervision zu holen, mit seinem chirurgischen Leiter zu sprechen.

In dieser Situation erscheint mir die therapeutische Beziehung zur Patientin sehr angespannt. Es hätte leicht passieren können, dass meine Intervention nicht als notwendige Grenzsetzung, sondern als Auftritt einer strafenden oder vernichtenden Instanz von ihr empfunden wird. Kaum wird sie Frau, wird sie bestraft. In der Einzeltherapie und auch den Schwestern gegenüber schimpft sie über mich, ich sei wohl eifersüchtig und wolle nicht, dass sie einen Freund hat. Sie findet, dass ich die Vorschrift zu streng handhabe. Es kommt aber nicht zur ernsthaften Krise, sie macht weiter Fortschritte, es tritt kein neuer Abszess auf, sie geht mittlerweile selbstständig an Stockstützen. Zu weiteren Intimitäten im Pa-

tientenzimmer kommt es anscheinend nicht, der Pfleger besucht sie etwas seltener, aber weiterhin.

**Reflexion**

Über die richtige Weise des Einschreitens habe ich lange nachgedacht und im Team diskutiert. Einerseits wurde wahrgenommen, dass die „Belebung" der Patientin und ihre Fortschritte viel mit dieser Beziehung zu tun hatten. Man solle dies nicht auf's Spiel setzen, wurde argumentiert. Es wurde auch eingewandt, dass die Patientin ja überhaupt niemand anderes als jemanden aus dem medizinischen Personal kennen lernen könne, da sie ja nur in Krankenhäusern lebe. Andererseits wurde der inzestuöse Charakter sehr deutlich wahrgenommen. Es war mir deshalb wichtig, weder der Patientin noch dem Freund irgendetwas zu verbieten, sondern nur sehr deutlich auf die Gefahren hinzuweisen, für sie wie für ihn.

Das Zerbrechen dieser Beziehung einige Zeit später hat sie nicht mir oder der Klinik und zum Glück auch nicht sich selbst angelastet. Sie hatte sich, wie sie sagte, seinem zunehmenden Drängen verweigert, was über mehrere dramatische Szenen zum Beziehungsabbruch geführt hatte. Deutlich wurde hier, sie sagte es auch, dass sie von einer Integration des Sexuellen weit entfernt war und auch hier eher den Körper und ihre durchaus vorhandene weibliche Sexualität benutzen musste, um Beziehung herzustellen. Darin mag sich prototypisch ihre Kindheitssituation wiederholt haben.

## 7. Szene

Im Team entsteht der Eindruck, dass eine Stagnationssituation eingetreten ist, in der die Patientin den Status quo bewahren möchte – ohne weitere Entwicklung also, weder in der Psychotherapie noch in der Mobilisierung. Dies führt zunächst zur Planung einer Konfrontationsstrategie in Bezug auf Selbstmanipulationen, mit denen sie die Stagnation bewirkt.

Die Therapeutin sagt ihr Folgendes: Sie nimmt an, dass es für die Patientin Situationen gibt, in denen sie krank werden möchte, und dann Abszesse oder andere Störungen entwickelt oder einfach im Bett bleibt. Sie fordert die Patientin auf, mitzuteilen, was sie von dieser Überlegung hält und wie weit sie an Klärung interessiert ist. Die Patientin hört äußerst aufmerksam zu, geht nur wenig direkt darauf ein. Sie sagt, sie halte es für möglich, dass sie manchmal Dinge tut, an die sie sich nachher nicht mehr erinnert.

Weiterhin stagnieren sowohl der therapeutische Prozess als auch die Mobilisierung. Die Patientin geht zunehmend unfreundlich mit dem krankenpflegerischen und physiotherapeutischen Personal um, sie steht nur so wenig wie möglich aus dem Bett auf, isst auch im Bett, lässt sich vom Pflegepersonal wie eine Königin bedienen, herrscht die Schwestern an, wenn diese nur fünf Minuten zu spät kommen, beispielsweise um ihr eine Schmerzmittelinjektion zu geben. An eine weitere Reduktion des Schmerzmittels ist nicht zu denken.

In einer langen und intensiven Teamsitzung wird Folgendes entwickelt: Die Patientin soll mit der stattfindenden Stagnation konfrontiert werden, dies aber auf eine gewaltfreie Art. Die Therapeutin sagt ihr, dass wir im Prinzip bereit seien, mit ihr eine stationäre Langzeittherapie zu machen. Dafür sei aber die Lösung von zwei Problemen erforderlich. Das erste sei der erbitterte Widerstand der Patientin, die Rolle der Bettlägerigen tatsächlich aufzugeben; das zweite Problem sei ihre grobe Unfreundlichkeit dem Personal gegenüber. Sie behandle nach unserem Empfinden Teile des Personals wie Fußabstreifer, dies sei für uns aber nicht erträglich, weil wir keine Dinge, sondern Menschen seien. Darüber hinaus wird ihr angeboten, von unserer Seite mit ihrer Mutter oder mit ihr über ihre Mutter-Beziehung zu sprechen, da wir vermuten, dass sie sehr mit der Beziehung zur Mutter beschäftigt ist.

Die Patientin ist zwei Tage lang sehr angespannt, ein enormer Zorn ist fühlbar. Dann trifft sie plötzlich und offenbar eine Entscheidung, sie steht aus dem Bett auf, geht eigenständig zur Toilette, isst am Tisch im Zimmer statt im Bett und akzeptiert die Verlegung der Therapiestunden ins Arbeitszimmer der Therapeutin, wohin sie in Begleitung einer Schwester auf zwei Stockstützen geht. Auch in die Psychotherapie kommt Bewegung, die Patientin spricht viel über ihre Mutter, sie möchte kein direktes Gespräch zwischen uns und der Mutter, sie ist auch überzeugt, dass die Mutter gar nicht kommen würde. Die Therapiestunden werden sehr intensiv, die Patientin ist aufgewühlt, angerührt, sie weint sehr über ihr Verhältnis zur Mutter. Im Grunde habe sie bis heute ihr Leben lang immer nur wissen wollen, ob sie der Mutter wichtig ist, ob die Mutter ihr gegenüber aufrichtig ist.

**Reflexion**

Zwischen der Patientin und den Krankenschwestern bzw. Physiotherapeutinnen herrschte ständig eine gespannte Beziehung, während sie mit der Bezugstherapeutin und mir ganz anders umging. Man mag hierin einen Spaltungsvorgang sehen, mit dem die Patientin ihren Kränkungszorn aus der idealisierten therapeutischen Beziehung heraushielt. Zugleich repräsentierten diese Mitarbeiterinnen aber auch ihre Geschwister, über die sie ebenfalls mit Geringschätzung und Verachtung sprach. Möglicherweise war sie in dieser Phase auch besonders kränkbar, da sie ja mit einem Mitglied der Pflegegruppe, jenem Krankenpfleger-Freund aus dem auswärtigen Krankenhaus, eine Beziehung aufbauen wollte und sich zunehmend deutlich ihr Scheitern abzeichnete. So gesehen wäre die Patientin wie ein junges Mädchen gewesen, das mit der ersten Freundschaft beschäftigt ist, den Spott der Geschwister fürchtet und sich mit gereiztem Hochmut verteidigt.

Aus diesem Konflikt heraus geriet aber das therapeutische Arbeitsbündnis zunehmend an seine Grenzen, da die Behandlung stagnierte und die Mitarbeiter an der Grenze dessen waren, was von ihnen verlangt werden konnte. Wesentlich schien mir dabei die Verdinglichung, die die Patientin den Mitarbeitern antat und die nicht mehr erträglich war. Hiervor musste sich das therapeutische Team schützen, um arbeitsfähig zu bleiben.

Unsere Forderung, wie Menschen behandelt zu werden, war verbunden mit der Frage nach ihrer Mutter-Beziehung, und zwar aus der Vermutung heraus, dass sie sich selbst in der Mutter-Beziehung eher wie eine Sache behandelt fühlt und nicht wie ein Mensch. Der ganze Ablauf spiegelt in seltener Klarheit den Verlust des kommunikativen Realitätsprinzips, das Überhandnehmen des pragmatischen Realitätsprinzips und dabei die Verwandlung von Menschen in Dinge wider.

## 8. Szene

In einem meiner wöchentlichen Visitengespräche mit Frau H. kommt die Rede auf denkbare Ziele der Behandlung. Sie hat überhaupt keinen Zweifel daran, dass sie wieder gehen wird und das Bein vollständig ausheilen wird. Sie traut es sich zu, sie traut es dem Bein zu, sie glaubt daran. Sie erzählt aus der sechsmonatigen ersten Chirurgiezeit, als die Amputation des Beines drohte. Nach vielen Abszessen und Operationen sei eine weitere Operation angesetzt und durchgeführt worden. Tags darauf – postoperativ – erklärte ihr der Chirurg, er habe eigentlich während der Operation das Bein amputieren wollen, dies dann aber nur wegen ihrer fehlenden Zustimmung, aus einem juristischen Grund also, nicht getan. Er halte die Amputation weiterhin für notwendig und für die einzige Lösung. Die Patientin erzählt, dass sie sich diesem Vorschlag kategorisch verweigert habe, es sei ihr völlig klar, dass sie sich umbringen werde, wenn sie nur noch ein Bein haben würde. Hätte man amputiert, so hätte sie sich noch in der Chirurgie aus dem Fenster gestürzt. Aufgrund dieser Zuspitzung sei es dann zur Verlegung von der örtlichen Chirurgie in die Universitätsklinik gekommen. Auch dort sei man aber nicht offen zu ihr gewesen, man habe ihr zwar die Schmerzspritzen gegeben, sie wisse aber, dass man den Inhalt verdünnt und ihr nur einen Bruchteil wirklich verabreicht habe. Wahrscheinlich hat der Pfleger-Freund ihr dies verraten.

Die Szene rührt mich sehr an, weil ich den Kampf um ihr Leben und um Aufrichtigkeit als Kernthemen wahrnehme, dabei die heillose Verstrickung in gegenseitiges Schädigen und gegenseitige Unaufrichtigkeit.

## 9. Szene

Die Patientin spricht weiterhin davon, dass der Krankenpfleger ihr Freund sei, einmal sitzt sie auf einer Parkbank auf seinem Schoß, genau dort, wo das Klinikpersonal auf dem Weg zum Parkplatz vorbei kommt. Sie schimpft nicht mehr über meine damalige Intervention, mit der er an seine Grenzen erinnert worden war. Sie hat Angst vor seinen sexuellen Ambitionen und spricht dies in der Einzeltherapie auch offen aus. Trotzdem bittet sie um einen Termin bei der Gynäkologin und lässt sich über das Anpassen einer Brustprothese beraten. Am darauf folgenden Wochenende sagt sich der Krankenpfleger-Freund zu Besuch an. Sie versucht ihn davon abzuhalten, was nicht gelingt, als er dennoch kommt, entwickelt sie einen psychogenen Anfall, sie stürzt hin, scheint bewusstlos, angeblich blau verfärbt und muss zur Beobachtung ins Intensivzimmer verlegt werden. Er fährt verärgert nach Hause.

## 10. Szene

Sie hat beschlossen, dass drei Ampullen Morphium am Tag ausreichen. Sie müsse eben mit dem Schmerz leben (lässt sie die Körpergefühle zu?). Die Wunden am Bein sind bis auf eine kleine Spalte von 1 cm Länge verheilt, sie möchte nie wieder operiert werden, das Bein soll geschlossen bleiben. Während des Verbandswechsels trägt sie eine hübsche Unterhose mit farbigen Punkten. Sie geht ohne Krücken, hakt sich bei einer Helferin ein, geht in die Gestaltungstherapie.

**Reflexion**

Diese Szenen scheinen die Geschichte ihrer Weiblichkeit zu wiederholen.

Die drohende Amputation ist der Tiefpunkt ihrer Erkrankung. Der Verlust eines Beines hätte, wenn das Bein ihre (beschädigte) Weiblichkeit darstellte, die Zerstörung des Frau-Seins bedeutet. Sie wies uns also darauf hin, dass sie nicht um ihre Weiblichkeit amputiert werden will.

Dieser Wunsch nach Integration des Weiblichen wird nicht nur in Handlungssequenzen dargestellt, sondern auch zu Sprache, bis sie sich so bedrängt fühlt, dass sie sich nur noch handelnd in Gestalt eines psychogenen Anfalles schützen kann. Ihre großen Fortschritte in Bezug auf Heilung des Beines und Gehfähigkeit

keit sind in diesem Zusammenhang vielleicht als eine Art Geschenk an den Pfleger-Freund zu verstehen, indem sie damit verspricht, das ihr Mögliche an Gesundheit und Attraktivität beizutragen.

Die fast unnachgiebige Forderung der Patientin nach ständiger Analgetika-Zufuhr verweist nach meiner Vermutung auf ein weiteres Kernthema. Sie verwendet Analgetika als permanente Narkose von Körpergefühlen, also der ikonischen Ebene. Möglicherweise liegt hier der Kernbereich der Störung. Sie darf selbst normale ikonische Wahrnehmungen nicht zulassen, weil die Mutter darauf negativ oder feindselig reagiert hatte. Der seit Jahren ausgefochtene Kampf um Krankenpflege wäre dann der Kampf um Säuglingspflege mit guten Körpergefühlen.

## 11. Szene

Am Wochenende hat der Pfleger-Freund mit ihr telefoniert und die Beziehung für beendet erklärt. Sie erwähnt es fast beiläufig, akzeptiert, dass es ihr etwas ausmacht, sie wird aber damit fertig werden, meint sie, eine Katastrophe sei es nicht. Dabei ist aber eine tiefe Verletzung fühlbar, ein Zustand wie ein Schock, der nicht ausgedrückt werden kann. Wir sind im therapeutischen Team ziemlich beunruhigt.

Die Patientin nimmt rapide an Gewicht ab und spricht darüber auch voll Vorwurf. Sie wirkt verärgert, missmutig, aufgebracht, in böser Stimmung, bereit, etwas zu zerstören. Sie fordert von den Schwestern eine bestimmte Sorte Orangensaft, die aber nicht zur Verfügung steht, erwähnt einer Krankengymnastin gegenüber beiläufig, dass sie dann eben gar nichts mehr trinken werde. Zwei Tage später kollabiert sie in ihrem Zimmer, die Blutdruckwerte sind extrem niedrig, sodass jederzeit ein Kreislaufversagen befürchtet werden muss. Sie verweigert aber die Verlegung in eine internistische Klinik und fordert zugleich die nächste Analgetika-Injektion, was bei den extrem schlechten Kreislaufwerten objektiv riskant ist. Ich gehe in ihr Zimmer, um hierüber mit ihr zu sprechen. In dieser Szene voll Dramatik

habe ich den Eindruck, dass die Patientin mich zu ihrem Vernichter machen möchte, zum Schuldigen an ihrem Tod. Gebe ich ihr das Analgetikum, riskiere ich das Kreislaufversagen, gebe ich es ihr nicht oder verlege ich sie wider Willen in die internistische Klinik, zerbricht die Beziehung und sie wird als Artefaktpatientin ihren Untergang herbeiführen. Ich teile ihr diese Gedanken auch mit. In dieser Situation der Todesnähe scheint mir (auch für mich) nichts so notwendig wie Aufrichtigkeit, sodass ich ihr meine Vermutung klar mitteile, dass sie mit Nahrungsverweigerung diese Kreislaufkrise herbeiführt. Von ihrem Trinkstreik wusste ich zu diesem Zeitpunkt noch nichts. Ich verlasse mich nach Beratung mit einer Internistin auf mein klinisches Gefühl und gebe ihr die Analgetika-Injektion.

## 12. Szene

Die Schwestern berichten, dass am rechten Oberschenkel wieder eine Infektion aufgetreten ist. Ich bin erschüttert und überzeugt, dass die Patientin den Bruch der Beziehung zu dem Krankenpfleger aus tiefster Wut und Enttäuschung heraus mit einer Zerstörung der Therapie und einer Zerstörung ihrer selbst beantworten wird. Gleichzeitig, und dieser Vorgang wird in seiner Bedeutung zunächst nicht erkannt, entsteht im therapeutischen Team aus der Stimmung tiefster Resignation und Enttäuschung die Überzeugung, die Beziehung zur Patientin nur noch ertragen zu können, wenn Vorgänge der Zerstörung auch beim Namen genannt werden. Nach langer Beratung im Team teilt die Therapeutin der Patientin ihre eigene Überzeugung mit, dass die Infektion von der Patientin selbst erzeugt worden sei und dass wir angesichts dieser Zerstörungshandlung kurz vor dem Aufgeben stünden. Die Patientin stritt diese Feststellung lediglich matt ab, sie schien in der Hauptsache erschrocken, dass mehr Zerstörung entstanden sein könnte als beabsichtigt, und zwar weniger am Bein als vielmehr in der therapeutischen Beziehung. Sie sei fest überzeugt, dass aus dieser Infektion kein Abszess werde, ein chirurgischer Eingriff nicht nötig sei und sie deshalb bei uns in der Klinik bleiben könne.

## Reflexion

In diesen Szenen fast unterträglicher emotionaler Erschütterung angesichts der direkten Begegnung mit Zerstörung änderte sich im Team nachhaltig der Umgang mit den verschiedenen Erscheinungsformen von Destruktivität. In einem ersten Schritt wurde der Patientin mit ruhiger Sicherheit, ohne jeden Versuch einer Beweisführung, die eigene Überzeugung erläutert, dass es sich bei ihrer Erkrankung um eine Artefaktkrankheit handele, die auf selbstzerstörerischen Manipulationen beruhe. Die Patientin widersprach wenig, sie schien eher erleichtert. Gleichzeitig mit dieser Integration des Destruktiven in den Bereich der Sprache wurde dem therapeutischen Team bewusst, wie groß die Lücken in der Geschichte der Patientin waren, verbunden mit dem Bewusstsein, dass bislang Patientin, Therapeutin und Team diese Lücken der Sprache akzeptiert hatten, sodass die Geschichte der Patientin große desintegrierte Bereiche aufwies. Die Therapeutin teilte der Patientin mit, dass sie selbst gerne ein geschlossenes Bild

von der Lebensgeschicht der Patientin hätte und dass die körperlichen Störungen ihrer Ansicht zufolge eine Art krankhafter Bericht über diese Lücken sein könnten.

Die Patientin reagierte sofort, so als ob sie hierauf nur gewartet hätte. Sie begann in intensiven Therapiestunden über Szenen mit ihrem Vater im Gartenhaus zu erzählen, schilderte dabei eine intensive inzestuöse Atmosphäre und sprach von einer Episode, in der sie sich von den Eltern einem Bekannten für Wochen zur sexuellen Benutzung ausgeliehen fühlte. Diese Erzählungen waren für das therapeutische Team und die Therapeutin einerseits erschütternd, andererseits hatte sich der Umgang mit der Patientin grundlegend geändert. Die Patientin musste nicht Teile ihrer Geschichte desintegrieren und stattdessen körperlich „berichten", im therapeutischen Team war es nicht länger nötig, Teile der eigenen Überzeugung zur Krankheitsgeschichte zu desintegrieren. Die Patientin sprach offen über Sexualität. Sie habe zu ihrem Pfleger-Freund nur eine freundschaftliche Beziehung gewollt, eine sexuelle Beziehung halte sie jetzt und auf lange Zeit für unmöglich.

In der intensiven Schlussphase dieser stationären Behandlung ist es zu keinen weiteren Artefakten mehr gekommen. Alle Wunden waren vollständig abgeheilt, die zuletzt erzeugte Entzündung war abgeklungen. Lange hatten Verhärtungen und Schwellungen am Oberschenkel bestanden, die wahrscheinlich von Schlageartefakten herrührten und die sich ebenfalls aufgelöst haben. Knöchelödeme am rechten Bein, die sehr wahrscheinlich durch Strangulationen erzeugt worden waren, verschwanden. Sie waren von der Patientin immer als Argument gegen eine normale Benutzung des Beines angeführt worden. Eines Tages wurde sie zufällig in ihrem Zimmer ohne Stützen – frei umhergehend – angetroffen. Ihr Kommentar zur sprachlosen Bewegungstherapeutin: „Na und, ich kann das eben."

Die Patientin hatte sich körperlich sehr verändert, wenn sie auch nicht an Gewicht zugenommen hatte. Sie kleidete sich in gut aussehende Trainingsanzüge, sie war mit einer oder zwei Stockstützen alleine im weitläufigen Klinikgebäude unterwegs, besuchte die Gestaltungstherapie, hatte erste Gymnastikbehandlungen im Schwimmbad. Erst jetzt wurde auch sichtbar, wie hübsch die Patientin sein könnte.

---

**Reflexion**

Die Befindlichkeit des therapeutischen Teams spiegelt wahrscheinlich die innere Welt der Patientin wider. Sie hatte ihre Erschütterung und ihr Verletztsein abgespalten und an ihren Körper weitergegeben, den sie Schwäche, Ohnmacht, Schmerzen fühlen ließ und der sich nicht wehren konnte, so wie es ihr selbst ergangen war. Ähnlich fühlte sich das therapeutische Team: wehrlos ihrem zerstörerischen Angriff ausgesetzt. Es wurde intensiv nachfühlbar, wie unerträglich es ist, wenn Kommunikation jederzeit in sprachlose, unentrinnbare Gewalt übergehen kann.

Das therapeutische Team stand also vor der Aufgabe, diese Therapie für sich selbst wieder erträglich zu machen. Dies geschah in zwei Schritten, mit denen es der Patientin gegenüber nachdrücklich vertrat, dass mehr Integration nötig ist, um wieder arbeiten zu können, und zwar (erster Schritt) in Bezug auf unsere Gedanken über die Art ihrer Erkrankung und (zweiter Schritt) in Bezug auf ein klares Bild von der Geschichte der Patientin, also einer gemeinsamen Wirklichkeit.

Als dies gelang, hat sich wiederum unsere Befindlichkeit sehr verändert in Richtung Gelassenheit und Vertrauen. Auch dieser Zustand wird etwas vom inneren Befinden der Patientin widergespiegelt haben.

---

## 13. Szene

Im therapeutischen Team wurde der Wunsch, die Behandlung zeitlich zu begrenzen, sehr intensiv, was kaum anders als der Wunsch nach Urlaub von dieser Therapie beschrieben werden kann. Die intensive Spannung, unter die sie uns permanent versetzt hatte, verlangte nach einer Pause. Diese Motive wurden Frau H. offen geschildert – als das Bedürfnis nach Erholung von der Dauerspannung und als Wunsch nach innerem Abstand von dem intensiven Geschehen, um besser verstehen und verarbeiten zu können. Wir haben ihr auch unser Bedürfnis nach einer Zukunftsvorstellung erklärt – einer Vorstellung, die sich bei uns dann entwickeln kann, wenn die Behandlung offenbar etwas nützt und die Patientin zu Hause eine Zeit lang ohne Artefakte leben kann. Zugleich wurde ihr angeboten, die Beendigung des jetzigen Abschnittes einvernehmlich in Bezug auf Zeitpunkt, Ablauf und Planung der Wiederaufnahme durchzuführen. Die Patientin hat sich offenbar entschlossen, eine solche Vereinbarung mit dem therapeutischen Team zu akzeptieren und umzusetzen. Dies geschah zum einen in sorgfältiger Vorplanung ihrer häuslichen Situation und zum anderen gleichsam im Deponieren ihrer Geschichte im Gedächtnis der Therapeutin, mit der sie tägliche intensive Therapiestunden hatte. Erst dabei entstand die Lebensgeschichte. Die Patientin ist dann nach fünfmonatiger stationärer Behandlung, der längsten, die diese Klinik bisher durchgeführt hatte, nach Hause entlassen worden.

Sie hält seither telefonischen und brieflichen Kontakt zu ihrer Therapeutin, berichtet von ihren Fortschritten und bereitet die Wiederaufnahme zu einem noch zu vereinbarenden Zeitpunkt vor.

## 9.5 Schluss

Der Fallbericht beschreibt die fünfmonatige stationäre Psychotherapie einer schwerkranken Artefaktpatientin.

Mit den Begriffen der Integrierten Medizin lassen sich zentrale Vorgänge des therapeutischen Prozesses erfassen, insbesondere das Zerbrechen der persönlichen Geschichte der Patientin in desintegrierte Stücke.

Eine wesentliche Erfahrung dieser Behandlung war, dass Integration und Desintegration Vorgänge sind, die sich im „Hier-und-Jetzt" der therapeutischen Begegnung ereignen, und zwar in der subjektiven Realität der Patientin ebenso wie in derjenigen des therapeutischen Teams. Das Ringen um Integration, Kommunikation und gemeinsame Wirklichkeit ist deshalb ein gegenwärtiger, symmetrischer Vorgang, in welchem das therapeutische Team sich selbst ebensoviel hilft wie dem Patienten.

# 10 Integrierte Umweltmedizin

Reinhard Plassmann

## 10.1 Einleitung

Seit ca. 10–15 Jahren taucht eine neue Gruppe von Krankheiten auf, über die heftig diskutiert und auch gestritten wird. Diese Krankheitsgruppe lässt sich als „Umweltkrankheiten" zusammenfassen, weil die Betroffenen selbst und auch Ärzte vermuten, dass diese Krankheitsbilder auf die physikalische und chemische Durchseuchung der modernen Industrienationen zurückzuführen seien. Der Nachweis ist sehr schwer zu führen und erinnert oft an physikalistische Spekulationen, es liegt aber auch keine andere, wirklich überzeugende Erklärung für das Auftreten solcher Störungen vor. Aus diesem Grunde haben die wissenschaftliche Aufmerksamkeit und die Anzahl der Forschungsprojekte für die Umweltkrankheiten in den letzten Jahren sehr stark zugenommen. Das Ziel dieser Forschungen ist, die häufig sehr emotional und unsachlich geführte Diskussion um diese Krankheitsbilder zu versachlichen. Erste Erfolge dieses Bemühens zeichnen sich bereits ab.

Es handelt sich insgesamt nicht um große Patientenzahlen, die Erkrankungen dieser Gruppe kommen wahrscheinlich nur mit einer Häufigkeit von ca. 5–10 Erkrankungen pro 100 000 Einwohner vor.

## 10.2 Die Krankheitsbilder

Die Krankheitsbilder dieser Gruppe von so genannten Umweltkrankheiten sind noch nicht in den gängigen medizinischen Klassifikationssystemen erfasst. Dies liegt daran, dass sie teilweise erst seit einigen Jahren beschrieben werden, teilweise wird aber auch bestritten, dass es sich überhaupt um neue und spezielle Krankheitsbilder handelt, die eines eigenen Namens bedürften. Dennoch finden folgende Krankheitsbezeichnungen zunehmend eine weite Verbreitung.

### 10.2.1 Das chronische Müdigkeitssyndrom (Chronic Fatigue Syndrom, CFS)

Es handelt sich definitionsgemäß um eine mehr als sechs Monate anhaltende Beeinträchtigung der körperlichen und geistigen Leistungsfähigkeit um mehr als 50 %, die nicht auf eine bekannte körperliche oder psychische Erkrankung zurückgeführt werden kann. Typische Symptome sind:

- Gedächtnis- oder Konzentrationsstörungen
- Halsschmerzen
- empfindliche oder vergrößerte Lymphknoten
- Muskelschmerzen
- Gelenkschmerzen und Kopfschmerzen
- überlange Schlafdauer, die nicht zur Erholung führt
- Verstärkung der Beschwerden durch körperliche und geistige Belastung

Die Häufigkeit liegt wahrscheinlich bei etwa 2–7 Fällen auf 100 000 Einwohner, Frauen erkranken angeblich 2- bis 3-mal häufiger mit einem mittleren Erkrankungsalter von ca. 35–38 Jahren.

Die Ursache ist vollkommen unklar, es werden Umweltgifte einschließlich Quecksilber aus Zahnfüllungen, Virusinfektionen, Störungen des Immunsystems oder der Hormonregulation vermutet. Nichts davon hat sich bisher beweisen lassen. Eine psychische Komponente muss in jedem Fall genauestens überprüft werden. Psychische Faktoren können in einzelnen Fällen an der Entstehung sehr maßgeblich beteiligt sein, in jedem Fall müssen die Patienten aber in Bezug auf Verhalten und Krankheitsverarbeitung psychologisch beraten werden. Radikale Schonungs- und Entlastungsstrategien wirken eher krankheitsverstärkend.

Irgendwelche zu rascher Besserung führende Behandlungsmaßnahmen sind nicht bekannt. In den meisten Fällen verläuft das chronische Müdigkeitssyndrom über mehrere Jahre mit einer leichten Besserungstendenz im Verlauf. Alle Behandlungsmaßnahmen haben nur unterstützenden Effekt. Daraus folgt, dass teure, langwierige und aufwändige stationäre Behandlungen, von Patienten manchmal als gleichsam lebensrettende Maßnahme gefordert, oft ebenso wenig zur Besserung beitragen wie radikale so genannte Entgiftungsmaßnahmen. Insbesondere Amalgamsanierungen, von den Patienten häufig gefordert, haben keinerlei gesicherte Wirkung, werden jedoch von den Betroffenen in manchen Fällen geradezu selbstzerstörerisch ausgedehnt mit Zahnextraktionen und Kieferknochenentfernungen – in der Annahme, dass dort noch Quecksilberdepots vorhanden sind.

Einziges Behandlungsverfahren mit gesicherter Wirkung ist die psychologische Beratung der Patienten in Bezug auf persönliche Konflikte, Krankheitsverarbeitung und Verhalten. Dies dient dem Finden eines Lebens- und Arbeitsstils, der mit der Symptomatik vereinbar ist.

## 10.2.2 Multiple Chemikalienempfindlichkeit (Multiple chemical Sensitivity, MCS)

Patienten mit MCS weisen eine nicht erklärbare Überempfindlichkeit für geringste Konzentrationen unterschiedlichster Chemikalien auf, die in Nahrungsmitteln, Konservierungsmitteln, Insektiziden, Pestiziden, Lösungsmitteln, Farben, Kleidung, Reinigungsmitteln, Duftstoffen, Kosmetika und vielem anderen enthalten sein können. Die Häufigkeit des Krankheitsbildes ist unbekannt, auch hier sollen Frauen 2- bis 3-mal häufiger erkranken als Männer (Nasterlack 1998).

Die von den Betreffenden beklagte Symptomatik ist extrem vielfältig. Es kann sich um allgemeines Unwohlsein, Verdauungsbeschwerden, Atem- und Herzbeschwerden, Augenbrennen, Benommenheit, Denk- und Konzentrationsstörungen, Gedächtnisstörungen, Schwin-

del, Kopf-, Muskel- und Gelenkschmerzen, Depressionen, Reizbarkeit, Erschöpfbarkeit und vieles mehr handeln. Mit dem chronischen Müdigkeitssyndrom gibt es vielfältige Überschneidungen. Patienten mit multipler Chemikalienempfindlichkeit können als Hauptsymptom chronische Müdigkeit entwickeln, zahlreiche Patienten mit chronischem Müdigkeitssyndrom entwickeln im Krankheitsverlauf auch Überempfindlichkeiten gegen Chemikalien.

Viele Betroffene vermuten einen Zusammenhang mit einer anfänglichen schweren Vergiftung, beispielsweise durch Holzschutzmittel, andere beschreiben einen schleichenden Beginn, den sie auf langwierige Giftstoffeinwirkung zurückführen. Auch bei dieser Erkrankung gilt, dass die Zusammenhänge zwischen Chemikalienexposition und Beschwerden ungeklärt sind (Hornberg 1999).

Die Betroffenen fordern in aller Regel radikalen Schutz vor allen schädigenden Substanzen. Hieraus resultieren sehr schnell Rückzüge aus der sozialen Gemeinschaft inklusive Arbeitsunfähigkeit, dann oft aufwändigste selbst finanzierte Sanierungsmaßnahmen in den eigenen Wohnungen. Die Betroffenen beschreiben eine deutliche Erleichterung und Entlastung dadurch, dass sie allen angeschuldigten Chemikalien aus dem Wege gehen können und gleichsam die chemische Kontrolle über ihre Lebensbedingungen haben. Mit Arbeits- und Erwerbsfähigkeit ist dieses Verhalten in der Regel nicht vereinbar, sodass es hier sehr schnell zu Arbeitsunfähigkeit, Arbeitslosigkeit und Invalidisierungsforderungen kommt. Es muss akzeptiert werden, dass viele Betroffene sehr unter ihren Beschwerden leiden, auch wenn der Entstehungsmechanismus nach wie vor ungeklärt ist. Den Patienten werden von zahlreichen Seiten alle möglichen so genannten Entgiftungsverfahren angeboten, über deren Wirksamkeit keinerlei gesicherten Erkenntnisse vorliegen. Akzeptabel sind Versuche mit Vitaminpräparaten oder auch Präparate der Alternativmedizin, wenn die Patienten dadurch zumindest subjektiv eine Erleichterung erleben.

Aufgrund des in den meisten Fällen chronischen Verlaufes entsteht fast immer die Notwendigkeit zur Rehabilitation, hierbei werden nochmals alle möglichen Krankheitsursachen überprüft, Krankheitsschwere und -verlauf festgestellt, dann die vorliegenden Beeinträchtigungen auf körperlichem, psychischem und sozialem Gebiet erfasst und mit dem Betreffenden zusammen ein Rehabilitationsplan erstellt. Hierzu gehören Ausweitung der sozialen Kompetenz und des Lebensraumes, körperliche Aktivierung, Beratung in Bezug auf seelische Konflikte und Störungen der Krankheitsverarbeitung, Entwicklung von Strategien zur Lösung sozialer Problemlagen und zur beruflichen Wiedereingliederung.

## 10.3 Kasuistik

Für das folgende exemplarische Fallbeispiel wähle ich bewusst die Form des Interviewberichtes.

---

Der 49-jährige Herr B. berichtet, von März bis Dezember 1996 habe in seiner Wohnanlage eine Balkonsanierung stattgefunden, das war die „chemische Keule" für ihn, wie er sagt, und er wirkt sehr verbittert dabei. Danach hatte er mehrere Stellenwechsel als Zahntechniker, letztes Jahr war er krankgeschrieben und hat dann einen Rentenantrag gestellt. Er atmet hier sehr verkrampft. Seine Berufsprobleme bestehen darin, dass er beim präzisen Arbeiten am Mikroskop rascher ermüdet, er kann sich nicht 6–8 Stunden konzentrieren, er ist dann langsamer als früher und als die Kollegen und macht häufig Fehler. Beim Einkaufen hat er häufig etwas vergessen oder Unnötiges eingekauft, was er dann erst zu Hause bemerkt hat, oder zu lange beim Einkaufen benötigt.

Ein weiteres Problem ist seine Geruchsempfindlichkeit für vermutete Ausgasungen von Teppichen oder Wandfarben, auch für Parfüm oder Kleidungsgerüche. Er reagiert dann mit Kopfschmerzen und Unwohlsein, wenn er sich nicht entfernen kann. Des Weiteren sind ihm Geräusche lästig, z. B. Kindergeschrei oder lautes Kreischen der U-Bahn in Kurven. Er wird dadurch sehr gereizt.

Er weiß, dass er schon lange psychische Probleme hat, und er fühlt sich auch ständig depressiv, er schläft schlecht, hierfür spielt, wie er vermutet, auch der hohe Blutdruck eine Rolle. Dennoch hat er schon länger keine Medikamente mehr genommen.

Auf meine Frage, ob er jemals psychotherapeutische Hilfe hatte, erfahre ich, dass er 1994 eine Therapie gemacht hat, weil er damals in der letzten Beziehung zu einer Frau Schwierigkeiten mit deren 9-jährigem Sohn hatte. Er konnte nicht so liebevoll sein, wie er es gern wollte. Es kam dann aber doch zur Trennung von dieser Frau. Als Hintergrund seiner Schwierigkeiten sieht er die frühen Lebenserfahrungen. Er war die ersten anderthalb Jahre im Krankenhaus, weil er nicht gesund geboren worden war. Er hatte beidseitig Klump- und Senkfüße, sodass eine Serie von Operationen zur Umstellung erforderlich war. Auch mit 16 war er erneut ein Vierteljahr lang im Krankenhaus. Er denkt, dass er eher das Krankenhaus als Eltern angenommen hat, weil sowohl der Vater als auch die Mutter ihn als Kind abgelehnt haben. Auch in der Schule war es so, dass er wegen der orthopädischen Schuhe verspottet und ausgegrenzt wurde. Er ergänzt hier, dass er diese Schwierigkeiten mit den Füßen bis heute hat, die Füße werden leicht steif, er bekommt Beschwerden bei längerem Stehen oder Gehen.

Dass sein Vater ihn abgelehnt hat, führt er auch auf die Tatsache zurück, dass dieser als Wehrmachtsflieger abgeschossen wurde. Vielleicht habe der Vater ihn verachtet wegen seiner Behinderung. Er hat eine ältere Schwester, einen jüngeren Bruder und eine jüngere Schwester. Eigentlich habe nur die jüngste Schwester all das bekommen, was die drei Ältesten vermisst haben. Der Vater starb früh an einer Krebserkrankung, der Patient weiß auffällig wenig darüber. Die Mutter lebt, auch von ihr hat er sich von klein auf abgelehnt gefühlt, er hat kaum Kontakt zu ihr.

An dieser Stelle wird eine tiefe Trauer, ein Impuls zu weinen spürbar, den der Patient aber nicht durchlässt.

Ab Anfang 1996 wurde in seinem Wohntrakt mit Balkonsanierungen begonnen, einer nach dem anderen. Als die Arbeiten seiner Wohnung näher kamen, fühlte er sich an den Wochenenden, wenn er länger zu Hause war, schwindlig, hatte Kopfschmerzen und war schlapp. Andere Mitbewohner bemerkten das auch. Diese Beschwerden wurden ab Juni 1997 intensiver, zugleich nahm der Chemikaliengeruch in seiner Wohnung in der Sommerhitze massiv zu. Er wandte sich an die Umweltbehörde und dann an eine Umweltambulanz, die mehrtausendfache Konzentrationen von Lösungsmitteln in der Raumluft nachgewiesen hätten. Bei den meisten Hausbewohnern waren die Beschwerden aber wieder verschwunden, sodass nur er und zwei andere wegen Mietminderung und Schadensersatz prozessierten.

Was die Behandlung angeht, so wünscht er sich vor allem Abstand von der Großstadt, er haust dort in einem primitiven Wohnraum, er will auch von den chemischen Belastungen Abstand haben, allerdings machen ihm auch hier in der Klinik einige Gerüche zu schaffen. Mit psychosomatischer Behandlung, gegen die er sich anfangs gesträubt hat, ist er jetzt einverstanden. Auch die Blutdruckeinstellung findet er sinnvoll. Auf meine Frage nach weiteren Behandlungsinhalten, beispielsweise eine Schlafbehandlung oder eine antidepressive Behandlung oder Beratung über berufliche Wiedereingliederung, kann er sich nur schwer festlegen.

Diagnostisch ist dies ein umweltbezogenes Überempfindlichkeitssyndrom vom Typ der MCS. Nach Vorläuferbelastungen als Zahntechniker traten dann ein eher einmaliges Vergiftungstrauma 1997 und in der Folge mittelschwer ausgeprägte Generalisierungen auf. Die Somatisierungskomponente ist deutlich, der Patient ist sich seiner psychischen Problematik auch teilweise bewusst. Er ist das abgelehnte einsame Kind, was den Impuls zu Trauern und zu Weinen stets unterdrückt hat. Er hat gelernt, sich alleine zu helfen, zu einer guten Frauenbeziehung oder zur Gründung einer Familie war er nicht imstande. Gesündester Bereich war die Berufstätigkeit. Nachdem er sich schon vor dem Vergiftungstrauma überfordert gefühlt hatte, ist danach die Sicherheit, sich selbst helfen zu können, verloren gegangen, er geriet in eine lang dauernde depressive Krise. Die Welt scheint ihn, wie die frühe Mutter, ausstoßen, vielleicht vergiften zu wollen. Die Klinik ist, wie schon zu Beginn seines Erlebens, mütterliches Ersatzobjekt und wird überwiegend positiv besetzt.

## 10.4 Die Forschungsprobleme

Ich versuche eine kurze Lageanalyse, in welcher Situation sich die forschende und die behandeln-

de Gemeinschaft befindet und welche Konsequenzen sich hieraus ergeben.

### 10.4.1 Das epistemologische Problem

Es erscheint mir an dieser Stelle sinnvoll, zu verdeutlichen, auf welchem Wege ich zum Thema der Umweltpatienten gekommen bin und mit welchen Modellen ich zunächst arbeitete und mittlerweile arbeite.

Ich bin Nervenarzt und Psychoanalytiker, Leiter einer psychosomatischen Rehabilitationsklinik. Im Verlauf der letzten Jahre waren mir zunächst einzelne Patienten begegnet, die eher beiläufig erwähnten, dass sie einen Zusammenhang zwischen ihren Symptomen und einer Amalgamproblematik vermuteten. Alle Patienten hatten eine Amalgamsanierung hinter sich, bei einigen war es dadurch zur Verbesserung, bei anderen zur Verschlechterung gekommen, bei wieder anderen hatte sich keine Veränderung der Verfassung ergeben. Ich konnte einige Fälle, nicht alle, relativ zwanglos als somatoforme Störungen erklären. Die Symptomatik hatte im psychosomatischen Sinne Ausdruckscharakter, sie hing deutlich erkennbar von psychischen, familiären und sozialen Konflikten und insbesondere von der Güte der aktuellen therapeutischen Beziehung ab. Es folgten weitere Patienten, bei denen es im Anschluss an ein toxisches Trauma, etwa durch Biozide, zum einen zu neurologischen Störungen (etwa Polyneuropathien oder hirnorganische Psychosyndrome) gekommen war und bei denen zum anderen das eben Beschriebene zu beobachten war: Das Auftreten und die Stärke der Symptomatik hing nicht nur von dem toxischen Trauma und seinen Folgen ab, sondern auch von der „Chemie" der therapeutischen Beziehung. Herrschte in der Beziehung gleichsam „dicke Luft", nahmen die Symptome zu und umgekehrt.

In den zuerst erwähnten Fällen war es also meist möglich, mit einem rein psychosomatischen Modell zu arbeiten, in den darauf folgenden Fällen musste das psychosomatische Modell um ein toxikologisches, also biotechnisches Modell ergänzt werden. Die Psychosomatik hatte hier gleichsam Besitz ergriffen von einer primär toxischen Schädigung.

Schließlich folgten Patienten mit völlig eindeutigen, reproduzierbaren Zusammenhängen zwischen Exposition und Symptomatik, bei denen keine psychosomatische Komponente erkennbar war und sich die Therapie deshalb ausschließlich mit der somatischen Situation und mit der Rehabilitation etwa in beruflicher Hinsicht beschäftigte. Modelltheoretisch betrachtet, arbeiten wir bei dieser dritten Patientengruppe mit dem biotechnischen und rehabilitativen Erklärungs- und Behandlungsmodell, das psychosomatische tritt zurück.

Wir stehen also vor der folgenden Situation: Kernphänomen bei den Patienten dieser Krankheitsgruppe ist die Störung der Beziehung zur Umwelt. Alle Versuche, diese Störung als etwas Sekundäres, Ableitbares zu sehen, als Folge einer noch zu findenden primär-somatischen oder psychischen Störung, sind gescheitert, da man, wie oben ausgeführt, eine Vielzahl von bedingenden Faktoren findet, die kein erkennbares pathognomonisches Muster bilden. Es scheint nicht möglich zu sein, diese Erkrankungen mit den gängigen Modellen einer entweder somatisch bedingten oder psychosomatisch bedingten Störung zu erklären.

Neuere monografische Übersichtsarbeiten versuchen gleichwohl, die Prämisse einer Ableitbarkeit der Umweltstörungen beizubehalten, in-

dem z. B. von einer multifaktoriellen Genese ausgegangen wird und zunehmend viele Unterformen beschrieben werden, um die chaotische Mannigfaltigkeit der ätiologischen Faktoren zu ordnen (Baehr et al. 2000; Hornberg 1999). Auch sehr differenzierte psychosomatische Arbeiten (z. B. Gieler et al. 1998) enthalten diese Prämisse einer Ableitbarkeit der Beziehungsstörung zur Umwelt aus psychischen Ursachen. Diese Annahme wird in der Literatur jeweils implizit verwendet, aber nicht als Prämisse gesetzt. Eine eigene Modellbildung für primäre Störungen der Beziehung zur Umwelt existiert bislang nicht, zumindest nicht in den gängigen somatischen und psychosomatischen Krankheitsmodellen.

Die Rehabilitationsmedizin ist hier in einer etwas anderen Situation. Sie beschäftigt sich ihrer Aufgabe gemäß sehr stark mit Chronifizierungsfaktoren, die eben nicht auf andere, als primär gedachte Ursachen zurückzuführen sind, sondern im Krankheitsverlauf eigengesetzlich auftreten. Die Störung des chronisch Kranken in seiner Beziehung zur Umwelt, seine Passungsstörungen werden nicht wie in der Akutmedizin aus den primären Krankheitseinheiten abgeleitet, sondern als etwas Eigenständiges verstanden (Olbrich u. Plassmann 1998). Auch das therapeutische Modell der Rehabilitationsmedizin konzentriert sich deshalb zunehmend auf diese Passungsstörungen des chronisch Kranken und nicht auf die Behebung somatischer oder psychischer Pathologien. Allerdings hat sich die Rehabilitationsmedizin mit Umweltpatienten bislang nicht befasst. Dies war ein Grund, die „Stadtlengsfelder Umweltstudie" zu beginnen, auf die ich noch näher eingehen werde.

An deren Ausgangspunkt steht folgende Hypothese:

Passungsstörungen zwischen Patient und Umwelt sind das primäre Geschehen, die Umweltkrankheit selbst ist Folge, Ausdruck und Bewältigungsversuch hiervon. Wir benötigen also ein Modell, welches die Umwelterkrankungen als chronifizierte Passungsstörungen zu beschreiben versucht.

Wahrscheinlich hat die Ätiologie der Umweltkrankheiten einen Komplexitätsgrad, der weit höher liegt als bei anderen Erkrankungen mit äußerst vielfältigen, einander durchkreuzenden körperlichen und psychischen Prozessen, sodass unsere zu einfachen Modelle oft versagen. Auch in einem passungstheoretischen Modell der Umweltkrankheiten werden wir psychische, psychosoziale und somatische System-Ebenen unterscheiden, und wir werden mit teilweise noch unerforschten Prozessen zu tun haben. Es ist sehr wahrscheinlich, dass z. B. in Bezug auf subtile Wirkungen von Zahnmetallen oder komplexen chemischen Verbindungen noch vieles unbekannt ist.

## 10.4.2 Die Heterogenität der Patientengruppe

Ich komme zum zweiten bedeutsamen Thema, dem wir in der Beschäftigung mit Umweltpatienten begegnen: die Heterogenität der Untersuchungsgruppen.

Die untersuchten Patientengruppen sind, wie schon eingangs skizziert, höchst heterogen. Wir sehen verschiedene Krankheitsbilder (MCS, CFS, EMS[1] etc.), ganz verschiedene Verlaufsmuster (z. B. mit und ohne Generalisierung), ganz unterschiedliche ätiologische Komponenten, wie im ersten Abschnitt geschildert, alle Grade der Chronifizierung vom akut aufgetretenen Krankheitsbild bis hin zur sozialmedizinischen Endstrecke, in der Leistungsfähigkeit und Rehabilitierbarkeit sehr viel wichtiger sind als eine Ätiologie-Diskussion. Dazu kommt, dass keine Einigkeit darüber besteht, was ein „Umweltpatient" ist. Der eine Untersucher würde den Patienten der Umweltgruppe zuordnen, der andere nicht.

Von einigen Krankheitsbildern, wie z. B. der Candidiasis oder der Fibromyalgie, ist ohnehin umstritten, ob sie überhaupt in die Gruppe der Umweltkrankheiten gehören. Wahrscheinlich haben sie mit den Umweltkrankheiten eher das

Komplexe und schwer Objektivierbare gemeinsam und sind nicht hauptsächlich umweltbedingt.

Bei gruppenstatistischen Aussagen über Umweltpatienten muss also die Untersuchungsgruppe genauestens klassifiziert werden, einschließlich der verwendeten Definitionskriterien – anderenfalls ist die Aussage nicht verwertbar.

In unserer Umweltstudie verwenden wir als Eingangskriterium ausschließlich die subjektive Krankheitstheorie des Patienten. Wer auch immer vermutet, an einer umweltbezogenen Störung zu leiden, kann in die Studie aufgenommen werden. Das mag zunächst überraschen. Normalerweise verwenden wir in der Forschung eher objektive statt subjektive Kriterien. Die Gründe für diesen Ansatz liegen darin, dass wir speziell die große Bedeutung, welche das Phänomen der subjektiven Krankheitstheorie für diese Patienten hat, untersuchen wollen – gerade wegen ihrer hohen Relevanz für den Krankheitsverlauf. Dazu kommt der Mangel an allgemein akzeptierten Forschungskriterien für eine objektive Krankheitsdefinition.

Gemäß dem oben aufgestellten Postulat einer genauen Beschreibung und Differenzierung jeder Untersuchungsgruppe wird dann eine mehrfache Klassifikation vorgenommen in den Achsen:
- umweltmedizinischer und organ-medizinischer Status
- psychosomatisch-psychopathologischer Status
- sozialmedizinisch-rehabilitativer Status

Alle Aussagen über die Untersuchungsgruppe werden in die Untergruppen differenziert und zusätzlich mit einer Kontrollgruppe von allgemeinen psychosomatischen Patienten verglichen, die in Alter, Geschlecht und sozialmedizinischem Status der Untersuchungsgruppe entspricht.

Die Patienten werden zu 4–8 Wochen dauernden rehabilitativen Behandlungen stationär aufgenommen und um Zustimmung zur Teilnahme an einer wissenschaftlichen Datenerhebung und Datenauswertung gebeten. Die Akzeptanz ist hoch, die Patienten begrüßen die spezielle und intensive Beschäftigung mit ihrer Problematik ausgesprochen.

---

1 Multiple chemical Sensitivity, Chronic Fatigue Syndrome, Elektro-Magnetische Sensibilität

## 10.4.3 Die besondere Rolle der Subjektivität: die subjektive Krankheitstheorie

Ich komme damit zur dritten Besonderheit in der Beschäftigung mit Umweltpatienten: die besondere Rolle der Subjektivität.

Die Entwicklung einer Vorstellung von der Natur der Krankheit ist ein symmetrischer Vorgang zwischen Patient und Arzt. Ausgangspunkt ist in jedem Fall die subjektive Wahrnehmung des Patienten, dass es ihm nicht gut geht, ein intensiv empfundenes Leiden. Die subjektive Krankheitstheorie der Patienten ist der Versuch, sich die eigene Störung des Wohlbefindens zu erklären. Jeder Mensch macht sich Gedanken über die eigene Krankheit und überlegt Ursachen, überlegt Konsequenzen und ordnet die Krankheit in das eigene Selbstbild und Handlungskonzept ein. Bei Umweltpatienten hat die Entwicklung einer subjektiven Krankheitstheorie allerdings eine Bedeutung wie bei wenigen anderen Krankheitsbildern. Die Patienten investieren enorm viel Energie in ihre subjektive Krankheitstheorie, sie werden zu Laienexperten.

Der Wunsch nach einer plausiblen subjektiven Krankheitstheorie wird umso ausgeprägter, je schlechter die eigene Krankheit mit gängigen Modellen erklärt werden kann. Anders ausgedrückt: Je ausgeprägter die Desorientierung der Patienten, desto mehr beginnen sie, um eigene Erklärungsmodelle zu kämpfen.

Patienten mit allgemein akzeptierten Krankheitstheorien fallen aus der gemeinsamen subjektiven Wirklichkeit, dem Plausibilitätspool, mit ihrer Umgebung nicht heraus. Sie können mit jedermann über Leiden unter Stress, Überarbeitung, Magengeschwüren, Rheumatismus oder dergleichen sprechen. Je mehr dieses Gefühl der natürlichen Gemeinsamkeit jedoch schwindet, desto akzentuierter wird die subjektive Krankheitstheorie.

Die Angst vor dem Herausfallen aus der natürlichen Gemeinsamkeit mit der Umgebung beschäftigt Umweltpatienten sehr. Die Entwicklung eines plausiblen, notfalls auch sehr akzentuierten Krankheitsmodells ist für sie deshalb auch eine Art Überlebensstrategie. Man findet

dann Patienten, die auf sehr kleine Inseln der Gemeinsamkeit reduziert sind, z. B. nur noch mit ihren Familien ihre Krankheitstheorie teilen und in der Art einer verschworenen Gemeinschaft und jeglichen Kontakt mit Ärzten und auch Patientenorganisationen abgebrochen haben. Sie sehen ihr Krankheitsbild als einzigartig an und halten eine Verständigung mit anderen darüber für unmöglich. Wir werden in der Besprechung der behandlungstechnischen Konsequenzen noch sehen, wie wichtig systematische Strategien der Kontaktaufnahme sind, um auch zu solchen Patienten wieder therapeutischen Zugang zu finden.

## 10.5 Die Stadtlengsfelder Umweltstudie

### 10.5.1 Chronifizierungsgrad

Wir überblicken mittlerweile 108 Fälle überwiegend schwerer chronischer Verläufe. Die Krankheitsschwere lässt sich an einigen sozialmedizinischen Daten ablesen, bezogen auf die 39 in die Studie aufgenommenen Fälle. Es handelt sich dabei um eher jüngere Patienten mit einem Durchschnittsalter von 44 Jahren. Das Verhältnis männlicher zu weiblichen Patienten betrug 1:1,38.

Von den 55 % der Patienten, welche bei Anreise Krankengeld bezogen, sind wiederum 80 % langzeitkrankgeschrieben (mehr als sechs Monate). Die durchschnittliche Arbeitsunfähigkeits-Zeit vor der Anreise betrug 9,5 Monate.

Alle Umweltpatienten waren im Durchschnitt in den zwei Jahren vor dem Aufenthalt in der Burg-Klinik insgesamt 8,1 Monate krankgeschrieben.

Der Anteil der Umweltpatienten ohne Arbeit (bei Anreise) betrug 52 %. Diese Patienten waren im Durchschnitt 2,5 Jahre ohne berufliche Tätigkeit. Von den Patienten ohne Arbeit bezog jedoch nur ca. die Hälfte Arbeitslosengeld oder -hilfe, die übrigen waren krankgeschrieben bzw. ohne Einkommen.

Die Krankheitsdauer bei Aufnahme in die psychosomatische Klinik liegt bei durchschnittlich 9,9 Jahren! Bei Reha-Beginn befindet sich deshalb ein sehr hoher Anteil der Patienten in fortgeschrittener Rentenentwicklung. Etwa 28 % haben einen Antrag auf EU-Rente gestellt, weitere 28 % beabsichtigen demnächst einen Rentenantrag zu stellen, der Rest der Patienten erfüllt überwiegend die Kriterien der sozialmedizinischen Risikogruppe (Olbrich u. Plassmann 1998) aufgrund von Langzeitkrankschreibung (mehr als sechs Monate) oder Langzeitarbeitslosigkeit (mehr als zwölf Monate). Ein großer Teil dieser Patienten kapituliert vor den gesundheitlichen und beruflichen Problemen und strebt dann ebenfalls die Berentung an.

Ein kleiner Rest besteht aus Patienten, die zwar noch einen gewissen Bewältigungsoptimismus haben, sich jedoch ebenfalls sehr beeinträchtigt fühlen und lange Regenerationsphasen für notwendig halten, sodass sie sich berufliche Entlastung, andere Berufe oder Teilzeitarbeit wünschen. Diese offen geäußerten Erwartungen sind allerdings häufig so wenig realistisch, dass sie de facto einen bis dahin nicht geäußerten Rentenwunsch enthalten. Die soziale und sozialmedizinische Situation ist also schlechtweg katastrophal. Die Notwendigkeit einer frühzeitigen Rehabilitation ist evident.

Der nahezu einzige gemeinsame Befund an einer, wie wir noch sehen werden, ätiologisch extrem heterogenen Patientengruppe ist also in unserer Studie die soziale Desintegration aufgrund eines massiv veränderten Selbstbildes. Die Patienten definieren sich als unfähig zum Aufenthalt in normalen Lebensräumen, zum Wahrnehmen normaler Funktionen in Beruf, Familie und Alltag und begründen dies mit ihrem Krankheitsmodell einer umweltbedingten Schädigung und daraus folgenden Überempfindlichkeiten oder chronischen Beeinträchtigungen.

Für die Diagnose solcher umweltbezogenen subjektiven Krankheitstheorien und der daraus resultierenden sozialmedizinischen Konsequenzen verwenden wir neben der klinisch-psychosomatischen Diagnostik auch standardisierte Erfassungsinstrumente, wie den Patiententheoriefragebogen PATEF (Zenz et al. 1996), den Freiburger Fragebogen zur Krankheitsverarbeitung FKV (Muthny 1989) und neu entwickelte Instrumente zu Krankheitstheorie,

Selbstbild, Behandlungstherorie, Behandlungserwartungen.

## 10.5.2 Ätiologische Faktoren

Bei der Erfassung und Objektivierung aller ätiologischen Komponenten sind uns mit zunehmender Fallzahl die Grenzen eines gruppenstatistischen Untersuchungsansatzes sehr deutlich geworden. Es scheint zwar eine endliche Anzahl ätiologischer Faktoren zu geben, deren Verteilung und Gewicht weist aber im Vergleich der Einzelfälle extreme, von uns so nicht erwartete Streuungsbreiten auf.

Es gibt, dies ist unser zweiter Hauptbefund, kein einheitliches ätiologisches Muster, weder in der psychischen noch in der somatischen Dimension.

Wir sehen in der psychischen Dimension:
- Patienten mit psychotischen Erkrankungen und umweltbezogenen Wahnsystemen
- Patienten mit Narzisstischen, Depressiven oder Schizoiden Persönlichkeitsstörungen, die ein umweltbezogenes Erklärungsmodell entwickelt haben
- Patienten mit klassischen Angstanfällen als Hauptsymptom und einem umweltbezogenen Erklärungsmodell
- Patienten mit somatoformen Störungen, die sich aufgrund diffuser oder umschriebener Symptome ausschließlich somatisch-umweltbedingt erklären ohne Zugang zu psychischen oder psychosozialen Konflikten
- Patienten, bei denen auch eine gründliche klinische und testpsychologische Diagnostik keinerlei Hinweise auf eine psychische Komponente am Krankheitsbild ergibt

Die psychische Dimension durchkreuzt sich darüber hinaus in jedem Einzelfall mit der somatischen Dimension, wo wir auf die gleiche extreme Bandbreite der Befunde treffen:
- wahrscheinliche oder gesicherte chemische Traumata, die zu Enzephalopathien, hirnorganischen Psychosyndromen, Polyneuropathien geführt haben
- andere, nicht umweltbedingte somatische Störungen, die von den Patienten und Behand-

lern in das umweltbezogene Erklärungsmodell subsumiert worden waren
- klassische Allergien
- atypisch gastroentestinale Überempfindlichkeitsreaktionen auf Nahrungsmittelbestandteile mit reproduzierbaren Expositions-Reaktions-Zusammenhängen
- klinische Verläufe, die dem Bild einer MCS entsprechen, ohne Möglichkeit, eine chemische Komponente zu objektivieren

Somatische und psychische Faktoren sind beim einzelnen Patienten so vielfältig gemischt, dass es nicht möglich ist, eine einfache Trennung in psychogene und somatogene Fälle durchzuführen.

Wir brauchen also ein Krankheitsmodell, welches sich von den einzelnen ätiologischen Faktoren ablöst, weil diese zur Systematisierung ungeeignet sind. Klinisch bewährt hat sich unser 3-Phasen-Modell oder Bruchstellen-Modell. Es beruht auf der Annahme, dass an der Entstehung einer chronischen Umweltkrankheit drei verschiedene Zeitpunkte unterschieden werden müssen, an denen die natürliche Integration in die Umwelt durch psychische, somatische und psychosoziale Vorgänge brüchig werden kann, sich also Passungsstörungen aufbauen.
- **Phase A) Prädisposition:** Entstehung präexistenter psychischer Belastungen in der Zeit vor der Umwelterkrankung
- **Phase B) Auslösung:** Entstehung so genannter Primärsymptome und Entstehung der subjektiven Krankheitstheorie
- **Phase C) Chronifizierung:** Hier wirken sich Eigengesetzlichkeiten im somatischen Bereich, in der Krankheitsverarbeitung und in der psychosozialen Lebensorganisation aus.

Die Arbeit mit diesem Bruchstellenmodell möchte ich kurz exemplifizieren, indem ich typische Befunde aus den einzelnen Phasen skizziere.

Bei den folgenden Überlegungen beschränke ich mich bewusst auf das Syndrom der MCS, da noch unklar ist, inwiefern sich die dort erkennbaren Muster auf das chronische Müdigkeitssyndrom und weitere Erkrankungen dieser Gruppe übertragen lassen. Die Amalgam-Krankheit hingegen scheint eher ein Spezialfall der MCS zu

sein, sodass sie mit den gleichen Modellen beschrieben werden kann.

## Prädispositionsphase

Wir stehen hier klinisch vor dem Phänomen der Komorbidität. Bei Umweltpatienten finden sich regelmäßig präexistente psychische Störung vielfältiger Art. Wir sehen (eher selten) latent psychotische Persönlichkeiten, bei denen später im Krankheitsverlauf Wahnbildungen und andere psychotische Symptome auftauchen. Häufiger sind Borderline-Persönlichkeitsstörungen, schizoide Persönlichkeiten mit latenter paranoider Reaktionsbereitschaft, depressive Persönlichkeitsorganisationen, Patienten, die dem Bild der psychosomatischen alexithymen Persönlichkeit entsprechen, Patienten mit überwiegend phobischer oder konversionsneurotischer Konfliktbewältigung.

Wir sehen hier, dass unbewältigte psychische Konflikte, also präexistente psychische Störungen, eine Art Bruchstelle bilden, die das Individuum anfällig für die Entwicklung einer späteren Umwelterkrankung machen.

Insgesamt ist noch sehr wenig darüber bekannt, inwiefern es möglicherweise spezifische infantile Traumata gibt, die zur späteren Umwelterkrankung disponieren. In erster Linie wäre hier an die Erfahrung von Zuständen zu denken, die vom Kind subjektiv als Intoxikation erlebt wurden, also die Erfahrung einer Umgebung, die das Kind nicht als ernährend, sondern als vergiftend empfindet. Solche Überlegungen bleiben hypothetisch, bis die frühen Erfahrungen von Umweltpatienten durch psychoanalytische und biografische Forschung zugänglicher geworden sind.

Einige Patienten berichten im Zuge der psychosomatischen Behandlung über ein Phänomen, welches man als „frühe Unrechtserfahrung" bezeichnen könnte. Sie waren in ihrer Lebens- und Persönlichkeitsentwicklung Bedingungen ausgesetzt, die sie als Unrecht empfunden haben, und zwar der Erfahrung einer unbegründet feindlich reagierenden Umwelt, der sie sich wehrlos ausgeliefert sahen. Die persönlichen Spielarten dieser Erfahrung sind sehr verschieden.

Ein heute 57-jähriger Patient war in einem „christlich" geführten Heim aufgewachsen, wo er die Bigotterie klar sah, aber für jedes Äußern der Dinge, die er als wahr erkannt hatte, mit schwerer Zwangsarbeit gemaßregelt wurde. Er hat später Jahrzehnte in einem Chemiewerk gearbeitet und dort seine zunehmenden Gesundheitsstörungen klaglos ertragen, bis der Arbeitgeber den Büroarbeitsplatz, den er sich erkämpft hatte, strich und ihm kündigte. Erst danach ist es zur Generalisierung von Empfindlichkeiten gegen Chemikalien und zu einem tiefen Erschöpfungsgefühl gekommen. Die Situation war die Wiederholung des frühen Unrechtes, nur dass er diesmal nicht mehr die Energie und Zähigkeit das Jugendlichen dagegenzusetzen hatte, sondern kapitulieren musste.

Eine andere Patientin von weicher, freundlicher Natur wurde von Vater, Bruder und Mutter eher wie eine Putzmagd und weniger wie ein Kind behandelt und insbesondere vom Vater, einem jähzornigen, herrischen Menschen, für jedes Versäumnis angeschrien und gedemütigt. Sie hat darunter sehr gelitten und auch die Ungleichbehandlung ihres Bruders bitter empfunden.

Sie wurde später Ehefrau eines höheren Beamten und Mutter eines Sohnes. In beiden fand sie den Charakter ihres Vaters wieder, das Herrische, Jähzornige, und litt zunehmend darunter, ohne ein Mittel zur Selbstbehauptung zu finden. Sie entwickelte leichte psychosomatische Symptome, die sie aber nicht wesentlich einschränkten und auch nicht an ihrer ihr selbst sehr wichtigen Berufstätigkeit hinderten, bis neue Symptome in Gestalt einer imperativen Müdigkeit auftraten, die sie auf Holzschutzmittelanwendung im Dachstuhl zurückführte. Mann und Sohn, im gleichen Hause lebend, zeigten keinerlei Beschwerden, begannen aber auf die Patientin zunehmend gereizt und abwertend zu reagieren und sich über deren Ängste hinwegzusetzen. Die Patientin sagte selbst, dass es ihr war, wie wenn sie von ihrer Kindheit eingeholt worden sei und nicht mit Mann und Sohn, sondern mit Vater und Bruder zusammenlebte. Sie hat sich in der psychosomatischen Klinik sehr wohl gefühlt, endlich einmal versorgt und behütet, wie sie sagte. Symptome sind selten aufgetreten.

Für die Erfassung der Komorbitität verwenden wir zusätzlich zum klinischen Interview die SCL 90 (Franke 1995), den IRES (Gerdes u. Jäckel 1995) und den DIA-X (Wittchen u. Pfister 1997).

Patienten mit einer Prädisposition durch psychische Belastungen leisten vor der eigentlichen Umwelterkrankung einen permanent erhöhten Bewältigungs- und Abwehraufwand in ihrer Persönlichkeitsorganisation und in ihrer Lebensgestaltung, um nicht die Kontrolle über die früh erlebten Konflikte zu verlieren, die aber ständig eine Art latente Bruchstelle in der Persönlichkeit bilden. Die spätere Umwelterkrankung zeigt an, dass diese brüchige Abwehrkonstruktion, also das kompensatorische Schema, zum Einsturz gekommen ist. Was wir dann als akute Umwelterkrankung sehen, ist der Versuch der Reorganisation, insbesondere durch Entwicklung von Erklärungs- und Vermeidungsstrategien.

## Auslösephase: Entstehung von Symptomen und Krankheitstheorie

Symptome, welche die eigentliche Umweltkrankheit einleiten, können auf mehreren Wegen zustande kommen:

- im Rahmen direkter toxischer Wirkungen, die zu Organschädigungen führen
- im Rahmen äußerst komplexer substanzbedingter Veränderungen von Körperwahrnehmung und Körperfunktion, die zu einem **Desorientierungstrauma** nach Fischer und Riedesser (1999) und zu Prozessen der Traumabewältigung mithilfe der subjektiven Krankheitstheorie führen
- als Somatisierungsprozesse mit Entwicklung psychosomatischer Symptome, die als umweltbedingt interpretiert werden
- im Rahmen hypochondrischer Entwicklungen

mit einer verstärkten Tendenz zur körperlichen Missempfindung

## Direkte toxische Prozesse

Dieser Symptomentstehungsmechanismus ist der einfachste. Nachweisbare Schadstoffexposition führt zu objektivierbaren Schädigungsfolgen, etwa Schädigungen des zentralen und peripheren Nervensystems durch Lösungsmittel, Herbizide, Insektizide. Natürlich muss immer auch überprüft werden, ob somatische Schädigungen und Symptombildungen auf ganz anderer, nicht-toxischer Grundlage entstehen, die bislang fehlinterpretiert worden sind. Wir haben wiederholt Fälle von schwer einstellbarer Hypertonie und Diabetes mellitus gefunden, die von den Patienten fehlinterpretiert worden waren. Dies fand sich auch in anderen Untersuchungen (Bornschein et al. 2000).

## Desorientierungstrauma aufgrund komplexer Störungen psychischer und körperlicher Funktionsabläufe durch chemische Substanzen

Bei einem erheblichen Teil der Umweltpatienten, insbesondere bei solchen mit Krankheitsbildern vom Typ der MCS sehen wir Verläufe, die sehr stark an die von Fischer und Riedesser (1999) beschriebenen Muster von Traumaerfahrung und Traumaverarbeitung erinnern. Diesem Modell folgend, unterscheiden wir zunächst die **traumatische Situation** vom **traumatischen Prozess**. Wir gehen dabei davon aus, dass die Begegnung eines Patienten mit einer schädlichen Umwelt jene Bedingungen erfüllt, die Fischer und Riedesser für die traumatische Situation formuliert haben, und dass sich die psychischen und körperlichen Bewältigungsprozesse, die sich an die traumatische Situation anschließen, mit dem Modell des traumatischen Prozesses beschreiben lassen.

Die von den Patienten geschilderten Auslösesituationen ihrer Erkrankungen erfüllen in vielfältiger Weise diese Bedingung. Die Patienten beschreiben übereinstimmend, dass sie sich einer Situation ausgesetzt fühlten, in der sie überwältigt, bedroht, beschädigt und dabei zutiefst hilflos waren.

Die als schädlich erlebten Agenzien sind ubiquitär, sie sind häufig unsichtbar, kaum identifizierbar und lokalisierbar, häufig mit den Sinnen nicht wahrnehmbar, sie erfüllen somit alle Bedingungen des „Unheimlichen". Das Gleiche gilt für die erlebten körperlichen Erscheinungen. Die Patienten erleben die äußerst unangenehme Situation, die eigenen Reaktionen ihres Körpers nicht mehr zu verstehen, sie nicht vorhersehen und nicht einordnen zu können. Die Körperwahrnehmungen werden als äußerst unangenehm und chaotisch wahrgenommen, als rätselhaft und unheimlich. Insbesondere das Unvorhersehbare und Heftige der Körperreaktion wird immer wieder als traumatische Erfahrung beschrieben. Bildlich gesprochen, fühlen sich die Patienten so, als ob sie mit verbundenen Augen jederzeit mit einem Schlag rechnen müssten.

Nach wie vor ist weitgehend unklar, auf welchen Substanzeigenschaften das Umwelttrauma der Betroffenen beruht. Wahrscheinlich genügt es dabei nicht, nur nach direkten toxischen Wirkungen oder allergischen Reaktionen zu suchen. Es wäre durchaus möglich, dass bestimmte Substanzen darüber hinaus auch hormonelle oder direkte psychotrope Wirkungen haben oder die Funktion biologischer Membranen verändern, insbesondere der Schleimhäute des Gastrointestinal- und Respirationstraktes.

Auch wenn die vorkommenden Substanzwirkungen bislang nur zum kleinsten Teil erforscht sind, ergibt sich für die Betroffenen aber eine traumatische Situation, d. h. eine weitgehend unbegreifliche, mit den Sinnen und dem Verstand nicht fassbare und mit einer intensiven Ohnmachtserfahrung verbundene Situation. Körperliches Befinden und psychische Stimmung ändern sich rapide, unerklärlich und kaum beschreibbar.

Es kann sich dabei um eher kurz dauernde, einmalige Situationen handeln, die als katastrophal erlebt werden, oder um eine eher kumulative Traumatisierung durch Situationen, die eine Zeit lang bewältigt werden, bis es dann zur Dekompensation kommt, weil das permanente Gefühl von Bedrohung und Überwältigung mit dem Gefühl fehlender Handlungs- und Bewältigungsmöglichkeiten verbunden ist.

Der traumatische Charakter der Situation entsteht auch daraus, dass die Patienten sich gleichsam umzingelt fühlen, angegriffen von der Umgebung und vom eigenen Körper, der sie mit unberechenbaren Reaktionen anzugreifen scheint. In diesem Vorgang geht das natürliche Vertrauen in das Selbst- und Weltverständnis verloren, es entsteht ein **Desorientierungstrauma**, da die Patienten für die Geschehnisse keine Erklärung finden, sei es, weil chronisch-toxische Vorgänge den Patienten (und den Ärzten) noch weitgehend unbekannt und rätselhaft sind, sei es, weil das Umwelttrauma die frühen Erfahrungen anrührt, die ebenfalls noch unverstanden und unverarbeitet sind.

Diese Erfahrung stellt für die Betroffen eine traumatische Situation dar, auf die im Sinne der Trauma-Theorie eine **traumatische Reaktion** und ein **traumatischer Prozess** folgen.

Wesentlicher Bestandteil der traumatischen Reaktion ist ein Vorgang, den wir als zweite **Bruchstelle** bezeichnen können. Es kommt zum aktiven Kommunikationsabbruch mit der Sphäre der sinnlichen Wahrnehmungen in Bezug auf Körperwahrnehmung und Umweltwahrnehmung. Zeichentheoretisch würden wir sagen, dass die Patienten ikonische Zeichen nicht mehr ertragen. Dieser Vorgang ist klinisch sehr auffällig. Wir sehen, dass die Patienten Gedanken über ihren Körper haben und Gedanken über die Umwelt; diese Gedanken sind aber immer weniger auf unmittelbare und gegenwärtige Wahrnehmungen gestützt, sie unterliegen insofern einer eingeschränkten Realitätskontrolle. Der Gedanke, dass eine bestimmte Situation bedrohlich oder unangenehm sein könnte, genügt. Er prägt vollständig die Wahrnehmung dieser Situation, eine Überprüfung dieser gedanklichen Annahme mit den eigenen Sinnen findet immer weniger statt.

Zeichentheoretisch formuliert, kommt es hier zur Atrophie und Dissoziation der ikonischen Wahrnehmung und stattdessen zur Hypertrophie eines Selbst- und Weltbildes, welches sich nur auf gedankliche Konstrukte, also auf indexikalische und symbolische Zeichen in der Terminologie von Peirce (1993) stützt. Durch diese beeinträchtigte Realitätsprüfung steigt u.a. die Gefahr stark an, Innen und Außen zu verwechseln. Emotionen, psychische oder vegetative Erregung werden als solche nicht mehr wahrgenommen, sondern direkt in gedankliche Wirklichkeitskonstrukte umgesetzt, d.h. anstelle von Wahrnehmungen entstehen Überzeugungen. Diese sind für den Außenstehenden bizzar, für den Patienten selbst hingegen evident und zwingend.

---

Eine 37-jährige Patientin hatte sich nach der Geburt ihrer Tochter vor 17 Jahren körperlich und seelisch nicht gut gefühlt. Dem lag eine erhebliche Ambivalenz der Schwangerschaft und dem Kind gegenüber zugrunde, die letztlich aus ihrer eigenen, sehr ambivalenten Mutter-Beziehung stammte. Diese Zusammenhänge waren ihr allerdings vollkommen unbewusst. Sie selbst führte ihre Sexualstörungen, ihre chronischen Unterleibsbeschwerden und ihre ständige Depressivität seit der Geburt auf elektromagnetische Felder in ihrem Wohnhaus zurück und ließ infolgedessen alle Stromleitungen entfernen bzw. abschalten. Den ausbleibenden Erfolg der Maßnahme erklärte sie als Leiden unter einem nunmehr stattfindenden „Stromentzug".

---

Wichtigster Bestandteil der Bewältigung dieses Desorientierungstraumas ist der Wiedergewinn von Erklärungsmodellen in Gestalt der **subjektiven Krankheitstheorie**. Diese umfasst einen ätiologischen und einen präventiven Teil. Sie soll Ursache und Wirkung erklären und Vorsorge vor weiteren Traumata ermöglichen. Der streckenweise irrationale Charakter dieser subjektiven Krankheitstheorien fällt immer wieder auf, er resultiert aus der objektiven Schwierigkeit, die komplexen Vorgänge zu deuten (eine Schwierigkeit, die die Patienten mit der Wissenschaft teilen), und aus der subjektiven Bedeutung, die das Desorientierungstrauma als Wiederholung früher Erfahrung bekommt.

Mittlerweile ist deshalb klar geworden, dass die subjektive Krankheitstheorie für die Patienten lebensnotwendig ist, sei sie in Teilen auch irrational oder bizarr. Von der besonderen Bedeutung der subjektiven Krankheitstheorie für den Krankheitsverlauf wird noch die Rede sein.

## Symptombildung im Rahmen von Somatisierungsprozessen

Wiederholt konnten wir beobachten, dass psychosomatische Symptombildungen (somatoforme Störungen) entweder das Krankheitsbild von Beginn an bestimmten oder zu anderen Symptombildungsprozessen hinzutreten. Solche psychosomatischen Symptome werden dann ebenfalls mit einer Umwelthypothese erklärt. Dies kann beispielsweise der Fall sein, wenn nächtliches Zähneknirschen zu Zahn- und Gesichtsschmerzen führt, die vom Patienten dann einer Amalgambelastung zugeschrieben werden.

Die 38-jährige Frau K. war ein hübsches Kind und könnte auch eine ausgesprochen attraktive Frau sein, wenn sie sich nicht am Oberkiefer alle Zähne bis auf zwei Stümpfe und am Unterkiefer einen Großteil der Zähne hätte entfernen lassen. Sie hat diese Maßnahmen privat finanziert mit einem Aufwand von mittlerweile 35 000 DM, der Ehemann hat Kredite aufgenommen. Sie vermutet amalgambedingte Giftstoffdepots, vielleicht Allergien im Mundbereich. Die Vorstellungen bleiben hier eher vage, sie ist aber völlig sicher, dass es sich um eine rätselhafte, mit größtem Aufwand behandlungsbedürftige körperliche Störung handelt. Zahnprothesen verträgt sie nicht, es gibt zu Hause, wie sie sagt, eine Vitrine voll mit verworfenen Prothesen aller Art, zuletzt einer so genannten Bio-Prothese, was auch immer das war, die das gleiche Schicksal erlitt. Als ein Zahnarzt sie nachdrücklich und mit Einsatz hypnotischer Suggestionen zum Prothesentragen drängen wollte, traten psychogene Gangstörungen auf, weswegen sie der Ehemann längere Zeit zu Hause pflegen musste.

Gegen bedrängende Forderungen, so scheint es, kann sie keinen offenen Widerstand leisten, sondern artikuliert sich somatisch, allerdings auf eine beunruhigend destruktive Weise. Sie opfert den Körper.

Dies gilt auch und insbesondere auf sexuellem Gebiet. Die Mutter forderte von ihr früh und mit Nachdruck, sie solle bald heiraten und für Enkel sorgen. Das Sexualleben der Patientin sollte den mütterlichen Interessen dienen. Stattdessen litt sie seit dem 17. Lebensjahr an chronischen unklaren Unterleibsbeschwerden, die allen Behandlungen trotzten. Erst als mit 26 anlässlich der Feststellung eines Myoms eine Totaloperation durchgeführt wurde, hat sie kurz darauf geheiratet und sich so dem mütterlichen Auftrag erfolgreich, ohne Worte und zulasten ihres Körpers widersetzt.

Sie sah sich seit Jahren, genauer gesagt, seit Beginn ihrer Zahnprobleme, von ihrem Ehemann gedrängt, mit ihrem Grundberuf als Schneiderin eine Boutique oder etwas Ähnliches zu eröffnen, fühlte sich dem aber organisatorisch und intellektuell nicht gewachsen. Sie hatte sich dem nie offen widersetzt, aber die Entscheidung stets mit Verweis auf ihre noch unklaren Gesundheitsstörungen aufgeschoben und umso mehr Geld für Zahnsanierungen verbraucht. Hier war dringend eine Lösung nötig und auch möglich. Die Patientin hat während der stationären Behandlung mit Zustimmung ihres Mannes beschlossen, kein eigenes Geschäft zu eröffnen. Stattdessen übernahm sie in kleinerem Rahmen zu Hause Aufträge. Sie war sehr erleichtert und begann auch darüber nachzudenken, ob die Zahnprobleme vielleicht etwas ausdrücken. Die Frage nächtlichen Zähneknirschens als Schmerzursache wurde diskutierbar. Sie sah keinen Grund zu weiterer extensiver Zahndiagnostik und ging infolgedessen arbeitsfähig nach Hause.

Andere Formen der Somatisierung sind somatoforme Schmerzstörungen durch muskuläre Verkrampfung oder Schwindel und Herzsensationen als Folge affektiver Erregung.

## Chronifizierungsprozesse durch somatische, psychische und psychosoziale Eigengesetzlichkeit

Bei einem erheblichen Teil der Umweltpatienten mündet die Erkrankung in einen langjährigen chronischen Verlauf. Das klinische Bild wird dabei zunehmend uniform, die individuellen Unterschiede der Entstehungbedingungen und der Persönlichkeit treten eher zurück, die Eigengesetzlichkeit der Chronifizierungsfaktoren bestimmt das Erscheinungsbild. Wir sollten deshalb die akute Umwelterkrankung von der chronischen Umwelterkrankung unterscheiden, analog beispielsweise zu der Unterscheidung einer akuten von einer chronischen Schmerzkrankheit.

Diese Chronifizierungsfaktoren bilden insofern eine dritte Bruchstelle, als hier der soziale Rückzug eine Eigengesetzlichkeit bekommt, wie bei anderen chronischen Erkrankungen auch. Die soziale Rolle in Familie und Beruf verändert sich. Die Patienten geben Verantwortung ab, sie werden zu Versorgungsempfängern sowohl in ihren (sofern vorhanden) Familien als auch im sozialen Netz.

Wir sehen Chronifizierungsprozesse durch somatische, psychische und psychosoziale Eigengesetzlichkeit.

## Somatische Eigengesetzlichkeit

Ein Chronifizierungsfaktor ist die fortgesetzte Symptomproduktion auf einem der oben geschilderten Wege. Natürlich können körperliche Schädigungen, die umweltbedingt entstanden sind, auch zu persistierenden Beeinträchtigungen führen, etwa zu Schädigungen des zentralen und peripheren Nervensystems mit Störung von Hirnleistung, Affektivität, Sexualität, Sensibilität, Motorik oder zu Schädigungen im Bereich wichtiger biologischer Membranen, etwa der Darm- oder Bronchialschleimhaut.

Möglicherweise, dies ist noch unerforscht, resultieren auch aus den anzunehmenden subtilen Störungen von Körperfunktionen durch Umwelttoxine bleibende Veränderungen, etwa im Bereich komplexer intellektueller Funktionen. Zumindest fällt auf, dass die Patienten nahezu uniform über Störungen der geistigen Leistungsfähigkeit klagen, wie Benommenheit und Beeinträchtigung komplexer Denkvorgänge. Diese Dinge lassen sich mit den gängigen neuropsychologischen Testmethoden nach unseren Erfahrungen nicht objektivieren.

## Die Erstarrung der subjektiven Krankheitstheorie

Die subjektiven Krankheitstheorien der Patienten können elastisch, anpassungsfähig, aufnahmefähig für neue Erfahrungen sein, oder aber das Denken der Patienten erstarrt, die Fähigkeit zur Integration neuer Erfahrungen geht verloren. Wir kennen vier Stufen der subjektiven Krankheitstheorie (s. auch Joraschky 1998):

- Patienten mit flexibler Krankheitstheorie, die sich außer chemisch-toxischen auch soziale und psychische Krankheitskomponenten vorstellen können (Stufe 1)
- Patienten mit ausschließlich somatischen Erklärungsmodellen (Stufe 2)
- Patienten mit Fixierung auf ein somatisches Vergiftungsmodell (Stufe 3)
- Patienten mit Fixierung auf die so genannte Opferposition, sie sind also hilflos, passiv, resigniert (Stufe 4)

Passungstheoretisch kommt es zu einer Verarmung der Realitätskonzepte. Der Bereich des kommunikativen Realitätsprinzips geht zurück, der Bereich des pragmatischen Realitätsprinzips nimmt zu, wenn auch ohne Erfolg.

Es zeigt sich in unserer Studie, dass Behandelbarkeit und Prognose von Stufe 1 zu Stufe 4 kontinuierlich abnehmen. Patienten der Stufe 4 sind mit keinem Behandlungsverfahren mehr erreichbar, es handelt sich deshalb um überwiegend sozialmedizinische Klärungs- und Begutachtungsfälle. Bei Patienten der Stufe 3 sind häufig noch gewisse Erfolge in Bezug auf soziale Integration zu erreichen, und zwar durch den kombinierten Einsatz von Psychotherapie und beruflichen Reha-Konzepten. Patienten der Stufe 2 sprechen gut an auf körperbezogene und mit stützender Psychotherapie verbundene Behandlungsansätze, mit der sie für ihre persönlichen und sozialen Konflikte sensibilisiert werden. Die Behandlungstechnik entspricht hier derjenigen, wie sie für die somatoformen Störungen entwickelt wurde.

Patienten der Stufe 1 sind in ihrer Behandelbarkeit am wenigsten eingeschränkt, sie profitieren von Psychotherapie, psychosozialen Hilfen und körperbezogenen Behandlungsansätzen,

d. h. vom gesamten Therapiespektrum einer modernen psychosomatischen Klinik.

## Konditionierte Reaktionen

Besonders problematisch ist die ständige Zunahme von Überempfindlichkeitsreaktionen durch konditionierte Reaktionen, wie das Harlacher und Schahn (1998) für die Elektrosensitivität detailliert beschrieben haben (s. auch Cavalini 1992; Neutra et al. 1991; Shusterman 1992; Steinheider 1998).

Das gedankliche Bemühen von Umweltpatienten hat zum Ziel, unschädliche von schädlichen Einwirkungen zu unterscheiden und die schädlichen zu vermeiden. Es werden also in großem Umfang negative Konnotationen erzeugt, indem bestimmte Situationen oder Auslöser mit der ursprünglich erlebten traumatischen Situation assoziiert werden. Hierdurch entsteht nicht nur ein in der Regel sehr ausgedehntes Vermeidungsverhalten, sondern auch eine konditionierte Reaktion, also eine Abhängigkeit der Symptomentstehung von der kognitiven Bewertung. Der Gedanke an Negatives löst dann Reaktionen aus, der Gedanke an Positives nicht. Mit dem Überhandnehmen konditionierter Reaktionen lässt sich erklären, warum in Doppelblindstudien häufig kein Zusammenhang zwischen Exposition und Reaktion gefunden werden konnte.

Dennoch dürfen auch solche konditionierten Reaktionen nicht unterschätzt werden. Wir wissen aus der Traumatologie, dass mit dem Trauma assoziierte Stimuli als Trigger wirken können und dann nicht nur die psychische Reaktion, sondern auch somatisch-physiologische Reaktionen etwa im Schmerzsystem hervorrufen können. Die Befindlichkeitsstörungen von Umweltpatienten wären demgemäß als getriggerter Abruf der ursprünglich durch toxische Einwirkung entstandenen Befindlichkeitsstörungen zu verstehen.

Biosemiotisch gesehen, leiden die Patienten an einer „Vergiftung der ikonischen Sphäre". Alles, was den traumatisch erlebten Gefühlen ähnlich scheint, muss als gefährlich gemieden werden. Dies bleibt allerdings unbewusst. Die Bedrohung durch ein Gefühl wird sofort übersetzt in die Angst vor einem Toxin.

## Umweltkrankheiten als Passungstörungen

Ganz regelmäßig fällt auf, dass es in der Umgebung von Umweltpatienten stets in großer Zahl Mitmenschen gibt, die den gleichen Umweltbedingungen ausgesetzt sind, ohne zu erkranken, z. B. bei Bewohnern belasteter Siedlungen oder in Familien, wenn nur ein Mitglied das Wohnhaus als gesundheitsschädlich empfindet und erkrankt.

Auch bei unseren stationären Behandlungen können wir beobachten, dass die Unverträglichkeitsreaktionen der Umweltpatienten eher vom Beziehungsklima als vom Raumklima abhängen. Sobald ein Patient Konflikte mit seinem Therapeuten, mit der Gesamtklinik oder der Mitpatientengruppe entwickelt, verstärkt sich das Ausmaß der Unverträglichkeitsreaktionen und umgekehrt. Behandlungen von Umweltpatienten in anderen psychosomatischen Kliniken sind deshalb häufig schon nach wenigen Tagen gescheitert. Die Patienten bringen in der Regel bestimmte initiale Forderungen vor, die durchaus den Charakter von bewussten Passungstests haben, etwa Forderungen nach hoch speziellen, nur in Esoterikläden erhältlichen Lebensmitteln oder nach Behandlungs- und Aufenthaltsräumen, die frei sind von Parfümgeruch.

Diese **initialen Passungskrisen** sind sehr typisch. Was die Patienten befürchten, ist nicht so sehr die giftige, vergiftende Umwelt, sondern die Irreagibilität einer nicht anpassungsbereiten Umgebung. Die Patienten wollen wissen, ob sie es mit einer reagierenden, somit zum Leben geeigneten oder einer starren, somit feindseligen Umgebung zu tun haben.

Passungstheoretisch stehen wir vor folgender Situation: Die von den Patienten geforderten physikalisch-chemischen Bedingungen sind zentraler Bestandteil ihres Realitätskonstruktes. Dieses ist nach dem Prinzip des pragmatischen Realitätsprinzips physikalisch-chemisch organisiert. Die Interaktion mit der neuen Umgebung wird vom Patienten als ein Kampf um Autarkie gedacht, in dem Anpassung entweder aktiv der Umgebung aufgezwungen oder passiv hilflos erlitten wird.

Die initiale Passungsarbeit muss deshalb aus der Bereitschaft der Klinik bestehen, sich in Passung bringen zu lassen. Es muss akzeptiert werden, dass die Patienten sich eine reagible Umgebung nur als anpassungsbereite Umgebung vorstellen können, die sich gemäß den Forderungen der Patienten verändert.

Um diese initiale Passungsarbeit auf pragmatischer Ebene leisten zu können, verfügt unsere Klinik deshalb über einige speziell eingerichtete so genannte Umweltzimmer, in denen die Möbel, Vorhänge und Böden aus unbehandelten Baumaterialien bestehen, die nur mit ökologischen Reinigungsmitteln gepflegt werden. Diese Zimmer symbolisieren die Bereitschaft der Klinik, sich an die Krankheitstheorie, also an das pragmatische Realitätskonstrukt der Patienten anzupassen. Häufig ist dies nicht genug.

> Eine Patientin wollte (und durfte) innerhalb der Klinik mehrfach umziehen, bis sie einen subjektiv akzeptablen Raum (ein völlig normales Patientenzimmer) gefunden hatte. Dabei wurden ihre physikalisch-chemischen Begründungen immer knapper, sie beließ es schließlich bei der Feststellung, dass sie sich dort eben wohl fühle. Sie fügte mit einem gewissen Humor hinzu: Sie habe das Zimmer nicht nur in Augenschein, sondern auch in Nasenschein genommen, es sei in Ordnung.

Der Wiedergewinn der Fähigkeit zur Subjektivität, wie in dieser kleinen Vignette geschildert, ist von großer Bedeutung. Er zeigt den Übergang zum **kommunikativen Realitätsprinzip** innerhalb der initialen Passungskrise an. Die Patienten glauben zunächst, sie müssten sich harter Methoden (Anpassungsforderungen im Rahmen ihres Kampfes um Autarkie und Überleben) bedienen, um der als irreagibel, hart und aggressiv gedachten Umgebung gewachsen zu sein. Das Wiederauftauchen der Subjektivität zeigt eine Veränderung an. Die Patienten wagen es vorsichtig, „weiche Argumente", also Empfindungen, Bedeutungen, Vermutungen mitzuteilen, in der Hoffnung, auf eine reagible Umgebung zu stoßen, die sich interessiert und bereit ist, gemeinsame Wirklichkeiten zu entwickeln.[2]

In der biosemiotischen Dimension, also in der Verwendung von Zeichen, sind die Patienten in der Phase der pragmatischen Passungsarbeit reduziert auf die indexikalische Zeichenklasse. Subjektive Wahrnehmungen werden sofort übersetzt in abstrakte Störungsdiagnosen oder Krankheitstheorien, also in indexikalische Zeichen, während die ikonische Fühlsphäre unzugänglich ist.

Ein Patient kann also scheinbar sachlich konstatieren, er vertrage die Ausdünstungen des Teppichbodens (des Vorhanges, der Bettwäsche, der Tapeten etc.) nicht und müsse deshalb permanent sein Zimmer lüften. Dies ist eine physikalisch-chemische Überzeugung, häufig ganz ohne Affekt als pure objektive Feststellung vorgetragen. Fragt man nun nach der Symptomatik, also nach subjektivem Befinden, so erfährt man eine Diagnose. Aufgetreten seien Allergien, Bronchitis, Darmentzündung, Kreislaufstörung, Fieberattacken etc. Unzugänglich bleibt den Patienten ihre Befindlichkeit, also die propriozeptive Basis all dieser Realitätskonstrukte. Wir erfahren gar nicht, wie sich die Patienten gefühlt haben.[3]

Zeichentheoretisch liegt dem eine Desintegration der ikonischen Zeichenklasse zugrunde. Dies ändert sich erst im – wenn es gut geht – langsamen Übergang von der pragmatischen zur kommunikativen Passungsarbeit. Wenn die Umgebung wieder beginnt, zur Kommunikation geeignet zu sein, gehen die Befindlichkeitsstörungen der Patienten drastisch zurück.

Dieses Muster findet sich besonders ausgeprägt bei Patienten mit einer Generalisierungstendenz, d.h. einer im Krankheitsverlauf kontinuierlichen Zunahme der Empfindlichkeiten in Bezug auf Anzahl und Schwellen. Solche

2 Auch die Einbindung unserer Umweltpatienten in ein Forschungsprojekt hat sich ganz entgegen unserer Erwartung sehr positiv ausgewirkt. Die Patienten honorieren meist das spezielle Interesse an ihrem besonderen Krankheitsbild und füllen die zahlreichen Fragebögen ganz ohne zu murren aus.
3 Die wissenschaftliche Literatur ist ebenso wie die Laientheorien der Patienten voll von solchen Selbstdiagnosen, die als Symptome der Erkrankung angesehen werden, obwohl sie Denkweisen der Patienten sind.

Patienten haben in großer Zahl „verlorene Passungskämpfe" mit Teilen ihrer Umwelt hinter sich, der sie dann zunehmend aus der Position des traumatisierten Opfers entgegentreten.

Ganz anders verhalten sich jene wenigen Patienten, die sich als Sieger fühlen, weil sie sich beispielsweise im Kampf gegen ein ungeliebtes Wohnhaus oder eine Arbeitsumgebung durchgesetzt haben. Deren Umwelt-Unverträglichkeiten generalisieren nicht, sie beschränken ihren Konflikt auf einen Bereich oder wenige Bereiche und kommen eher mit einer Grundstimmung des Stolzes und nicht der Traumatisierung in die Klinik. Solche Patienten kommen in der Klinik problemlos und praktisch ohne wesentliche Passungskrisen zurecht.

Wir können aus diesen Beobachtungen die Vermutung ableiten, dass die Zunahme des subjektiven Traumatisierungsgefühls oder, passungstheoretisch gesprochen, der Verlust des kommunikativen Realitätsprinzips, mit der Zunahme der gemiedenen, unerträglichen Lebensräume einhergeht. Ein weiteres, meines Wissens bislang nicht beschriebenes bemerkenswertes Phänomen sind, wie ich es nennen möchte, die Aussparungen. Gerade Umweltpatienten mit ausgedehnten, generalisierenden Unverträglichkeiten halten bestimmte Bereiche oder Situationen konfliktfrei. Dazu zählen beispielsweise Krankenhausaufenthalte, deren Notwendigkeit für die Patienten evident und konfliktfrei ist, z. B. ein akut notwendiger chirurgischer Eingriff. Unter solchen Voraussetzungen werden normale Krankenhauskost, Desinfektionsmittel, unzählige, sonst unerträgliche Gerüche, Narkosemittel etc. von denselben Patienten problemlos vertragen, die ansonsten nur äußerst exklusive Lebensbedingungen tolerieren. Offenbar ist hier die sonst gültige Bedeutungserteilung suspendiert. Die Krankenhausatmosphäre wird unter diesen Umständen nicht als chemischer Angriff, sondern als notwendig und lebensrettend erlebt, mit der bemerkenswerten Folge, dass Unverträglichkeiten ausbleiben.

Eine weitere Spielart der Aussparungen betrifft die Verwendung von Kraftfahrzeugen. Objektiv herrschen dort durch Abgase und Materialemissionen hohe Schadstoffkonzentrationen, auch subjektiv ist das Auto ein Ort intensiver Gerüche nach Plastik, Leder, Parfüm etc., es gibt dort Teppichböden und behandelte Textilien in großer Dichte. Auffallend selten jedoch sind Umweltpatienten gegen den Aufenthalt im Auto intolerant. Dieselben Patienten, die einen Klinikaufenthalt wegen Teppichböden im Arztzimmer abbrechen, fahren anschließend mehrere Stunden im Auto nach Hause. Würde man diesen Patienten in der Klinik einen Aufenthalt in einem Raum von der Größe eines Pkw-Innenraumes mit ähnlichem Geruch und ähnlichen Geräusch- und Abgasemissionen zumuten, so wäre wahrscheinlich ein Strafverfahren wegen gefährlicher Körperverletzung die Folge.

Auch hier ist die normale Bedeutungserteilung situativ aufgehoben, der Aufenthalt im Auto wird ebenso wie derjenige in der Akutklinik als notwendig, hilfreich und deshalb als nichttraumatisierend definiert. Den Patienten selbst sind diese Aussparungen nicht bewusst, und sie dürfen es auch nicht werden, da ansonsten der direkte Zusammenhang zwischen Bedeutungserteilung und Reaktionsweise offensichtlich würde.

Passungstheoretisch sehen wir, dass nur solche Situationen zu Unverträglichkeiten führen, die *vorher* als potenziell traumatisierend eingeschätzt worden sind. Dieser Einschätzung liegt jeweils die Vorstellung einer aggressiv-überwältigenden, zum Leben nicht geeigneten Umwelt zugrunde.

# 10.7 Zusammenfassung und Schluss

Untersucht man die Krankengeschichten und Lebensgeschichten von Umweltpatienten auf denkbare Krankheitsursachen, so findet man bei jedem Patienten andere Konstellationen. Es gibt vielfältige Variationen von psychischer Störung als Disposition, vielfältige Prozesse der Symptomentstehung auf somatischen und psychosomatischen Wegen, sehr unterschiedliche Prozesse gestörter Krankheitsverarbeitung und Chronifizierung. In alledem lässt sich kein einheitliches Muster finden. Es gelingt nicht, die Umwelterkrankungen aus irgendwelchen als primär gedachten somatischen oder psychischen Erkrankungsprozessen abzuleiten.

Ein wesentlich einheitlicheres Muster finden wir aber, wenn wir von der Ebene der Einzelursachen auf die Meta-Ebene der Passungsstörungen wechseln. Die klinische und passungstheoretische Analyse der initialen Passungskrise in stationären Behandlungen zeigt uns Folgendes: Praktisch alle Umweltpatienten leiden unter der Erwartung einer irreagiblen, d. h. starren, nicht beeinflussbaren, nicht antwortenden und somit zum Leben nicht geeigneten Umgebung. Bei jeder inneren und äußeren Zustandsveränderung, z. B. anlässlich der Aufnahme in die psychosomatische Klinik, wird dieses Muster sofort aktiviert. Damit einher geht eine massive Zunahme der auf diese neue Umgebung antwortenden Befindlichkeitsstörungen. Sie können als Versuche interpretiert werden, diese als starr, irreagibel und zum Leben nicht geeignete Umwelt zur Veränderung, zur Anpassung zu zwingen. Passungstheoretisch konstruieren die Patienten ihre subjektive Wirklichkeit zu diesem Zeitpunkt nach dem Modus des pragmatischen Realitätsprinzips, sie kämpfen um Autarkie. Denken und Wahrnehmung sind in der biosemiotischen Dimension reduziert auf die Klasse indexikalischer Zeichen. In der klinischen Therapie nennen wir diese Phase die **pragmatische Passungsarbeit**.

Klinik und Therapeut müssen sich zunächst konkret an die Forderungen der Patienten, die den Charakter von **Reagibilitätstests** haben, anpassen. Gelingt dies, d. h. haben sich die Patienten von der Reagibilität der Umgebung überzeugt, so beginnt ein langsamer Übergang zur Phase der **kommunikativen Passungsarbeit**. Die Patienten versuchen viel weniger, konkrete Anpassungen der Klinik zu erzwingen, sie fürchten weniger, selbst zum Opfer von Anpassungsforderungen zu werden. Die Beziehung entwickelt sich vom Handeln zum Sprechen mit dem Aufbau einer gemeinsamen Wirklichkeit, die Symptomatik geht drastisch zurück.

Die überwältigenden Anpassungsforderungen der modernen industriellen Lebensräume sind offenbar eine basale Erfahrung des heutigen Menschen, die für einige zum Trauma und zum Krankheitsschicksal wird. Es gibt dabei keinen Grund, die Beziehung des modernen Menschen zu seiner Umgebung nur auf die physikalisch-chemische Ebene zu begrenzen. Die Umweltkrankheiten fordern uns heraus, die Passungsstörung des modernen Menschen in der modernen Umwelt zu begreifen, zu beschreiben und dann zu rekonstruieren, warum ein Teil unserer Mitmenschen von größter Not getrieben versucht, präindustrielle Lebensräume zu finden.

# 11 Hochdruckkrisen als Passungsstörung

Werner Geigges

## 11.1 Einleitung

Nach Schätzungen sterben an essenzieller Hypertonie und ihren Folgen dreimal mehr Menschen als an Krebs. In Deutschland liegt die Prävalenz der essenziellen Hypertonie bei Erwachsenen (25–64 Jahre) bei etwa 25%. Im Durchschnitt werden in allen Ländern mit „hohem medizinischen Standard" zurzeit nur etwa 50% der Hypertoniker diagnostiziert und von diesen wiederum nur 25% ausreichend behandelt. Von diesen 25% haben jedoch nach sechs Monaten bereits fast die Hälfte die Behandlung wieder abgebrochen, zum großen Teil wegen einer medikamentösen Non-Compliance.

Compliance wird im Allgemeinen definiert als der Grad, in dem das Verhalten eines Patienten mit den ärztlichen Verordnungen zusammenfällt (Sackett 1976). Integrierte Medizin betrachtet das Behandlungsproblem der Non-Compliance als Passungsstörungen zwischen Patient und dem Gesundheitssystem. Die Überzeugungen (Bedeutungserteilungen bzw. Wirklichkeitskonstruktionen) von Patienten werden als Bestandteile von Lebenserzählungen und Krankheitstheorien betrachtet. Dadurch dass sich bestimmte Überzeugungen des Patienten mit denen anderer Familienmitglieder und dem medizinischen System verschränken, können zahlreiche unterschiedliche klinische Dilemmata entstehen. Eine dieser Situationen soll in der folgenden Krankengeschichte als Reflektierte Kasuistik näher dargestellt werden.

Krankengeschichten lassen sich nach dem Modell der Reflektierten Kasuistik als Geschichten gestörter Passungen verstehen. **Passung** ist dabei das Ergebnis permanenter zirkulärer **Zeichenprozesse** zwischen dem Organismus und dessen Umgebung, die eine zu den Bedürfnissen und Verhaltensmöglichkeiten des Organismus passende Umwelt **konstruieren**.

Durch Vorgänge im Organismus bzw. in der Umgebung geht Passung immer wieder in **Passungsstörungen** über, die vom Organismus als „Bedürfnis" **interpretiert** und durch ein Verhalten wieder in den Zustand der Passung überführt werden müssen.

Auf diese Weise wird die „Einheit des Überlebens" aus Organismus und Umwelt als „Ganzheit" geschaffen und ihre „**Integrität**" erhalten (s. Kap. 1).

Nach C. S. Peirce konstruieren wir unsere Umwelten bzw. Wirklichkeiten mit drei Zeichenklassen: den ikonischen, indexikalischen und symbolischen. Soweit Umwelten auf ikonischen Zeichen (Erlebnisqualitäten und Gefühle) beruhen, sind sie für außen stehende Beobachter **geschlossene Systeme**.

**Kommunikation** zwischen geschlossenen Systemen setzt eine gegenseitige Abstimmung der **Interpretanten** bzw. **Kodes** voraus.

Soweit Umwelten aber auf indexikalischen Zeichen beruhen, die Umwelten für unser Bewegungsverhalten in Passung bringen, bilden sie **offene Systeme**. Hier bildet die Kausalität den gemeinsamen Interpretanten. In der Bio-Medizin finden ausschließlich indexikalische Zeichenprozesse und Modelle für offene Systeme Verwendung zur Konstruktion medizinischer Wirklichkeit. Diese Konstruktionen erwiesen sich als äußerst effektiv für ärztliche Eingriffe, sie vernachlässigen aber vollständig die subjektiven Wirklichkeiten, in denen Patienten leben. Beide Modelle sind für eine Integrierte Medizin unentbehrlich. Die folgende Krankengeschichte wird deshalb zum einen als Geschichte eines offenen Systems, zum anderen als Geschichte eines geschlossenen Systems dargestellt.

# 11.2 Die Krankengeschichte von Frau A.

## 11.2.1 Die Geschichte einer Krankheit als Geschichte eines offenen Systems: eine „schwierig einzustellende Hypertonie"

Frau A., 67 Jahre, wird im Rahmen einer Anschlussheilbehandlung aus einer Internistischen Akutklinik in unsere Reha-Klinik für Psychosomatik, Psychotherapeutische und Innere Medizin stationär aufgenommen. Die Entlassungsdiagnosen in der Akutklinik lauteten:

- essenzielle arterielle Hypertonie, hypertensive Krise mit passageren EKG-Veränderungen
- depressive Episode mit Angst- und Panikanfällen
- Hyperlipoproteinämie
- Zustand nach subtotaler Thyreoidektomie
- bekannte geringgradige Stenose der Arteria carotis interna links
- bekannte bronchiale Hyperreagibilität

### Krankheitsanamnese

Seit mehr als 20 Jahren besteht bei der Patientin eine arterielle Hypertonie, die zunächst mit einer Betablocker-Medikation, später zusätzlich mit einem ACE-Hemmer medikamentös relativ gut eingestellt blieb. Seit Oktober 1997 entwickelte sich unter Therapie mit einem Betablocker und ACE-Hemmer zunehmend eine ausgeprägte Reizhusten-Symptomatik, die ein Jahr später, im Oktober 1998, schließlich zum Absetzen dieser Medikamente führte. Daraufhin entwickelte sich eine anhaltend instabile Blutdruck-Symptomatik. Es erfolgten drei stationäre Aufenthalte in einem größeren Klinikum, bei denen sich trotz intensiver Abklärung kein Hinweis auf eine sekundäre Genese der Hypertonie ergab. Trotz Intensivierung der Therapie und kurzfristig während der stationären Aufenthalte gut eingestellter Blutdruckwerte kam es jeweils nach Entlassung zu Hause erneut zu Entgleisungen im Sinne hypertensiver Krisen, weswegen die Patientin jeweils wieder stationär aufgenommen werden musste.

Am 08.02.1999 erfolgte die Verlegung in ein anderes Klinikum in Heimatnähe, das über eine Psychosomatische Abteilung verfügt, da zwischenzeitlich psychische Komponenten der Erkrankung vermutet wurden. In diesem zweiten Klinikum wurde die Patientin bis zur stationären Aufnahme in unserer Klinik am 23.02.1999 behandelt. Während beider stationärer Aufenthalte wurden zahlreiche neuere Hochdruck-Medikamente erfolglos bei der Patientin erprobt, schließlich gelang unter Einstellung mit Clonidin sowie einem Diuretikum in den letzten stationären Behandlungstagen eine befriedigende Einstellung der arteriellen Hypertonie, gelegentliche Blutdruckspitzen wurden im unmittelbaren Zusammenhang mit emotionalen Reaktionen der Patientin vermutet, zwischenzeitlich kam es jedoch auch zu einer hypertensiven Krise mit passageren EKG-Veränderungen über der Hinterwand, die sich zurückbildeten. Nach anfänglich abwehrender Haltung konnte die Patientin zusätzlich zu stützenden psychotherapeutischen Gesprächen sowie zur Einnahme eines Thymoleptikums motiviert werden. Die stationäre Anschlussheilbehandlung in unserer Klinik wurde auf Wunsch der Patientin beantragt, die bei der Entlassung nach wie vor „panische Angst" hatte, wieder nach Hause zu müssen, da sie befürchtete, der Blutdruck könne erneut entgleisen.

### Klinische Anamnese

- 1954: Tonsillektomie und Lymphdrüsen-Tbc mit OP an der linken Halsseite und einem vierteljährigen stationären Aufenthalt
- 1960: Struma-OP wegen Basedow
- etwa 1960: zweimal Hämorrhoiden-OP
- 1965: Nierensteine rechts
- 1968: Appendektomie
- 1970: Adhäsiolyse nach Appendektomie und OP eines gutartigen Knotens der linken Mamma
- 1971: OP eines gutartigen Knotens der linken Halsseite
- 1980: Hysterektomie und Ovarektomie beidseits

- 1995: Trümmerfraktur des rechten Oberarmkopfes durch einen Unfall mit einem Hund im Tierheim

„Ich wurde insgesamt 16-mal operiert, aber alle diese Operationen sind nichts gegen die Probleme, die mir mein Blutdruck heute macht".

## Aufnahmebefund

156 cm große, 66,2 kg schwere pyknische Patientin in adipösem EZ und gutem AZ.

Ausgeprägte Facies rubra. Beide Nasennebenhöhlen druckschmerzhaft. Strumaloge nach Strumaresektion unauffällig. Blutdruck im Liegen 200/96 mm Hg, Herzfrequenz 93/Min. Druckschmerz im rechten Unterbauch. Im Bereich des rechten Oberarmes etwa 25 cm lange Narbe nach operierter Humeruskopffraktur, Abduktion etwa 110 Grad möglich. Außen- und Innenrotation erheblich eingeschränkt, keine Schmerzen. In beiden Hüftgelenken Beugung über 110 Grad schmerzhaft. Lasègue-Prüfung löst ab 50 Grad Schmerzen in den Hüftgelenken aus. Großbogige s-förmige Wirbelsäulenskoliose bei Beckenschiefstand mit Abfallen nach rechts um etwa 1–2 cm. FBA: 60 cm, lumbaler Schober: 10/14. Ausgeprägte Muskelverspannungen parazervikal und im oberen Trapeziusbereich, links mehr als rechts, sowie im thorakolumbalen Übergangsbereich.

Übrige körperliche Untersuchung an Kopf und Hals, Lymphknotenstation, Gefäßen, Cor und Pulmo, Abdomen, Bewegungsorganen und grob neurologisch ohne pathologischen Befund.

Echokardiographie: Normal großer, nicht hypertrophierter linker Ventrikel mit allseits guter systolischer Funktion und diastolischer Relaxationsstörung. RV, LA und RA normal groß. Aortenklappe zart, regelrechte Separation, minimale Aorteninsuffizienz, Mitralklappe zart, leichte Mitralinsuffizienz, Trikuspidalklappe normal, Pulmonalklappe nicht einsehbar.

EKG: Regelmäßiger Sinusrhythmus, Frequenz 90/Min, Indifferenztyp an der Grenze zum Linkstyp, Unspezifische intraventrikuläre Leitungsstörung, ansonsten insgesamt unauffälliger Stromkurvenverlauf.

## 11.2.2 Die Geschichte eines kranken Menschen und seiner individuellen Wirklichkeit

Frau A. kam in Siebenbürgen in einer deutschstämmigen Familie 1931 zur Welt. Die Eltern hatten einen kleinen Bauernhof, der Vater arbeitete zusätzlich als Maurer. Als ältestes von insgesamt sechs Kindern musste sie früh Verantwortung übernehmen.

Offensichtlich erlebte die Patientin früh einen Platz in der Familie, der an die Bereitschaft gebunden war, Verantwortung für andere, die Geschwister zu übernehmen. Dies könnte ihre panische Angst erklären, die Kontrolle für das Wohlergehen anderer (Angestellte, Kunden, alte Menschen, vernachlässigte Tiere) zu verlieren. Hier lassen sich erste Mutmaßungen anstellen, wie sich die ikonische Welt der Patientin und deren indexikalische Organisation abgespielt haben: Der Versuch, Kontakt, Bindung und Wärme zu erleben, war für die Patientin eng an tatkräftige Verantwortungsübernahme im Sinne einer kompensatorischen „Not-Indexikalisierung" gebunden.

In ihren Kontrollverlust-Ängsten drückt sich ihre Hilflosigkeit aus, wenn ständig drohende Einsamkeitsgefühle nicht (durch indexikalisches Handeln) bekämpft werden können.

Als sie neun Jahren (1940) war, flieht die Familie nach Stettin, 1945 nach Bitterfeld und 1954 in eine mittelgroße fränkische Stadt, auch um eine gute Behandlung für ihre damals aufgetretene Lymphdrüsen-Tbc an der linken Halsseite zu erhalten.

Die Eltern schildert sie als sehr fleißig, sie „komme der Mutter nach". Als Tochter erhielt sie von den Eltern wenig schulische Förderung und verließ zum frühestmöglichen Zeitpunkt, als 18-Jährige, die Familie, die sich ihr zu keinem Zeitpunkt als wirklich „warmes Nest" dargeboten hatte, in dem sich ikonische Passungen hätten entwickeln und differenzieren können.

Frau A. widmete sich ganz ihrer beruflichen Ausbildung, sie absolvierte erfolgreich eine Schneiderinnenlehre, später auch ihre Meisterprüfung in diesem Fach und nebenbei noch eine Ausbildung als Einzelhandelskauffrau. 1949 heiratete sie einen fünf Jahre älteren Mann, 1952 bekam sie ihren Sohn, der heute verheiratet ist, drei Kinder hat und in der Nähe lebt. Zu einer Enkelin, die derzeit Psychologie studiert, hat sie ein besonders enges und verständnisvolles Verhältnis. Ihr Ehemann stamme von einem Bauernhof, Frau A. schildert ihn als sehr ruhig, er habe bis zu seiner Pensionierung als Kranführer auf Baustellen gearbeitet und die Abende im gemeinsamen Garten verbracht. Bis 1994 führte Frau A. selbstständig ein Textilgeschäft mit Maßatelier in der fränkischen Kleinstadt, in der sie mit ihrer Familie lebte. Mit diesem Geschäft war Frau A. ganz leidenschaftlich verbunden, sie arbeitete stets von 5 Uhr morgens bis 22 Uhr abends, Ferien kannte sie nicht.

Möglicherweise wiederholte sie in diesem Leben einer Geschäftsfrau mit viel Verantwortung ihre frühe Beziehungssituation, in der sie die Sorge für andere übernimmt, um im aktiven Tun der Angst vor dem passiven Ausgeliefertsein zu begegnen.

Wir finden in dieser biografischen Schilderung ein typisches **Autarkie-Lebensmuster** vor: Haltgebende Beziehungserfahrungen und Geborgenheit, also ikonische Lebenserfahrungen im Sinne „freundlicher Weiten der Kindheit" (Balint 1955) waren für die Patientin schon allein durch die Kriegssituation mit Flucht und Vertreibung nur begrenzt möglich. Grundbedürfnisse nach Geborgenheit und Sicherheit wurden – im Sinne redundanter Muster – nach dem immer gleichen Interpretanten („Bedürfnis-Spannung-Verminderer") mit verstärkter Anstrengung nach Macht und Kontrolle über Menschen und Situationen beantwortet.

Bedingt u. a. durch zunehmende Rückenprobleme, gab sie ihr Geschäft 1994 auf. Ihre Nachfolgerin, der sie das Geschäft verkauft hatte, ruinierte es nach ihren Worten in relativ kurzer Zeit, sodass es zur Geschäftsaufgabe kam und sie

große Mühe hatte, finanziell entschädigt zu werden.

In gewisser Weise wiederholen sich in dieser für die Patientin als traumatisch erlebten Situation der Geschäftsaufgabe und des späteren Geschäftsruins die kriegsbedingten Flucht- und Verlusterlebnisse ihrer Kindheit.

Zeichentheoretisch kann von einer **semiotischen Regression** mit starker Aktivierung früher Zeichensysteme auf vegetativer Ebene ausgegangen werden – mit der psychophysiologischen Folge permanenter vegetativer Bereitstellungsreaktionen als einer der Pathomechanismen der Hypertonie der Patientin. Die darin enthaltenen Emotionen (Hilflosigkeit, Einsamkeit, Bindungsverlust) können nicht empfunden und nicht mitgeteilt werden. Stattdessen versucht sie ein überwiegend indexikalisches Wirklichkeitskonstrukt in ihrer rein somatischen Krankheitstheorie wiederherzustellen. Die ikonische Zeichen-Ebene bleibt inaktiviert bis auf eine desintegrierte, nicht verstandene Angst.

Seit der Geschäftsaufgabe ist Frau A. im Tierschutz engagiert, betreut Tierheime und kümmert sich um streunende bzw. schlecht versorgte Tiere, nebenbei ist sie im Altenheim aktiv und leitet dort Bastelgruppen sowie in einem Seniorenkreis der katholischen Kirche.

Die Geschäftsaufgabe bedeutete eine existenzielle Bedrohung ihrer bisherigen Wirklichkeitskonstruktionen (deren ikonische und indexikalische Integration) mit sofortigem Versuch, die aufgetretene Passungsstörung durch Ersatz-Wirklichkeiten rasch zu kompensieren, um sich wieder sicher und integriert erleben zu können.

1994 starb auch ihr Vater mit 84 Jahren an seinem dritten Schlaganfall infolge einer bekannten Hypertonie. Ihre Mutter lebt 86-jährig nach einem kleinen Insult bei ebenfalls bekannter Hypertonie nach wie vor selbstständig in einer eigenen Wohnung und wird als altersparanoid und schwierig geschildert. Ein Bruder und eine Schwester würden sich um die Pflege der Mutter kümmern.

In dramatischer Weise schildert Frau A. die Veränderungen seit der Entgleisung ihrer arteriellen Hypertonie im Oktober 1998, davor habe sie über ein Jahr hinweg unter einem ausgeprägten Reizhusten gelitten, der ganze Brustkorb habe ihr wehgetan, diese Symptomatik sei nach Absetzen der ACE-Hemmer- und Betablocker-Medikation verschwunden.

Verzweifelt hätten sich sowohl der Hausarzt als auch später die Klinikärzte um eine Neueinstellung der Hypertonie bemüht, die jeweils jedoch an erneuten Medikamentenunverträglichkeiten gescheitert sei. Nächtelang habe sie mit starkem Kopfdruck schlaflos in der Wohnung zugebracht, voller Angst, einen Schlaganfall zu erleiden: „Was soll ich nur machen, ich bin am Ende!"

Ihr Ehemann habe sehr hilflos auf diese Situationen reagiert. In der Sicherheit und Obhut des letzten stationären Aufenthaltes habe sie sich etwas entlastet gefühlt und die stützenden Gesprächskontakte mit dem Leiter der Psychosomatischen Abteilung der Klinik sehr positiv erlebt.

Die Erfahrung von Angst, Hilflosigkeit und Verzweiflung bei der Patienten bedeuten zeichentheoretisch eine Regression, vor allem auf die ikonische Ebene, d. h. die dominante frühere Lebenserzählung der Patientin mit Überwiegen von Macht und Kontrolle als zentrale Lebensintentionen im Sinne einer Dominanz indexikalischer Zeichenprozesse versagt zunehmend als Kompensationsmechanismus früher ikonischer Lebenserfahrungen, die eher von Angst und Unsicherheit geprägt waren.

## 11.2.3 Die Geschichte einer Arzt-Patienten-Beziehung: der Versuch, salutogene Passungen zu fördern

### Reflexion der Ausgangssituation

Die Symptomatik einer schwierig einzustellenden arteriellen Hypertonie nach Absetzen der bisherigen Standardmedikation mit Betablocker und ACE-Hemmer im Oktober 1998 führt dem biotechnischen Modell der Medizin entsprechend, wonach Symptome Hinweise liefern für im Körper verborgene Ursachen, die es zu entdecken und zu beheben gilt, internistischerseits zur intensiven Suche nach einer sekundären Genese der bestehenden Hypertonie sowie zu einer

Optimierung der Blutdruck-Medikation. Beide Interventionsstrategien bleiben letztlich erfolglos: Eine sekundäre Genese der Hypertonie kann weitgehend ausgeschlossen werden, die Optimierung der antihypertensiven Medikation scheitert zum einen an immer wieder neu auftretenden Arzneimittelunverträglichkeiten seitens der Patientin und zum anderen wegen der regelmäßigen Entgleisung der Blutdruckwerte beim Versuch, die Patientin nach Hause zu entlassen.

Zu Hause sein bedeutete für die Patientin eine Situation der Bedrohung, in der sie sich von Blutdruckkrisen und Schlaganfallrisiko bedroht sah, d. h. von Tod und Vernichtung. Zu Hause sein bedeutete darüber hinaus auch eine Situation, ohne ikonische Unterstützung im Sinne einer haltgebenden und sicherheitspendenden Umgebung (medizinische Station) auskommen zu müssen.

Entsprechend dem dualistischen Modell der modernen Medizin führte das relative Scheitern rein internistischer Therapiestrategien bereits im ersten Akut-Klinikum zum Hinzuziehen eines psychiatrischen Konsils. Aufgrund eines psychogenen Konfliktmodells fahndet der psychiatrische Kollege nach persönlichen und familiären Konfliktfeldern, die das labile Blutdruckgeschehen erklären könnten. In fast detektivischer Akribie wird in diesem Suchprozess auch der Hausarzt eingeschaltet, über den die Patientin dann wiederum von einem vermuteten chronischen Beziehungskonflikt zwischen ihr und ihrer Mutter erfährt, sich ihrerseits jedoch vehement gegen eine solche „Unterstellung" wehrt und betont, sie habe ihren Konflikt mit ihrer Mutter bereits geklärt. Auf dem Hintergrund der individuellen Wirklichkeit der Patientin wäre das Eingeständnis von Konflikthaftigkeit gleichzeitig verbunden mit Schuldgefühlen, Schuldzuweisungen und Kontrollverlust und würde damit zentrale Ängste der Patientin zusätzlich aktivieren. Im psychiatrischen Erklärungsmodell wird die relevante Passungsstörung nicht in der Arzt-Patienten-Beziehung, sondern außerhalb dieser gesucht. Daher betont sie auch im Gespräch mit dem Kollegen des Bereiches für Psychosomatik und Psychotherapeutischen Medizin des zweiten Akut-Klinikums ihr eher somatisch orientiertes Krankheitsbild: „Wenn der Blutdruck wieder in Ordnung ist, ist alles in Ordnung". Diesem Kollegen gelingt dennoch ein Ausweg aus diesem typischen Dualismus-Dilemma, das sich sehr häufig als therapeutische Sackgasse erweist, indem er den Behandlungsauftrag zwischen sich und der Patientin durch gemeinsames Verhandeln insoweit modifiziert, dass die psychosomatisch-psychotherapeutische Unterstützung wesentlich auf die durch die hypertensiven Krisen ausgelösten Stimmungsveränderungen abzielt und der Patientin Raum bietet, über ihre tiefen Enttäuschungen dem Medizin-System gegenüber ausführlich zu sprechen und sich damit zu entlasten. Die Patientin erlebt diese supportiven Gesprächskontakte als stabilisierend, ist bereit zur Einnahme eines unterstützenden Antidepressivums und zeigt sich mit dem Plan einverstanden, zu einer Anschlussheilbehandlung in eine internistisch-psychosomatisch orientierte Reha-Klinik zu gehen.

## Die stationäre Reha als neue Passungskrise

In den letzten Tagen auf der Akut-Station hatte sich die Patientin dank einer Rundumversorgung durch engagierte Schwestern, die sie inzwischen gut kannte, und den begleitenden stützenden Gesprächen des psychosomatisch-psychotherapeutisch tätigen Kollegen relativ sicher und wohl gefühlt, die Blutdruckwerte hatten sich in den letzten Tagen ebenfalls in einem tolerablen Bereich bewegt. Die Aufnahme in eine Reha-Klinik mit sehr viel höheren Ansprüchen an die Selbstständigkeit eines Patienten, mit zunächst geringeren Kontakten zum Pflegeteam und anfänglich zahlreichen Terminen bei einzelnen Therapeuten bzw. zu Diagnostikterminen, bedeutete für die Patientin zunächst einen relativen Passungsverlust, eine Passungskrise mit nun erneut deutlich erhöhten Blutdruckwerten.

Neben dem Versuch der Optimierung der antihypertensiven Medikation im Sinne eines Handelns nach dem biotechnischen Modell und gemäß ihres vordergründigen Auftrags, ihren Blutdruck gut einzustellen, wurde nun versucht, mit der Patientin einen neuen Behandlungsauftrag zu verhandeln.

In einem langen Gespräch erzählt die Patientin von ihrer tiefen Verzweiflung und ihren ausgeprägten Ängsten, ja Todesängsten, angesichts der Schwierigkeit, ihren Blutdruck stabil einzustellen: „Herr Doktor G. Sie müssen mir helfen!"

Ganz im Vordergrund steht ihre Angst, wie ihr Vater bzw. (in abgemilderter Form) auch ihre Mutter einen Schlaganfall zu erleiden. Genährt worden sei diese Angst auch durch Drohungen von behandelnden Ärzten, die sagten, dass sie mit einem Schlaganfall rechnen müsse, falls sie ihre Hochdruckmedikamente nicht einnehme. Immer wieder betont sie, familiär und persönlich keine Probleme zu haben, um dann ausgiebig von ihrem Geschäft, der schwierigen Übergabe des Geschäftes an ihre Nachfolgerin zu berichten, der es nicht gelang, ihre über Jahrzehnte erfolgreiche Arbeit fortzusetzen, sondern durch „Unfähigkeit in den Konkurs zu treiben". Eines Morgens „lagen Stoffballen einfach vor unserer Haustür", als es für die Nachfolgerin schwierig wurde, die vertraglich eingegangenen Verpflichtungen ihr gegenüber zu erfüllen. Gleichzeitig erzählte Frau A. ganz erregt von ihrem neuen Engagement im Tierschutzbund, für den sie tagaus, tagein unterwegs ist, um Futter für vernachlässigte Tiere zu besorgen, und häufig nächtelang unterwegs ist, um misshandelte bzw. schlecht versorgte Tiere aus ihrem „Elend zu befreien". Bereits 1995 erlitt sie durch einen Hund im Tierheim, den sie an einer langen Leine hatte, einen schweren Sturz mit Oberarmkopffraktur, mit einer auch postoperativ bleibenden Bewegungsbehinderung. Bei diesen Erzählungen wirkt Frau A. auf den Zuhörer wie ein emotionaler Vulkan, der jeden Moment ausbrechen könnte. Über Jahrzehnte hatte sie fast täglich 15–17 Stunden intensiv in ihrem Geschäft gearbeitet, verbunden mit öffentlichem Ansehen in ihrer Kleinstadt, einer großen Kundentreue und einem Gefühl der Autonomie und Effizienz, ein Lebenskonzept, von dem sie sich offensichtlich auch vier Jahre nach Aufgabe des Geschäftes innerlich noch immer nicht verabschieden konnte. Vor allem die sie betreuenden Krankenschwestern des therapeutischen Teams erlebten sich häufig wie Bedienstete einer einflussreichen Geschäftsfrau: „Frau A. macht ganz viel Druck wegen Medikamenten, hat Angst und hohe Ansprüche". Die Begegnungen mit ihr wurden für viele Mitarbeiterinnen zu einem „Tanz auf dem Vulkan".

Bereits hier wird das innere und äußere Ringen der Patientin um den „Erhalt ihrer Autarkie" deutlich. Sie möchte über die eigenen Kräfte verfügen können, anderen helfen, etwas geben zu können, die Kontrolle in den Händen behalten. Ebenso deutlich wird die große Angst, von anderen Menschen abhängig, auf deren Hilfe angewiesen und allein gelassen zu werden. Ihre zwischenmenschlichen Beziehungen waren jahrzehntelang geprägt durch ihre Position als Geschäftsfrau, auch in der Reha-Klinik gelingt es ihr kaum, Kontakte zu Mitpatienten aufzunehmen.

In der therapeutischen Beziehung finden sich zu diesem Zeitpunkt aufseiten des Arztes neben dem Bemühen, eine empathische Passung zur Patientin herzustellen – insbesondere durch empathische Abstimmungsprozesse auf der ikonischen Zeichen-Ebene durch Aushalten und Ertragen aggressiv anklagender, entwertender und fordernder Impulse –, gleichzeitig ein Konkurrieren um Macht und Kontrolle im Behandlungsprozess: Der Arzt stellt sich der Patientin als in der Behandlung der Hypertonie besonders erfahrener Internist dar und ganz davon überzeugt, in Kürze das geeignete Antihypertensivum herausfinden zu können, mit dem sich die Hypertonie von Frau A. adäquat behandeln ließe.

Im späteren relativen Scheitern dieser pharmakologischen Kontroll- und in gewisser Weise Größenphantasien erlebt auch der Behandler Scheitern, Unsicherheit und partiell Hilflosigkeit. In scheinbar paradoxer Weise entstehen gerade durch diese Erfahrung eine aktive empathische Nähe zwischen Arzt und Patientin und – wie noch zu zeigen sein wird – der Ausgangspunkt für ein salutogenes Passungsgeschehen in der Arzt-Patienten-Beziehung.

Auf der gemeinsamen Suche nach früheren Lösungen für schwere Krisen (Ressourcen-Orientierung) erinnert sich Frau A. an einen „Fast-Nervenzusammenbruch" vor acht Jahren, damals sei es ihr auch sehr schlecht gegangen. Ein Kardiologe habe ihr dann geraten, sich acht Tage nach Österreich zurückzuziehen, und habe sie mit einer Limbatril-Medikation praktisch in einen Dauerschlaf versetzt.

Ihre Mutter sei damals extra mit in die Ferienwoche gefahren und habe sie in dieser Zeit be-

treut. Danach sei sie wieder ganz die Alte gewesen. Diese „Schlafkur", gewissermaßen im Schoße ihrer Mutter, bedeutete eine Art Nachholen ikonischer Erlebnismöglichkeiten.

Aus der gemeinsamen Reflexion dieser Lebenserfahrung wird als vorläufiges Reha-Ziel vereinbart, in den nächsten Tagen vor allem entspannungsfördernde Maßnahmen durchzuführen, für ausreichenden Schlaf zu sorgen und ein klares, haltgebendes therapeutisches Setting zu etablieren durch festgelegte Gesprächstermine mit den einzelnen Teammitgliedern und klare Verantwortungsfestlegungen für therapeutische Entscheidungsprozesse. Gleichzeitig erfolgt die Ergänzung der bisherigen antihypertensiven Medikation durch einen Angiotensin-2-Rezeptor-Antagonisten und einige Tage später bei anhaltender Tachykardie-Neigung zusätzlich Verapamil. Hierunter stabilisiert sich die Situation der Patientin wieder, und auch die Blutdruckwerte normalisieren sich deutlich, sodass die bisherige Clonidin-Medikation reduziert werden kann. Dennoch entsteht im therapeutischen Team der Eindruck, dass „Frau A. irgendwie nicht zur Ruhe kommen darf": Nach Normalisierung der Blutdruckwerte fühlt sich Frau A. eher müde und versucht, dagegen anzukämpfen, indem sie z. B. lange Spaziergänge ganz alleine unternimmt und an Freizeitaktivitäten teilnimmt, bei denen sie neue Ideen für ihre Arbeit im Altenheim sammeln möchte. Nächtliche Angstträume, eine Zahnwurzelirritation sowie eine plötzliche Hörminderung bei Zerumen sind Ereignisse, die sie jeweils stark aufwühlen und zu kurzfristigen Blutdruckerhöhungen führen.

## 11.3 Der schlecht einstellbare Hypertonus als Zeichen des krisenhaften Übergangs im Leben der Patientin

Die Gespräche mit der Patientin kreisen sehr häufig um die 30 Jahre, in denen sie als Geschäftsfrau ihr Leben gestaltete. Sie zeigt ein gerahmtes Foto, das sie zwischen den Stoffregalen zeigt, und berichtet, dass sie auch während des Klinikaufenthaltes fast jede Nacht vom Geschäft träumen würde. In einem wiederkehrenden Traum schildert sie sich besorgt im großen Stofflager ihres Geschäftes, auf dessen Reichhaltigkeit sie immer stolz gewesen war. Viele Kunden warten draußen an der Ladentheke, und sie bemerkt voller Schrecken, dass die Regale nur noch lückenhaft mit Stoffballen gefüllt sind. Sie berichtet nach und nach über ihr tiefes Erschöpfungsgefühl am Ende ihrer Geschäftätigkeit und davon, wie schwer es ihr auch jetzt fallen würde, sich es einfach gut gehen zu lassen, sich auszuruhen, nur an sich zu denken. Noch immer könne sie sich nicht vorstellen, ihre psychisch und physisch aufreibende Tätigkeit für den Tierbund bzw. ihr arbeits- und zeitaufwändiges Engagement im Altenheim nach Ende des stationären Aufenthaltes einzuschränken bzw. aufzugeben. Gleichzeitig wird deutlich, wie sehr sie die regelmäßigen Gespräche und die intensive Betreuung durch das therapeutische Team genießen kann und wie äußerst beunruhigt sie sich immer dann zeigt, wenn ein Ende des stationären Aufenthaltes thematisiert wird – sie reagiert dann wieder mit Blutdruckentgleisungen. Das Engagement der Therapeuten belohnt sie immer wieder durch kleine Geschenke, insbesondere mit kunstvoll von ihr angefertigten Karten mit bemalten Seidenbildern. Das alte Lebenskonzept einer Geschäftsfrau aufzugeben fällt ihr immer noch schwer, ein neues Konzept, in dem sie weniger ausschließlich die „Macherin" ist, sondern selbst Unterstützung, Zuspruch und Hilfe findet, eine solche neue Umwelt kann sie sich in ihrer Lebenswirklichkeit noch kaum vorstellen, während des stationären Aufenthaltes erprobt sie – legitimiert durch Krankheitssymptome – neue Umweltbeziehungen. Entgegen den altruistischen Vorstellungen, die die Patientin von sich selbst hat, wird sie insbesondere vom Pflegeteam immer wieder als aggressiv fordernd, bestimmend und dominierend erlebt, und löst Ausstoßungstendenzen aus. Nach wie vor fällt es ihr sehr schwer, ihre bedürftige Seite adäquat zu artikulieren, zu Mitpatienten findet sie weiterhin kaum Kontakt.

## 11.4 Multiple Arzneimittelunverträglichkeit als Passungsstörung zwischen Organismus und Umwelt

Analog zu der beschriebenen Passungsstörung in der psychosozialen Wirklichkeit der Patientin, in der es ihr nur schwer gelingt, ihr Angewiesensein auf eine hilfreiche mitmenschliche Umwelt zu akzeptieren und entsprechende Beziehungsressourcen zu aktivieren („Mein Sohn weiß nicht, wie schlecht es mir geht!"), besteht und entwickelt sich eine massive Passungsstörung zwischen dem Organismus der Patientin und antihypertensiven Medikamenten.

Während des stationären Reha-Aufenthaltes werden neben der Betablocker- und ACE-Hemmer-Medikation noch einmal konsequent andere moderne Antihypertensiva (unterschiedliche Kalzium-Antagonisten, Angiotensin-2-Rezeptor-Antagonist, Alphablocker) in ihrer antihypertensiven Wirkung erprobt, jeweils mit Erfolg über 5–7 Tage. Dann stellen sich jeweils typische Nebenwirkungen ein, sodass die Patientin die Medikamente absetzt und meist enttäuscht und verärgert auf diese misslungenen ärztlichen Interventionen reagiert. Auch auf der System-Ebene des Organismus gelingt es immer weniger, hilfreiche Umgebungsaspekte, hier: medikamentöse Hilfen im Sinne neuer Passungen zu aktivieren. In einem Gespräch über ihre 86-jährige, altersparanoide Mutter erzählt sie von deren Befürchtung, ihre Tochter könnte durch all die Medikamente vergiftet werden. In diesem Gespräch schildert sie ihre Mutter als „auf einem Koffer mit 200 000 DM sitzend" und voller Ängste, die Kinder könnten sie ausrauben, daher beschränkt sie die Inanspruchnahme der Hilfe durch ihre Kinder auf ein Minimum. Eine Analogie zur Schwierigkeit von Frau A., hilfreiche und stützende Umwelten zu entwickeln, drängt sich auf. Von einer Nacht während des stationären Aufenthaltes, in der sich die Patientin wegen erhöhter Blutdruckwerte bei der Nachtschwester meldete, erzählt sie einige Tage später; sie habe von einer Vergewaltigung geträumt und sich nicht richtig wehren können.

# 11.5 Todesangst und Todessehnsucht

In Gesprächen über vor allem nächtliche Angstzustände, die sich bis zur Todesangst steigerten, erzählt die Patientin von ihren Ahnungen, „wann die innere Uhr abgelaufen ist". Sie erzählt von inneren Ahnungen, die ihr den Tod ihres Vaters bzw. den Tod einer Schwägerin sicher angekündigt hätten, schon als Kind habe sie in den Bombennächten genau gespürt, ob „was passiert" oder nicht. In der Zeit, als ihr Blutdruck instabil wurde, hatte sie zu Hause einen Traum: Eine Frau und ein schwarzer Vogel fliegen vor ihrem Fenster vorbei, die Frau schickt den Vogel zu ihr hinein, sie macht das Fenster auf, der Vogel fliegt um sie herum und fliegt aus dem Fenster wieder hinaus. Die Patientin bekräftigt mehrfach, dass sie vor dem Tod selbst keine Angst habe, weil sie an ein Leben nach dem Tod glauben würde. In einer schwierigen Situation habe sie einen wichtigen Traum gehabt: Sie kam auf eine wunderbare blühende Wiese mit einem überirdisch schönen Licht. Deutlich wird in den Gesprächen fast eine Todessehnsucht der Patientin, die einfließt in immer wieder geäußerte suizidale Phantasien. Sie habe keine Angst vor dem Sterben, sondern davor, durch einen Schlaganfall pflegebedürftig zu werden. Ihren Ehemann schildert sie als eher unselbstständigen und hilfsbedürftigen Mann, von dem sie keine Unterstützung erwarten könne, und ihren Sohn möchte sie nicht belasten. Aus ihrer Arbeit im Altersheim kenne sie die Not der alten Menschen, die gepflegt werden müssten. Diese Gespräche über Ohnmacht und Hilfsbedürftigkeit als zentrale Lebenserfahrung vieler Menschen, die Frau A. durch ihre einseitig aktive und pseudo-autonome Lebensgestaltung über Jahrzehnte verdrängen konnte und von der sie sich aktuell so sehr bedroht fühlt, übten eine insgesamt eher stabilisierende Wirkung auf die Patientin aus.

In dieser Sequenz erklärt die Patientin indirekt die Passungsstörung in der Beziehung zu ihrer Mutter: Diese konnte Abhängigkeit und Hilflosigkeit nicht ertragen und deshalb die Angst der Kinder nicht teilen. Das nächtliche Sprechen der Patientin durchbricht dieses Muster: Sie teilt sich mit.

In einem dieser Gespräche formulierte sie zwischenzeitlich akut die Angst vor einem Schlaganfall und erlebte Gefühlsstörungen periorbital. Während der kurzen neurologischen Untersuchung, die das Gespräch unterbrach, ergab sich kein neurologischer Hinweis auf ein Insultgeschehen, die Patientin schloss dabei die Augen und entspannte sich erstmals im Beisein des Untersuchers, bei dem diese Szene das Bild einer tiefen Ruhe, gleichsam einen vorweggenommenen Sterbeprozess innerlich aktivierte. Am folgenden Tag zeigte sich die Patientin wieder deutlich zuversichtlicher, stabiler, auch die Blutdruckwerte bewegten sich in einem gut tolerablen Bereich.

In dieser Szene gelingt es der Patientin, ihre Gefühle zu kommunizieren, sich berühren zu lassen (körperlich und seelisch), ohne eine Re-Traumatisierung (Vergewaltigung) zu erfahren.

# 11.6 Erste Umrisse eines erweiterten Krankheitsmodells

Einige Tage vor der Entlassung lernte die Patientin bei einem ihrer Spaziergänge ein Ehepaar kennen, in dem sich die Patientin plötzlich gespiegelt sah: Wie sie litt die Patientin an labilen Blutdruckwerten sowie an multiplen Rückenbeschwerden, diese fremde Frau erzählte der Patientin von ihrem erfolgreichen Versuch, durch beruhigende Medikamente den Blutdruck „in den Griff zu bekommen", Frau A. wiederum konnte dieser Frau wichtige Tipps geben, wie sie erfolgreich ihre Rückenbeschwerden behandeln lassen könne. Wie eine Utopie am Horizont erschien die Beschreibung dieser Begegnung, wie das Entdecken einer neuen Beziehungswirklichkeit und ein erstes Akzeptieren eines erweiterten eigenen Krankheitsmodells: „Ich glaube jetzt, dass doch oft erst die Nerven reagieren und dann der Blutdruck steigt".

Diese Beziehungswirklichkeit im Sinne eines Gebens und Nehmens erlaubt gleichzeitig eine vorläufige Integration ikonischer und indexikalischer Wirklichkeitskonstruktionen, also der Ängste und der medikamentösen Einstellung der Hypertonie.

Frau A. lernt mehr und mehr, auch Zusammenhänge zwischen Blutdruckschwankungen und Lebenzusammenhängen herzustellen und insbesondere kurzfristig notwendige Anpassungen der Blutdruckmedikation auch selbstständig durchzuführen.

Hier wird sichtbar, wie es der Patientin mehr und mehr gelingt, indexikalische und symbolische Zeichen-Ebenen zu aktivieren und die unterschiedlichen Zeichenaspekte zu integrieren.

Immer deutlicher wurde in der letzten Behandlungswoche, dass die labile Hypertonie der Patientin auch ihr inneres Ankämpfen gegen depressive Gefühle wiederspiegelte.

In einem Gespräch mit der Nachtschwester drei Tage vor Abreise fragt sie sich: „Warum bin ich in der letzten Zeit immer depressiv?" Sie schildert, dass sie seit ihrer Total-OP 1980 vieles in ihrem Leben verändert habe, alles – vieles – sei sehr mühsam geworden. „Ich war früher ein so fröhlicher Mensch, warum habe ich keine Freude mehr an etwas? Auch hier sind alle sehr nett zu mir und um mich bemüht, aber ich kann es nicht genießen."

Der Verlust der Gebärmutter wiederholt möglicherweise symbolisch die frühe emotionale Abwesenheit der Mutter. Die kindliche Depressivität und den Zorn durfte die Patientin nicht fühlen. Als Geschäftsfrau war sie die „große Mutter", die für alle etwas hatte.

Hier wird deutlich, dass das Akzeptieren der depressiven Position auch als Reaktion auf das Bewusstwerden früher Entbehrungen im Sinne „ikonischer Befriedigung" gesehen werden könnte. Frau A. beklagt sich indirekt auch über ihre Ehesituation, also darüber, dass sie mit ihrem Ehemann nur wenig gemeinsame Aktivitäten unternehmen könne: „Er hütet die Wohnung und die Tiere."

Interessanterweise kommt es nach diesem Gespräch zu einem deutlichen Abfall der Blutdruckwerte, sodass die abendliche Blutdruck-Medikation ausgelassen werden muss.

Durch die schrittweise Akzeptanz depressiver Gefühle und die Wahrnehmung vielschichtiger Zusammenhänge zwischen gesundheitlichen Problemen und Lebenssituationen steht am Ende der 6-wöchigen Behandlung in unserer Reha-Klinik erneut das Aushandeln eines neuen Therapieauftrages an. Gleichzeitig ergibt sich innerhalb des biotechnischen Medizin-Modells die Frage, inwieweit in den zurückliegenden Jahren tatsächlich eine adäquate Hormonsubstitution bedacht und durchgeführt wurde.

## 11.7 Die Aktivierung hilfreicher Beziehungs-ressourcen in der Alltags-wirklichkeit der Patientin

In den letzten Behandlungstagen wirkte die Patientin erstmals zuversichtlicher, auch im Hinblick auf ihre Entlassung nach Hause: „Ich freue mich jetzt richtig auf zu Hause, ich habe gelernt, mich mit meinem Blutdruck auseinanderzusetzen." Ganz wichtig für sie war der mehrfache telefonische Kontakt unseres Teams mit dem sie betreuenden Hausarzt und der darin vermittelte Austausch über unsere Erfahrungen im Umgang mit Krisensituationen bei der Patientin und hilfreiche Behandlungsstrategien.

Durch die Wohnortferne war es während des stationären Aufenthaltes leider nicht gelungen, gemeinsame Gespräche mit dem Ehemann bzw. dem Sohn der Patientin zu führen. Die weitere Prognose der Patientin hängt sicherlich davon ab, inwieweit es gelingt, auf den verschiedenen System-Ebenen hilfreiche Umwelten im Sinne haltgebender Beziehungsressourcen zu aktivieren, z. B. mit dem Hausarzt auch über Angst und Depressionen und deren Behandlung zu sprechen, mit dem Ehemann über Einsamkeit, Zärtlichkeit und Wunsch nach Berührung, sowie Kontaktaufnahme zu anderen Frauen in einer Atmosphäre wechselseitigen Gebens und Nehmens.

Ein ganzes Behandlungsteam hielt mit ihr zusammen schwierige Behandlungsphasen und Beziehungssituationen aus, ohne Beziehungsabbruch. Vielleicht hilft Frau A. diese neue Erfahrung, auch für sich neue Kompromisse für ihre eigenen tiefen Lebensambivalenzen und Beziehungsschwierigkeiten zu finden.

Die antihypertensive Entlassungsmedikation beschränkte sich auf Clonidin und Indapamid, zwei Medikamente, die abgesehen von Mundtrockenheit, von der Patientin auch zuletzt toleriert wurden.

## 11.8 Kurze Katamnese

Über 1 ½ Jahre hinweg findet sich nach telefonischer Auskunft der Patientin und ihres Hausarztes eine weitgehend zufrieden stellende Blutdruckeinstellung unter der zuletzt verordneten stationären Medikation. Frau A. berichtet von einem sukzessiven Rückzug aus ihren umfangreichen sozialen Aktivitäten, wodurch sich auch

der Kontakt zu ihrem Ehemann wieder intensiviert habe. Zuletzt gab sie Nachhilfeunterricht für zwei türkische Kinder. Ausgelöst durch einen plötzlichen starken Wadenkrampf mit der Reaktivierung starker Angstgefühle, kam es zuletzt kurzzeitig zur Entwicklung erneuter hypertensiven Krisen, die einen kurzfristigen Aufenthalt im Heimatkrankenhaus notwendig machten. Erneute Versuche einer medikamentösen Optimierung der antihypertensiven Therapie sowie einer Umstellung der antidepressiven Medikation scheiterten auch diesmal. Nach der Entlassung aus der Klinik stabilisierte sich unter der alten Hochdruck-Medikation und unter hausärztlicher Führung – inzwischen im Sinne der psychosomatischen Grundversorgung – auch die Blutdrucksituation wieder rasch.

# 12 Koronare Herzkrankheit: Der verwaltete Körper oder die Verwechslung von Autonomie und Autarkie

Werner Geigges

*„Der Kranke ist nur in dem Maße krank,*
*in dem er der Zuwendung seiner Mitmenschen*
*ermangelt.*
*Was ihm fehlt, ist nicht nur, was ihm mangelt,*
*sondern auch, was die anderen ihm versagen."*
Christian 1989

## 12.1 Die Geschichte einer Krankheit

Herr A., 65 Jahre, wird über die Krankenkasse zu einem 4-wöchigen stationären Heilverfahren in unsere Rehabilitationsklinik für Innere Medizin/Psychosomatik aufgenommen. Die Diagnosen des zuweisenden Internisten sind:
● Koronare Herzkrankheit
● Zustand nach aorto-koronarer Bypass-Operation:
    – Rezidivierende paroxysmale Tachykardien
    – Rezidivierendes Wirbelsäulensyndrom

Begleitkommentar: „Aufgrund der schweren kardialen Situation ist bereits nach zwei Jahren wieder eine Reha-Maßnahme notwendig (damals Anschluss-Heilbehandlung in unmittelbarem Anschluss an die aortokoronare Bypass-Operation), Befund eindeutig."

Bei der Aufnahme schildert sich Herr A. als gesundheitlich sehr beeinträchtigt durch häufige Herzrhythmusstörungen, die er wie folgt charakterisiert: Auftreten alle 2–3 Tage, Dauer ca. 2–4 Stunden, Pulsfrequenz ungefähr 150 pro Minute, auf Verapamilgabe kurzfristig Besserung, bei Kälte Verstärkung, verstärktes Auftreten eher in Ruhe als unter körperlicher Belastung.

Außerdem schildert er gelegentliche thorakale Herzstiche, die häufig den ganzen Tag anhiel-

ten und sich durch Nitro nur unwesentlich beeinflussen ließen.

Seit seiner Bypass-Operation hat sein Kurzgedächtnis nachgelassen.

Er leidet darüber hinaus an häufigen Schmerzen im Schulterbereich beidseits – bewegungsabhängig – und ist deshalb in regelmäßiger orthopädischer Behandlung. Harninkontinenz besteht seit ca. Januar 1989 nach zweimaliger transurethraler Prostataresektion und Harnröhrenbougierung (Bougie = Dehnsonde zur Erweiterung enger Körperkanäle). Seit dieser Zeit benutzt er eine Penisklemme, alle acht Wochen erfolgt urologischerseits eine Harnröhrenbougierung.

Insgesamt fühlt er sich in seiner Leistungsfähigkeit sehr reduziert, er war früher sehr aktiv, und jetzt sind ihm Bewegungsaktivitäten und körperliche Tätigkeit generell nicht mehr möglich.

Die Anamnese der kardiovaskulären Risikofaktoren ergab eine Raucheranamnese bis 1975, stets Normalgewicht, eine diskrete Cholesterinerhöhung bei unauffälligem HDL-Cholesterin und Triglyzeriden sowie wechselhafte Blutdruckwerte ohne sicheren Anhalt für Hypertonie – insgesamt also nur blande Risikofaktoren.

Bei der körperlichen Untersuchung findet sich bei dem 65-jährigen Patienten ein leichtes Untergewicht (68,5 kg bei 182 cm), ansonsten eine reizlose Thorakotomienarbe sowie reizlose Narben nach Nephrektomie links, Herniotomie rechts und Venektomie am linken Bein.

Außerdem zeigen sich eine Unterschenkelvarikosis beidseits, ein retropatellares Reiben beidseits, eine Steilstellung der Wirbelsäule und schmerzhaft eingeschränkte Beweglichkeit im HWS- und Schulterbereich. Der Blutdruck war mit 140/80 mm Hg im Normbereich, Pulsfrequenz 84/Min, regelmäßig.

## 12.1.1 Krankheitsvorgeschichte

| | |
|---|---|
| 1944 | Tonsillektomie |
| 1947 | Nephrektomie links wegen Urogenitaltuberkulose (Erkrankung während des Arbeitsdienstes) |
| 1950 | Epididymektomie links wegen Urogenitaltuberkulose |
| 1986 | Transurethrale Prostataresektion und Harnröhrenschlitzung wegen Prostatahypertrophie |
| Herbst 1988 | erstmals Auftreten von Herzrhythmusstörungen und Angina-pectoris-Symptomatik |
| seit ca. Januar 1989 | Harninkontinenz, Penisklemme, Harnröhrenbougierungen alle acht Wochen |
| 31.10–14.11.1989 | stationärer Krankenhausaufenthalt wegen Pneumonie links |
| 7.12.1989 | Koronarangiographie: Befund einer koronaren 2–3-Gefäßerkrankung (Hauptstammstenose und langstreckige Stenose des Ramus intraventricularis anterior) |
| 13.1.1990 | 5fach aorto-koronare Venenbypass-Operation; postoperativ intermittierende absolute Arrhythmie bei Vorhofflimmern und VES Lown 4 A |
| 21.2.–21.3.1990 | Anschlussheilbehandlung in einer kardiologischen Rehabilitationsklinik |
| 4/1990 | Herniotomie-Operation rechts |
| 29.5.–14.8.1990 | dreimal kardiologische Ambulanz des Krankenhauses zum Infarktausschluss |
| 15.9.–28.9.1990 | stationärer Aufenthalt Entlassungsdiagnosen: Thoraxschmerzen bei Osteochondrose sowie Unc-Arthrose der HWS C 5/C 6 mit Verdacht auf primäre Osteoporose |
| | Entlassungsmedikation u. a. mit Deponitrat, ASS, Verapamil, Digitalis, Diclofenac, Diuretikum; seit der Entlassung in ständiger zusätzlicher ambulanter orthopädischer Behandlung sowie laufend in hausärztlich/internistischer Behandlung wegen anhaltenden Herzrhythmusstörungen sowie in laufender ambulanter urologischer Behandlung |
| 30.4.–8.10.1991 | sechsmal kardiologische Ambulanz des Krankenhauses, Ausschluss: Myokardinfarkt, meist Verdacht auf vertebragen bedingte Schmerzen sowie Verdacht auf intermittierendes Herzstolern; diagnostisch: meist Belastungs-EKG, z.T. Röntgen-Thorax, z.T. Röntgen-HWS; seit Oktober 1991 zusätzlich Valium als Bedarfsmedikation |
| 16.11.1991–27.11.1991 | erneut stationäre Aufnahme im Krankenhaus; Entlassungsdiagnosen: Ausschluss Myokardinfarkt; thorakale Schmerzen bei ausgeprägten Degenerationen der HWS |
| 06.12.1991–3.2.1992 | zehnmal subjektives Empfinden von Herzrhythmusstörungen, verbunden mit einer Konsultation des internistischen Hausarztes, häufig in den frühen Morgenstunden zwischen 3 Uhr und 8 Uhr; mehrfach intravenöse Verapamil-Injektionen durch den Hausarzt |

## 12.2 Die Geschichte eines kranken Menschen und seiner individuellen Wirklichkeit

Bei der Begrüßung fallen bei dem hageren, unauffällig gekleideten Patienten sein ständiges angedeutetes Lächeln und seine überproportional große Armbanduhr mit vielen kleinen Digitalknöpfen auf, die er auch häufig während des Gespräches bedient.

Herr A. überreicht zu Beginn 62 Seiten mit von ihm zusammengestellten Kopien mit Befunden, Arztbriefen und eigenen Aufzeichnungen. Bei der Durchsicht der Unterlagen fällt auf, dass sie minutiös durchgegliedert und genau beschriftet sind und eine „doppelte Buchführung“ enthalten. Neben den ärztlichen Ambulanzbericht ist jeweils eine eigene Aufzeichnung des Patienten geheftet (s. Abb. 12-1). Ebenso finden sich minutiöse Aufzeichnungen von Krankenhaustagen (s. Abb. 12-2) und Medikamentenverordnungen (s. Abb. 12-3).

In das Gespräch fließen nie irgendwelche emotionalen Bemerkungen – Erlebnisse, Betroffenheit – ein; stattdessen werden Affekt-Neutralisierung und starke Kontrollbedürfnisse spürbar, sein ständiges Lächeln wirkt sehr angestrengt.

Zu seiner persönlichen Lebensgeschichte macht Herr A. nur wenige Angaben:

Herr A. wuchs zusammen mit seinem acht Jahre jüngeren Bruder bei seinen Eltern auf; der Vater war Büroangestellter, ein „Schaffer“, wie er selbst, die Mutter war Hausfrau und für die Kinder da. Der Vater starb 1953 mit 59 Jahren an einem Herzinfarkt, die Mutter ist 80 Jahre alt und hat sich von einem Herzinfarkt vor Jahren wieder gut erholt. Der jüngere Bruder starb 1987 mit 53 Jahren an einer Lebererkrankung.

Herr A. absolvierte eine Lehre als Industriekaufmann und schildert sich als sehr ehrgeizig, arbeitsam und recht erfolgreich in seinem Beruf; in einem großen hessischen Industrieunterneh-

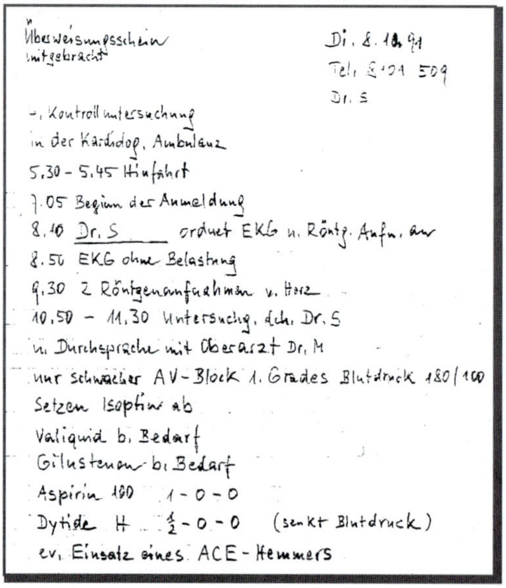
Überweisungsschein mitgebracht
Di. 8.10.91
Tel. 8101 509
Dr. S
1. Kontrolluntersuchung
in der Kardiolog. Ambulanz
5.30 – 5.45 Hinfahrt
7.05 Beginn der Anmeldung
8.10 Dr. S ordnet EKG u. Röntg. Aufn. an
8.50 EKG ohne Belastung
9.30 2 Röntgenaufnahmen v. Herz
10.50 – 11.30 Untersuchg. dch. Dr. S
u. Durchsprache mit Oberarzt Dr. M
nur schwacher AV-Block 1. Grades Blutdruck 180/100
Setzen Isoptin ab
Valiquid b. Bedarf
Gilustenon b. Bedarf
Aspirin 100 1-0-0
Dytide H ½-0-0 (senkt Blutdruck)
ev. Einsatz eines ACE-Hemmers

**Abb. 12-1:** Eigene Aufzeichnungen des Patienten

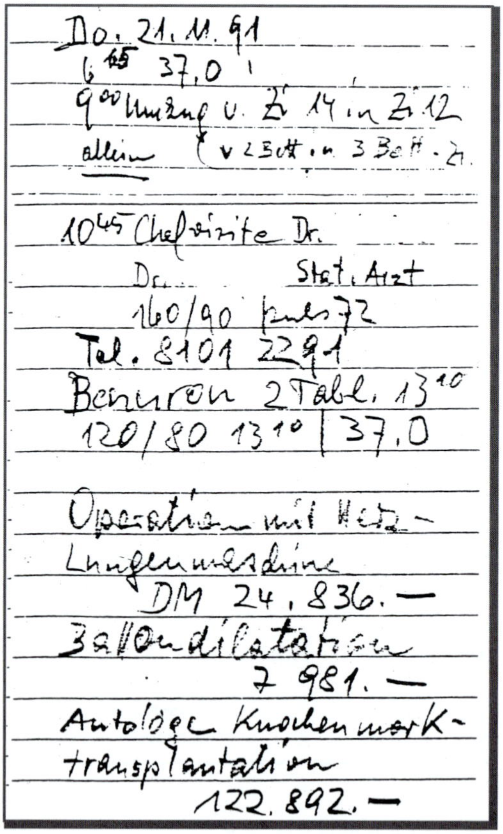
Do. 21.11.91
6.45 37,0
9.00 Umzug v. Zi 14 in Zi 12
allein (v 2 Bett. in 3 Bett.-Zi.
10.45 Chefvisite Dr.
Dr. Stat. Arzt
160/90 Puls 72
Tel. 8101 2291
Benuron 2 Tabl. 13.10
120/80 13.10 | 37.0
Operation mit Herz-Lungenmaschine
DM 24.836.—
Ballondilatation
7 981.—
Autologe Knochenmark-transplantation
122.892.—

**Abb. 12-2:** Aufzeichnungen von Krankenhaustagen

men nahm er über viele Jahre eine verantwortliche Führungsposition in der Budgetabteilung ein, mit regelmäßig 35–40 Überstunden, nebenberuflich war er über viele Jahre 2. Vorsitzender einer großen Kirchengemeinde.

Seit 40 Jahren ist er mit seiner fünf Jahre jüngeren Ehefrau verheiratet, das Ehepaar hat zwei Töchter mit 40 und 29 Jahren sowie einen 35-jährigen Sohn. Die Kinder sind alle verheiratet und leben seit Jahren in eigenen Familien, allerdings in der Nähe der Eltern. Alle 1–2 Wochen treffen sich alle im Haus der Eltern.

Auch darüber hinaus bestehen sehr enge familiäre Bindungen, die vor allem von Frau A. „organisiert" werden. Frau A. war bis 1956 berufstätig, sie erzog dann die drei Kinder.

Als schwer Kriegsbeschädigter wurde Herr A. am 1.1.1988 mit 62 Jahren berentet, bis zuletzt war er dennoch öffentlich weiterhin aktiv tätig, vor allem im Kirchengemeinderat. Vor einigen Wochen gab er auch diese Position auf.

Die **Beziehungswirklichkeit** von Herrn A. war in seinem späteren Leben wesentlich durch seine berufliche Rolle als verantwortlicher Industriekaufmann einer Budgetabteilung geprägt.

Seine **Kontroll- und Dominanzbestrebungen** führten zu Einsamkeit und **geringer sozialer Unterstützung** sowie zu einer Entfremdung von der eigenen Familie: Frau A. litt in der Zeit vor der Bypass-Operation ihres Mannes sehr unter seinem beruflichen und öffentlichen Engagement: „Erst kam der Beruf, dann der Kirchengemeinderat, dann irgendwann die Kinder und ganz zuletzt ich!" Die Reaktion aller drei Kinder bei der Diagnose der koronaren Herzkrankheit des Vaters sei gewesen: „Das musste so kommen!" Vermutlich führte diese relative Isoliertheit innerhalb der Familie unbewusst zu einer weiteren Verstärkung des **pseudo-autonomen Verhaltens** des Patienten und seiner Kontrollbestrebungen mit immer größerem Arbeitseifer und der daraus resultierenden Gefahr einer vitalen Erschöpfung, wie sie häufig als Prodrome einer sich entwickelnden KHK beschrieben werden (Nirkko et. al. 1982).

Langosch (1996) postuliert als psychosoziale Risikokonstellation bei der koronaren Herzkrankheit ein „kompensatorisches Leistungsver-

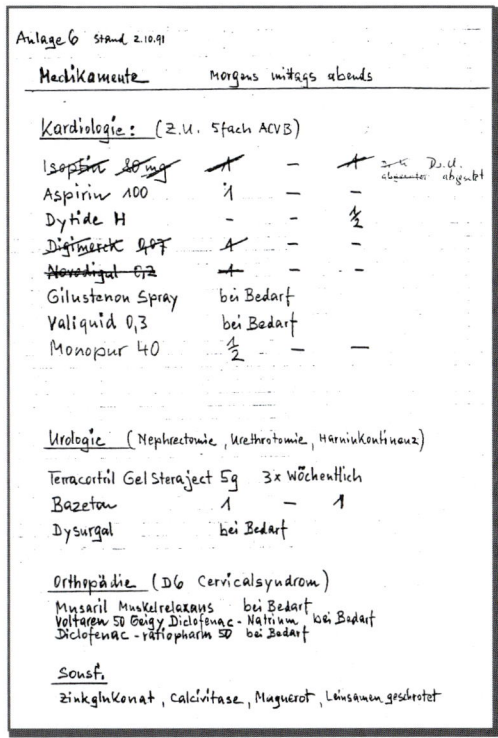

**Abb. 12-3:** Aufzeichnungen des Patienten bezüglich der Medikamentenverordnungen

halten", wesentlich motiviert durch den unbewussten Versuch einer Angstreduktion. Die perfektionistische Aufgabenerledigung, die Zurückstellung eigener Interessen, die Hemmung emotional expressiven Verhaltens, das distanzierte Verhalten gegenüber anderen Personen, das misstrauisch-aggressiv-dominante Verhalten gegenüber vermeintlichen Rivalen werden als ein Verhaltensmuster gesehen, die primär zur Bewältigung unrealistischer Anforderungsbewertungen eingesetzt werden, die wiederum dazu dienen, die Angst vor Selbstwertminderung zu kontrollieren und damit die narzisstische Balance zu erhalten. Gefährdet für diese psychosoziale Risikokonstellation der koronaren Herzkrankheit sind insbesondere Menschen, denen es an klaren und eindeutigen eigenen Maßstäben zur Einschätzung und Beurteilung des eigenen Wertes fehlt, sodass sie in hohem Maße auf die Bewertung, die sie durch andere erhalten, angewiesen sind.

Um der sozialen Anerkennung willen wurden jahrzehntelang regressive Bedürfnisse, eigene Wünsche und Emotionen zurückgestellt.

Dabei trug diese soziale Anerkennung eher unpersönlichen Charakter und beruhte auf der optimalen Anpassung an die Erfordernisse einer Finanzabteilung und der Abhängigkeit untergeordneter Mitarbeiter.

Das innere Modell, nach dem Herr A. seine Umgebung im Sinne einer seinen Bedürfnissen entsprechenden Umwelt in Passung bringt, wird wesentlich durch Kontroll- und Sicherheitsaspekte geprägt, durch ein tendenziell ständig überforderndes Bemühen um einseitige Machtkontrolle und dadurch Selbstbestätigung. Diesen Versuch des Patienten, die Beziehungen zur Umgebung im Sinne eines Mechanismus zu gestalten, dessen Gesetzmäßigkeiten es zu kontrollieren und zu beherrschen gilt, bezeichnen wir im Folgenden als sein **Autarkie-Modell.**

Die zugrunde liegende Wirklichkeitskonstruktion entspricht dem Konstrukt „trivialer Maschinen". Die Konstrukte „trivialer Maschinen" sind für einen Beobachter potenziell vollständig durchschaubar und von ihm kontrollierbar – zumindest theoretisch, nämlich dann, wenn er hinreichend kompetent ist und alle Informationen zur Verfügung hat. Ihr Operator ist die mechanische Kausalität: Das Ich erfährt sich als Ursache von Veränderungen in der Umgebung.

Qualitäten einer lebendigen Intersubjektivität in Form von gegenseitigem Verstehen, Gefühl der Verbundenheit mit anderen, finden in dieser Wirklichkeitskonstruktion keinen Platz, sie würden einem **kommunikativen Realitätsprinzip** entsprechen (s. Kap. 1).

Die soziale Umgebung erhält primär die Bedeutung eines bedrohlichen, ängstigenden „Kampfplatzes", dessen ständige Gefahr durch aufreibende Kontrollbemühungen ebenso abgewehrt werden muss wie die Hilflosigkeit, Abhängigkeit und Verletzbarkeit.

Psychodynamisch betrachtet, dienen die Wirklichkeitskonstruktionen eines **Autarkie-Modells** wesentlich der Angstabwehr, insbesondere bei bedrohter narzisstischer Homöostase.

Semiotisch betrachtet, finden wir eine Situation der Desintegration zwischen ikonischer – und indexikalischer – bzw. symbolischer Zeichen-Ebene: Das freie Oszilieren zwischen den unterschiedlichen Zeichenklassen ist aufgehoben.

Einer Verarmung ikonischer Zeichen sowohl in der Propriozeption als auch in der Kommunikation steht eine „Hypertrophie" indexikalischer Zeichen gegenüber, mit der Intention, durch den Modus von Macht und Kontrolle die Umgebung für die eigenen Bedürfnisse und Verhaltensmöglichkeiten in Passung zu bringen. Dies geschieht durch Trivialisierung bzw. Verdinglichung – als Modell für das eigene Selbst und die äußeren Objekte. Dieses Bestreben ist mit einem permanenten und hohen Energieaufwand verbunden, da der Patient sich immer wieder von ikonischen Wahrnehmungsdimensionen bedroht fühlt.

Neben persönlichen Sozialisationserfahrungen – insbesondere die unbewusste Identifikation mit dem Rollenverhalten seines Vaters – wurde dieses Passungsmuster vermutlich auch durch die Sozialisation während des Dritten Reiches geprägt, also durch den Passungsmodus „Unterwerfung und Kontrolle". Das gesellschaftlich vorherrschende Organismus-Umwelt-Modell war – und ist größtenteils bis heute – stark geprägt vom **Autarkie-Mythos** im Sinne eines Glaubens an Beherrschbarkeit und Kontrollierbarkeit der Natur als Welt der Technik (s. Abb. 12-4).

Dem „Defekt-Reparatur-Modell" des eigenen Körpers kommt bei Herrn A. in diesem Kontext eine doppelte Bedeutung zu: Einerseits entstammt es seinem individuellen Lebens-Kode als Finanzverwalter und seinem Bemühen um Kontrolle und Distanzierung. andererseits aber bildet sich darin die traditionelle Krankheitstheorie unserer etablierten Medizin ab, die Krankheit ursächlich auf biomechanische und biochemische Prozesse zurückführt.

Das Modell, nach dem das Subjekt seine Beziehung zur Umwelt organisiert, ist hier ebenfalls der Mechanismus. Umgebung wird in die kausal geordnete Welt unserer Technik verwandelt, eine Wirklichkeitskonstruktion, die ebenfalls vom Modell „trivialer Maschinen" ausgeht.

Dieses „Defekt-Reparatur-Modell" des eigenen Körpers entspricht einem **Autarkie-Modell** der „Organismus-Umwelt-Passung".

Die Autonomie- bzw. Autarkie-Modelle – im Sinne unterschiedlicher Wirklichkeitskonstruktionen – haben entwicklungspsychologische Wurzeln:

Nach Erkenntnissen der modernen Säuglingsforschung (Stern 1992) erfolgt eine erste Welterfahrung von Säuglingen in Form der **amodalen** Wahrnehmung: die früheste Form der Wahrnehmung als angeborene Fähigkeit, aus dem Chaos der Außenwelteinwirkungen eine Auswahl unter dem Aspekt der „Ähnlichkeit" (**Ikonizität**) zu treffen. Dabei spielen qualitative Unterschiede z. B. optischer, akustischer, taktiler Qualitäten für die Orientierung noch keine zentrale Rolle, sondern nur die Frage, ob und wie die Wahrnehmungen als Elemente zueinander und für den Aufbau einer subjektiven Welt (**Umwelt**) „passen". Diese früheste „ikonische Welt" entspricht der Phase, die Winnicott (1983) als „hilfreiche Umwelt" beschreibt, in der die Umgebung sich nach den Bedürfnissen des frühen „Leib-Seelischen" richten muss, damit die „Illusion der Omnipotenz" entstehen kann, die später die Basis für „Autonomie" bilden wird.

In einer späteren Phase der Entwicklung (s. Kap. 1) entdeckt der Säugling, dass er Ursache für Veränderungen seiner Umwelt werden kann. Damit entsteht die Möglichkeit zur kausalen (**indexikalischen**) Gliederung der nach Ähnlichkeit (**Ikonizität**) geordneten Eindrücke als Basis für die Möglichkeit, durch aktives Eingreifen eine „nicht vollkommene Umwelt in eine vollkommene zu verwandeln" (Winnicott 1983).

Eine harmonische Integration der beiden Modalitäten (Ikonizität und Indexikalität) ist Aufgabe einer späteren Entwicklungsphase mit dem Auftauchen der **Symbolizität**, die mit dem Spracherwerb einsetzt.

Nun zurück zur individuellen Wirklichkeit von Herrn A.:

Leider wissen wir über die frühkindliche Entwicklung von Herrn A. sehr wenig, sodass wir auf Mutmaßungen angewiesen sind. Zeichentheoretisch betrachtet, könnte dies auch Ausdruck der Zeichen-Desintegration sein mit einer Verarmung der symbolischen Dimension, die ihres ikonischen Gehalts entledigt ist. Das **Narrativ**, die Lebenserzählung des Patienten, verliert ihren lebendigen roten (ikonischen) Faden, ihre

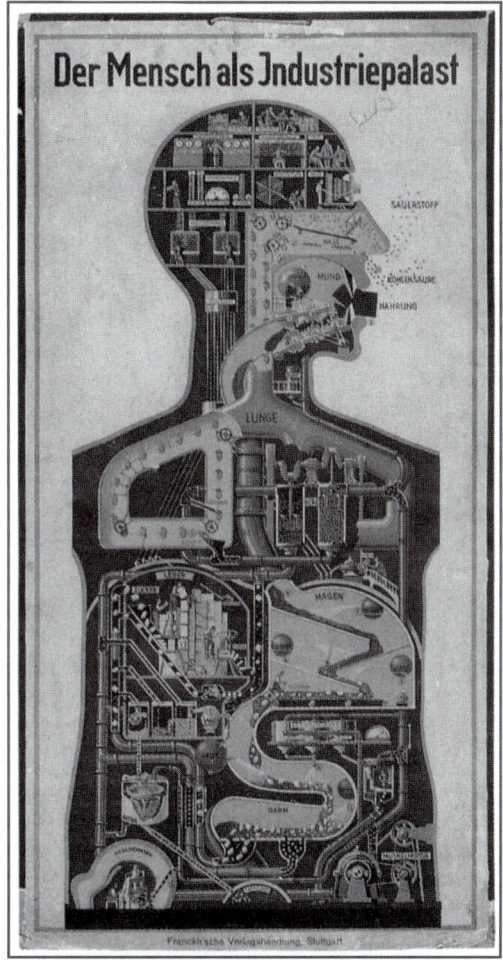

**Abb. 12-4:** Hängetafel für Schulen (Originalgröße 100 cm): Der Mensch als Industriepalast. Hergestellt in Stuttgart um 1920. Westfälisches Schulmuseum der Stadt Dortmund.

geschlossene Sinnhaftigkeit, sodass Lebensereignisse und Erfahrungen eher fragmentiert in leblosen, leeren Worthülsen abgebildet und mitgeteilt werden.

Vor dem Hintergrund eines Autarkie-Modells der Organismus-Umwelt-Interaktion mit dem ständigen Bemühen um Kontrolle und Beherrschung wird verständlich, dass die vorzeitige Berentung von Herrn A. ein Zerreißen dieses ständig „überfordernden Passungsgefüges" an der schwächsten Stelle bedeutete, eine psychosoziale Katastrophe, die vom Patienten als sozialer Tod erlebt wurde: Abbruch der wichtigsten sozialen Beziehungen im Betrieb, Statusverlust, Ausbleiben von Anerkennung, Versagen der bisherigen Kontroll- und Autarkiebestrebungen.

Lebensphasen, die sich durch kritische „Übergänge" auszeichnen (Gennep 1986), wie plötzliche Arbeitslosigkeit, Geburt eines Kindes, Auszug des letzten Kindes, Scheidung, Trennungen, Tod eines Lebenspartners usw. bedeuten prinzipiell die Gefahr eines „Passungsverlusts", die alten inneren „Landkarten" (Wirklichkeitskonstruktionen) versagen in ihrer Funktion als Lebensorientierung. Chancen und Risiken einer Veränderung kennzeichnen solche „Übergangsphasen", denen im Hinblick auf die Selbstorganisation ein hohes Kreativitäts- und Veränderungspotenzial zukommt. Andererseits wissen wir, dass in diesen „Übergangszeiten" die Inzidenz vieler Krankheiten stark ansteigt.

Herr A. erlebte den Autarkie-Verlust als Selbst-Verlust. Der plötzliche Wegfall der jahrelang eingespielten, vermeintlich Sicherheit vermittelnden Gegenleistungen seiner sozialen Umwelt wurde zur existenziellen Bedrohung.

In dieser Situation traten die ersten Herzbeschwerden auf. Jetzt beginnt die Beziehung zum eigenen Körper das verlorene soziale Kontrollsystem zu ersetzen.

Bei der Aufnahme entstand der Eindruck eines Patienten, der seinen Körper wie seine Budget-Abteilung vor der Pensionierung verwaltet; Herr A. beschreibt den ambivalenten Charakter dieser Beziehung zum eigenen Körper selbst in einem Abschiedsgedicht, das er kurz vor Ende des Aufenthaltes den Therapeuten schenkte, sehr treffend, indem er das Herz als „Gelumpe" bezeichnet, das seiner ständigen Wartung (Kontrolle) bedarf (s. S. 235 ).

Dieses **Defekt-Reparatur-Modell** des eigenen Körpers mit der Möglichkeit zur quantifizierenden Objektivierung und Kontrolle dient, psychodynamisch betrachtet, vor allem der Abwehr von existenziellen Ängsten und Todesbedrohung.

Ein Maschinendefekt kann von geschickten Handwerkern immer wieder repariert werden, womit der Mythos der Unsterblichkeit genährt wird.

Die Beziehung zum Körper als engster „Umwelt des Patienten" erlebte zudem schon früh Traumatisierungen im Rahmen der beschriebenen Urogenitaltuberkulose und der damit verbundenen Epididymektomie und Nephrektomie; über Jahre wirkte die Beziehung zum Körper wie „auf Eis gelegt", psychodynamisch betrachtet, wie abgespalten. Schmerzvolle Kastrationsängste, Minderwertigkeitsgefühle und Selbstunsicherheit durch die Traumatisierungen im Urogenitalbereich wurden so vom bewussten Erleben ferngehalten.

Wie in der normalen Entwicklung die etwas später entstehende Fähigkeit zur Autarkie einer gesunden Antwort auf den Omnipotenzverlust der frühen Autonomiephase entspricht, so ist auch die hier geschilderte pathologische Autarkie-Entwicklung mit einseitiger „Hypertrophie" indexikalischer Zeichendimensionen insbesondere ein Modell für das eigene Körper-Selbst, möglicherweise auch Ausdruck der „Kastrationsphantasien" bei diesen operativen Eingriffen in der Adoleszenz. Vermutlich drückt sich darin jedoch zudem eine frühe Störung im Bereich körpernaher Gefühle (Ikonizität), d. h. einer misslungenen ikonischen Passung mit seiner frühen Beziehungswelt aus.

Die unmittelbare Todesdrohung wird durch die erfolgreiche Bypass-Operation wieder nach dem Defekt-Reparatur-Modell des eigenen Körpers beseitigt („Ohne OP wäre ich jetzt tot!"), nicht jedoch die starken Affekte, die mit dieser Lebenskrise verbunden sind – zumal ja auch die „rettende Herz-Operation" Gefühle der eigenen Hilflosigkeit und des Kontrollverlustes mobilisierte und daher auch postoperativ das Empfinden, „ein Gelumpe" in der Brust zu tragen, nur bestätigt hatte. Die Unterdrückung des Ikonischen als Bewältigungsversuch bleibt letztlich immer unvollständig und labil, der Patient bleibt von der Wiederkehr der beängstigenden, nicht integrierbaren Gefühle permanent bedroht.

Die Kontrolle über den eigenen Körper ging jetzt auf die Ärzte über, das bisher starke Kontrollbedürfnis von Herrn A. stellt sich nun auf Kontrolle der verfügbaren ärztlichen Kontrollen um.

## 12.2.1 Herzrhythmusstörungen als Zeichen für eine im Körper verborgene Ursache, die es zu beseitigen gilt (für Störungen in der „Körper-Maschine")

Die „Herzrhythmusstörungen", dieses dem ärztlichen Sprachschatz entlehnte Wort des Patienten für seine Symptome, wurde in diesem Kontext zu einem überwiegend indexikalisch-symbolischen Zeichen, das Lebensbedrohung signalisierte und, als Signal erlebt, die Medizin-Techniker (Ärzte) in Aktion zu versetzen vermochte.

Die Kontrolle des eigenen Körpers erfolgte jetzt über den Arzt-Ruf.

Im Sinne einer psychischen **Regression** wird die Funktion des „In-Form-Bringens" von Wirklichkeit im Sinne einer passenden Umwelt nun von Ärzten und teilweise der Ehefrau übernommen, es entsteht eine **neue Passungsstruktur**.

**Diagnostik** bedeutet in diesem Modell vor allem **Erkennen von Betriebsstörungen** (z. B. EKG-Veränderungen) und Therapie eine Art von Reparieren. Durch dieses indexikalische Krankheitsmodell, das Herr A. mit seinen betreuenden Ärzten teilt, konstituiert sich zwischen Patient und seinen Ärzten während der zahlreichen Klinikaufenthalte und Ambulanzkontakte eine spezielle Form „bipersonaler Wirklichkeit": Sprachlosigkeit und Gefühle der Isolation am Krankenbett während einer Chefvisite werden z. B. vordergründig dadurch überwunden, dass sich Herr A. mit dem Chefarzt über die Kosten verschiedener Operationen und Eingriffe an Patienten im Krankenhaus unterhält.

Zwischen Ärzten und Patient kommt es auf der indexikalischen Zeichen-Ebene zu Passungen, mit dem Preis der Unterdrückung ikonischer Zeichen, d. h. der Unmöglichkeit einer empathischen Passung. Todesangst, Verlustängste, Ängste vor Schwäche, Hingabe und Einsamkeit werden von beiden Seiten abgewehrt.

Ein solches Arzt-Patienten-System bedeutet die Gefahr eines „Zwangskontextes" im Sinne eines „Mehr-des-Gleichen" (von der Betriebsstö-

rung des Herzens zum Kardiotechniker unter Ausschluss der psychosozialen Beziehungen), eine besondere Form von „Toxikologie der Droge Arzt", da das freie Oszillieren zwischen den Zeichen-Ebenen und eine Integration des Ikonischen in die indexikalisch-symbolische Zeichen-Ebene aufgehoben sind und damit **Passungsplastizität** verloren geht.

Die durch die Objektivierung und Distanzierung erreichte Affektisolierung und – insbesondere – Angstabwehr reduzieren den Patienten zu einer „Alarmglocke". Psychophysiologisch besteht eine inverse Beziehung zwischen emotionaler Expressivität und physiologischer Reaktion, d. h. zwischen ikonischer und vegetativer Zeichen-Ebene: Je weniger die bedrohlichen Gefühle geäußert werden können, desto häufiger kommt es im Sinne eines Circulus vitiosus bzw. einer permanenten inneren Bereitstellungsreaktion auf vegetativer Ebene zu Herzsensationen, im Fall von Herrn A. möglicherweise sympathikusgetriggert zu Herzrhythmusstörungen. Der Versuch, das alte und lebenslang gewohnte „Passungsgefüge" in Form der oben genannten Arzt-Patienten-Beziehung sowie der speziellen Beziehung zum eigenen Körper und den eigenen Gefühlen zu restaurieren, gelingt nur unvollständig: Auf der psychophysiologischen Ebene bleibt der Patient durch Herzrhythmusstörungen weiter gefährdet, auf der Beziehungsebene bilden sich zahlreiche redundante Muster der Zeichen-Kodierung bzw. Dekodierung, vorwiegend auf indexikalischem Niveau mit einem quasi „eingefrorenen" Interpretanten, der von Macht- und Kontroll-Bedürfnissen geprägt ist.

Die notwendige dynamische Angleichung des inneren Lebens-Kodes an die veränderte Lebenssituation, also der Aufbau eines **salutogenen Passungsgefüges** misslingt.

Auf der indexikalischen Zeichen-Ebene dienen Affekte im Sinne von fern = sicher und nah = Gefahr vor allem als Mittel zur Initiierung einer Aktivität der anderen und als Mittel zur Regulierung von Nähe und Distanz: In der Familie von Herrn A. aktivierte das Zeichen „Herzrhythmusstörungen" starke Kräfte und die Bereitschaft zu sozialer Unterstützung, das soziale Netz wurde enger, und Versorgungswünsche, die Herr A. ein Leben lang nicht mitteilte, wurden manifest und schränkten die Unabhängigkeit der anderen Mitglieder der Familie ein. Auch hier entstand eine neue pathologische Passungsstruktur: Auf Anraten des Hausarztes und auf Druck der Kinder, die Mutter solle endlich einmal etwas für sich unternehmen, entschließt sich Frau A. im Sommer 1991, ein stationäres Heilverfahren für sich zu beantragen.

Kurz vor Antritt des Heilverfahrens exazerbieren die Rhythmusstörungen ihres Mannes, sie sagt kurzfristig das Heilverfahren ab; so entstand der Plan, sich gemeinsam in Behandlung zu begeben.

Wir sehen, dass auch Frau A. bereits in jener **Beziehungsfalle** gefangen war, die den Mann an seinen Körper fesselte. Beziehungsfalle bedeutet hier, dass den „Rhythmusstörungen" einerseits ein hoher Signal- und Aufforderungs-Charakter zukommt („Bedeutungserteilung"), während andererseits die dadurch bewirkten Reaktionen auf der Verhaltensebene („Bedeutungsverwertung") von hoher Redundanz sind und zu einer immer stärkeren Erstarrung von Lebens- und Beziehungsmustern führen. Die Lösungsversuche (Schonverhalten, Aufsuchen medizinischer Versorgungssysteme, Einschränkung aller sonstigen Lebensaktivitäten, Entlastung und ängstliches Umsorgtwerden) werden sehr bald zum eigentlichen Problem. Hier wird deutlich, dass Krankheitsangebote stets auch Beziehungsangebote sind, d. h. Verletzungen und Verluste innerhalb unseres „Beziehungs-Mantels", der die Passung mit der Umwelt organisiert, werden als Krankheit erlebt und suchen ihre Kompensation in den entsprechenden Beziehungsangeboten an die Umgebung, speziell auch an die Arzt-Patienten-Beziehung.

Krankheit als Maschinendefekt zu „verwalten" induziert auch im familiären Beziehungsgefüge Veränderungen, von denen ihrerseits wieder Gefahren ausgehen: Die passive Schon- und Versorgungshaltung und der Rückzug aus den sozialen Beziehungen, wie er vom Ehepaar A. eindrücklich beschrieben wird, bringen zusätzliches Leid mit sich, verhindern Entwicklungschancen der Betroffenen, aber auch ganzer Familien, und führen, typisch für funktionelle kardiovaskuläre Syndrome, zu Symptomverstärkung und Chronifizierung.

Verstärkte Bindungskräfte innerhalb des familiären Beziehungsnetzwerkes und Regression auf frühe Beziehungsmuster (die Beziehung zwischen Herrn A. und seiner Frau erinnert stellenweise an eine frühe Mutter-Kind-Dyade) behindern in aller Regel notwendige Autonomieschritte und Beziehungsveränderungen, ohne die wiederum der Aufbau eines gesunden Selbstwertgefühls und notwendige Individuationsschritte innerhalb der familiären Strukturen nicht möglich sind.

Olson et al. (1983) beschrieben diese familiäre Entwicklungsdynamik in ihrem „Circumplex-Modell" mithilfe der beiden Dimensionen „Kohäsion" und „Adaptabilität" („Anpassungsfähigkeit"). Auf der Kohäsionsebene muss danach ein Gleichgewicht zwischen zu großer Nähe, die zu „Verstrickung" („Verfilzung") führt, und fehlender Nähe, die zu „Auflösung" („Unterorganisation") führt, gefunden werden. Auf der Adaptabilitätsebene ist ein Gleichgewicht zwischen geringer (erstarrter Familienstruktur) und zu großer Wandlungsfähigkeit (chaotische Familienstruktur) herzustellen. Das Modell geht davon aus, dass eine bestimmte Balance von Kohäsion und Anpassungsfähigkeit für die Entwicklung und das Funktionieren einer Familie notwendig ist. Chronische Krankheiten bedeuten oft eine Zerreißprobe für die Familie und ihre Organisationsstruktur (Geigges 1996).

Manche Familien versuchen Erschütterungen ihrer Lebensstruktur zu verleugnen, indem sie rigide an diesen bisherigen Strukturen festhalten (niedriger Grad an Adaptabilität) – ein in Krisensituationen nur allzu verständliches Phänomen.

Als erste Krisenreaktion in ungewöhnlich schwierigen Belastungssituationen sind Zusammenrücken, gegenseitige Hilfe, Überwinden von Grenzen in der Familie und Abgrenzung gegen unerwünschte äußere Einmischungen – zusammen mit Stabilisierungsbemühungen und wechselseitiger Ergänzung – möglicherweise unumgänglich oder erweisen sich zumindest als hilfreich. Persistiert dieses Bewältigungsverhalten über die aktuelle Krankheitskrise hinaus, können hieraus folgenschwere Probleme und Belastungen erwachsen. „Bindung" wird dann zum Hindernis unvermeidbarer Entwicklungsaufgaben (Verlustbewältigung, Ablösung), gegenseitige Hilfe zum Aufopfern eigener Bedürfnisse, fehlende Abgrenzung zur Verstrickung im gemeinsamen Konfliktfeld, Abgrenzungen zur Isolation (Wirsching 1988).

Der Versuch, in der neuen, radikal veränderten Lebenssituation das lebenslang gewohnte „Passungsgefüge" zu erhalten, führt zur pathologischen „Verstrickung" im Beziehungsgefüge.

# 12.3 Wege aus der Autarkie: Entwicklung eines salutogenen Passungs-Modells

## 12.3.1 Phase I: Anknüpfung eines neuen (therapeutischen) Beziehungsfadens

Aus der vorläufigen „integrierten Diagnose" einer zerstörten Beziehungswirklichkeit von Herrn A., in der „Herzrhythmusstörungen" auf der Beziehungsebene eine Chiffre für abgewehrte Angst (Signalglocke für den Arzt als technische Nothilfe) bedeuten, lassen sich für unser Klinik-Setting erste diagnostisch-therapeutische Strategien ableiten, wobei unser einleitender Plan zunächst aus einem möglichst offenen Beziehungsangebot an den Patienten besteht, um seinen vorherrschenden Modus, hilfreiche Passung zu seiner Umgebung herzustellen, zu erfahren.

Die Ärztin wird beim Erstkontakt mit Herrn A. selbst zum diagnostischen Instrument als Empfängerin von verbalen, nonverbalen und szenischen Zeichen, die vom Körper und der Psyche des Kranken ausgehen. Der für diese Untersuchung erforderliche Kode besteht in einem „Gefühl des Zusammen" (Christian u. Haas 1949), das die Kenntnisse und Kompetenzen des Arztes auf der einen Seite und die Fülle der Regungen, die von der Person des Patienten ausgehen, auf der anderen Seite integrieren kann. Vor allem den szenischen Informationen (Argelander 1970) kommt bei diesem Erstgespräch eine große semiotische Bedeutung zu.

Herr A. überreicht kurz vor dem Gespräch jene bereits erwähnten 62 Seiten Arztberichte. Er schildert im Gespräch selbst seine Beschwerden sehr sachlich und distanziert und bedient sich dabei z. T. eines ausgesprochenen Ärzte-Jargons. Die Ärztin selbst spürt nach dem Gespräch eine große Angst und Unsicherheit; sie fragt sich, inwieweit der Patient in unserer Klinik ohne gesundheitliche Gefährdung belastet werden kann. Durch die Wahrnehmung dieser Gefühle als Gegenübertragung, d. h. durch die Integration der vom Patienten abgewehrten ikonischen Zeichenerfahrung in sich selbst, öffnet sich der Therapeutin gleichsam eine Tür zur emotionalen Not und Einsamkeit ihres Patienten und seinen unbewussten „Passungsbedürfnissen" nach einer Umwelt, die ein hohes Maß an Sicherheit, Schutz und Geborgenheit vermitteln kann.

Nach Krause (1996) gibt es emotionale Prozesse, die durch den Affektproduzenten introspektiv nicht als solche wahrgenommen werden („occuring emotions"), obwohl es z. B. körperliche Indikatoren für ihr Vorhandensein gibt, die von anderen Personen registriert werden können („Affektäquivalente").

Durch die Bereitschaft der Therapeutin, sich in die „Passungswirklichkeit" des Patienten gleichsam „einspinnen zu lassen" (Bild des „Beziehungsfadens"), gelingt eine erste Dekodierung von Krankheitsangeboten des Patienten in einen speziellen Beziehungskontext.

Diagnostischer und therapeutischer Prozess sind auf allen semiotischen Beziehungsebenen stets komplementär aufeinander bezogen, wir sprechen daher vom diagnostisch-therapeutischen Zirkel.

Aufgrund des Einweisungsauftrags des Hausarztes und des vom Patienten nicht explizit formulierten, aber für uns formulierbaren Behandlungsauftrags des Patienten, wie er sich aus unserer vorläufigen integrierten Diagnose rekonstruieren lässt, ergibt sich Folgendes:

Die Beziehungsangebote des Patienten verlangen, dass sich unser Therapie-Auftrag an den Diagnosen „koronare Herzkrankheit mit Herzrhythmusstörungen" und „funktionelles kardiovaskuläres Syndrom" orientiert und die übrigen, oben genannten Partial-Diagnosen während des stationären Aufenthaltes jetzt weniger berücksichtigt werden (Hierarchie der Passungsstörungen), ohne dass damit eine medizinische Wertung verbunden wäre. Sehr leicht ließe sich ein Arzt-Patienten-System etwa in einer urologisch bzw. orthopädisch orientierten Klinik vorstellen, es ließe sich dann ein erneuter Aufenthalt in unserer Klinik zu einem späteren Zeitpunkt denken, bei dem diese anderen Aspekte des chronischen Leidens im Vordergrund stünden: Diagnostik und Therapie vollziehen sich stets in einem speziellen Kontext.

In unserem Beispiel ist er wesentlich durch das momentane Krankheitserleben und den nicht formulierten, aber rekonstruierbaren Behandlungsauftrag von Herrn A. und das Setting einer internistisch-psychosomatischen Reha-Klinik gegeben. In diesem Kontext ergeben sich dann für uns die Gewichtungen innerhalb des diagnostisch-therapeutischen Zirkels.

In die Formulierung des Behandlungsauftrags zwischen Arzt und Patient fließen demnach neben den Passungsbedürfnissen des Patienten auch die Passungswirklichkeit des Therapeuten (Gegenübertragung) sowie Überweisungskontexte und vor allem unser eigener institutioneller Arbeitskontext mit ein und gestalten somit die sich neu konstituierende therapeutische „Passungswirklichkeit" (gemeinsame Wirklichkeit). Diese unterschiedlichen Kontexteinflüsse erfordern eine sehr sorgfältige Reflexion, um nicht der Illusion quasi-objektiver Beurteilungen von Patientenwirklichkeiten zu unterliegen. So berichtet Hontschik (1997) von veränderten Krankheits- und Beziehungsangeboten seiner Patienten in einer chirurgischen Stadtpraxis, nachdem er in seinem Wartezimmer ein Plakat aufhängt hatte, auf dem ein Buch über Psychosomatische Medizin angekündigt wurde.

## 12.3.2 Phase II: Die Substitutionsfunktion des Arztes

Im gemeinsamen Gespräch zwischen dem Patienten, der Stationsärztin und dem zuständigen Oberarzt kann die große Angst des Patienten bereits am Aufnahmetag offen thematisiert werden: „Ich spüre eine tiefe Angst und Not bei Ihnen!?"

Diese riskante Intervention der Therapeuten wird vom Patienten eher schambesetzt zur Kenntnis genommen; er selbst habe diese Angst meist gar nicht richtig wahrgenommen, sie in den Reaktionen seiner Frau bei seinen Herzereignissen jedoch deutlich gespürt; gesprochen hätten sie jedoch beide nicht darüber, „um sich nicht gegenseitig noch mehr zu belasten!"

Möglich geworden war dieses direkte Ansprechen des Angstaffektes durch jene „empathische Passung" der Eingangsszene, bei der die Therapeutin plötzlich selbst angstvoll reagierte und sich um den Patienten Sorgen machte; dieser Vorgang erinnert an das Übertragungsphänomen der „projektiven Identifikation", eine besondere, unbewusste Form einer gemeinsamen affektiven Wirklichkeit. Damit wird die Voraussetzung für eine empathische Passung, d. h. ein Zeichenaustausch auf ikonischer Ebene geschaffen.

Das gemeinsame „Aushalten" von Angst und Not in der Arzt-Patienten-Beziehung lässt eine neue therapeutische Wirklichkeit entstehen, indem diese als bedrohlich erlebten Aspekte der individuellen Patienten-Wirklichkeit nicht länger ausgegrenzt, „isoliert" werden müssen, sie sind potenziell integrierbar in eine soziale Wirklichkeit, die Integration ikonischer Zeichenerfahrungen in indexikalisch-symbolische wird möglich.

„Den anderen verstehen" ist hier ein kommunikativer Abstimmungsprozess unterschiedlicher narrativer Wirklichkeiten: Es ist das in eine jeweils eigene Lebenserzählung eingekleidete Denken und Fühlen des Gegenüber (bei aller Differenz zum Eigenen) als Ausdruck einer menschlichen Verfassung, begreifen zu können – einer Verfassung, die man mit ihm teilt. Es handelt sich also um ein Erkennen des Eigenen im anderen.

Anthropologisch betrachtet, bedeutet dieses „Dabei-Sein" des Therapeuten auch eine mögliche Erschütterung der individuellen Wirklichkeit des Arztes.[1]

---

1   Vielleicht ist es kein Zufall, dass erst in jüngster Zeit interaktionellen Aspekten des psychoanalytischen Dialogs wieder starke Bedeutung geschenkt wird und dass die moderne Medizin im 19. Jahrhundert die Lebensgeschichte als Erklärungsmodell für Kranksein vollständig aufgab.

Die Therapeuten machen Herrn A. nun ein **Beziehungsangebot**: Sie schlagen ihm vor, etwas von seiner Verantwortung für sein Herz, sein Leben, an das Therapeutenteam zu delegieren, indem er seine Privatapotheke abgibt und von der Station nach Plan und Rücksprache Medikamente sowie andere Hilfsangebote erhält.

Erleichtert sollte ihm dieser Schritt durch eine gründliche kardiologische Untersuchung werden, mit der wir gemeinsam mit ihm nochmals eine sorgfältige medizinische Bestandsaufnahme seines gesundheitlichen Zustandes durchführen: ein Belastungs-EKG, ein Echokardiogramm, eine 24-Stunden-Langzeit-EKG-Untersuchung sowie ein Ruhe-EKG werden von uns registriert und, seinem Kontrollbedürfnis entgegenkommend, ganz ausführlich mit dem Patienten durchgesprochen. Auf der diagnostischen Handlungsebene bieten wir unserem Patienten also zunächst ein ihm vertrautes Muster einer Arzt-Patienten-Beziehung an, das anknüpft an seine indexikalische Wirklichkeitskonstruktion, seine subjektive Theorie („Passung") mit einem Defekt-Reparatur-Modell des eigenen Körpers und der Übertragung von Verantwortung für und Kontrolle über sein gesundheitliches Befinden an kompetente Ärzte. Die ärztliche Kompetenz macht sich dabei – einem gängigen Muster folgend – u. a. auch am apparativ-diagnostischen Standard der Klinik bzw. Praxis fest.

Dem „Maschinen-Modell" des eigenen Körpers folgend, sind es vor allem technisch hoch entwickelte diagnostische Geräte und gut geschultes ärztliches Bedienungspersonal, die projektiv Sicherheit vermitteln können.

Trotz dieser Bemühungen, uns in seine Beziehung zu seinem Körper einzuschalten, um ihn aus seiner „Beziehungsfalle" herauszulocken, gestaltet sich bereits die erste Aufgabe, als Einstieg in ein therapeutisches Bündnis die eigenen Medikamente abzugeben, für Herrn A. äußerst schwierig – er überlegte sogar die vorzeitige Abreise. Als er dann diesen Vertrauenssprung dennoch wagen konnte und in einem Belastungs-EKG am selben Tag bis zur 125-Watt-Stufe durchhielt, ohne Hinweise für eine weiter bestehende Belastungskoronarinsuffizienz, schenkte er erleichtert der Stationsärztin und der Stati-

onsschwester Blumen; in anschließenden Gesprächen kann er seine Kontrollverlust-Ängste thematisieren, d. h. mit uns teilen, verleiht ihnen aber zur selben Zeit auch wieder einen neuen Ausdruck, indem er vehement seine Aufenthaltsdauer auf vier Wochen begrenzen will und sich durch die Möglichkeit einer Verlängerung sehr beunruhigt zeigt.

In dieser Ambivalenz erlebt er auch Schuldgefühle seiner Ärztin und Stationsschwester gegenüber, Trauer und Einsamkeit, es fließen auch Wiedergutmachungsimpulse in seine Schenk-Geste mit ein.

Sein Abhängigkeits-Autonomie-Konflikt wird sichtbar: Zum einen wird in den Gegenübertragungsgefühlen seiner Ärztin sein großer unbewusster Wunsch nach einer „mütterlichen", haltgebenden Beziehung spürbar, gleichzeitig werden durch unser Beziehungsangebot starke Trennungs- und Verlustängste bei Herrn A. mobilisiert, die er durch seine Schenk-Gesten, die während des stationären Aufenthaltes immer wieder eine große Rolle spielen, etwas abzumildern versucht. Gleichzeitig kann die Schenk-Geste des Patienten als unbewusster Versuch gesehen werden, keine „Abhängigkeit" entstehen zu lassen, also seine „Autarkie" zu retten. Er verschenkt im Laufe seines Aufenthaltes an zahlreiche Mitarbeiter Gedichte, in denen er seine Klinikerfahrungen in dankbarer Weise thematisiert, und lässt eines dieser Gedichte sogar dem Klinikträger zukommen – mit der Bitte um Veröffentlichung in einem Mitteilungsblatt.

In diesen Bemühungen wird sein Versuch deutlich, die zeitliche Limitierung und damit ständige Bedrohtheit einer Arzt-Patienten-Beziehung im stationären Klinikkontext durch ein exklusives Beziehungsarrangement zumindest partiell zu überwinden.

Dieser subjektiv als Wagnis empfundene Prozess des Sicheinlassens auf eine therapeutische Beziehung (Herr A. musste sich ja anderen Menschen anvertrauen und die starke innere, vor allem emotionale Isolation aufgeben) wird von einer starken unbewussten Idealisierung der behandelnden Ärzte begleitet, die sich in einer späteren Phase dann auch auf die verordneten Medikamente überträgt.

In diesem Interaktionsprozess kommt dem Arzt eine doppelte Funktion zu:

- Im subtilen Abstimmungsprozess mit dem Patienten begegnet der Arzt dessen Beziehungsgeschichte mit ihren Verletzungen, Kränkungen.
- Er muss vom Patienten unverstandene bzw. fehlgedeutete Zeichen (Körpersensationen, Stimmungen, Emotionen) in Sinnstrukturen und sinnvolle Handlungszusammenhänge übersetzen.

Daraus resultiert ein **komplementäres Beziehungsangebot**: Es versucht die „gerissenen Maschen" bzw. die Schwachstellen im Netz der „Beziehungsfäden" aufzufinden und auszugleichen und gleichzeitig dem Patienten mit vorsichtigen Deutungen zu helfen, sich und sein Verhalten besser zu verstehen, d. h. ein neues Passungsgefüge aufzubauen. **Autonomie-Entwicklung** wird somit zur Entdeckung einer hilfreichen Umwelt.

In unserem Beispiel werden im Übertragungs-Gegenübertragungs-Prozess (im Sinne eines Übersetzungs- und Abstimmungsprozesses) bei Herrn A. frühe Beziehungsmuster wieder lebendig, die auf eine große Ambivalenz in den frühen Objektbeziehungen hindeuten. Der Therapeut wird dabei zum „Substitut" stabiler innerer „Objektrepräsentanzen", zu einem Gegenüber, das von Herrn A. zunehmend mit Vertrauen, Sicherheiten und fast magischen Fähigkeiten ausgestattet wird, wodurch andererseits bei Herrn A. gleichzeitig Abhängigkeitsgefühle und Abhängigkeitsängste induziert werden.

Wir begegnen hier der Geschichte unserer individuellen Wirklichkeit als einer dynamischen Struktur:

*„Der Terminus dynamisch beschreibt diese Zweigleisigkeit als ‚Progression', in der wir ständig unser Werden wiederholen (und unter Umständen ein Stück weiter ausbauen), oder als ‚Regression', in der unser Gewordensein wieder auf frühere Entwicklungsstadien zurückfällt. Damit wird nicht nur ein pathologischer Zustand, sondern ein Fundamentalprozess unseres Lebens und Erlebens beschrieben."* (Uexküll u. Wesiack 1998)

Wie unser Beispiel zeigt, ist das Beziehungsexperiment innerhalb der Arzt-Patienten-Beziehung von beiden Interaktionspartnern her sehr irritierbar: In den ersten beiden Behandlungswochen meldet sich Herr A. häufiger mit Herzrhythmusstörungen, die bei den Therapeuten anfänglich immer wieder Ängste induzieren und sie zweimalig zu EKG-Kontrollen veranlassen. Es finden sich stets vereinzelt ventrikuläre Extrasystolen, die der Patient subjektiv als sehr störend empfindet. Nur nach und nach gelingt es den Therapeuten und dem Patienten, Angst und Unsicherheit ohne aktives diagnostisches Handeln auszuhalten, d. h. ikonische und indexikalische Zeichenerfahrungen in den symbolischen Zeichendialog zu integrieren.

Durch scheinbar harmlose ärztliche Interventionen wie Ab- bzw. Umsetzen einer Medikation wird dieses fragile Netz neuer „Beziehungsfäden" in einem entstehenden neuen Passungsgefüge einer erneuten Belastung ausgesetzt.

Nachdem sich im Langzeit-EKG gehäuft ventrikuläre Couplets zeigen, wird die Verapamil-Medikation abgesetzt und zwei Tage später mit einer Sotalol-Medikation begonnen.

In diesen beiden Tagen erlebt sich der Patient frei schwebend wie ein Trapezkünstler, er kann dieses Empfinden gut verbalisieren, schafft es aber, auf seine angstinduzierten umfangreichen Bedarfsmedikamente ganz zu verzichten. Zum Teil spielen sicher auch unbewusste Loyalitätsgefühle dem Hausarzt gegenüber eine Rolle, der sich ihm gegenüber stets mit Verapamil, z. T. als Injektionen, zu helfen wusste.

Wir begegnen hier einem wichtigen Aspekt von Medikamenten, nämlich ihrem Beziehungskontext: Sie sind immer an die Arzt-Patienten-Beziehung gekoppelt und fungieren quasi als Vertreter der „Droge Arzt" und damit – psychodynamisch betrachtet – als eine Art „Übergangsobjekt".

Im Prozess des gemeinsamen „Erzeugens" eines mehrdimensionalen Behandlungsauftrages zwischen Herrn A. und dem therapeutischen Team der Klinik haben wir bisher stärker auf die psychosoziale Passungsebene fokussiert.

Über die EKG-Befunde mit gehäuften Herzrhythmusstörungen erteilt uns, als internistisch tätige Ärzte, auch das Herz des Patienten quasi einen Auftrag: Nach Operation mit fünffachen aortokoronaren Venen-Bypässen finden sich elektrokardiographisch nach wie vor gehäufte ventrikuläre Extrasystolen und ein intermittierendes Vorhofflimmern. Unklar bleibt die Ätiologie dieser Herzrhythmusstörungen, für eine sichere ischämische Induktion finden sich keine Hinweise.

Analog zu der beschriebenen psychosozialen Wirklichkeit sind diese Rhythmusstörungen auf der Organebene Herz Ausdruck einer **Desintegration**: Neben dem Sinusknoten verursachen ektope Vorhofimpulse Arrhythmien.

Wenn wir aufgrund von EKG-Befunden und Vorinformationen über das Organ Herz und seine Krankengeschichte uns für die Gabe eines Betarezeptorenblockers mit gleichzeitiger Eigenschaft eines Klasse-III-Antiarrhythmikums entscheiden, so sind wir uns dessen bewusst, dass wir einen Eingriff in eine lebendige Struktur vornehmen, die mit einer linearen Kausalität und dem Modell der „trivialen Maschine" (Foerster 1988) nur unvollständig verstanden werden kann.

Wir bewirken durch unsere Medikation eine Veränderung an den Betarezeptoren des Herzens und zusätzlich eine selektive Verlängerung der Aktionspotenzialdauer, also eine Änderung des Membranpotenzials im Reizleitungsgewebe. Diesen Veränderungen im Sinne chemischer bzw. physikalischer Zeichenprozesse wird von den betroffenen Zellen eine spezifische Bedeutung erteilt, und zwar abhängig vom „physiologischen Zustand". Dies erklärt, dass das gleiche Antiarrhythmikum bei Patienten mit gleichen EKG-Diagnosen ganz unterschiedliche toxische bzw. therapeutische Wirkungen entfalten.

„Der Rezeptor sorgt für eine strenge Auswahl der Außenweltvorgänge, die passiv empfangen werden können. Das lebende System erteilt dieser Auswahl aktiv und kreativ eine Bedeutung, indem es sie zu Zeichen für Vorgänge in der Umgebung kodiert, die für das System von Belang sind. Gleichzeitig stellt sich das lebende System auf die so interpretierte Umgebung (als seine Umwelt!) ein, indem es seine Verfassung beibehält oder ändert." (Uexküll 1996)

Erst das Langzeit-EKG-Monitoring und der klinische Verlauf zeigen, inwieweit unsere Intervention (Antiarrhythmikum) den erforderlichen Integrationsprozess (Abstimmung der an der Reizbildung beteiligten Zellen) zu fördern bzw. weiter zu hemmen in der Lage war. Wie im Bereich psychosozialer Beziehungsgestaltung ist die kritische Reflexion der Antwort des „lebenden Systems" auf unsere Intervention entscheidend für den Erkenntniszuwachs.

„Der therapeutische Vorgang als ‚Weg von Krankheit zu Gesundheit' lässt sich daher auf allen Stufen als Wiederherstellen der Fähigkeit definieren, Information zu erwerben oder zu verarbeiten und damit ungeordnete Umgebung in geordnete Umwelt zu überführen." (ebd.)

Zwischen den unterschiedlichen Ebenen des Behandlungsauftrags, den der Patient an den Arzt erteilt (in unserer Kasuistik der Behandlungsauftrag, der sich aus der veränderten psychosozialen Wirklichkeit des Patienten ergibt, und der Behandlungsauftrag, der sich aus der veränderten kardialen Situation auf der Organebene Herz und Herzrhythmus ergibt) bestehen vielfältige, zirkulär verflochtene Verbindungen: So bedeutet z. B. das „Placebo-Phänomen" (Uexküll 1996), dass Zeichenprozesse auf der psychosozialen Beziehungsebene Zeichenprozesse auf der Ebene der Organe und Zellen (z. B. Zellen des kardiologischen Reizleitungssystems) beeinflussen können.

Wenn unsere medikamentöse Intervention (Wechsel von Verapamil auf Sotalol) aufgrund der EKG-Kontrollen und des klinischen Verlaufs sich für Herrn A. gegenüber der bisherigen Medikation vorteilhaft auswirkte, so bleibt deshalb auch zu bedenken, dass hier keine mechanisch erfolgreiche Intervention wirksam war. Metaphorisch betrachtet, ist das neue Medikament auch in einen neuen „Beziehungsfaden" eingewickelt, der die pharmakologische Wirkung mit gestaltet.

## 12.3.3 Phase III:
## Schritte zu mehr Autonomie

Der Arzt oder Therapeut als mächtiges Objekt, als idealisierter Helfer – diese gängige Berufsrollen-Stereotypie bedeutet immer auch die Gefahr einer Beziehungsfalle (häufige Form einer „Toxikologie der Droge Arzt"). Im stationären therapeutischen Setting muss daher versucht werden, die Beziehungen des Patienten auf den vielfältigen System-Ebenen anzureichern und anzuregen, sodass neben der tragfähigen Arzt-Patienten-Beziehung ein offenerer kommunikativer Austausch des Patienten mit seinem Körper, seinen eigenen Phantasien, mit anderen Therapeuten, Mitpatienten und den Familienangehörigen (multi-dimensionales Beziehungsfeld der Klinik) gefördert wird (Entwurf einer neuen Passungsstruktur).

Dazu ist es nötig, all diese Beziehungserfahrungen gemeinsam zu reflektieren, um so das Selbsthilfepotenzial des Patienten zu fördern und eine Ablösung aus der therapeutischen Beziehung zu ermöglichen.[2]

In unserer Kasuistik nahm Herr A. intensiv an Bewegungstherapie und Krankengymnastik teil und wurde hier zunehmend belastbarer und sicherer. Gleichzeitig erlernte er das Autogene Training.

Dabei gelang es ihm, zumindest zeitweise körperliches Wohlbefinden zu erleben – eine kontrastierende Erfahrung bei seinem sonst überwiegend negativ besetzten Körper-Selbst.

In der Gestaltungstherapie, die er erst spät im Behandlungsverlauf begann, nahm Herr A. an einer Mal-Gruppe teil. Seine Erfahrung bei diesen drei Therapiesitzungen spiegeln drei Phasen des Gesamtprozesses: In der **ersten Stunde** fühlt sich Herr A. zunächst von den verschiedenen Materialien überfordert, er wählt schließlich

Buntstifte und stellt einen Torbogen dar, dahinter liegt die Klinik, durch ein stabiles Geländer repräsentiert. In der **zweiten Stunde** wählt er Wachsmalstifte und stellt durch einander kreuzende Linien unterschiedlich bunte Flächen dar, die sein bisheriges Leben repräsentieren. In der **letzten Stunde** wählt er Wasserfarben, d. h. es gelingt ihm, besser loszulassen, mehr dem Zufall zu überlassen. Er gestaltet eine Struktur aus Punkten und Linien, die von ihm als sicherndes Netz gedeutet werden, bei dem jedoch die fehlende Verankerung auffällt.

Am Ende des Aufenthaltes fühlt sich der Patient zum ersten Mal ohne Rhythmusstörung bzw. Herzsensationen unwohl und spürt einen inneren Zusammenhang mit dem Abschiednehmen.

Zeichentheoretisch betrachtet, ist ansatzweise wieder ein freieres Oszillieren zwischen ikonischer und symbolischer Zeichenklasse möglich.

Zum Abschied schenkt er den Therapeuten ein Gedicht, in dem zwischen den Zeilen noch einmal die große Selbstwertkrise aufleuchtet, die mit der Berentung verbunden war.

Kurz danach wurde seine koronare Herzkrankheit symptomatisch: „Bei einem Grufti ist das schwierig/weil dessen Denken nicht sehr rührig". (Die Beziehungsstruktur außerhalb der Familie hatte als pathologische Kompromissfunktion gedient: Selbst-Ersatz durch Leistung in einer Budget-Abteilung.) Und als Ausdruck des gekränkten Körper-Selbst heißt es in dem Gedicht: „Kondition war hier derweil/gefordert von der ‚alten Pumpe',/sonst tituliert als ein ‚Gelumpe'!"

In der Phase der inneren Ablösung von den Therapeuten spielte die Medikamentenumstellung, also der Wechsel vom Antiarrhythmikum Verapamil auf Sotalol, eine nicht zu unterschätzende Rolle: Das Absetzen der Verapamil-Medikation und die Gabe des neuen Medikamentes, das im Sinne eines „Übergangsobjektes" vom Patienten mit viel Vertrauen und Idealisierung ausgestattet wurde („neu gestylt mit Sotalol"), war eine große Prüfung der Verlässlichkeit der neuen Beziehung und ermöglichte somit auch ein Stück innere Ablösung von den Therapeuten.

Optimistisch betrachtet, trug der stationäre Aufenthalt in der psychosomatischen Rehabili-

---

2 Diese Entwicklungsschritte fordern auch Autonomie aufseiten des Arztes – zum einen ökonomisch, denn der Arzt verdient ja am chronischen Leiden seiner Patienten, zum anderen psychisch, denn Autonomie und Integrität sind die Voraussetzungen, um sich nicht unbewusst am Leiden seiner Patienten stabilisieren zu müssen.

tationsklinik mit zu einer allmählichen Veränderung des alten „Passungsgefüges" bei – im Sinne des Aufbaus neuer Passungsmöglichkeiten in veränderten Umgebungsbedingungen. Die zentrale Lebensaktivität von Herrn A. („für eine sichere Umwelt zu sorgen"), dieses zentrale Passungsmuster bleibt zwar bestehen, der basale, jetzt veränderte Lebens-Kode ermöglicht nun aber neue Beziehungswirklichkeiten: Das Gefühl, von anderen Personen ohne Vorbedingungen emotional unterstützt zu werden und ihnen vertrauen zu können, mindert die eigenen Selbstwertzweifel und somit die Tendenz, durch Autarkie, Kontrolle über seine Umwelt und Selbstbestätigung durch „kompensatorisches Leistungsverhalten" zu erlangen.

Retrospektiv schildert Herr A. seine Entwicklungsschritte während des stationären Aufenthaltes in einem Abschiedsgedicht, aus dem wir einen Teil wörtlich zitieren möchten:

**Das Glotterbad**
*Ich kam hierher, war völlig down,*
*hatte mich im Gartenzaun*
*verfangen wie ein junges Reh.*
*Gewiss – so ein Vergleich tut weh!*

*Es war mir aber trotzdem so –*
*ich war ganz schlicht gesagt k.o.*
*Da klammert man sich alleweil*
*an einen Strohhalm, hofft auf Heil.*

*So ging ich also „konsultieren",*
*ließ mich in ein Zimmer führen,*
*zu einer Ärztin namens S.*
*und obwohl sie ziemlich jünger*
*fasste ich sofort Vertrauen:*
*Sie begann mich aufzubauen!*
*Bei einem Grufti ist das schwierig,*
*weil dessen Denken nicht sehr rührig*
*und er ja meistens besser weiß,*
*was gut, was schädlich für den Greis.*

*Sie werden es jedoch kaum glauben:*
*Statt der bewährten „Daumenschrauben"*
*hat sie zunächst Depression*
*abgebaut, mit feinem Ton*
*und es dauerte nicht lang,*
*da war mir plötzlich nicht mehr bang,*

*auf diesem LVA-Gewann,*
*mit seinem Team, ob Frau ob Mann.*

*Von der gewohnten Medizin*
*strich sie einiges, ganz kühn,*
*was man gewohnt zu schlucken war –*
*auch das hat man kapiert, nicht wahr?*

*Trotzdem sage ich ganz ehrlich,*
*der Weg zum Carlsbau war beschwerlich,*
*außerdem nicht kurz, doch steil.*
*Kondition war hier derweil*
*gefordert von der alten „Pumpe",*
*sonst tituliert als „ein Gelumpe"!*

## 12.3.4 Katamnese (Wie sieht das neue Passungsgefüge des Patienten aus?)

Ende Januar 1994 – fast zwei Jahre nach dem Aufenthalt in unserer Klinik – erreicht uns ein Brief des Patienten, der auch von seiner Frau unterschrieben ist: Herr A. berichtet von neuen Großelternpflichten im vergangenen Jahr, nachdem sein Sohn von seiner Frau verlassen worden war und plötzlich mit neunjährigen Drillingen alleine dastand. Er schildert seine Helferaktivitäten auch auf anderen gemeinnützigen Ebenen: in der Kirchengemeinde, „im Schriftverkehr mit Kranken und alten Leuten". Gesundheitlich fühlt er sich seit dem letzten Aufenthalt in unserer Klinik deutlich besser: Er schildert einen starken Rückgang der Herzrhythmusstörungen.

Klinikaufenthalte und notfallmäßige Ambulanzkontakte fanden seither nicht mehr statt; er leidet derzeit vor allem unter seiner Harninkontinenz und seinem „quälenden Zervikalsyndrom": „Manchmal bleiben kurze depressive Phasen nicht aus – manchmal dringt Lebensoptimismus durch und behält die Oberhand."

Herr A. ist aktiv in einen Prozess der Lebens-Neuorientierung eingetreten und hat begonnen, vielfältige neue Beziehungsfäden zu seiner Umgebung zu spinnen. Neue Formen der Bewältigung seines chronischen Leidens erschließen sich ihm zwischen „Lebensoptimismus" und Depressivität.

In seinem Brief entschuldigte er sich mehrfach dafür, dass er sich seit ca. einem Jahr nicht mehr an uns als seine früheren Therapeuten gewandt hatte – möglicherweise ein Ausdruck einer gewissen „Trennungs-Scham" oder ein tiefer, unbewusster Ausdruck für die bei diesem Schritt in ein autonomes Leben seitens des Patienten auftauchenden ambivalenten Gefühle.

Auch aufseiten der Ärzte wurden die Schwierigkeiten, Patienten „innerlich wieder loszulassen", Vertrauen in deren eigenes Selbsthilfepotenzial aufzubauen, bisher wenig öffentlich thematisiert.

# 12.4 Zusammenfassung

Autonomie und Autarkie sind zwei grundlegende Modi von Wirklichkeitskonstruktionen, die sowohl für die individuelle Wirklichkeit von Arzt und Patient als auch für die Krankheits- und Therapie-Modelle der Medizin bedeutsam sind.

Entwicklungspsychologische, lebensgeschichtliche und gesellschaftliche Einflüsse sind für die Ausprägung und Gewichtung beider Wirklichkeitskonstruktionen bedeutsam.

**Autarkie** wurde als Konstrukt verstanden, die Beziehung zur Umwelt im Sinne eines „Mechanismus" zu begreifen und zu gestalten, dessen Gesetzmäßigkeiten es zu kontrollieren und zu beherrschen gilt; diese Wirklichkeitskonstruktion ist eng mit dem Mythos von Sicherheit und Unsterblichkeit verbunden.

Ein so konstelliertes Passungsgefüge zwischen Subjekt und Umwelt zeichnet sich nachteilig durch eine tendenziell ständige Überforderung und geringes Veränderungspotenzial bei sich ständig wandelnden Umweltaspekten aus. Der Versuch, Krisen im Sinne notwendiger „Übergangsphasen" zu vermeiden, wird zum langfristigen Lebens- und Gesundheitsproblem.

Ein medizinisches Handlungsmodell, das einseitig Krankheitssymptome als im Körper verborgene pathogene Ursachen begreift, die es möglichst biomechanisch zu beseitigen gilt, verstärkt mittel- und langfristig diesen Chronifizierungsprozess.

Umgekehrt beruht **Autonomie** in unserem Modell auf dem Erlebnis einer lebendigen Passung zwischen Subjekt und Umwelt durch den ständigen Austausch geeigneter Leistungen und passenden Gegenleistungen der Umwelt. Im sozialen Beziehungsgefüge bedeutet es die Notwendigkeit zu permanenter kommunikativer Abstimmung, um gemeinsame Wirklichkeiten entstehen zu lassen. Die prinzipielle Ergänzungsbedürftigkeit der eigenen Lebenskräfte zwingt zu permanenter Selbst-Organisation, zu Respekt und ethischem Ausgleich gegenüber und zwischen Beziehungspartnern, aber auch gegenüber allen relevanten Umweltressourcen. Sie bedeutet die Anerkennung der Endlichkeit und den Verzicht auf gezielte Instruierbarkeit und prinzipielle Kontrollierbarkeit des Gegenüber. Bezogen auf die Arzt-Patienten-Beziehung, bedeutet dieses Modell die Notwendigkeit zu einem immer wieder neuen und komplexen kommunikativen Abstimmungsprozess, um jenseits der individuellen und professionellen Wirklichkeitskonstruktion von Arzt und Patient gemeinsame Wirklichkeiten entstehen zu lassen – mit der Chance, einen Zirkel der Veränderung anzustoßen und gemeinsame Auswege aus Patientenkarrieren und Chronifizierungsprozessen zu finden.

**Der Autonomie- und Autarkie-Modus** sind dabei keine sich ausschließenden Alternativen. Wie für alle Wirklichkeitskonstruktionen geht es nicht um die Unterscheidung von „wahr oder falsch", sondern um deren Zieldienlichkeit in unterschiedlichen Lebens- und Behandlungskontexten.

**Trivialisierungen** (z.B. das Modell des menschlichen Körpers als „Maschine" mit klaren räumlichen Grenzen und biomechanischen Zusammenhängen als Modell für gezielte und erfolgreiche operative Interventionen) sind für eine moderne Medizin unabdingbar.

Auch in unserem persönlichen Leben und Erleben sind beide Wirklichkeitskonstruktionen im Sinne eines „So-tun-als-ob" notwendig. Trivialisierung bedeutet dabei z.B., Umgebung für unsere Willkürmotorik in Passung zu bringen bzw. in linearkausaler Richtung unserer Einflussmöglichkeit zu unterwerfen (Autarkie-Modus). Autonomie bedeutet hingegen die Ergänzungsbedürftigkeit all unserer Leistungen durch kommunikative Abstimmung mit anderen lebenden Systemen – mit der Chance kreativer Anregungen für den Prozess der Selbstorganisation (durch Assimilation und Akkommodation) und dem permanenten Risiko, dass dieses Bemühen, gemeinsame Wirklichkeiten zu konstituieren, misslingen kann:

*„Gesehen im Kontext evolutionärer Errungenschaften, muss kommunikativer Erfolg als zunächst äußerst unwahrscheinlich gelten."* (Luhmann 1984)

# 13 Über die Rehabilitation von Psychosepatienten – ein biosemiotisches Behandlungsmodell

Michael Schütz, Reinhard Plassmann

## 13.1 Einleitung

Als wir vor acht Jahren mit Beginn der klinischen Arbeit auch schizophrene Patienten aufgenommen haben, hatten wir zunächst Bedenken: Wie wird das Miteinander sein zwischen verschiedenen Patientengruppen, z.B. zwischen psychosomatischen und onkologischen Patienten, würden diese Gruppen zueinander passen? Würde es zu Ausgrenzungserscheinungen kommen?

Wir haben uns die Frage gestellt, ob die Binnenstruktur der Klinik geeignet sein wird, allfällige Krisen adäquat zu lösen.

Man könnte – bereits in der Sprache der Integrierten Medizin – fragen: Wird grundsätzlich eine Passung zwischen schizophrenen Patienten und der Klinik- und Mitpatientenumwelt möglich sein?

Wir haben deshalb das Projekt „Psychosenrehabilitation" von Beginn an beforscht (Schütz 1997; Schütz et al. 1998), wodurch unsere Bedenken dann nachhaltig zerstreut werden konnten.

## 13.2 Der Begriff der Passungsstörung

Als zentralen Bestandteil unserer psychosomatischen Arbeit haben wir das Passungsmodell der Integrierten Medizin gewählt (Plassmann 1998) und auf psychiatrische Patienten angewendet. In diesem Modell Thure von Uexkülls (Uexküll 1991; Uexküll u. Wesiack 1996) wird der Mensch als Individuum in einer Umwelt gesehen, wobei die Beziehung im Bild des Situationskreises beschrieben wird. Dabei wird von folgenden Grundannahmen ausgegangen:

Die **erste Grundannahme** lautet: Der Mensch funktioniert nicht wie eine triviale Maschine, ein Ausdruck Heinz von Foersters (1995). Ein wie auch immer gearteter Input, also ein aus der Umwelt oder Umgebung kommender Einfluss führt nicht zu einer immer präzise vorhersehbaren Änderung im System Mensch. Für den klinischen Alltag heißt das ganz konkret, dass die Veränderung der Umgebung, z.B. die Aufnahme in die Klinik, in ihrer Wirkung auf den Patienten nicht vorhersehbar ist: weder in die eine (heilsame) noch in die andere (schädigende) Richtung. Der Ausgang ist vielmehr offen, da der Patient als geschlossenes lebendiges System funktioniert – wie eine nicht-triviale Maschine. Der Umgebungswechsel des Patienten von zu Hause oder aus der Akutklinik in die Reha-Klinik bedarf deshalb sorgfältiger Beobachtung, da spätestens hier die Passungsarbeit zwischen Patient und Klinik beginnt. Dies gilt allgemein und auch für schizophrene Patienten.

Den Passungsvorgang und die Passungsarbeit verstehen wir als zweiseitig. Nicht nur die Klinik, sondern auch der Patient versucht, Einfluss zu nehmen und die neue Situation zu einer passenden, heilungsfördernden Umwelt zu machen.

Hierzu ist es erforderlich – und damit kommen wir zur **zweiten Grundannahme** des Passungsmodells –, dass sich der Patient die Zeichen seiner Umgebung merkt und sie interpretiert. Aus dieser Konstellation des Merkens und Deutens konstruiert der Patient zunächst einmal seine neue Umwelt, er interpretiert die einfließenden Daten und entwirft ein inneres Bild, ein Konstrukt von Wirklichkeit (s. z.B. Emrich 1990; 1998).

Das Konstruieren von Wirklichkeit ist wiederum ein wechselseitiger Vorgang. Auch der Arzt, der Therapeut, wird seinerseits ein Realitätskonstrukt vom Patienten entwerfen. Solange es dabei nicht zu einer Begegnung käme, bliebe der Prozess der beginnenden Passungsarbeit steril. In der Begegnung werden sich diese beiden Konstrukte treffen müssen. Die gemeinsame Wirklichkeit entsteht in der Kommunikation, im Dialog.

Wie störungsanfällig dieser Prozess bereits im normalpsychologischen oder ärztlichen Alltag sein kann, ist uns allen vertraut. Luhmann (1981; 1984) spricht davon, dass kommunikativer Erfolg als „zunächst äußerst unwahrscheinlich gelten" muss.

Noch größer sind die Kommunikationsschwierigkeiten bei schizophrenen Patienten, bei denen es z. B. zu schizophasischen Wortneubildungen kommt, die den intersubjektiven Sprachraum des gemeinsam Gemeinten, der geteilten Denotation – von der Konnotation ganz zu schweigen – verlassen haben. In diesem Zustand scheint nicht einmal mehr eine Verständigung in der gleichen Sprache möglich. Dies führt zur heillosen babylonischen Verwirrung, zur Verrücktheit.

Solche Störungen nennen wir Passungsstörungen, die sich in der Arzt-Patient-Beziehung oder auch in der Beziehung zwischen Patient und Klinik ereignen. Der Situationskreis ist gestört, die Beziehung ist nicht passend, es kommt zur Symptombildung.

Unsere **dritte Grundannahme** ist deshalb: Die Symptome der Schizophrenen sind krankhafte Versuche, eine unerträgliche Passungsstörung zu kompensieren.

Hiermit verlassen wir alle Modelle von Ein-Personen-Psychologie oder Psychopathologie, wie z. B. im Modell der Transmitterstörung und verstehen Symptome zunächst einmal als Zeichen des Patienten, die auf eine Passungsstörung verweisen. Diese Zeichen gilt es zu dechiffrieren und die Passungsstörung zu diagnostizieren und zu lokalisieren, beginnend mit der eigenen Beziehung zum Patienten. Dem Patienten gelingt dies ohne fremde Hilfe nicht mehr, die Symptome sind der Versuch des Patienten, auf seine Umgebung gestaltend einzuwirken, um eine zumindest notdürftige Passung herzustellen.

# 13.3 Kasuistik

Ein Patient von ca. 25 Jahren mit chronisch-produktiver Symptomatik berichtet uns in der Morgenvisite, einer Art Stationsrunde, dass er sich recht wohl fühle, er habe lediglich am Vorabend schlecht einschlafen können und es erst mit der Zusatzmedikation geschafft, es gebe weiter nichts zu bereden. In der anschließenden Visitennachbesprechung zwischen mir als Oberarzt, der Therapeutin und der Krankenschwester klärt sich die Situation vom Vortag nicht auf, sodass ich ein zusätzliches Gespräch mit Herrn G. vereinbare. In der Gegenübertragung stand also eine Irritation, eine Verwirrung im Vordergrund, der Wunsch, die Situation zu klären. Wir werden später noch diskutieren, woraus diese bestanden haben kann.

Im Einzelgespräch berichtet Herr G. dann umständlich von seiner oft sehr bizarren Symptomatologie, mit der er sich jedoch mittlerweile gut eingerichtet hat. Er hat sich daran gewöhnt, dass Tiere und Gegenstände mit ihm reden, dass er einen Bundeskanzler in sich hat, all das sei für ihn kein Problem. Hier in der Klinik unter den anderen Patienten fühle er sich so weit auch ganz gut, nutze die Gelegenheit zur Kontakt- und Partnersuche. Die gelegentlichen Unruhezustände träten ja auch zu Hause auf. Es sei dann so, dass seine Stimmen, Männerstimmen, ihn beschimpften oder seinen Tod voraussagten, so wie gestern Abend, das sei dann eigentlich das Beunruhigende. Beim folgenden Versuch, das Entstehen dieser Minikrise, die wir als Passungsstörung verstehen, zu rekapitulieren, zeichnet sich folgendes Bild ab:

Herr G. hatte im Verlauf des Aufenthaltes eine platonische Beziehung zu einer Mitpatientin geknüpft, in seinen Worten „nichts Ernstes, nichts auf Dauer". Die Mitpatientin wird in Kürze abreisen. Sie hatte ihm am Vorabend zu verstehen gegeben, dies sei der letzte gemeinsame Abend, aber, so hatte sie angedeutet, nachlaufen würde sie ihm deshalb nicht. Der Patient hat hieraus, wahrscheinlich zu Recht, eine sexuelle Aufforderung herausgehört.

Er habe sich dann auf sein Zimmer zurückgezogen, die Spannung und Unruhe habe danach begonnen, die Halluzinationen hätten etwas Quälendes bekommen. Bilder von Tod und Zerstörung seien aufgekommen. Er wolle ja mit dieser Frau gar keine Beziehung, er habe gemerkt, dass sie nicht die Richtige für ihn sei, sie habe das mit dem Kanzler z. B. überhaupt nicht verkraftet, das sei für ihn ein deutliches Zeichen gewesen. Der Patient enspannte sich hier etwas, lehnte sich in seinem Stuhl zurück. Auch ich fühlte mich entspannter und hatte das Gefühl, dem Patienten verstehend näher gekommen zu sein.

An dieser Stelle des Gespräches, nach kurzem Schweigen, fragt er mich, was ich ihm empfehlen würde, wenn er das Gefühl habe, ein Fernseher sauge seine Energien ab. Ich war verwirrt und musste einen Moment nachdenken, überlegte dann, ob er vielleicht mich meint, und sagte: „Ich glaube, ich würde den Fernseher abschalten." Der Patient lächelte und verließ den Raum.

Ich verstehe diese mir zunächst fremd und verrückt wirkende Frage als Übertragungsmetapher und als Wunsch, das Gespräch mit mir zu beenden, weil es begann, ihn sehr anzustrengen, ihm die Energie zu nehmen. Mehr Nähe, mehr gemeinsame Wirklichkeit kann Herr G. zum jetzigen Zeitpunkt nicht ertragen. Die Erfahrung von zu viel Nähe zur Mitpatientin wiederholte sich im therapeutischen Dialog auf der Übertragungsebene. Das Näheangebot dieser Mitpatientin hat Herrn G. offensichtlich zutiefst erschreckt und Todeshalluzinationen ausgelöst, die seine Todesangst vor dieser verschmelzenden Intimität ausdrücken.

Sein Fernseher-Gleichnis ist konkretistisch. Es spiegelt vielleicht auch eine frühe Beziehungserfahrung wider, es könnte sich um eine Mutter gehandelt haben, die seine Distanzbedürfnisse ignoriert oder nicht wahrgenommen hat und immer weiterredet. So bleibt Herrn G. nur eine Notpassung auf dem schmalen Grat der Verrücktheit, die es ihm ermöglicht, eine für ihn erträglichere Regulation von Nähe und Distanz herzustellen. Mit seiner verrückten Frage gelingt es ihm, die Nähe auch in der Beziehung zu mir zu begrenzen.

# 13.4 Ein biosemiotisches Modell psychotischer Erkrankungen

Sieht man Psychosen als Ausdruck psychischer Defekte, dann stellt sich die Frage nach der Bedeutung der auftretenden Symptome nicht, da die Symptome lediglich als sinnlose Epiphänomene angesehen werden. Betrachtet man Psychosen aber als Versuch, schwere Passungsstörungen zu kompensieren, so benötigen wir zunächst ein Modell für Kommunikation. Wir legen dabei die Zeichentheorie zugrunde, um gelingende und pathologische Kommunikation zu beschreiben (s. z. B. Uexküll 1999; Nöth 2000).

Einer der geistigen Väter der Zeichentheorie oder Semiotik ist Charles Sanders Peirce (1839–1914; s. hierzu auch Kap. 1). Er war weder Arzt noch Psychiater, sondern Philosoph.

Er unterteilt die Inhalte der Wahrnehmung in drei so genannte Universalkategorien, die er Erstheit, Zweitheit und Drittheit nennt. Ihre wesentlichen Elemente sind die ikonischen, indexikalischen und symbolischen Zeichen.

**Ikonische Zeichen** bilden die Ebene von basalen körperbezogenen Erfahrungen, für die wenig sprachliche Mittel zur Verfügung stehen, die Wahrnehmung von heftigen Affekten, Trieben, Hunger, Durst, Schmerz, Lust. Was Spitz die coenästhetische Wahrnehmung genannt hat, hat hier am ehesten seinen Platz. Peirce schreibt hierzu:

*„Um ein Beispiel für Erstheit zu erhalten, schaue man auf etwas Rotes. Diese Röte ist eindeutig, was sie ist. Ein Kontrast mag unser Bewußtsein*

*von ihr verstärken, aber die Röte ist nicht relativ zu irgend etwas anderem, sie ist absolut und eindeutig."* (Peirce 1993)

Beziehung ist auf dieser Ebene gemeinsames Fühlen, geteilte Wahrnehmung, Mit-Gefühl.

Mit Verweis auf den frühen Zeitabschnitt unserer Lebensentwicklung, in dem diese Wahrnehmungen von besonderer Bedeutung sind, vermerkt Balint (1955), dass entscheidende Erfahrungsbereiche in theoretischen Ansätzen und Fachbegriffen nicht mit bedacht und mit einbezogen werden:

*„Solche Bereiche wären unter anderen: Wärmegefühl, rhythmische Geräusche und Bewegungen, gedämpftes, undefinierbares Summen, die unwiderstehlichen und überwältigenden Wirkungen von Geschmack und Geruch, nahem Körperkontakt, taktiler und durch Muskeln ausgelöste Empfindungen besonders in den Händen und die unleugbare Kraft jedes einzelnen und aller dieser Sinneseindrücke als verursachende und lindernde Aspekte von Angst und Verdachtgefühlen, glückseliger Zufriedenheit und furchtbarer, verzweifelter Einsamkeit."* (Balint 1955, zit. nach Ogden 1995)

Als Thure von Uexküll diese Stelle in einer Arbeitsgruppe vortrug, sagte er nachdenklich: „Das geht aber unter die Haut." Genau so ist es.

Unserem exemplarischen Patienten gingen die Erfahrungen körperlicher Nähe, von Berührung und sexueller Erregung unter die Haut.

Die zweite Ebene nach Peirce ist die der **Indexikalität**. Die indexikalischen Zeichen stellen Verbindungen her, sie verweisen auf etwas, sie enthalten Vorstellungen über Ursache und Wirkung, so wie Rauch auf Feuer verweist. In der subjektiven Sicht geht es um die Erfahrung der Einflussnahme, der Herstellung von Kausalitätszusammenhängen, um die Entwicklung einer sensorisch-motorischen Kompetenz und um die Erfahrung von Zeitlichkeit und Perspektivität. Bei der Anstrengung, die wir aufbringen müssen, wenn wir z. B. eine klemmende geschlossene Tür öffnen, spüren wir den Widerstand, der sich dieser Anstrengung entgegensetzt, der die Anstren-

gung nötig macht (Peirce 1993). Wir erfahren, wie sich unsere Anstrengung im Zusammenhang mit diesem Widerstand ergibt – „ohne Widerstand keine Anstrengung", wie Peirce formuliert (ebd.).

Bei unserem Patienten ist das Gleichnis vom Fernseher ein solches Zeichen. Der Fernseher verursacht etwas auf eine mechanisch-technisch gedachte Weise. Es fällt hier schon auf, dass dieses Bild für einen Gefühlsaspekt in der Beziehung zum Arzt verwendet wird, den der Patient anscheinend anders nicht ausdrücken kann. Das indexikalische Zeichen ist in diesem Fall um seinen ikonischen Gehalt verarmt.

Auf der **symbolischen Ebene**, der sprachlichen Ebene also, tritt der abstrakt-logische Bereich in den Vordergrund, ein starker Affekt wird nun z. B. nicht mehr nur gestisch, was ein überwiegend indexikalisches Zeichen wäre, sondern auch verbal und dabei mit reduzierter Gestik mitgeteilt, er ist abstrahiert worden. Das Wort enthält, abgelöst vom Konkreten, die allgemeine Vorstellung, das Gesetz, wie Peirce sagt. Hier setzt sich die Bildung innerer Repräsentanzen fort, die es erst ermöglichen, die Geschichte der eigenen Existenz zu entwickeln, ein Narrativ der eigenen Existenz zu entwerfen, Sinnzusammenhänge herzustellen.

Unser Patient verwendet natürlich auch Sprachsymbole, es fällt ihm sogar auffällig leicht, Sprache für seine Verfassung zu finden. Er sagt beispielsweise in der Visite, es gehe ihm gut; nur löst dieser Satz, und dies wollen wir festhalten, im Hörer keine Beruhigung, sondern Sorge und Verwirrung aus. Etwas stimmt nicht. Ist möglicherweise auch dieses Zeichen verarmt um die angeblich problemlosen Bereiche von Gefühl und Kausalzusammenhang? Wir werden darauf zurückkommen.

Wichtig ist, festzuhalten, dass es sich bei diesen Unterscheidungen der drei Ebenen um eine Idealtypisierung handelt. Sie treten unter realen Bedingungen und beim Gesunden nie voneinander getrennt auf. In jedem Kommunikationsprozess sind alle drei Kategorien in verschiedenem Mischungsverhältnis enthalten, nur ist natürlich in einer Liebeserklärung der ikonische Anteil größer als in der Auskunft eines Schalterbeamten nach der Abfahrtzeit des Zuges.

Gesundheit ist nun die gelingende Integration von Zeichen auf verschiedenen Ebenen. Für eine gelingende Integration muss ein Oszillieren zwischen den drei Zeichen-Ebenen prinzipiell möglich sein. Das heißt: Die integrierende Instanz (vielleicht der Zensor in Emrichs Sinn) muss die Freiheit haben, mehrere Ebenen oder Perspektiven durchzuspielen und sie miteinander zu verknüpfen. Diese Instanz, der Zensor, würde somit den Interpretanten auswählen, der für die Bedeutungserteilung bestimmend ist.

Der Gesunde versteht einen Satz wie „Ich habe Schmetterlinge im Bauch" als Metapher für einen Verliebtheitsaffekt mit all seinen Konnotationen, als Ausdruck einer ikonischen Qualität. Gleichzeitig wird ein Zusammenhang hergestellt zwischen der Verliebtheit, einem Partner und eben diesem Körpergefühl. Dies wäre das indexikalische Moment. Drittens kann man auf der symbolischen Ebene die Schmetterlingsmetapher auch als Fruchtbarkeitssymbol deuten. In diesem Fall wäre die Verliebtheit der bedeutungserteilende Interpretant, der auf ikonischer Ebene Schmetterlingsgefühle erzeugt, die indexikalisch den Geliebten bezeichnen und sich symbolisch mit dem Fruchtbarkeitssymbol verbinden.

Es wären also alle drei Ebenen integriert, sodass ein solcher Satz in seiner metaphorischen Bedeutung erfasst und verstanden werden kann und so Teil einer gemeinsamen Wirklichkeit wird.

Aus unserer Sicht beruht die Fähigkeit hierzu auf der Erfahrung einer **geteilten Ikonizität**, die wir in frühen Entwicklungsphasen im Kindes- und Säuglingsalter erleben. Was ist „geteilte Ikonizität"? Vielleicht erlebt ein Kind Folgendes:

Ein ängstigendes, fremdes und beunruhigendes Zeichen weicht von den bisher bekannten Erfahrungen so fundamental ab und ist so bedrohlich, dass es nicht integrierbar ist, es sei denn, es erfährt in einem psychischen Container eine abmildernde Bearbeitung und muss dann nicht länger als vernichtend und fremd angesehen werden, weil durch die Bearbeitung ein Grad an Ähnlichkeit mit bereits bekannten Erfahrungen hergestellt wird, der eine Integration in vorhandene Erfahrungsmuster möglich macht. Wenn die Erfahrung einer versagenden Realität

wie Hunger nicht zur Todesangst werden muss, weil sie von der Hoffnung auf frühere Sättigungserfahrung nach ähnlichen Hungergefühlen gemildert wird, wäre eine solche Integration gelungen. So verstanden sorgt Containing dafür, dass bedrohliche Zeichen in integrierbare, erträgliche umgewandelt werden, indem sie eine Durchmischung erfahren: Das Hungergefühl kann durch die Reaktion der Mutter z. B. mit der Erfahrung der bevorstehenden Sättigung verknüpft werden. Dies führt im Übrigen gleichzeitig die Zeitachse ein. Beruhigendes Zureden schafft erste rhythmische, sprachliche Muster. Die Mutter antizipiert die Zukunft. So kann die ikonische Erfahrung geteilt werden, sie wird mitgeteilt und erfährt eine dialogisch passende Antwort. Gelingt dies nicht, so entstehen Störungen der Bewertung, der Bedeutungserteilung, es kommt zu Störungen der Wirklichkeitskonstruktion auf ikonischer Ebene. Die ängstigende Erfahrung wird nicht abgemildert.

Wir vermuten, dass die Unfähigkeit zur geteilten Ikonizität das Resultat einer frühen Traumatisierung in genau diesem Bereich des Seelischen ist. Symptome entstehen an dem Ort, wo Traumatisierungen stattgefunden haben: Beim psychiatrischen Patienten ist die Seele das traumatisierte Organ, und es kommt in genau diesem Bereich zu Entwicklungsstörungen. Sei es durch verweigerte gemeinsame Ikonizität oder auch durch gewaltsam erzwungene, überwältigende Ikonizität.

Ich hatte einmal die Gelegenheit, im Gespräch mit einer schizophrenen Mutter deren Umgang mit ihrem 3-jährigen Sohn zu betrachten, der entspannt in seinem Spiel mit einem Auto aus dem Szeno-Kasten vertieft war. Auf meine Frage am Ende des Gespräches, ob er weiter mit dem Auto spielen wolle, riss die Mutter das Kind hoch, setzte es auf ihren Schoß, ohne ihm Gelegenheit zum Sprechen zu geben, und sagte, er brauche unser Auto nicht. In dem Jungen ging eine erschreckende Veränderung vor: Er wurde völlig blass, apathisch, der Muskeltonus erschlaffte, er schloss die Augen, als ob er schlafe. Hier hatte eine Überwältigung stattgefunden, auf die der Junge mit einer Art Totstell-Reflex reagierte.

Vielleicht stellt dies das Grundmuster der Katatonie dar: Traumatische ikonische Erfahrungen durch Überwältigung oder Isolierung werden beantwortet mit Nicht-Fühlen, Nicht-Bewegen, Nicht-Sprechen.

In der Sprache Winnicotts (1965) hat ein ausreichend gutes mütterliches Objekt nicht zur Verfügung gestanden, sodass diese heftigen emotionalen Bewegungen nicht im Schutz einer bergenden Hülle (Bion 1962) integrierend bearbeitet werden konnten. In den Beziehungen dieser Patienten zu ihren Primärobjekten ist eine basale gemeinsame Erfahrung von geteilter Ikonizität, die Säuglingsforscher sprechen hier von „coaktiver Kommunikation" (Köhler 1990) und von einer „holding function" (Winnicott 1965), nicht oder nur zu gering vorhanden gewesen.

Eine Integration dieser Affekte, dieser ikonischen Zeichen, gelingt also nicht, die vernichtenden Erfahrungen können nicht zu erträglichen oder indexikalisch handhabbaren, ertragbaren Erfahrungen umgewandelt werden, sie können erst recht nicht symbolisch, verbal mitgeteilt werden. Worte bleiben deshalb leblos.

Dass dabei organische Dispositionen bahnend sein können, beobachten wir häufiger. Allerdings belegen Ergebnisse der Zwillingsforschung von nicht erkrankenden Zwillingen in behüteten Familien die Bedeutung dieser basalen Grunderfahrungen (z.B. Tienari et al. 1985). Gleiches gilt für Ergebnisse der so genannten Expressed Emotions-Forschung, die man dahingehend interpretieren kann, dass das Rückfallrisiko für Patienten dann erhöht ist, wenn die emotionale Begegnung einen überwältigenden, einen destruktiven Charakter in der Familie annimmt, sodass Ikonisches fremd wird (Leff u. Vaughn 1985).

Der Begriff des Verlustes der natürlichen Selbstverständlichkeit, wie ihn Blankenburg (1971) beschreibt, bezeichnet dieses Fremdwerden des Vertrauten, diese Desintegration ebenso wie Conrads (1958) Trema-Begriff für die beginnende Schizophrenie. Wir denken, dass auch das so genannte Präcox-Gefühl als Gegenübertragungsaffekt (Rümke 1967) auf dieses Phänomen der verlorenen ikonischen Gemeinsamkeit zurückgeführt werden kann.

Die Komplexität des Wirklichkeit generierenden Geschehens ist unumstritten, hieraus resul-

tiert auch ihre Störanfälligkeit, wie jeder Mensch in hypnoiden Zuständen, Trancezuständen, im Schlaf oder im Traum am eigenen Leib erfahren kann. Auch die Kunst kann ein solcher Raum sein. Aus diesen Räumen gibt es jedoch in der Regel Rückwege in gemeinsame Welten, die Oszillationen zwischen den Zeichen-Ebenen und unterschiedlichen Deutungsvarianten bleibt erhalten, die Perspektive ist nicht eingeengt. Der Übergang zum Gesunden ist fließend.

Ein surrealistisches Bild wird eben immer noch als Bild, als Kunstwerk verstanden, selbst wenn der Betrachter von ihm ganz real ikonisch angerührt, berührt wird. Für den schizophrenen Patienten kann das Bild jedoch unfühlbar werden, verliert dann seinen lebendigen Charakter als Zeichen, wird zum Ding, wir nennen das Konkretismus.

---

So schilderte mir Herr G., dass in den Farben Rot und Schwarz gemalte Bilder mit wilden Pferden (seinen Lieblingstieren und Symbole triebhafter Aggressivität und Sexualität) in Spannungssituationen für ihn einen ungemein bedrohlichen Charakter bekämen. Seine Stimmen würden ihm dann sagen, diese Bilder seien die Hölle, sodass er sie sofort zerstören müsse, um nicht von ihnen zerstört zu werden – ein eindrucksvolles Beispiel dafür, wie ein unerträgliches Ikon einer Not-Indexikalisierung und damit Konkretisierung unterworfen wird, die das Ikon durch einen im wahrsten Sinne des Wortes ikonoklastischen Prozess zerstören.

---

# 13.5 Psychopathologische Symptome im biosemiotischen Modell der Schizophrenie

Durch eine **Wahnentwicklung** oder eine **Halluzination** kann eine notdürftige neue Ordnung entstehen, eine erträglichere Situation hergestellt werden, die das Ziel hat, durch Verdinglichung eine handhabbare Situation herbeizuführen. Wir nennen das Not-Indexikalisierung. Der Patient erlebt für ihn fremde, unähnliche, nicht integrierbare Zeichen, die vermutlich auf einem überwiegend ikonischen Niveau von basaler Affektivität und leiblicher Wahrnehmung stattfinden. Der projektive Abwehrmechanismus eines Verfolgungswahns schafft ein notdürftiges Konstrukt von Ursache und Wirkung, eigentlich fühlt sich der Patient aber von seiner Angst vor Berührung, vor Kontakt, von seiner Angst vor überwältigender Nähe verfolgt.

So auch Herr G. Als er seinen Vater mit 23 Jahren kennen lernte, von dem sich die als hartherzig beschriebene Mutter scheiden ließ, als der Patient zwei Jahre alt war, fing er an, Stimmen zu hören, männliche Stimmen berühmter Männer, die ihm sagten, dass er nicht zu diesem „herzensguten Vater" passe, dass sie nicht zusammengehörten.

Hier wiederholt sich die traumatisierende Erfahrung des Beziehungsabbruchs bzw. des Vater-Verlustes. Die hiermit verbundenen basalen Erfahrungen und Affekte von Trauer und Schmerz kann der Patient nicht fühlen. Er lässt stattdessen halluzinierte väterliche Stimmen entstehen, die ihm die Trauer ersparen und in denen er auch seinen Zorn auf den abwesenden Vater unterbringt.

Der Wahn ist aber auch Wunscherfüllung, wenn auch auf verrückte Weise. In der Wirklichkeit muss die Begegnung mit dem Vater und die damit verbundene Intimität vermieden werden. Im Wahn hat der Patient den Vater als Stimme und als inkorporierten Bundeskanzler immer in sich und bei sich. Mit dem gedachten Vater ist ein Umgang möglich, eine ikonische Gemeinsamkeit mit dem lebendigen Vater bleibt aber unerreichbar.

Auch die **Coenästhesie** enthält diese Problematik der Desintegration basaler Zeichen und ist, wie auch der Wahn, bereits als Ergebnis eines versuchten Reparaturvorganges zu verstehen: Eine basale Erfahrung, wie z. B. ein starker Lust- oder Unlustaffekt (im Fallbeispiel das Gefühl von Energieverlust), wird infolge einer frühen Traumatisierung als unerträglich erlebt, sodass die Handhabung, die Integration nicht gelingt, die ein Einbringen des Affektes in einen Dialog, in gemeinsame Wirklichkeit erst ermöglichen

würde. Körperliche Empfindungen können in der psychotischen Krise nicht mehr sprachlich verstanden und mitgeteilt werden, hier zerbricht der gemeinsame Kode. In einer Art Notoperation oder Notintegration versucht der Patient die unerträgliche Ikonizität zu bannen und die scheiternde Gemeinsamkeit zu erhalten, z. B. dadurch, dass er sie als körperliches Krankheitssymptom deutet und den Fernseher dafür kausal verantwortlich macht.

Am Beispiel der Metapher von den Schmetterlingen im Bauch hieße das Folgendes: Die Unerträglichkeit des Ikonischen, der Nähe in der Verliebtheit führt zur Desintegration. Der Symbolgehalt kann sich dann nicht mehr entwickeln, und es bliebe eine Hypertrophie der indexikalischen Ebene. Was übrig bliebe, könnte ein gewähnter Zusammenhang sein zwischen Schmetterlingen, kleinen Tieren und Körpersensationen, also Coenästhesien.

Die Flucht der Schizophrenen vor geteilter Ikonizität kann, systemtheoretisch betrachtet, nach unserer Annahme grundsätzlich in zwei Richtungen erfolgen, aufwärts oder abwärts.

Im Wahn und in der Halluzination kommt es zu einer Hypertrophie der höheren Zeichenklassen, eine Art Aufwärtseffekt, um eine traumatische Ikonizität zu verhindern. Objekte werden nicht gefühlt, sondern gedacht: In den Gedanken herrscht verrückte Freiheit, um komplizierte, wahnhafte Kausalzusammenhänge zu entwerfen, gedachte Personen dingfest erscheinen zu lassen, also zu halluzinieren. All das stellt dar, wie das Ich die Symbole verwendet hat, weil die Gefühle unerträglich waren.

Die gegenläufige, seltenere Spielart ist, wie im Beispiel des spielenden Jungen, die Katatonie: Ikonische Gemeinsamkeit wird als Vernichtung, als Tod empfunden. Die Bewältigung liegt im Abtöten aller Lebensäußerungen unter Aufbietung aller Kräfte. Was unterdrückt werden kann, sind Bewegung, Denken und Sprechen. Stattdessen kommt es zur Hypertrophie der vegetativen System-Ebene, ein Abwärtseffekt. Das Vegetative wird überstimuliert, mit dem Ziel, die Bedrohung abzuwehren, gleichzeitig die Not auszudrücken mit manchmal fatalen Folgen wie in der perniziösen Katatonie.

# 13.6 Therapeutische Konsequenzen

In Bezug auf therapeutische Konsequenzen möchten wir nicht so sehr einzelne Behandlungselemente, sondern vielmehr den zentralen Gedanken unseres Modells herausarbeiten.

Wir verstehen psychotische Krisen als Ausdruck von Passungsstörungen zwischen dem Patienten und seiner Umgebung auf einer sehr basalen, semiotisch gesprochen, ikonischen Ebene: Grundsätzliche, aber unerträgliche Erfahrungsqualitäten können nur durch Ausweichen bewältigt werden, indem auf Zeichenklassen ausgewichen wird, die nichts Ikonisches enthalten, aufwärts oder abwärts. Den Patienten fehlen die Möglichkeiten, mit ikonischen Erfahrungen umzugehen und sie in ihr Selbst- und Weltbild, in ihre Sprache und ihre Beziehungen zu integrieren. Krisen können jederzeit durch eine Aktualisierung des Affektes ausgelöst werden. Therapeutische Aufgabe ist es dann, die Passungsstörungen in gelingende Passungen zu verwandeln. Wir helfen dem Patienten, seine Umwelt, zu der wir selbst gehören, zu gestalten, sodass eine zum Patienten passende Integration aller drei Ebenen bewirkt und hergestellt werden kann.

Diese Passungsarbeit ist nun ein kontinuierlicher Prozess, d. h. sie ist in der therapeutischen Arbeit jederzeit notwendig.

Passung findet, und hier möchten wir ein weiteres wichtiges Element unseres Modells einführen, immer im Kleinen, in der konkreten Begegnung, in der, wie wir sagen, **Mikroszene** statt.

Im geschilderten Beispiel war es in der morgendlichen Visitenrunde bei uns, den Therapeuten, zu einer Irritation gekommen, als Herr G. lapidar von seiner abendlichen Zusatzmedikation sprach. Man hätte dies so stehen lassen können, erst in der Visitennachbesprechung, also in der Reflexion, wurde diese Szene noch einmal Thema und das Irritierende hieran wahrgenommen und versprachlicht. Die Irritation entstand in mir (dem Erstautor): Der gesprochene Satz alleine klang völlig geordnet, klar und sachlich, kühl und distanziert. Der Patient hatte sich beim Sprechen dabei weit in meine Richtung vorgebeugt, mich direkt angeschaut und mir damit eine Intensität vermittelt, die ganz im Gegensatz zur angeblichen Geklärtheit des Geschehens stand. Man kann vielleicht sagen, dass er mir einen Rest ikonischer Zeichenqualität vermittelt hat, den wir erst in der Teamsituation reflektierend erschließen konnten. Wir haben also die fehlende Integration verschiedener Ebenen der Wahrnehmung zunächst bei uns wahrgenommen. In dem anschließenden ausführlichen Einzelgespräch entstand ein ganzes Stück gemeinsamer Wirklichkeit: Gefühle von erotischer Intimität, Trauer und Trennung, dann Erregung, Unruhe, Angst vor zu viel Intimität, Selbsthilfe mit einem Medikament.

Gleichzeitig baute sich im Gespräch das Trauma übergroßer Nähe erneut auf, jetzt aber zwischen ihm und mir. „Was würden Sie tun, wenn Ihnen ein Fernseher die Energie raubt?", fragte er mich und beugte sich wieder vor wie in der Visite. Es war eher mein Instinkt als mein Verstand, der mich die ikonische Botschaft verstehen ließ. Hätte ich mich hier fragend immer weiter an ihn angenähert, wäre er ohne Zweifel immer verrückter geworden, bis ich schließlich abgelassen hätte, mit oder ohne Verständnis für den Vorgang.

Aus dem skizzierten Fallbeispiel lassen sich einige Charakteristika für die „Passungsarbeit im Kleinen" herausarbeiten. Wir sehen hier, wie wichtig die therapeutische Relevanz von solchen Mikroszenen ist.

In der **ersten Mikroszene** schildert der Patient sehr sachlich eine kleine Störung, die Einschlafproblematik. Er bedient sich hier des Symptoms „Einschlafstörung" scheinbar rein indexikalisch. Die Ikonizität ist in seinem an uns gerichteten Zeichen nur rudimentär enthalten, ihre Bedeutung erschließt sich erst in der Teamsituation als eine gewisse Ratlosigkeit und Irritation in unserer Wahrnehmung. Wir nehmen Desintegration wahr. Dies wird aber im Team besprechbar und führt nun zu dem Wunsch nach Klärung und Gespräch.

Es folgt die **zweite Mikroszene**, die einen Ausschnitt aus der Visitenbegegnung sozusagen vergrößert. Im Gespräch mit Herrn G. wird die Störung, das Symptom, unter die Lupe gelegt, es wird vergrößert und in Zeitlupe betrachtet, sodass sich der ikonische Anteil zeigen kann, es wird ein Hintergrund deutlich, der die beunruhigende Näheerfahrung, die Trauer über die bevorstehende Trennung, vielleicht auch sexuelle Erregung erkennbar werden lässt.

Diese Vergrößerung, die sorgfältige und von uns mit Interesse betriebene Ausleuchtung des Vorgangs in Raum und Zeit sorgt dafür, dass das Ikonische besprechbar wird, indexikalische Qualität bekommt und ein Stück weit integriert wird. Aber nun erscheint das Muster wieder in der **dritten Mikroszene**, in der Herr G. auf die Nähe in der Gesprächssituation mit mir mit einer verrückenden Frage reagiert. Dieser letzte Wechsel der Perspektive war noch nicht sprechbar, wichtig war jedoch, dass wir das Anliegen des Patienten verstehen konnten, seine Zeichen richtig deuten konnten, nämlich eine ihm angemessene Regulierung von Nähe und Distanz zu entwickeln.

Fasst man diese Überlegungen zusammen, so wird klar, dass die Integration in der direkten Begegnung stattfinden muss. Denn hier, auf der Mikroebene, entfalten sich nicht nur die Störungsmuster der Desintegration, nur hier können sie zu heilsamen Momenten geteilter, integrierter Ikonizität werden.

Kurz gesagt: Psychotherapie von schizophrenen Patienten besteht aus Passungsarbeit in Sequenzen von Mikroszenen.

Wir müssen dafür allerdings eine Gegenübertragungsangst überwinden. Unsere eigene Angst vor geteilter Ikonizität sollte etwas geringer sein als die der Patienten. Verweigerung der Begegnung wäre Gegenübertragungsangst: Die existenziell beunruhigende Erlebnisqualität führt zur Abwendung, zur erneuten Isolierung des Ikonischen und wiederholt damit das Trauma. Wiederum findet geteilte Ikonizität nicht statt, es entsteht kein „gemeinsamer Boden" (Gadamer 1990), keine gemeinsame Wirklichkeit.

## 13.7 Schluss

Am Ende möchten wir unser hypothetisches Modell noch einmal in aller Vorläufigkeit zusammenfassen:

Ein zentrales Moment der psychotischen Krise ist in der Sprache der Integrierten Medizin die **Unfähigkeit zur geteilten Ikonizität**. Jede gemeinsame Kontaktaufnahme mit der inneren Fühlsphäre stellt ein Trauma dar. Solche Erfahrungen können nicht integriert, nicht verstanden, nicht versprachlicht werden, sie können nicht zur gemeinsamen Wirklichkeit werden. Was wir als Krankheitssymptome sehen, ist schon ein Reparaturvorgang.

Unerträgliche Vernichtungsängste können so z.B. in die Außenwelt verlegt, projiziert, somit desintegriert werden, und es wird eine neue, eine verrückte Kausalität und damit eine neue Wirklichkeit geschaffen: Das Bedrohliche in mir kommt jetzt von einem Aggressor, es ist aber nun nicht mehr meine Erfahrung und somit nicht mehr Teil meines Selbst. Es ist eben desintegriert. Es hat mit der Kontinuität meiner Lebenswelt, meiner Biografie nichts mehr zu tun.

Der Wahn ist zum einen ein indexikalisches Konstrukt von Ursache und Wirkung, er enthält Zusammenhänge, Handlungen, er gibt der Welt Logik, „Wahnsinnslogik" (Wulff 1995). Er ist als Reparaturvorgang aber ein indexikalisches Notkonstrukt. Der Wahn soll die innere Wirklichkeit, z. B. mit Vernichtungsangst verbundene Nähewünsche, abbilden, ohne sie fühlbar werden zu lassen. Ein Wahn ist zum anderen immer auch Symbol, es treten bedeutsame Gestalten und Ereignisse auf, aber ohne Verbindung mit dem gegenwärtigen Erleben. Der Wahn zerreißt die gemeinsame Wirklichkeit, weil sie in ihrer ikonischen Intensität unerträglich wäre.

In der vernichtenden, existenziell bedrohlichen Qualität liegt der Unterschied zu leichteren neurotischen und psychosomatischen Erkrankungen, bei denen kein komplettes Zerreißen der inneren und gemeinsamen Wirklichkeit erforderlich ist, sondern die einfacheren Abwehrvorgänge ausreichen.

Therapeutisch ist die Beobachtung und Nutzung der **Mikroszenen** ausgesprochen hilfreich für eine gelingende, dem Patienten angemessene Passung. Unser Ziel ist es, diese Passungsarbeit zu fördern, Krisen oder Störungen möglichst frühzeitig zu bemerken und dann mit dem Patienten gemeinsam Lösungsmöglichkeiten alternativ zur Verrücktheit zu entwickeln. Gerade hier liegt die Stärke einer psychosomatisch-psychotherapeutischen Rehabilitation, die diese Passungsvorgänge zum Fokus therapeutischer Aufmerksamkeit macht.

# 14 Psychotische Krisen als scheiternde Passungsentwürfe

Michael Schütz, Reinhard Plassmann

## 14.1 Einleitung

Die Wiederherstellung, Erneuerung – also die Integration – der verloren gegangenen autonomen Rhythmen und zerbrochener Intersubjektivität ist Anliegen jeder Psychosentherapie.

An einem Fallbeispiel soll die kurzfristige psychotische Episode einer minderbegabten jungen Frau als Ausdruck einer scheiternden Passung erläutert werden, die auf dem Hintergrund einer überwiegend coenästhetischen Wahrnehmungsorganisation (Spitz 1973) entsteht. Die Vorgänge der psychotischen Desintegration[1] und der therapeutischen Integrationsbestrebungen sollen gezeigt werden. Dabei sollen neben Ergebnissen aus der Säuglingsforschung (Winnicott 1965; Köhler 1990; Spitz 1973; 1983; Stern 1985) auch das Situationskreismodell (Uexküll u. Wesiack 1996) aus der Psychosomatischen Medizin als theoretischer Hintergrund dienen.

Mit Frau A. begegnete uns eine Patientin mit einem äußerst komplexen Krankheitsgeschehen. Es handelt sich um eine 30-jährige Patientin, die infolge eines frühkindlichen Hirnschadens, vermutlich handelte es sich um einen Kernikterus, an einer Debilität leidet. Zusätzlich bestehen ein bekanntes komplex-fokales Anfallsleiden seit dem Säuglingsalter und eine im Verlauf sich entwickelnde, rezidivierende, schizophrenieähnliche Symptomatik, die zur Einweisungsdiagnose „schizophrene Psychose" führt. Von der Leitsymptomatik stehen Leibempfindungsstörungen, vegetative und coenästhetische Symptome im Vordergrund. Die psychotischen Episoden laufen immer ähnlich ab. Bei dem Versuch, sich der Symptomatologie verstehend zu nähern, stößt man jedoch auf Schwierigkeiten:

An der organischen Grundlage des Geschehens besteht mit Blick auf die Vorgeschichte keinerlei Zweifel. Die diagnostische Zuordnung fällt nicht ganz leicht. Selbst mit den Begriffen aus dem triadischen System der klassischen Psychiatrie (siehe z. B. Huber 1994), wir denken hier an Begriffe wie „exogene Psychose", die so genannten „Pfropfpsychosen" oder „hirnorganische Wesensänderungen", lassen Fragen offen. Wie auch immer: Mit einem rein organmedizinischen Krankheitsmodell konnten wir viele Symptome zwar „erklären", einige Beobachtungen aus der Krankengeschichte allerdings „verstanden" (Jaspers 1963) wir nicht ausreichend.

Es blieb eine gewisse Ratlosigkeit, das Gefühl, die Patientin und deren Krise nicht erfassen, nicht integrieren zu können.

Wir werden in diesem Fall sehen, wie eine Patientin, die in einer symbiotisch strukturierten Dyade psychopathologisch weitgehend stabil bleiben kann, unter Bedingungen dekompensiert, die als Einführung einer „Dreipersonen-Wirklichkeit" (s. Kap. 1) verstanden werden können. Dabei entsteht auf dem Boden einer „Grundstörung" (Balint 1973) eine Überforderungssituation, die auch damit in Verbindung zu bringen ist, dass die organischen Voraussetzungen bei der minderbegabten Patientin zur Bewältigung dieses Reifungsschrittes nicht zur Verfügung stehen. Hier zeigt die psychotische Krise eine Überforderungssituation der primär beschränkten Entwicklungsmöglichkeiten der Patientin an.

In unserem zweiten Fallbeispiel hingegen (s. Kap. 13) handelt es sich um ein regressives Geschehen: In einer Belastungssituation, die zu einer Überflutung mit basalen Affekten führt, wird die notdürftige Integration zerstört und auf einem niedrigeren Integrationsniveau be-

---

1 Für die psychotische Desintegration gibt es eine Fülle psychiatrischer Termini, erinnert sei hier z. B. an Blankenburg (1971), der vom Verlust der natürlichen Selbstverständlichkeit spricht. Auch in systemtheoretischen Ansätzen (z. B. Emrich 1990) wird von einer Integrationsleistung des Ich gesprochen, wenn der Gesunde ein Integralbild seiner selbst entwirft, was dem Psychotiker nicht mehr gelingt.

helfsmäßig stabilisiert. Wir werden diese Vorgänge mit den Begriffen der Semiotik weiter erläutern. Ist im ersten Fall eine Weiterentwicklung gehemmt, so kommt es im zweiten Fall zur Rückbildung einer bereits stattgefundenen Entwicklung.

## 14.2 Kasuistik

Frau A. wurde als zweites Kind 1965 geboren. Sie hat einen zwei Jahre älteren gesunden Bruder. Nach 8-monatiger, komplikationsloser Schwangerschaft wurde sie als so genannte „Sturzgeburt" geboren. Das Geburtsgewicht lag bei fünf Pfund. Wegen einer ausgeprägten Hyperbilirubinämie wurde sie drei Wochen stationär behandelt und erhielt Austauschtransfusionen.

Die Mutter registrierte eine verzögerte Kontaktaufnahme, vermisste Reaktionen auf Zuwendungen. Bereits nach sechs Wochen wurde eine Schielstellung operiert. Mit einem halben Jahr entwickelte sie epileptische Anfälle, erneute stationäre Aufnahme wurde erforderlich, in jener Zeit erfolgte eine erste medikamentöse Behandlung.

Frau A. lernte mit drei Jahren Sitzen, mit vier Jahren Laufen, entsprechend erfolgte die Einschulung verspätet, die Patientin durchlief eine Sonderschule „mehr schlecht als recht".

Unter rehabilitativen Bedingungen gelang es Frau A., einen „Teilfacharbeiter" in der Küche zu erwerben (1983). 1982 hatte sie erstmals ihre Monatsblutung – mit 17 Jahren.

In der Lehrzeit treten jetzt die ersten schweren Probleme auf, die sich auf die Konflikte am Arbeitsplatz beziehen: Männergestalten, Beziehungsversuche tauchen auf, wegen der vielfältigen Konflikte muss der Betrieb mehrmals gewechselt werden, und nur mit großer Mühe kann sie neue Arbeitsstellen finden. 1984 unternahm sie im Rahmen einer Konfliktsituation am Arbeitsplatz einen Suizidversuch mit Tabletten, wurde stationär eingewiesen und verblieb von da an bis 1994 in stationärer Behandlung. 1987 wurde sie berentet.

Ihre allein stehende Mutter wohnte in Nähe der psychiatrischen Klinik, war jedoch zunächst noch berufstätig. In den Jahren nach der Geburt ihres Sohnes bis 1968 versorgte sie ihre Tochter und den Sohn, erst 1968 nahm sie ein Studium auf, was sie 1971 abschloss. Seither arbeitete sie als Diplom-Ökonomin, wie auch ihr Mann. Jene Jahre verbrachte die Tochter, Frau A., nach verspäteter Einschulung 1973 in der Sonderschule, die sie nach acht Jahren 1981 abschloss. In der Zwischenzeit war es zur Scheidung der Eltern gekommen, die Mutter betont, dass ihre Tochter der Scheidungsgrund gewesen sei. Im Vorfeld hatte es bei der Mutter noch eine Interruptio graviditatis, also eine künstliche Schwangerschaftsunterbrechung gegeben, wie auch in den Folgejahren noch einmal 1985, ansonsten ist über die Beziehung von der Mutter zu Männern aus der Anamnese kaum etwas bekannt.

Die 10-jährige stationäre Behandlung von Frau A. ist nur wenig dokumentiert, nach Angaben der Mutter war sie öfters an den Wochenenden zu Hause, wurde über die Woche in der Klinik versorgt, schwerwiegende Konflikte und Krisen werden nicht geschildert. Vorübergehend schlief die Mutter in der Klinik, wenn sich das Befinden ihrer Tochter verschlechterte, was in der Regel half, die Krise zu beenden.

1990 bis 1993 arbeitete die Mutter in einer Tagesstätte für psychisch Behinderte, half mit, diese Einrichtung aufzubauen, wurde jedoch letztlich entlassen, weil ihr die Fachqualifikation gefehlt habe. Im gleichen Jahr erlitt sie noch einen Verkehrsunfall, im Frühjahr des folgenden Jahres, 1994, verstarb der Vater. Dies war auch die letzte Krise von Frau A. vor der Aufnahme in unsere Klinik. In demselben Zeitraum tritt die Mutter in die Menopause. Sie war damals 52 Jahre alt.

Die jetzt arbeitslose Mutter nimmt ihre Tochter 1994 zu sich, was nach der geschilderten kurzfristigen Krise nach immerhin 10-jähriger Hospitalisierung zu einem dramatischen Besserungseffekt führte. Die maximal hoch dosierte Leponex-Medikation konnte jetzt um 50 % reduziert werden, rezidivierende psychotische Episoden dauerten jetzt kurz, nur noch einige Tage bis maximal drei Wochen, und zogen nur noch kurzfristige stationäre Aufenthalte nach sich.

In der Symptomatologie ähneln sich die beobachteten Episoden: Frau A. ist psychomotorisch unruhig, läuft viel, wird oft ziellos durch die Stadt laufend aufgegriffen, sie telefoniert häufig, wirkt verängstigt und unruhig. Sie klagt über Unterleibsschmerzen, wähnt sich schwanger. Sie vernachlässigt die Körperpflege, entwickelt eine Hydrophobie, leidet unter Hautjucken, vermutet hier Ungeziefer und vermehrten Haarwuchs, klagt aus der Scheide ausfließende Muttermilch.

Weiterhin fallen eine deutlich vermehrte Schweißneigung, eine Zunahme des Blutdruckes und die Entwicklung einer Tachykardie auf.

Bei der Aufnahme in unsere Klinik gemeinsam mit der Mutter zeigte sich Frau A. zunächst sehr ängstlich, rasch verunsichert, war jedoch durch geduldige Zuwendung jeweils sehr rasch zu beruhigen. Sie zeigte sich dann interessiert und aufgeschlossen, suchte jedoch immer wieder den Kontakt zur Mutter. Nach deren Angaben verliefen dann jedoch die ersten drei Wochen ausgesprochen gut, so ausgeglichen und guter Dinge habe sie ihre Tochter seit Jahren nicht mehr erlebt.

Diese Situation veränderte sich schlagartig, nachdem Frau A. im Rahmen eines Tanzabends Kontakt zu einem jungen Mann hatte, mit dem sie tanzte und der ihr explizit versicherte, dass er ansonsten keinerlei Beziehung zu ihr herstellen wollte. Nach diesem Abend kam es bereits in der Nacht zu einer Beunruhigung und zunehmenden Verschlechterung im psychopathologischen Bild. Die oben geschilderten vegetativen Symptome traten auf, Frau A. sprach nahezu unentwegt von ihrer Angst, schwanger zu sein, dabei litt sie sichtlich unter heftigen abdominalen Schmerzen, klagte über massiven Juckreiz, zeigte einen Dermatozoenwahn, war gequält, zeigte mit schmerzverzerrtem Gesicht und gekrümmt im Bett liegend auf ihren Bauch, wein-

te, wünschte Untersuchungen per Ultraschall oder manuell und war durch Ansprache oder auch Zuwendung seitens der Mutter nicht mehr zu beruhigen.

Diese Schmerzsymptome hatten sich im Vorfeld lediglich bei divergierenden Behandlungszeiten von Mutter und Tochter gezeigt, wenn diese Trennungszeiten für Frau A. nicht mehr zu ertragen waren.

Bis zur akuten Exazerbation der Symptomatik war es jedoch möglich, Frau A. durch ein beruhigendes, tröstendes Verhalten von ihren Schmerzen zu befreien und die Zeit bis zur Rückkehr der Mutter zu überbrücken. Besonders eindrucksvoll in diesem Zusammenhang war die Beobachtung, dass eine chronisch schizophrene Nonne, die mit Frau A. häufig zusammen war, diese Befindensveränderung bei Frau A. sehr rasch wahrnahm und intuitiv reagierte, indem sie die Patientin in den Arm nahm, sie wiegte und mit ihr Lieder sang.

Die Mutter berichtete, sie könne sich ankündigende Verschlechterungen im Verhalten ihrer Tochter erkennen, ohne dass diese bereits sprachlich über Symptome geklagt hätte. So habe ihre Tochter einen „anderen Schritt", wenn sie Arm in Arm liefen. Sie fasse sie dann anders an.

Auch beim Essen bemerke sie Veränderungen. Die Mutter von Frau A. hat eine eigene Sprache für den Schluckakt ihrer Tochter entwickelt, dieser sei entweder „leise, schnell oder hohl". Die beiden letzten Versionen, „schnell" oder „hohl", seien deutliche Hinweise darauf, dass sie in Gefahr stünde, wieder in eine psychotische Episode zu rutschen.

Durch die Zuspitzung der Symptomatik war es erforderlich, Frau A. aus ihrem Zimmer in ein ruhiges Zimmer zu verlegen, sie von allen Anwendungen zu entbinden. Auch die Medikation musste erhöht werden, da sich der Schlafwach-Rhythmus destabilisiert hatte. Durch diese Maßnahme konnte eine erste Beruhigung erzielt werden, die Wahnsymptomatik wie auch die quälenden Leibempfindungsstörungen traten langsam in den Hintergrund.

Die Symptomatik hatte sich so weit gebessert, dass Mutter und Tochter mit noch leicht erhöhter Medikation entlassen werden konnten. Einige Wochen nach der stationären Behandlung bekamen wir von der Mutter eine Gruß-karte von einer Mittelmeer-Insel, die sie gemeinsam mit ihrer Tochter besuchte. Sie teilte uns mit, dass es ihnen beiden sehr gut gehe.

## 14.3 Theoretische Überlegungen

Wie ist nun dieser sicherlich sehr komplexe Krankheitsverlauf zu verstehen?

Wie alle eindimensionalen Modelle greift das ja mittlerweile obsolete Modell der schizophrenogenen Mutter auch hier zu kurz. Sowohl aus dem Verlauf wie auch aus der direkten Beobachtung von Mutter und Tochter war zu erkennen, dass sich die Mutter durchaus in Krisensituationen angemessen verhielt, überprotektives Verhalten oder klassische „Double-bind"-Kommunikation konnten wir nicht beobachten. Die Aussage der Mutter hingegen, dass sie die Veränderungen ihrer Tochter sozusagen sprachlos „spüre", lenkt ebenso wie das Verhalten der schizophrenen Nonne, die Frau A. wie einen Säugling tröstet, das Augenmerk auf die intersubjektive, kommunikative Funktion des Geschehens. Die Leibempfindungsstörungen, die Schmerzen hatten ja auch im Arzt-Patient-Kontakt einen deutlichen Aufforderungscharakter, ausgedrückt durch den Wunsch nach Untersuchung von Körper oder Körperflüssigkeit. Sowohl die Mutter als auch die Nonne hatten diese averbale Mitteilung offenbar verstanden. Man fühlt sich erinnert an Ogdens „Autistisch-berührenden Modus des Erlebens", der als vorsymbolisch, als sensorischer Modus verstanden wird:

„Sowohl Rhythmuserleben als auch Erfahrungen von Oberflächenberührung sind grundlegend für die frühesten Beziehungen eines Menschen mit Objekten: die Erfahrung des Stillens und die Erfahrung, in den Armen der Mutter gehalten und geschaukelt zu werden." (Ogden 1989)

Wendet man weitere Beobachtungen aus der Säuglingsforschung auf das Geschehen an, so lässt sich das Modell einer coenästhetischen Wahrnehmungsorganisation des Säuglings, wie es Spitz (1973) beschrieben hat, zur Erklärung heranziehen. Spitz versteht hierunter die viszeralen Reaktionen, die Ausdruck von ebensolchen Wahrnehmungsmustern sind, die über das autonome Nervensystem vermittelt werden und an die Schilderung des Primärprozesses bei Freud (1913) denken lassen. Spitz grenzt die coenästhetische Rezeption ab von der sich später entwickelten diakritischen Perzeption. Analog wäre hier vom Sekundärvorgang zu sprechen, der auf zentral nervöser Ebene an die Entwicklung des Neokortex gebunden ist.

Spätere Untersuchungen von Stern (1985) haben das Modell der coenästhetischen Wahrnehmungsorganisation von Spitz um die Beobachtung erweitert, dass hier nicht nur ein globales Muster wahrgenommen wird, dass Säuglinge vielmehr auch in der Lage sind, von einem Wahrnehmungsmodus in den anderen zu wechseln (Cross-modality), wobei dann verschiedene Sinnesreize aus verschiedenen Sinnesorganen eine Integration erfahren, dies auf einer nichtsprachlichen Ebene.

Die coenästhetischen Signale sind Bestandteil des „affektiven Klimas" der Mutter-Kind-Dyade, die, wenn sie im Sinne einer Übereinstimmung funktioniert – passt – koaktive Verhaltensmuster (Köhler 1990) erkennen lässt. Damit bekommen sie Zeichen-Charakter, sie verweisen auf etwas, sie sind indexikalisch. Hier könnte man auch vom Übergang aus einer interkorporalen zu einer intersubjektiven Kommunikation sprechen (Auerbach 1991).

Hier stimmen dann Bedürfnislage des Säuglings und Bedürfnisbefriedigung durch die Mutter überein. Die Beziehung passt. Durch den kommunikativen Prozess gelingt es dem Säugling, sich aus einer frustrierenden, unbefriedigenden Situation in einen Zustand der Befriedigung zu versetzen, seine Umwelt entsprechend zu konstellieren, wenn die Mutter als ausreichend gute Mutter in der Lage ist, die Signale richtig wahrzunehmen und ihre Handlungen entsprechend auszurichten. Winnicott spricht von der gelingenden Begegnung der Mutter mit der „Geste" des Säuglings, mit der er nach ihr verlangt: „Die Kohäsion der verschiedenen sensomotorischen Elemente ist dem Umstand zu verdanken, dass die Mutter den Säugling hält, manchmal physisch und ständig im übertragenen Sinn" (Winnicott 1965).

In der misslingenden Kommunikation („Mismatch") treten Störungen auf, die wiederum im Verhalten des Säuglings zu erkennen sind. Köhler (1990) zitiert ein ursprünglich von Beebe und Stern (1977) erläutertes Fallbeispiel, wo das Kind in einer solchen Situation einen nahezu stupurösen, man könnte auch sagen: katatonen Zustand einnimmt, um diese misslingende Kommunikation abzuwehren. Damit wird das Zeichen, das Symptom nicht in den Kommunikationsprozess eingebunden, es bleibt ikonisches Zeichen – es ist, was es ist – und wird nicht verstanden als ein Zeichen, das auf etwas verweist. Aus psychosomatischer Sicht können diese Ergebnisse der Säuglingsforschung problemlos in das Situationskreismodell integriert werden. Der Situationskreis, der nicht nur einwirkende Reize merkt, entwickelt jetzt im Sinne eines zirkulären Prozesses eine „Wirkfunktion" des Organismus auf seine Umwelt, die im gelingenden Fall eine bedürfnisbefriedigende Umgestaltung erfährt.

Hierfür ist es allerdings erforderlich, dass der Organismus die Signale seiner Umwelt auch sinnvoll erleben kann, dass sie für ihn einen individuellen Sinn erhalten; er muss sie interpretieren können, sie müssen kommunikationsfähig sein. Hiermit sind also abstrakte Funktionen gefragt wie Spracherwerb und Symbolisierungsfähigkeit – Funktionen, die wiederum an ein ausgereiftes kortikales Netzwerk gebunden sind.

Die im Erwachsenenalter bei gesunder Reifung in den Hintergrund tretende coenästhetische Wahrnehmungsorganisation macht einer diakritischen Perzeption Platz. Bei Frau A. sind diese höheren kortikalen Funktionen eindeutig defizitär. Es entsteht der Eindruck, als ob neben der mangelhaft ausgebildeten diakritischen Perzeption eine coenästhetische Rezeption fortbesteht, deren Öffnung in den intersubjektiven Raum

nicht gelingt. Frau A. kann Binnenwahrnehmungen und Empfindungen kaum versprachlichen und ebenso schlecht deuten wie viele Symbole oder Zeichen ihrer Umwelt. Somit sind die Ich-Funktionen, die es Frau A. erlauben würden, mit ihr fremden Signalen – seien es äußere oder innere – umzugehen, sie kreativ zu nutzen, eingeschränkt. Dies würde erklären, warum es in der Begegnung mit Fremdem zu einem inneren Spannungsanstieg kommt, der bei ausbleibendem Bewältigungserfolg in eine Panikreaktion mit einer Überstimulierung im Bereich des Vegetativums als Flucht vor dieser unbewältigten Situation umschlägt.

Zusammenfassend könnte man also formulieren, dass die vegetativen, coenästhetischen Reaktionen von Frau A. Folgen oder Auswirkungen eines „affektiven Reizklimas" sind, wobei Frau A. nicht in der Lage ist, die äußeren und auch inneren Reize sinnhaft zu verarbeiten. Es entsteht eine Angstüberflutung, durch die das Selbst in seiner Kohärenz bedroht ist. In der Sprache der Semiotik bekommen die Zeichen des Körpers (oder der Umwelt) einen rein ikonischen Charakter (Deacon 1997), da die Kompetenz zur Interpretation der Zeichen, die semiotische Kompetenz (Levinson 1983) fehlt.

In der geschilderten Auslösesituation ist davon auszugehen, dass sexuelle Empfindungen sozusagen bahnbrechend waren. Einerseits ist durch äußere Umstände eine sexuelle Befriedigung nicht möglich gewesen, andererseits steht Frau A. unter einem hohen inneren Druck: Sie hatte sich zu dem Thema Sexualität so geäußert, dass sie keine Kinder bekommen dürfe, um ihre Krankheit nicht weiterzugeben. In ihrem bisherigen Leben hat sie keinerlei sexuelle Erfahrungen gemacht, die ihr eine Möglichkeit gegeben hätten, den hiermit verbundenen Leibempfindungen einen Platz in ihrem Leben einzuräumen. In ihrem Wahnerleben wäre der Wunsch nach sexueller Aktivität ausgedrückt und das Über-Ich befriedigt, als Frau A. im Verlauf der Besserung dann berichtet, dass sie ihr Kind tot geboren habe.

Noch ein weiterer Satz von Frau A. ist an dieser Stelle von Bedeutung und soll Ausgangspunkt sein für einen zweiten Blickwinkel, unter dem die geschilderte Krankengeschichte verstanden werden kann: „Meine Mutter ist immer böse, wenn ich einen Partner habe."

Hier wird also von Frau A. explizit Bezug genommen auf die Beziehung zur Mutter und darauf, welche Bedeutung ein Dritter für die Dyade, die Symbiose hat. Es wäre also zu überlegen, ob die Symptomatik der Tochter nicht doch Ausdruck einer gestörten Passung zwischen Mutter und Tochter auf einer bestimmten Ebene ist. Die Tochter ist sozusagen nur in der Zweiheit lebensfähig, sodass die Einführung eines Dritten sozusagen lebensgefährlich würde. Die Symbiose ist in dem Augenblick gefährdet, wo der Dritte, z. B. ein möglicher Sexualpartner, auftaucht. Die Bewältigung der hieraus resultierenden Aufgaben, nämlich Trauer, Gestaltung eines Neubeginnes, ist der Tochter nicht möglich. Sie müsste den symbiotischen Funktionskreis aufgeben. Das heißt auch, dass die Mutter als Interpretantin verschwinden oder zumindest in den Hintergrund treten müsste. Frau A. scheitert jedoch jeweils an diesem Versuch, die Dyade zu verlassen, die Passung an die Drittheit, die Triangulierung gelingt ihr nicht.

So wird es verständlich, dass die in dieser Situation der Triangulierung entstehenden inneren und äußeren Wahrnehmungen von ihr nicht mehr geordnet werden können, sie können nicht in Passung gebracht werden, nicht handelnd erschlossen werden, Wahrnehmung und Handlung fallen auseinander, der Übergang aus der amodalen, der coenästhetischen Wahrnehmung in eine diakritische Wahrnehmung mittels einer sensomotorischen Intelligenz gelingt nicht.

Frau A. kann diesen Schritt nicht vollziehen, er wäre für sie tödlich, da sie außerhalb der Dyade nicht lebensfähig ist, also muss die Dyade wiederhergestellt werden.

So ist die psychotische Symptomatik einerseits Ausdruck eines Reparationsversuches der gegenwärtigen Krise, indem die Symbiose wiederhergestellt wird; andererseits stellt sie jedoch auch einen rudimentären Versuch dar, eine Triangulierung einzuführen. So könnte man die Wahnsymptomatik sozusagen vorwärts und rückwärts lesen: Wiederherstellung im Sinne der Rekonstruktion der Symbiose. Gleichzeitig wird in der „verrückten" Form ein Drittes eingeführt, in der Wahnsymptomatik wird ein Drittes konstruiert, eine Geburt gewähnt, die letztlich jedoch scheitert.

Die Passung beim Verlassen der Dyade gelingt also nicht, sowohl die Umweltbedingungen als auch die Innenweltbedingungen lassen dies nicht zu. So kann im beschriebenen Fall Psychose verstanden werden sowohl als Umwelt- als auch als Innenweltmangelkrankheit in Anlehnung, aber auch in Erweiterung des Verständnisses von Psychose als Umweltmangelkrankheit.

Das Motiv der gescheiterten Passung zieht sich durch die Krankengeschichte wie ein roter Faden. Beginnend mit einer Sturzgeburt, die ein erstes Passungsproblem zwischen Mutter und Kind darstellt, über Kernikterus, Schieloperation, Epilepsie bis hin zu den rezidivierenden psychotischen Krisen, die man somit als permanente Reinszenierung dieser gescheiterten Passungsvorgänge auffassen kann. Sie wiederholen den Versuch, die Einführung des Dritten, die Triangulierung doch noch gelingen zu lassen. Dennoch scheitern sie immer wieder, sodass man von einer Kette von scheiternden „psychischen Geburten" (Mahler et al. 1980) sprechen könnte. Eine Stabilisierung erfolgt erst wieder auf der Ebene des Systems Dyade, in dem allein Frau A. lebensfähig scheint. Die Grußpostkarte von einer warmen Insel im Mittelmeer ist hierfür ein schönes Symbol.

# 14.3 Geschichte einer Beziehung

Dieses Kapitel hat im ersten Entwurf der vorliegenden Arbeit gefehlt. Im Vordergrund stand ganz und gar die Phänomenologie der Krankheit und deren Bedeutungsgeschichte. Weiterhin haben wir uns ausführlich mit sehr abstrakten und theoretischen Überlegungen beschäftigt, die eben jene Symptome als Ausdruck für Passungsstörungen verstehbar machen. Auch hier könnte man zunächst einmal von einer Isolierung der einzelnen Ebenen semiotischer Zeichenbedeutung sprechen: hier das Leiblich-Coenästhetische oder die ikonische Ebene, dort die abstrakt-symbolische oder diakritische Ebene. Wo aber bleibt die Verbindung, wie sehen die Beziehungen aus?

Mutter und Nonne leben sie, die Beziehung zum Arzt ist aber eine andere, sie muss – um sich von den anderen Beziehungsmustern zu unterscheiden – ein reflexives Moment, eine abstrakte Ebene beinhalten.

Solange Frau A. psychotische Symptome nur in Andeutungen zeigte, beschränkte sich die Beziehung überwiegend auf einen strukturierenden, den Behandlungsablauf ordnenden Aspekt. Die vertrauten – pragmatischen – Handlungsweisen reichten aus, sie bekamen Frau A. auch gut, es war eine ausreichende Passung. Auch die hier verwendeten Sprachmuster emöglichten eine Kommunikation, die das Klären von Befindlichkeiten, Medikation und Behandlungsvorschlägen möglich machten.

In der Phase der psychotischen Dekompensation hingegen gelang dies nicht mehr. Die eingeschränkten verbalen und intellektuellen Fähigkeiten versagten sozusagen ihren Dienst, eine Abgleichung des gemeinsamen Kodes gelang nicht mehr, das intersubjektive Feld konnte gleichsam nicht mehr bestellt werden.

Frau A. wurde in dieser Zeit von uns psychiatrisch untersucht. Angsterfüllt deutet sie auf ihren Bauch und wünscht eine Untersuchung wegen ihrer „schmerzenden Schwangerschaft". Besänftigender Zugang und der Versuch, den Bauch zu palpieren, löst aber heftige Gegenwehr aus, und der Schmerzausdruck nimmt zu – jetzt ist es plötzlich das Jucken der Tiere in der Haut, was sie quält. Die Szene erinnert an das unbeeinflussbare Schreien eines Babys, das auch dann weiterbesteht, wenn alle Besänftigungsversuche (Passungsversuche im Sinne einer koaktiven Kommunikation) versagen.

Frau A.s Worte haben den Charakter eines solchen Schreiens, eine intersubjektiv gelingende indexikalische oder gar symbolische Ebene wird hier nicht erreicht.

Im Untersucher lösen diese Reaktionen Beunruhigung und Anspannung aus, der Beziehungsversuch, die tastende Kontaktaufnahme und Herstellung eines kommunikativen Realitätsbezuges, gelingt hier nicht.

In der geschilderten Untersuchungsszene wiederholt sich der zentrale Fokus von Frau A.: Die Begegnung zwischen ihr und dem männlichen Untersucher ist geprägt von den heftigen und intensiven Körpergefühlen, wie sie auch in der Begegnung mit dem Tänzer aufgetreten sind. Ihr ikonischer Charakter bleibt jedoch, indexikalisches oder symbolisches Niveau kann sich hieraus nicht entwickeln, die Zeichen sind auf der coenästhetischen, der ikonischen Ebene sozusagen festgeschrieben. In anderen Worten: Die aus der körperlichen Erlebniswelt stammenden Wahrnehmungen können nicht als umweltgestaltend, beziehungsgestaltend interpretiert werden, es gelingt auf keiner Ebene, sie in eine gemeinsame Wirklichkeit einzubinden. Frau A. kann z. B. nicht sagen, dass die Berührung vielleicht etwas Angenehmes ist, wenn es auch kitzele oder kribbele, weil sie sich so empfindlich fühle wie eine Schwangere, dieser Als-ob-Charakter, das Metaphorische ist in ihrer Sprache nicht enthalten. Das gesamte Körper-Erleben ist sehr intensiv und ikonisch geprägt. Sie kann es kaum ertragen, dass es eben eher negative Gefühle sind, Schmerzen, Ängste, sodass sie Kompensationsvorgänge aktiviert, man könnte auch von Not-Indexikalisierungen oder Not-Symbolisierungen sprechen, die dann im Schwangerschaftswahn oder im Dermatozoenwahn enden. Hier wird sie dann zum Objekt, sie gibt eine eigene Gestaltungsmöglichkeit auf, ihr wird mitgespielt. Insbesondere in der Beziehung mit Männern tauchen diese unerträglichen Erfahrungen auf, die Frau A. nur wahnhaft bewältigen kann. In der Beziehung zur Mutter ist offenbar eine primäre gemeinsame Ikonizität möglich, sodass – wenn die hierfür nötigen Bedingungen wiederhergestellt sind – die psychotische Symptomatik jeweils rasch rekompensiert.

Zu überlegen wäre, ob hier ein gemeinsames Muster erkennbar ist, das den Unterschied zwischen chronisch-produktiven Psychosen und jeweils gut remittierenden Wahnentwicklungen erläutert. Patienten, die nie eine primäre Ikonizität in gemeinsamen Welten mit frühen Objekten erleben können, müssten demnach chronisch produktiv sein. Dies wäre dann zu verstehen als eine weitere Not-Indexikalisierung, als der Versuch, eine gute, gelingende Verbindung zu einem versorgenden Objekt aufzubauen bzw. aufrechtzuerhalten oder herzustellen. Der primäre Wunsch nach einer koaktiven Kommunikation oder der Wunsch nach gemeinsamer Ikonizität kontrastierte damit scharf mit der versagenden Realität, immerhin wäre z. B. in einem Verfolgungswahn die Verbindung zum Objekt gesichert, allerdings hätte der Gedanke, die Idee der Beziehung Objektcharakter gewonnen, und zwar in der Qualität des ursprünglich versagenden Objektes. Der Gedanke, das Symbol, die seelische Repräsentanz hat sich im Wahn verdinglicht, realisiert.[2]

Bei Patienten wie Frau A. hingegen, bei denen in typischen Belastungssituationen die Fähigkeit zu gemeinsamer Ikonizität in gemeinsamer Lebenswelt nur temporär zusammenbricht, kommt es zu den geschilderten Not-Symbolisierungen, Notlösungen in Form von wahnhafter Ausgestaltung, wobei unter günstigen Umständen (wie diese therapeutisch nutzbar sind, bliebe noch zu klären) eine Wiederherstellung gemeinsamer Ikonizität möglich ist und die Symptomatik remittiert.

In Bezug auf das System Arzt-Patient könnte die auch schon anfangs in der diagnostischen Einschätzung auftretende Ratlosigkeit und Verunsicherung zum einen interpretiert werden als angemessener Suchprozess nach der angemessenen Gestaltung der gemeinsamen Beziehung. Die zunächst angewendeten Modelle reichten tatsächlich nicht aus, um die beobachteten Phänomene hinreichend zu verstehen, die diakritische Perzeption des untersuchenden Arztes konnte die auf coenästhetischer Wahrnehmungsebene und Ausdrucksebene dargestellten Symbole zunächst nicht entschlüsseln, gemeinsame Ikonizität stellte sich nicht her.

Zum anderen ist die Ratlosigkeit des Arztes ein Gegenübertragungsphänomen. Hier wiederholt sich das Problem der Patientin, die ihrerseits die abstrakten Symbole ihrer Umwelt ebensowenig integrativ in eine sinngebende Umwelt einbauen konnte wie ihre beunruhigenden und angstauslösenden inneren Signale. Der Arzt nimmt diesen Zustand in sich selbst vielleicht vegetativ (im „interkorporalen Feld", Auerbach 1991) vermittelt wahr und lernt, ihn zu deuten.

Aus dieser Sicht, dem Wiederherstellen einer intersubjektiven gemeinsamen Welt, können auch die Bemühungen von Frau A. interpretiert werden, sich mittels Untersuchungen Sicherheit zu verschaffen über die Herkunft der Innenreize. Durch das untersuchende Instrument, sei es eine Ultraschallsonde oder Hände, werden ja epikritische Außenreize gesetzt, die eine kortikale Verarbeitung und damit eine Wiedereinordnung in das diakritische Perzeptionssystem ermöglichen, wenn dieser Versuch auch scheitert, da die ikonische Ebene sozusagen die Führung in der Beziehungsgestaltung übernimmt.

Anders gewendet: Das coenästhetische Symptom, das Jucken hat ikonischen Charakter, die Patientin *ist* „Jucken". Mit der wahnhaften Deutung wird ein Versuch unternommen, hier ein indexikalisches (oder symbolisches) Element einzuführen, sie könnte somit als Passungsversuch interpretiert werden. Handelt es sich doch um einen Versuch, den anderen, die Umwelt zu formen, sie als heilsames Biotop zu gestalten.

Die psychotische Symptomatik ist, im oben geschilderten Sinn betrachtet, Ausdruck einer scheiternden Passung. Die Passung hat ein Ziel, sie ist gerichtet, ihr wohnt ein kreatives, ein Entwicklungspotenzial inne. Eine Passung auf amodalem, coenästhetischem Niveau entspricht einem anderen Entwicklungsstand als die Pas-

---

2  In der Terminologie von Mentzos könnte man auch die von ihm so bezeichneten „heterophilen Tendenzen" als Ausdruck eines Wunsches nach geteilter Ikonizität interpretieren. Auch in dem von Mentzos vertretenen Modell wird auf die Rigidität hingewiesen, die im Spannungsfeld zwischen Autophilie und Heterophilie in der psychotischen Situation entsteht, sodass ein Oszillieren, ein freies Spiel nicht mehr möglich ist (Mentzos 1996). Als Gegenübertragungsphänomen könnte auch das von Rühmke so genannte „Praecox-Gefühl" gedeutet werden: das Gefühl der „eigentümlichen Form zwischenmenschlicher Kommunikation, die sich im Umgang mit Schizophrenen herstellen kann." Dieses Gefühl ist Rühmke zufolge nicht verbalisierbar und stellt sich nur beim Erfahrenen ein. Es handelt sich daher nicht um ein eigenes Gefühl, sondern um „nicht bewusst werdende oder nicht realisierbare Erinnerungen." Nach Peters' „Wörterbuch der Psychiatrie und medizinischen Psychologie" kommt diesem Symptom Erst-Rang-Bedeutung zu, obwohl es gerade nicht operationalisierbar ist. Diese Gegenübertragungswahrnehmung scheint gut kompatibel mit dem Modell der interkorporalen Kommunikation, der Kommunikation auf ikonischer Ebene. Die Herstellung eines gemeinsamen ikonischen Kodes gelingt nicht, es bleibt etwas Fremdes, Intersubjektivität stellt sich nicht her, man kann auch von fehlender Vertrautheit oder Ähnlichkeit sprechen.

sung, die es zu erreichen gilt, wenn ich über meinen Körper verfüge, meinen Körper habe und nicht nur Körper bin. Somit ist jeder Passungsvorgang potenziell krisenhaft und birgt auch die Gefahr des Scheiterns, der Regression.

Die gelingende Passung ist prozesshaft und zirkulär, ein wechselseitiger Prozess zwischen Subjekt und Umwelt, wobei es sich um ein kontinuierliches Geschehen handelt, in dem Passungsentwürfe in Passungswirklichkeiten umgesetzt werden. Dies setzt ein komplexes System von Merk- und Wirkfunktionen voraus, das Frau A. nicht zur Verfügung steht.

Problematisch kann in dieser Hinsicht auch sein, wenn subjektive Passungsentwürfe, die beispielsweise Frau A. in dem ihr möglichen Rahmen entwickeln kann, nicht die Unterstützung von ihrer Umwelt (ihrer Mutter, der Klinik) erfahren, hier also unterschiedliche Passungsentwürfe aufeinander treffen.

Die Mutter, die Krisen der Tochter feinfühlig aufnimmt, beantwortet diese mit Rekurs auf gewohnte Passungen, indem sie z. B. durch „Rooming-in" in der psychiatrischen Klinik die dyadische Beziehung wiederherstellt, eine „Zweipersonen-Wirklichkeit" (s. Kap. 1), in der für die Patientin gesorgt wird und in der für eine dritte Person kein Platz ist. Es werden hier durchaus Elemente „primärer Liebe", wie Balint es nennt, angedeutet, die den „Grund" legen für die „gesamte psychobiologische Struktur" (Balint 1973) des Menschen. Interessanterweise bezieht Balint in sein Modell der Grundstörung die Psychosen bereits ein.

Auch die Tochter verhält sich bei scheiternden Passungen, bei Fehl-Passungen ähnlich, wenn es ihr nicht gelingt, die intendierte Entwicklung zu erreichen, ihre Umwelt entsprechend zu formen und zu gestalten, dann greift sie auf bewährte Muster zurück. Die suizidale Geste, das Einnehmen von Tabletten wäre, so verstanden, ein Wunsch nach Wiederherstellung des vegetativen Zustandes, der Wunsch nach Narkose, nach vegetativem Sein (Straus 1978). Auch in der aktuellen Symptomatik spielen ja vegetative Erscheinungen eine ganz wesentliche Rolle.

Über die enge Verbindung dieser vegetativen Symptome im Rahmen von psychotischen Erkrankungen, gerade im Hinblick auf den individuellen Sinnverlust und intersubjektiven Bedeutungsverlust von Wahrnehmungen hat auch Wulff (1995) unter der Perspektive der Intersubjektivität hingewiesen. Man könnte auch in diesem Sinne von einem Zerfallen des gemeinsamen Kodes und von einer Regression auf ein indexikalisches oder ikonisches Niveau sprechen. Übergänge zwischen den drei Ebenen einer ikonischen, indexikalischen oder symbolischen Zeichenverwertung gelingen Frau A. nur sehr eingeschränkt bzw. gar nicht.

Insbesondere ist die Schaffung eines gemeinsamen sprachlichen Kodes auf der symbolischen Ebene nur sehr begrenzt möglich, und immer wieder kommt es hier zu den oben geschilderten regressiven Bewegungen; aber im Moment der Dekompensation geht auch die Fähigkeit zumindest partieller gemeinsamer Ikonizität verloren. Die Freiheitsgrade zur Oszillation zwischen den Ebenen ist ebenfalls aufgehoben oder sehr stark eingeschränkt.

Sofort einleuchtend ist es, in einer solchen Situation eine Reizabschirmung vorzunehmen, dies ist ein Verfahren, das zentraler Sinn jeder akutpsychiatrischen Station sein sollte. Im Zustand der aufgehobenen Fähigkeit, Reize oder Zeichen in einem kommunikativen Prozess zu einem gemeinsamen Kode zu entwickeln (also übereinstimmende Bedeutungserteilung herzustellen), wäre ein zusätzliches Reizangebot, eine weitere Gefährdung der schon im Notfallmodus operierenden, krisenhaften Wahrnehmungsverarbeitung. In Verbindung hiermit sollte im Umgang auf Rhythmisierungen geachtet werden, die aus dem Ruder gelaufene vegetative Zyklen stabilisieren können. Die Rhythmizität bzw. die Suche nach einem stabilen Rhythmus findet sich in den Symptomen von Frau A. sowohl im Symptom des Weglaufens wie auch im Schwangerschaftswahn mit seinen zyklisch wiederkehrenden, wehenartigen Schmerzen. Diese Rhythmen haben allerdings ihren strukturierenden und stabilisierenden Charakter verloren. Die koaktiven Verhaltensmuster, das rhythmische Sich-Einstimmen auf den anderen in einem zirkulären Prozess ist nicht mehr möglich, die Bemühungen haben nur noch rudimentären Charakter. Die Synchronizität der Abläufe ist aufgehoben, der Patient steigt sozusagen aus.

Die therapeutische Aufgabe ist es also, einen therapeutischen Situationskreis (Schütz 1996a; 1996b) herzustellen, der diesen Veränderungen Rechnung trägt. Weniger ein abstrakt-sprachlicher Umgang als vielmehr eine „musikalische" Verfahrensweise gilt es zu entwickeln, bei der nicht die Worte, sondern eher die Begegnungsweisen wichtig sind, so z. B. die Nähe-Distanz-Regulation in der Arzt-Patient-Beziehung: Die Bedeutung der Gesprächsinhalte tritt zurück hinter die Fragen der Organisation der Kontakte. Mehrere kurze Minutengespräche, regelmäßig, „rhythmisch, taktvoll", über den Tag verteilt, können angemessener sein als ein einmaliges längeres Gespräch, das den Patienten in seiner kommunikativen Kapazität überfordern würde.

Hierdurch kann ein Situationskreis geschaffen werden, der einer frühen Mutter-Kind-Interaktion ähnelt, der also einen coenästhetischen Charakter annimmt. Auch in der Beziehung zwischen Mutter und Säugling ist es ja nicht von Bedeutung, *was* die Mutter spricht, sondern *dass* und *wie* sie es tut.

Jedwede psychotische Symptomatik, sei es eine produktive oder eine Minussymptomatik, kann betrachtet werden unter dem Aspekt einer scheiternden diakritischen Perzeption, was zum Abbruch der intersubjektiven Kommunikation führt. Hierbei kann es sich natürlich auch bereits um einen Schutzmechanismus handeln, der Rückzug des Patienten aus der Welt des anderen schützt ihn auch vor einer weiteren kommunikativen Überforderung, es ist ein Versuch, sich die nicht interpretierbaren und nicht integrierbaren Signale im wahrsten Sinne des Wortes „vom Leibe zu halten". Dennoch verliert die Symptomatologie nie ihre expressive Funktion, ihren Ausdruckscharakter. Dies zu erkennen und eine angemessene Kommunikationswelt in Form von therapeutischen Situationskreisen zu entwickeln, ist Aufgabe des therapeutischen Prozesses. Dabei ist es unerheblich, ob man die Symptomatik als organisch oder dynamisch ausgelöst begreift, weil man das Symptom in seiner Funktion als Kommunikationsabbruch begreift. Das Symptom ist Ausdruck einer Störung des Situationskreises, Ausdruck einer Passungsstörung oder eines scheiternden Passungsentwurfes.

Wir sehen hier, dass die Überwindung des Leib-Seele-Dualismus nicht nur Anliegen der Psychosomatik, sondern auch der Psychiatrie sein sollte.

# 15 Integrierte Medizin und körperbezogene Psychotherapie

Angela von Arnim

Dieser Beitrag wird sich beschäftigen mit der Bedeutung der Ergebnisse der modernen empirischen Säuglingsforschung für die Integrierte Medizin, insbesondere für körperbezogene Therapieansätze. Dabei wird exemplarisch auf die Arbeiten der psychoanalytischen Säuglingsforscher Stern und Lichtenberg eingegangen.

Um diese neueren Konzepte in ein umfassendes Modell zu integrieren, das auch die Wirksamkeit körperbezogener Therapieverfahren am Beispiel der Funktionellen Entspannung (nach Marianne Fuchs) begründen hilft, werden die **Subjektive Anatomie** und ihre Verbindungen zur **Systemtheorie** und zur **Semiotik** dargestellt. Dabei wird ein Bezug zu wesentlichen methodischen Grundelementen der Körperpsychotherapie-Methode Funktionelle Entspannung, insbesondere die Bedeutung der Arbeit mit Rhythmus, Halt und Grenzen sowie der Sprache, hergestellt. An einem Fallbeispiel einer Einzeltherapie mit Funktioneller Entspannung werden die Zusammenhänge erläutert und der letzte Teil eingeleitet, der sich mit der Frage beschäftigt, welche Konsequenzen die Erfahrungen mit traumatisierten Patienten für die Integrierte Medizin und die Indikation für körperbezogene Psychotherapie (hier am Beispiel der Funktionellen Entspannung) haben, dabei geht es zum einen um die wesentlichen Indikationsbereiche, zum anderen um Fragen von Methodik, Didaktik und Forschung zum Thema körperbezogene Psychotherapie.

## 15.1 Einleitung

Schaut man einmal die Entstehung einiger tiefenpsychologisch fundierter, zunächst (etwa Mitte des letzten Jahrhunderts) pragmatisch entwickelten Körperpsychotherapie-Verfahren näher an, drängt sich beinahe der Eindruck auf,

als ob manche körpernahen Methoden bereits vor der Ära der Säuglingsbeobachtung so etwas wie die antizipatorische praktische Umsetzung der empirischen Säuglings- und Kleinkindforschung gewesen seien. Besonders bei der Funktionellen Entspannung (FE) scheint es fast so, als ob deren Begründerin, die Bewegungstherapeutin Marianne Fuchs, ihre ersten Therapie-Interventionen mit einer Art „implizitem Wissen" bereits in den 40er Jahren auf Grundlage der Implikationen, die die psychoanalytische Säuglingsforschung seit den 80er Jahren erbracht hat, entwickelte. Von der Entstehung der FE ist bekannt, dass Marianne Fuchs an der beginnenden Asthma-Erkrankung ihres jüngsten Sohnes (als Folge einer 1942, also im Zweiten Weltkrieg, nicht mit Antibiotika behandelten Pneumonie), d. h. an einem 1 1/2-jährigen Kleinkind, zentrale Elemente des Zugangswegs der Funktionellen Entspannung entdeckte. (Oft erzählt wird die kleine Anekdote, dass der knapp 2-Jährige, wenn er einmal schlecht Luft bekam, zu seiner Mutter, M. Fuchs, gelaufen sei mit den Worten: „Mama, Puh machen!", was bedeutet, dass er wollte, dass sie ihn wieder am Rücken „behandelt", sodass er dann besser Luft bekommt und „Puh machen", also ausatmen kann.) Sie schreibt dazu:

*„Durch einfühlendes Wahrnehmen und Mitempfinden und minimale taktile, nicht bedrängende Veränderungen seines Brustkorbs, verbunden mit Tönen, wurde es zunehmend möglich, dass der gestörte Atemrhythmus des kleinen Kindes in Ordnung kam."* (Fuchs 1997)

Wirksame Bestandteile dieser Entdeckung sind: Durch einen spielerischen nonverbalen Dialog wurde eine neue Feinregulierung in der Beziehung zwischen Mutter und Kind erreicht, die nötig geworden war durch die gestörte Atemrhythmusfunktion des Kleinkindes. Die neue Feinregulierung wurde durch folgende Elemente erreicht: Berührung, Wahrnehmen und Mitempfinden sowie Orientierung an dem Rhythmus, d. h. eine zeitlich strukturierende Ordnung im Raum, als Zeichen, dass „es passt".

Diese Orientierung finden wir auch in anderen Bereichen der Kleinkindforschung. Dazu ein Zitat von Piontelli (1987), die sich auf pränatale Verhaltensbeobachtung durch Ultraschalluntersuchungen spezialisiert hat:

*„Während der Ultraschalluntersuchung schien Julia extrem ruhig zu sein, aber nicht unbeweglich. Die meiste Zeit trieb sie im Rhythmus des mütterlichen Atems im Fruchtwasser, als ob sie dadurch gewiegt würde."*

Also schon hier eine Feinabstimmung über den mütterlichen Atemrhythmus. Oder das Beispiel des „fetalen Tanzes" (Janus 2000): Feten bewegten sich im Rhythmus der mütterlichen Stimme, der Schreirhythmus von Frühgeborenen orientiere sich an der Stimme der Mutter. Der Walzerrhythmus sei sozusagen die „limbische Erinnerung an die Urtöne des mütterlichen Herzschlages".

**Vals**
*Einer Wiege gleich*
*Und drehen bis*
*Zurück dorthin*
*Wo ich lag*
*In ihr*
*Wohl-lustig*
*Und nehmen mit*
*Dieses Wohlsein*
*In das Wiegen*
*In das Drehen*
*Aufeinander zu*
*Aufeinander los*
*Nur als Spiel*
*Wie am Anfang*
*Einer Wiege gleich.*
A. Walter (Rappmann u. Walter 1997)

Dieses Gedicht (im Walzerrhythmus zu lesen) über einen Tango-Vals deutet Themen an, die für dieses Kapitel bedeutsam sind: der Rhythmus,

z. B. der pränatale, der im Herzschlag der Mutter (lang-kurz-lang-kurz-lang) vom Ungeborenen gehört wird und einem Walzerrhythmus ähnelt. Beim klassischen Walzerrhythmus sind die ersten zwei Schläge des Dreivierteltaktes zu einer halben Note verbunden, an die sich eine Viertelnote anschließt. Dadurch entsteht der wiegende „Lang-kurz-lang-Rhythmus" z. B. des Wiener Walzers. Es geht bei diesem Gedicht („Vals") über einen Tango-Walzer um die Assoziation einer Wiege, um die Regression im Dienste des Ich, die auch beim Tango tanzen stattfindet: Berührung, nonverbale Abstimmung, transmodale Wahrnehmung, der Wechsel zwischen Körper-Haben und Körper-Sein, der Dreischritt, der Rhythmus, d. h. die Wiederkehr des nicht ganz Gleichen, das Spiel, der Weg, immer wieder zum Anfang.

Wenn man das **Konzept der Passung** zwischen Organismus und Umwelt auch auf die frühe, vorgeburtliche Lebenswelt anwendet, bedeutet das, dass auch pränatal bereits Störungen entstehen können, z. B. infolge von Angst mit Herzsymptomatik bei der Mutter. Insgesamt wird heute die Welt des Pränatalen in psychoanalytische und psychiatrische Entwicklungsmodelle integriert, so z. B. in das **Vulnerabilitätskonzept** von Ciompi (1982) und Nüchterlein (1987).

Ciompi geht davon aus, dass sowohl durch **genetische Faktoren und Pränatalfaktoren** als auch durch **peri- und postnatale biologische** Risiken, z. B. Infektionskrankheiten, wie auch **psychosoziale postnatale** Risiken (die besonders von der psychosomatischen Forschergruppe um Egle im Sinne von Kindheitsbelastungsfaktoren erforscht wurden) eine spezifische Vulnerabilität oder, anders ausgedrückt, Disposition entsteht, mit der ein Kind ins Leben geht (vgl. auch die von Balint [1973] beschriebene so genannte Grundstörung der frühen Interaktion mit der Mutter). Das Kind hat in seinem Leben verschiedene Entwicklungsaufgaben zu meistern (d. h. die altersentsprechende passende Umwelt zu konstruieren) und wird gleichzeitig beeinflusst von seinem „Lebensschicksal", d. h. von bestimmten Lebensereignissen („life events"), die die Umweltkonstruktion beeinträchtigen. Wenn es hier gravierende Passungszerstörungen (im Sinne von Zerreißungen der Bedeutungserteilungen) gibt und dadurch eine erhöhte Vulnerabilität vorhanden ist, können in der Folge (durch Abwehrvorgänge) psychopathologische oder körperliche, z. B. somatoforme Störungen entstehen. Von Ciompi (1982) und Nüchterlein (1987) wurde besonders die Psychose untersucht und das Vulnerabilitätsmodell definiert. Ebenso hat Mentzos (2000) in einer Arbeit die Psychose als „Psychosomatose des Gehirns" bezeichnet und die frühe Passungsstörung zwischen Mutter und Kind sowie die Bedeutung angeborener Faktoren in einen Zusammenhang zu den neueren Ergebnissen der Hirnforschung über frühe Hippocampusschädigungen durch Stressbelastung bei Passungszerstörungen gestellt (s. auch Kap. 14 in diesem Buch).

Ein weiterer wichtiger Zweig der Kleinkindforschung ist die Bindungstheorie mit ihrer empirisch begründeten Typisierung von sicherer, unsicherer (vermeidend oder ambivalent) und desorganisierter Bindung von Säuglingen, die bis ins Erwachsenenalter beibehalten und transgenerationell weitergegeben werden. Die von Bowlby (1975) initiierte Bindungsforschung zeigt einen engen Bezug zur Theorie der Passungsstörungen: Säuglinge entwickeln in der primären Beziehung zur Mutter (bzw. Pflegeperson) ausgesprochen früh Strategien, um die vom Verhalten der Mutter initiierten Passungsstörungen zu kompensieren, sodass die Bindung unter Zuhilfenahme von emotional-kognitiven Kompromissen sowie Verhaltenskompromissen aufrechterhalten werden kann. Schon im Alter von neun Monaten sind verschiedene Typen dieser „inner working models" fest etabliert. Die empirischen Untersuchungen zeigen, dass nur etwa zwei Drittel der Säuglinge als „sicher gebunden" bezeichnet werden können. Das andere Drittel musste Strategien entwickeln, um mit einer unsicheren Bindung an die Mutter zurechtzukommen. Die Auswirkungen dieser frühen Passungsstörungen auf die affektiv-kognitiven Bindungsstrategien (d. h. auf die dadurch veränderten Interpretanten) werden in der modernen Psychosomatik immer vielfältiger rezitiert und beachtet, z. B. auch in der Schmerzforschung und Schmerztherapie. Egle et al. (1999) stellen

z. B. verschiedene Typen der **Arzt-Patienten-Beziehung** vor, die sie entsprechend den vier Bindungstypen als vertrauensvoll (sichere Bindung), ängstlich-anklammernd (ambivalente Bindung), emotional-distanziert und pseudounabhängig (vermeidende Bindung) oder misstrauisch mit Nähe-Distanz-Wechsel (desorganisierter Bindungstyp) beschreiben. In einer Veröffentlichung von Brisch et al. (1999), in dem es um die Frage der Aufnahme der Bindungskategorien in die internationalen Klassifikationssysteme für die Diagnostik von Störungen im Kindesalter geht, schlagen Brisch et al. einen zusätzlichen Störungstyp bei Kindern vor, nämlich die „Bindungsstörung mit psychosomatischer Symptomatik" (Subtyp B). Sie beschreiben als Symptomatik Störungen im Schrei-, Schlaf- und Essverhalten (also Störungen auf der Ebene der vegetativen Passung, die z. T., wie bei den Schlafstörungen, mit Rhythmusstörungen einhergehen). Diese Störungen kämen z. B. bei Kindern mit depressiven Müttern vor oder auch bei einer Beziehung des Kindes zu einer psychotischen Mutter, die ein stark ambivalentes Verhalten gegenüber dem Säugling zeigt. Diese Störung kann den Autoren zufolge auch dann auftreten, „wenn Bindungsbedürfnisse unterdrückt werden müssen." Weiter schreiben sie:

*„Da unsicher-vermeidend gebundene Kinder die höchsten Stresswerte, gemessen im Wert des Speichelkortisols, aufweisen, kommt es bei diesen Kindern bei gehemmtem oder unterdrücktem Verhaltensausdruck zu einer ausgeprägten psychosomatischen Reaktion, die physiologisch messbar ist."* (Brisch et al. 1999)

Durch die Konzepte der Bindungsforschung erhalten also auch körperbezogene Therapieansätze eine weitere grundlegende theoretische Fundierung, da zentrale Themen dieser Therapiemethoden sich auf die körperlichen Aspekte der Gewinnung von Halt durch eine gelingende Passung mit der Umgebung, d. h. – bei Säuglingen – der Herstellung der Bindung mit der Mutter, beziehen.

Doch nun zu den empirischen Säuglingsbeobachtungen im engeren Sinne:

## 15.2 Säuglingsforschung und Integrierte Medizin (am Beispiel der Arbeiten von Stern und Lichtenberg)

Bis vor ca. 20 Jahren wurden Passungsstörungen innerhalb der kindlichen Entwicklung überwiegend in der Terminologie der psychoanalytischen Trieb- und Ich-Psychologie theoretisch beschrieben. Durch die Ergebnisse der empirischen, meist (selbstpsychologisch-)psychoanalytisch oder kognitiv orientierten Säuglingsforschung wurden jedoch wichtige Veränderungen in der psychoanalytischen Theorie hervorgerufen, deren Notwendigkeit Balint bereits 1955 betont hatte:

*„Es ist an der Zeit, auf die geradezu himmelschreiende Einseitigkeit unserer Theorie hinzuweisen. Unsere Terminologie zur Beschreibung des frühen Zeitabschnitts geistigen Lebens wurde fast zur Gänze von objektiven Phänomenen und/oder subjektiven Erfahrungen der ‚oralen‘ Sphäre abgeleitet. Wir brauchen nur an die Wörter Gier, Einverleibung (...), Teilobjekte (...), Projektion nach dem Muster des Ausspuckens und Erbrechens etc. denken. Es ist jammerschade, daß wir es praktisch vollständig versäumt haben, unser Verständnis durch die Erschließung von theoretischen Ansätzen und Fachbegriffen aus den Erfahrungen, der Bilderwelt und den Implikationen anderer Bereiche zu erweitern. Solche Sphären wären untern anderen: Wärmegefühl, rhythmische Geräusche und Bewegungen, gedämpftes, undefiniertes Summen, die unwiderstehlichen und überwältigenden Wirkungen von Geschmack und Geruch, nahem Körperkontakt, taktiler und durch Muskeln ausgelöster Empfindungen besonders in den Händen und die unleugbare Kraft jedes einzelnen und aller dieser Sinneseindrücke als verursachende und lindernde Aspekte von Angst- und Verdachtsgefühlen, glückseliger Zufriedenheit und furchtbarer, verzweifelter Einsamkeit.*

*Es ist sehr wahrscheinlich, daß wegen dieser Unterlassung eine Zeit kommen wird, wo man unsere gegenwärtigen Theorien als mangelhaft und einseitig verurteilen wird.“* (Balint 1955)

Diese Zeit scheint gekommen zu sein. Seit ca. 20 Jahren hat sich eine empirische Forschung entwickelt, die Babys und Kleinkinder mit modernsten Beobachtungsmethoden erforscht, wodurch sich die Perspektive verändert hat, und zwar vom rekonstruierten (und klinischen) zum beobachteten Kleinkind, und, als Ergebnis der Beobachtungen, eine Abkehr vom „primär autistischen“ hin zum „kompetenten Säugling“ erkennbar ist (Dornes 1993). Diese Formulierung zeigt eine der wesentlichen Veränderungen der bisherigen Theorien über die kindliche Entwicklung auf, die in dieser Übersichtsarbeit nur „holzschnittartig“ dargestellt werden kann. Es werden lediglich die Aspekte herausgegriffen, die für die Arbeit mit körperbezogenen Therapieansätzen auf Grundlage der Integrierten Medizin von besonderer Bedeutung sind.

Da ist zum einen die Rolle Lichtenbergs (1991) zu nennen, der aus psychoanalytischer und systemtheoretischer Sicht angeborene Grundbedürfnisse des Systems „lebender Organismus“ formuliert hat. Diese angeborenen Systeme fokussieren (als Motive) die Passungssuche der Organismus-Umwelt-Einheit (im Sinne der Herstellung von Regelkreisen und Funktionskreisen) auf die Befriedigung verschiedener grundlegender biologischer Bedürfnisse (z. B. die Herstellung einer sicheren Bindung). Lichtenberg hat damit die psychoanalytische Triebtheorie modifiziert, im Sinne einer Erweiterung des freudschen Dualismus von Libido und Todestrieb. Er postulierte fünf verschiedene motivationale Systeme, die zwar angeboren sind, sich jedoch im Laufe des gesamten Lebens innerhalb der Beziehungen des Individuums zur Umgebung modulieren und weiterentwickeln. Es handelt sich bei diesen Motivationssystemen aus semiotischer Sicht um Interpretanten, d. h. um frühe Programme zur Herstellung von Passung. Der Begriff „Interpretant“ steht dabei für die biologischen Bedürfnisse des Systems Organismus und Umwelt.

Diese fünf Motivationssysteme werden im Folgenden stichwortartig erläutert. Es sind Systeme zur Regulation der Bedürfnisse nach:

- physiologischer Homöostase
- Bindung und Verbundenheit
- Exploration und Selbstbehauptung
- Aversion (Widerstand, Rückzug)
- sinnlichem Vergnügen und Sexualität

Das **erste Motivationssystem** beinhaltet die Bedürfnisse nach ausreichendem Schlaf, Sättigung, Temperaturregulation, Hautkontakt, die zu Leibempfindungen führen, die sich in der Beziehung zur primären Bezugsperson in einem zyklisch-rhythmischen Geschehen verändern.

Das **zweite Motivationssystem** zeigt eine Reihe von Überschneidungen zur Bindungstheorie. Es geht um das Bedürfnis nach Herstellung einer Bindung zu einer bevorzugten wesentlichen Bindungsperson bzw. einem Elternpaar, es geht um die Erfahrung von Halt und Beziehung.

Das **dritte Motivationssystem** kann mit Neugierverhalten beschrieben werden, das, wie die Säuglingsforscher empirisch belegt haben, eine grundlegende Lebensäußerung von Beginn an darstellt. Die Bindungsforscher konnten jedoch zeigen, dass das Explorationsverhalten sich nur entfalten kann, wenn Bindungsbedürfnisse im Sinne einer „sicheren Basis" erfüllt sind. Die Selbstbehauptung beschreibt die gesunde Aggression im Sinne von „aggredi" (lat.: auf jemanden oder etwas zugehen); die Selbstbehauptung ist besonders dann für das Kind notwendig, wenn seinen Explorationswünschen Widerstand entgegengesetzt wird.

Das **vierte Motivationssystem** ersetzt in gewisser Weise den klassischen Begriff vom Aggressionstrieb; hier geht um das Bedürfnis, Passungsstörungen durch aversive Reaktionen zu zeigen und zu beseitigen, entweder durch die Fähigkeit, Widerstand zu leisten, oder durch die Fähigkeit, sich zurückzuziehen. Die Mikroanalysen der Videountersuchungen zeigen, dass der Säugling es ist, der die Beziehung zur Mutter aufnimmt, aber auch, dass er der Erste ist, der eine Pause braucht und den Rückzug antritt, im Schnitt nach vier Sekunden Spiel mit der Mutter. Müller-Braunschweig (1975), der schon Anfang der 70er Jahre Babybeobachtungen auswertete, beschrieb das Beispiel der Mutter, die diese Rückzugswünsche des Kindes aus eigener Bedürftigkeit nicht ertragen konnte und das Kind

immer weiter stimulierte, sodass sie zur „real verfolgenden Mutter" wurde.

Das **fünfte Motivationssystem** beschreibt die Bedürfnisse nach sinnlichem Vergnügen und Sexualität. Lichtenberg (1991) betont, dass dieses Motivationssystem nicht immer mit dem zweiten (Bindung) verknüpft sein muss, sondern durchaus ein eigenständiges Bedürfnissystem darstellt. Lichtenberg beschreibt, dass diesem Motivationssystem alle körperlichen Wahrnehmungen zuzuschreiben sind, die etwas mit Rhythmus zu tun haben. Im Laufe der Entwicklung geht es dann auch um Sexualität im engeren Sinne, jedoch, nach Lichtenberg, nicht von Anfang an. Es ist zu vermuten, dass solche Wahrnehmungen des sinnlichen Vergnügens bereits intrauterin vorbereitet werden, wenn wir uns z. B. an die Ultraschalluntersuchungen – z. B. von Piontelli (1987) – über das intrauterine Daumenlutschen des Fetus erinnern.

Die Bedeutung der Forschungsergebnisse von J. Lichtenberg für die Integrierte Medizin liegt darin, dass sie zeigen konnten, wie nicht befriedigte Grundbedürfnisse sich im Rahmen von Passungsstörungen nicht nur im seelischen, sondern auch im körperlichen Bereich zeigen, besonders wenn sie nicht durch eine adäquate affektive Reaktion beantwortet werden. Untersuchungen von Traue et al. (1996) an Rückenschmerz-Patienten konnten beweisen, dass fehlhaltungsbedingte Rückenbeschwerden durch vermehrte muskuläre Spannungen besonders häufig bei Patienten auftreten, die negative Gefühle nicht zulassen und ausdrücken können.

Durch eine körperbezogene Arbeit können die von Lichtenberg beschriebenen fünf grundlegenden Bedürfnisse des Patienten, wieder belebt und z. T. auch auf einer leiblichen Ebene befriedigt werden, im Sinne einer „symbolischen Wunscherfüllung" – doch dazu später (s. Kap. 15.3).

Als zweiter für die Integrierte Medizin bedeutsamer Säuglings- und Kleinkindforscher ist der amerikanische Selbstpsychologe Daniel Stern zu nennen, der in einer Fülle von Direktbeobachtungen auf die angeborenen Fähigkeiten des Säuglings fokussierte und damit dazu beigetragen hat, das bisherige Bild des Säuglings als „autistisches Reflexbündel" zu revidieren (Stern 1992).

So kommt das Neugeborene z. B. mit der Fähigkeit auf die Welt, 20 verschiedene mimische Muster auszudrücken bzw. bei seinem Gegenüber zu dekodieren. Diese Kompetenz dient der aktiven Kontaktaufnahme in der **Vis-a-vis-Situation** und somit der Beziehungsgestaltung mit den erwachsenen Bezugspersonen – die **aktive Kontaktaufnahme** ist ein zentrales Grundbedürfnis vom ersten Lebenstag an. Es existiert nach Stern eine **Willensintentionalität** des Säuglings von Beginn des extrauterinen Lebens an, d. h. Säuglinge suchen von Anfang an aktiv die Passung mit einer hilfreichen Umgebung, um eine Umwelt zu konstruieren.

Bekannt geworden sind besonders Sterns Untersuchungen zur angeborenen Kompetenz des Säuglings zur „amodalen oder transmodalen Wahrnehmung", d. h. der Fähigkeit, Sinnesreize von einem Sinneskanal in eine andere Modalität zu übersetzen. So gelingt es Säuglingen nach wenigen Tagen, Schnuller mit verschiedenen Oberflächen, die sie nicht gesehen haben, auf einem Dia wiederzuerkennen, oder durch Intensität des Saugens ihre Vorliebe für eine bestimmte Schnullerart zu zeigen. Diese Fähigkeit, verschiedene Sinneswahrnehmungen auf das Gemeinsame, nämlich Intensität und Rhythmus, zu reduzieren, wird wahrscheinlich schon in der Fetalzeit ausgebildet und hilft, nach der Geburt die neue Umgebung zu strukturieren. Stern betont das angeborene Bedürfnis des Säuglings, Strukturen zu erkennen und zu bilden, was eine Voraussetzung für das von Winnicott beschriebene Omnipotenzerleben des Säuglings darstellt, also für die Bildung von Autonomie (s. auch Kap. 12 in diesem Buch).

Sterns zentrale Aussage zum „propriozeptiven Feedback" (durch die z. B. das Symbiosekonzept von Mahler et al. [1980] infrage gestellt wurde) besteht darin, dass der aktiv nach Passung suchende Säugling von Anfang an Selbst und Nicht-Selbst zu unterscheiden beginnt, und zwar dadurch, dass er von eigenen Aktivitäten, z. B. einer Bewegung oder einem Ton, regelmäßig auch propriozeptive Eigenwahrnehmungen erhält, wie z. B. das Vibrieren des Brustkorbes beim Tönen oder das Eigenwahrnehmungs-Feedback der eigenen Armbewegung. Bei Bewegungen und Lauten der Pflegeperson dagegen fehlt die propriozeptive Rückmeldung.

Ein weiterer Aspekt der frühen Differenzierungsfähigkeit in Selbst und Nicht-Selbst ist die frühe **Kontingenzerfahrung**: Stern versteht darunter die Erfahrung des Säuglings, bei jeder Eigenaktivität eine prompte propriozeptive Rückmeldung zu erhalten, während die Antwort der erwachsenen Pflegeperson auf die Signale des Säuglings das eine Mal prompt, in einer anderen Situation dagegen verzögert, also eher wie „zufällig" (kontingent) erscheinend, erfolgt.

Die zentrale Bedeutung der Propriozeption für die Wahrnehmung von Selbst und Objekt und damit die Beziehungsgestaltung ist auch in der körperbezogenen Therapie, besonders in der Funktionellen Entspannung, einer der wichtigsten Grundpfeiler, der die Wirksamkeit der Methoden, die auf der körperlichen Eigenwahrnehmung beruhen, theoretisch belegt. Hier bestehen also enge Verbindungen zu den Arbeiten von Stern: Durch eine verbesserte Fähigkeit zur Propriozeption durch körperbezogene Therapie ist eine wichtige Voraussetzung für die Korrektur gestörter Passungsentwicklungen geschaffen, nämlich die verbesserte Selbst- und Objektdifferenzierung.

Eine weitere wichtige Weiterentwicklung erfolgte durch Stern im Bereich der Affekttheorie. Ging z. B. Freud noch von einem durch den Lust-Unlust-Dualismus geprägten Säugling aus, betonte Stern das Vorhandensein von sieben angeborenen so genannten „kategorialen Affekten" (Interesse, Überraschung, Freude, Disstress, Wut, Angst, Ekel, später Trauer und Scham), auch „distinkte Affekte" genannt, die die Passung zwischen ihm und den Bezugspersonen herstellen und regulieren. Die kategorialen Affekte sind, semiotisch gesehen, Interpretanten. Darüber hinaus beschrieb Stern die so genannten „Vitalitätsaffekte", die die zeitliche Kontur der oben genannten distinkten Affekte modulieren und dem Säugling helfen, verschiedene Personen sozusagen an ihrem individuellen „Tempo" (oder der zeitlichen Kontur ihres Affektausdrucks) zu unterscheiden. Diese Vitalitätskonturen sind nach Stern der „Stoff, aus dem die Momente gemacht werden".

## Exkurs

Der Verlauf der Affekt-Aktivitätskonturen bestimmt in hohem Maße die Dichte der Kommunikation zwischen Mutter und Säugling in der frühen Lebenszeit. Auch die Spekulationen über die vorgeburtliche Kommunikationsintensität zwischen Mutter und Fetus verlieren durch diese Betrachtungsweise ihren „mystischen Einschlag" (s. Hamburger 1995): Dass ein Fetus von einem gewissen Reifegrad an Affektsignale aufnimmt und beantwortet, ist ein nahe liegender Gedanke. Brazelton und Cramer (1991) betonen die affektive Gegenseitigkeit des Kennenlernens von Mutter und Fetus und zeigen, wie die Wahrnehmung der fetalen Aktivitäten in den unbewussten Phantasieprozess des Eltern-Werdens gleichsam eingebettet ist und wie andererseits wohl auch das Kind sich über Rhythmen und affektive Erregungsmuster bereits ein (im episodischen Gedächtnis abgespeichertes) „Bild" von der Mutter mache.

In einem 1999 veröffentlichten Interview (Stern u. Geuter 1999) äußert sich Stern u. a. zu den Konsequenzen für die Therapie mit erwachsenen Patienten. Auch hier gibt es eine Feinabstimmung der Vitalitätskonturen, d. h. der nonverbalen Komponenten der Passung zwischen Therapeut und Patient, die auf einen „now moment" innerhalb der Therapiestunde hinzielen, einen Augenblick, in dem ein ikonischer Passungsvorgang geschieht und sich die Störung des Patienten auf der szenischen Ebene zeigt. Der „now moment" ist der Augenblick, in dem „nichts mehr geht", eine Art Krise, durch die der Therapeut die Chance hat, den Patienten innerhalb seiner bisherigen Störungsmuster zu verstehen. Die Basis für diese nonverbale „Kodeabstimmung" wird Stern zufolge bereits in der Kommunikation zwischen Säugling und Bezugsperson gelegt.

Auch in Bezug auf die moderne Gedächtnisforschung hat Stern einen Beitrag geleistet, indem er die Bedeutung der unbewussten, aber nicht verdrängten Gedächtnisinhalte des Säuglings in den Vordergrund stellte. Er sprach von „RIG", also von generalisierten Interaktions-Repräsentanzen, durch die die sich wiederholenden Interaktionen zwischen Säugling und primärer Bezugsperson als eine Art „Durchschnittsbild" gespeichert werden, und zwar weniger im so genannten „deklarativen" (expliziten) Gedächtnis (das im Säuglingsalter episodisch, d. h. Szenen erinnernd und in der sprachlichen Welt des Kleinkindes dann semantisch, also nach Wortbedeutungen strukturiert ist) als vielmehr vor allem im so genannten „prozeduralen" Gedächtnis, in dem „implizit" z. B. auch unsere Körperempfindungen und die unbewussten und vorbewussten Bewegungsmuster (die z. T. anfangs bewusst sind, dann automatisiert und somit unbewusst werden) abgespeichert sind, was für die körperbezogene Therapie eine immense Bedeutung hat. Stern dazu:

*„Wir dürfen nicht vergessen, dass Repräsentanzen generalisierte Erinnerungen sind. Sie können zu geistigen Akten (dem Erinnern) oder zu physischen Akten (der Inszenierung) führen."* (Stern 1998)

Downing (1996) bezeichnet diese Art von Körpererinnerungen als „embodyment". Leuzinger-Bohleber (2000) betont als Konsequenz für die psychoanalytischen Behandlungen von so genannten frühgestörten Patienten die zentrale Bedeutung der Einbeziehung der Körpererfahrungen des Patienten und (in der Gegenübertragung) des Therapeuten. In ähnlicher Weise spricht Hess-Liebers (1999) über die Bedeutung der „Körperempathie" (s. auch die Beiträge von Ogden [1989] und Auerbach [1991] zur „Interkorporalität") als einem bedeutsamen therapeutischen Agens bei Patienten mit Störungen der frühen Interaktion. (Hess-Liebers empfiehlt sogar zur Schulung dieses diagnostischen Inventars des Therapeuten eine Körperselbsterfahrung für Psychoanalytiker in FE [Funktionelle Enspannung], KBT [Konzentrative Bewegungstherapie] oder ähnlich orientierten Verfahren.)

Aus seinen Beobachtungen entwickelte Stern ein neues **Phasenmodell der Selbstentwicklung** des Kleinkindes, wobei er das **Selbstemp-**

**finden** als Kern eines Selbstkonzeptes in den Vordergrund stellt.

Die **erste Phase** nannte er „sense of an emergent self" oder das „auftauchende Selbst" (Geburt bis ca. dritter Lebensmonat). Sie ist gekennzeichnet durch die Erfahrung von ganzheitlichem Erleben in Momenten und den Versuchen des Säuglings, mithilfe seiner Fähigkeit zur transmodalen Wahrnehmung, die für ihn nach neun Monaten intrauterinem Leben noch ungewohnte postnatale Umwelt zu strukturieren.

Mit Recht haben einige Pränatalforscher, z. B. von Lübke (1995), Stern (und Lichtenberg) gegenüber Folgendes betont: Wenn das Selbst auftauche, müsse es ja bereits vor dem Auftauchen irgendwo verborgen gewesen sein, womit sie auf die möglichen Vorläufer der Selbstentwicklung in der Fetalzeit und auf die Kontinuität des Seins hinweisen, durch die die Geburt nur einen Wechsel des umgebenden Milieus darstellt. Die psychoanalytische Pränatalbeobachtung, z. B. von Piontelli (1987), die besonders das Verhalten von Zwillingsfeten in der Fetalzeit beschrieb, hat eine Fülle von Beispielen für diese Kontinuität des Seins geliefert.

Winnicott (1965) prägte zur Beschreibung der Situation nach der Geburt den Satz: „There is no thing such as a baby", womit er deutlich machte, dass der Säugling von Anfang an in Beziehung ist, ohne die Beziehung zu den erwachsenen Bezugspersonen nicht überleben kann und mit der Mutter oder erwachsenen Bezugspersonen ein gemeinsames Beziehungssystem mit einer engmaschigen Passung bildet (vgl. auch Portmann [1956], der den Säugling als „physiologische Frühgeburt" bezeichnete). So steht auch bei Stern (1992) die Selbstentwicklung im Kontext der Beziehungsentwicklung. Er bezeichnet das Selbst als „self related with others". In einem anderen Zusammenhang spricht er von „implizitem Beziehungswissen".

In den ersten drei Lebensmonaten entwickelt sich Stern zufolge also ein dichtes Beziehungsnetz mit der Bezugsperson, das mit der Metapher des Tanzes oder des Spiels („fit" oder „match") am besten beschrieben werden kann. Säugling und Erwachsener kommunizieren dabei in höchster Bezogenheit, meist wird das Spiel vom Säugling eingeleitet, die averbalen Sequenzen ereignen sich in einer Geschwindigkeit, die noch unter der Bewusstseinsschwelle (d. h. unter 0,3 Sekunden) liegt und somit überwiegend unbewusst stattfindet. Eine Spieleinheit dauert im Schnitt 3–4 Sekunden, das ist die für das Gehirn die optimale Verarbeitungszeit einer „Episode", die dann meist vom Säugling, z. B. durch Blickabwendung, beendet wird. Sowohl der Säugling als auch die erwachsene Bezugsperson sind für diese Spiele optimal ausgestattet; jeder Erwachsene hat z. B. die Fähigkeit, den optimalen Blickabstand durch ein Halten des Babys im Abstand von 20 cm zu ermöglichen, damit eine optimale „Face-to-face-Situation" herbeigeführt werden kann. Genauso können alle Erwachsenen in einer „Ammensprache" mit einem Baby kommunizieren, bei der die Intentionen und Reaktionen beim Sprechen der Erwachsenen dem Baby allein durch Tonhöhe, Tonrhythmus und Sprachmelodie mitgeteilt werden. In einer Veröffentlichung von Eliacheff (1997) wird anschaulich dargestellt, wie die symbolische Kompetenz der erwachsenen Pflegeperson die kommunikative Kompetenz des Kindes wecken kann. Die wissenschaftlichen Ergebnisse der Säuglings- und Bindungsforschung zeigen, wie wichtig die flexiblen gegenseitigen Anpassungprozesse zwischen Mutter und Baby sind. Die Bindungsforscher (Ainsworth et al. 1991) prägten dazu den Begriff der notwendigen „Feinfühligkeit" der Mutter, die prompt und angemessen auf die Bedürfnisse des Kindes reagiert. Andererseits können gerade vom „gut dosierten Frust" und dessen Meisterung, d. h. von „disruption and repair", beide viel lernen, und die Beziehung festigt sich gerade dadurch, dass die Mutter nicht eine perfekte, sondern eben eine „genügend gute" Mutter ist („wenn alles gut gehen soll"), wie Winnicott (1965) es nennt. Hierdurch wird deutlich, dass Passungsstörungen per se kein pathologisches Phänomen sind, sondern – im Gegenteil – für die Entwicklung des Kindes als kompensierbarer Entwicklungsanreiz bedeutsam sind. Erst ein nicht kompensierbarer Passungsverlust im Sinne einer traumatischen Zerreißung der Passung erhöht die Vulnerabilität für spätere Erkrankungen.

In dem Zeitraum vom dritten bis zum neunten Lebensmonat geht die Selbstentwicklung des

Säuglings in die **zweite Phase,** die des „Kernselbst", über („sense of a core self").

Stern (1992) zufolge entwickelt sich in diesem Zeitraum das Mutter-Kind-System so weit, dass der Säugling am Ende dieser Phase ein differenziertes, körperbezogenes Empfinden darüber aufweist, dass er etwas Eigenes bei der Mutter bewirken kann und somit, im Sinne von Körperaktivität (s. Tab. 15-1), „Agent" seiner Handlungen ist („sense of agency") bzw. seinen Körper als aktiv erlebt. Diese Erfahrung von „Wirkmächtigkeit" (im Sinne von Autarkie) scheint (neben dem Omnipotenzgefühl als Basis der Autonomie) eine zentrale Komponente bei der Entstehung des Selbstbewusstseins zu sein, d. h., dass z. B. narzisstisch gestörte Patienten in ihrer frühen Lebenszeit diese Erfahrung nur ungenügend machen konnten.

Eine weitere Komponente dieses Empfindens des Kernselbst nannte Stern „sense of coherence", d. h. das Empfinden, nicht fragmentiert, sondern ganz zu sein. Sie bildet sich durch genügend gute körperliche Erfahrungen, z. B. beim Gestilltwerden oder beim Berührtwerden durch die Mutter. Aus FE-Therapien mit psychotischen Patienten wissen wir beispielsweise, dass Fragmentierungen durch einen Mangel an haltgebenden, „guten" Berührungen mit bedingt sein können.

## Exkurs

Dieser Aspekt des „Kernselbstempfindens" ist nicht zufällig wortgleich mit dem Begriff „sense of coherence" des israelischen Soziologen Antonovsky (1979), der die Salutogeneseforschung ins Leben gerufen hat. Er fragt nicht, warum Menschen krank werden, sondern danach, warum Menschen gesund bleiben, obwohl sie stressreichen Situationen ausgesetzt sind? Für eine erfolgreiche Stressbewältigung sind (die von Antonovsky besonders an Holocaust-Überlebenden untersuchten) Ressourcen wesentlich, z. B. das Temperament oder der Halt in religiösen Überzeugungen. Nur wenn sowohl psychosoziale Ressourcen als auch genetische und konstitutionelle Faktoren ausreichend vorhanden sind, dann entsteht das, was Antonovsky „sense of coherence" nennt, also das **Kohärenzgefühl,** das dem Subjekt die Sicherheit gibt, dass die Lebensereignisse, die es betrifft, gut zu managen sind, und dass sie vor allen Dingen einen Sinn haben. Der Begriff „sense of coherence" stellt also nicht nur eine zufällige Wortgleichheit her, sondern hat inhaltlich etwas damit zu tun, ob sich das Körper-Selbst als Ausdruck einer gelungenen Passung durch eine ausreichend gute Besetzung des Körpers in den ersten Interaktionen mit den Pflegepersonen mit allen von Stern beschriebenen Qualitäten bilden konnte, und damit auch das Kohärenzgefühl. In empirischen Studien mit Fibromyalgie-Patientinnen z. B., also mit Frauen mit ubiquitären chronischen Schmerzen im Bewegungsapparat, wurde nachgewiesen, dass Patientinnen mit einem niedrigen „sense of coherence" wesentlich mehr unter ihren Symptomen leiden und wesentlich schwieriger zu therapieren sind als die mit einem gut ausgebildeten „sense of coherence". Antonovskys „sense of coherence" beschreibt, semiotisch gesehen, die Grundregeln der Passung als Konstruktion der Umwelt.

Auch der nächste Aspekt des „core self" nach Stern (1992) spielt bei der Ausbildung des Kohärenzgefühls eine bedeutsame Rolle: Die dritte Komponente des Kernselbst ist die des „sense of continuity" bzw. „sense of self-history". Damit bezeichnete Stern das Selbstempfinden, mit einer Beziehungsperson bereits die Erfahrung einer eigenen Geschichte gemacht zu haben, in der sich bestimmte Rhythmen etabliert haben und es eine verlässliche Wiederkehr von wichtigen Erfahrungen gibt, z. B., dass auf die Äußerung von Hunger das Gestilltwerden folgt. Semiotisch gesehen, entspricht der „sense of continuity" der Grundregel, dass die Erfüllung von Grundbedürfnissen dem Rhythmus einer „momentan unvollendeten Ganzheit, die nach Vollendung strebt" (Piaget 1975a) folgt und dadurch eine Geschichte von überwundenen Passungsstörungen entsteht. Dieser Grundrhythmus ist somit auch als die Basis des Narrativs zu verstehen.

In der FE spielt der „Eigenrhythmus" eine zentrale Rolle, der durch ungenügende Rhythmuserfahrungen mit Beziehungspersonen gestört sein kann und in der Therapie leibnah „wiederbelebt" werden kann. In einer hilfreichen therapeutischen Beziehung können Patienten auf diese Weise zum einen leiblich den „sense of continuity" wieder entdecken, zum anderen den durch Passungszerreißungen unterbrochenen „roten Faden" ihres biografischen Narrativs rekonstruieren.

Der „sense of affectivity" – als die vierte Komponente des Kernselbst – benennt das Erleben des Kindes, Träger von verschiedenartigen Gefühlszuständen zu sein, die in der Beziehung zur Mutter oder zum Vater Bedeutung bekommen und durch die Beziehung moduliert werden können. In die körperbezogene Therapie kommen häufig Patienten mit somatoformen Störungen, die eigene Gefühle kaum erleben oder ausdrücken können, sodass Affektkorrelate im somatischen, besonders im vegetativen Bereich als körperliche Störungen eine Art „stumme Geschichte" erzählen müssen, um die Not in Beziehungen ausdrücken zu können, da die Sprache diesen Patienten für ihr Erleben nicht genügend zur Verfügung steht.

Im Bezug auf die Bildung von Empathie in zwischenmenschlichen Beziehungen ist die **nächste Phase der Selbstentwicklung** nach Stern besonders wichtig. Er nannte sie „sense of an intersubjective self", und sie findet etwa zwischen dem 9. und 15. Lebensmonat statt. In dieser Zeitspanne differenzieren sich die Spiele zwischen Mutter und Kind, sodass die hinter den Aktionen liegenden Motive und Absichten für das Kleinkind an Bedeutung gewinnen. Stern nannte den Vorgang „affect attunement", also die affektive Feinabstimmung innerhalb des gemeinsamen Spiels, das durch die neu erworbenen motorischen Fähigkeiten des Kindes variantenreicher wird. Stern betont auch hier, wie frühere Kompetenzen, z. B. die der transmodalen Wahrnehmung, nicht verloren gehen, sondern in späteren Phasen erhalten bleiben und integriert werden. So kann das Kind im Spiel eine bestimmte Bewegung mit einem Spielzeug machen, worauf die Mutter in einem zum Rhythmus des Kindes passenden Tonfall und einer anderen, aber dazu abgestimmten Bewegung antwortet, sodass das Gemeinsame, nämlich ein geteilter Affekt oder eine geteilte Intention für beide Spielpartner, erkennbar wird. Intentionen können vom Kleinkind in dieser Phase durch „Körperstrategien" (Downing 1996) umgesetzt werden, da sich die Willkürmotorik vom Kleinkind bewusst für seine Ziele verwenden lässt. In dieser Phase der Selbstentwicklung geht es demzufolge nicht nur um Autonomie, sondern auch um Autarkie.

Zwischen dem 15. und 18. Lebensmonat reift nach Stern eine neue, **entscheidende Phase** der Selbstentwicklung heran, der „sense of a verbal self". Nach Piaget (1975a) ist dies die „kopernikanische Wende", durch die das Kleinkind in die Lage versetzt wird, ein inneres Bild der Wirklichkeit zu konstruieren und die inneren Objekte durch Wörter, die etwas bedeuten, zu benennen. Das Kind kann sich nun an den in einer Gesellschaft vereinbarten Symbolbildungen für die äußere Realität beteiligen. Gleichzeitig ist der Eintritt in die Welt der Sprache auch eine Krise, da durch die Versprachlichung von Wahrnehmungen das ganzheitliche Erleben, das von der Kompetenz zur transmodalen Wahrnehmung geprägt war, gleichsam zerbricht. Viele psychoanalytische Autoren setzen diese Krise in einen nicht nur zeitlichen Zusammenhang zur Wiederannäherungskrise nach Mahler et al. (1980). Doch die wichtigste Kompetenz, die das Kleinkind in dieser Phase erwirbt, ist die der Symbolisierungsfähigkeit, eine Kompetenz, die bei Patienten mit so genannten „frühen Störungen" nur unzureichend entwickelt werden konnte, was zum Entstehen von im Körper gebundenen, d. h. nicht symbolisierten Symptomen führen kann. Das zentrale Anliegen einer körperbezogenen Psychotherapie wie der Funktionellen Entspannung liegt dementsprechend darin begründet, dass nicht-symbolisierte Körpersymptome oder auch „tote Zonen" oder „abgespaltene Zonen" im Körperselbst (Plassmann 1993) durch den körperbezogenen Therapieansatz wieder wahrgenommen werden und in die Symbolisierung kommen können.

## Exkurs

Der Begriff „Symbolisierungsfähigkeit" wird hier semiotisch verwendet (s. auch Kap. 1). Die Phylo- und Ontogenese der ausschließlich menschlichen Fähigkeit zur Symbolisierung als Voraussetzung zum Erlernen und Verwenden von Sprache hat Deacon (1997) eindrucksvoll beschrieben. Der klassische psychoanalytische Symbolbegriff unterscheidet sich von dem semiotischen erheblich („Symbol" bedeutet bei Freud ursprünglich „Erinnerungssymbol", bezeichnet also einen Vorstellungsinhalt, der einen anderen, aufgrund eher zufällig-assoziativer Verbindungen, vertritt). Die Symboltheorie hat allerdings innerhalb der Psychoanalyse viele Veränderungen erfahren. Über die Annäherung an linguistische Konzepte berichtet Hamburger (1995), der sich für einen umfassenden Dialog von Psychoanalyse, Entwicklungspsychologie, Linguistik und Pädagogik ausspricht, aber zunächst von allen Beteiligten in der eigenen Sprache geführt werden sollte, selbst wenn das Verständigungsprobleme mit sich bringen würde.

Etwa im Alter von drei Jahren erwirbt das Kleinkind nach Stern die Fähigkeit, mit den „Worten, die etwas bedeuten", so umzugehen, dass es sie in einen semantischen Zusammenhang einer sinnvollen Erzählung stellen kann. Wenn das Kind anfängt, Geschichten zu erzählen, hat es die Phase des „sense of a narrative self" erreicht. Auch diese Phase hat für die Psychotherapie mit FE eine wichtige Bedeutung: An die Stelle der „stummen Geschichte", die im Körpersymptom verborgen ist, soll aufgrund einer therapeutischen Körpererfahrung allmählich die Fähigkeit treten, die Störung z. B. als Antwort auf eine traumatisierende Lebenserfahrung in einen sinnvollen narrativen Zusammenhang stellen zu können.

Sterns Beiträge zur Selbstentwicklung sind sehr gut kompatibel mit einem entwicklungstheoretischen **Phasenmodell der Integrierten Medizin**, das die (pränatale und postnatale) Passung zwischen Organismus und Umwelt sowie die Entwicklung bis zum dritten Lebensjahr systemtheoretisch und semiotisch in einer Art „Synopse" beschreiben will. Die systemtheoretischen Aspekte werden besonders in Kapitel 15.3 und in Kapitel 1 behandelt.

Die Tabelle 15-1, die für jede Entwicklungsphase die System-Ebene, Realitätskonstruktion und semiotische Zeichenkategorie benennt, ist als ein Versuch zu sehen, die Entwicklungs- (oder Verwicklungs-)geschichte des Menschen als eine Geschichte von verschiedenen, immer komplexer werdenden Passungsvorgängen zwischen Organismus und Umwelt zu verstehen. In der Tabelle wird unter dem Begriff „Passungsvorgang" für jede Entwicklungsphase dargestellt, wer mit wem eine Passung herstellt, d. h. wen oder was der Organismus als jeweilige Umwelt konstruiert. Der Begriff „Passungsentwicklung" beschreibt die dadurch erreichte Passung, während der Begriff „Passungsniveau" das Erreichte zusammenfasst.

Diese Geschichte beginnt bereits vor der Geburt, als eine zunächst intrakorporale Passung innerhalb des mütterlichen Organismus, der für das entstehende neue Leben zugleich die primäre Umwelt darstellt (s. Tab. 15-1).

Sterns Arbeiten haben auch einen bedeutsamen Beitrag zu der Frage geliefert, warum bestimmte Patienten mit rein verbalen Therapieinterventionen nicht genügend erreichbar sind und eines körperbezogenen Ansatzes, wie z. B. der FE, bedürfen.

In neueren Arbeiten, z. B. in „Die Mutterschaftskonstellation" (Stern 1998), bezieht er sich auch explizit auf die Notwendigkeit von körperbezogenen Therapieinterventionen, ganz besonders jedoch in dem oben zitierten Interview (Stern u. Geuter 1999) sagt er, dass die Zeit reif sei für einen körperbezogenen Zugangsweg bei bestimmten Indikationen, z. B. bei traumatisierten Patienten.

**Tab. 15-1:** Die Entwicklungsgeschichte des Menschen als eine Geschichte von Passungsvorgängen zwischen Organismus und Umwelt (SSM = Schwangerschaftsmonat)

| | System-Ebene | Kreismodell | Beziehung zwischen | Beziehungs-form | Realitäts-konstrukt | Zeichen-kategorie | Passungs-vorgang | Passungsent-wicklung | Passungs-niveau | Zeitraum |
|---|---|---|---|---|---|---|---|---|---|---|
| **A: Pränatale Passung** | | | | | | | | | | |
| **Embryo** | vegetative Ebene | Regelkreis | Subsystemen | Intrakorpo-ralität | Wohnhülle | vegetativ-ikonisch | Passung auf Organsystemebene | zellulär-vegetative Passung | „Körperverwicklung" | bis zum dritten SSM |
| **Fetus** | animalische Ebene | Funktionskreis (auf dem Boden von Reflexvorgängen) | fetalem und mütterlichem Organismus | Korporalität | Umwelt | ikonisch | Passung zwischen mütterlichem und fetalem Organismus | vermutlich fetale Vorläufer des „auftauchenden Selbst" des Neugeborenen | Körper-Sein | 3.–9. SSM |
| **B: Postnatale Passung** | | | | | | | | | | |
| **Neugeborenes** | animalische Ebene | Funktionskreis (auf dem Boden von sensomotorischen Zirkulärreaktionen) | postpartalem Organismus und primärer Umwelt | Interkorpo-ralität | Umwelt | ikonisch | transmodale Wahrnehmung, Vis-a-vis-Situation, Disrupt-Repair-Modulation | „sense of an emergent self" (Stern) | Körper-Sein | bis zum dritten postpartalen Monat |

**Tab. 15-1** Fortsetzung

| | Ebene | Kreis | Organismus / Individuum | Interkorporalität / Intersubjektivität | Umwelt / individuelle Wirklichkeit | Zeichen | Passung | sense of self | Körper | Zeitraum |
|---|---|---|---|---|---|---|---|---|---|---|
| **Säugling** | animalische Ebene | Funktionskreis | Organismus und Umwelt | Interkorporalität | Umwelt | ikonisch und indexikalisch | Passung durch mimisch-motorischen Affektausdruck | „sense of a core self" (besonders „sense of agency") (Stern) | Körper-Aktivität | 3.–9. Monat |
| **Kleinkind** | animalische Ebene | Funktionskreis | Organismus und Umwelt | Intersubjektivität | Umwelt | ikonisch und indexikalisch | Passung durch mimisch-motorische Affektabstimmung, Empathieentwicklung | „sense of an intersubjective self" (Stern) | Körper-Strategien | 9.–18. Monat |
| **C: Verbale Passung**<br>**Spracherwerb** | humane Ebene | Situationskreis | Individuum und individuelle Wirklichkeit | Intersubjektivität | individuelle Wirklichkeit | (ikonisch, indexikalisch und) symbolisch | Passung durch „innere Bühne", Emotionswahrnehmung, Introspektionsentwicklung, sprachliche Kommunikation | „sense of a verbal self" (Stern) | (Körper-Sein und) Körper-Haben | ab 18. Monat |
| **Geschichtenerzählen** | symbolische Ebene | Situationskreis | Individuum und individuelle Wirklichkeit | Intersubjektivität | individuelle Wirklichkeit | ikonisch, indexikalisch und symbolisch | Passung durch Narrativentwicklung auf der „inneren Bühne" | „sense of a narrative self" (Stern) | Körper-Geschichte | ab dem dritten Lebensjahr |

# 15.3 „Subjektive Anatomie": Versuch der theoretischen Begründung einer körperbezogenen Therapiemethode mithilfe von Systemtheorie und Semiotik (am Beispiel der Funktionellen Entspannung, FE)

Um die Bedeutung der Ergebnisse der modernen Kleinkindforschung für die Fundierung der nonverbal und verbal arbeitenden Therapieansätze (wie z. B. der FE) würdigen zu können, sind Rückbeziehungen auf die Ergebnisse der Arbeitsgruppe „Subjektive Anatomie" notwendig (s. Uexküll et al. 1994). Dieser erste umfassende Versuch einer wissenschaftlichen Begründung des spezifischen Zugangswegs zu einer körperbezogenen Therapiemethode bezieht sich zusätzlich zur Tiefenpsychologie auf die konstruktivistisch orientierte Systemtheorie, die Semiotik (Zeichentheorie) und die psychoanalytische Säuglingsforschung.

Innerhalb dieser Betrachtungsweise (s. auch Kap. 1 in diesem Buch) wird der Mensch als **lebendes System**, also als Einheit aus Organismus und Umwelt gesehen. Es ist dies ein System, das aktiv den Kontakt und die „Passung" mit seiner Umgebung sucht und dadurch, dass es sie herstellt, seine zu ihm passende Umwelt „konstruiert" („Krankheit" wäre in diesem Modell eine misslungene Umwelt-Konstruktion). Die Kommunikation mit der Umgebung findet auf allen drei Ebenen des Systems „lebender Organismus" statt:

- auf der basalen, „vegetativen" Ebene (die Kommunikation wird hier mit „Regelkreisen" beschrieben)
- auf der mittleren, „animalischen" Ebene (die Ebene der so genannten „Funktionskreise")
- auf der höheren, „humanen" Ebene (des „Situationskreises", d. h. der so genannten „inneren Bühne")

Die Kommunikation mit der Umgebung muss durch zwei verschiedene Modelle dargestellt werden, die auch als „Konstruktionsregeln der Wirklichkeit" aufgefasst werden können. Im so genannten **pragmatischen Realitätsprinzip** wird der Mensch als „offenes System" gesehen, d. h. der Körper des Menschen wird wie eine Maschine interpretiert, die man öffnen, von innen betrachten und „reparieren" kann. In diesem offenen System hätte eine Bewegung die Bedeutung, dass z. B. die betreffende Muskelgruppe „funktioniert". Dies ist die Sicht der Schulmedizin.

Im so genannten **kommunikativen Realitätsprinzip** dagegen wird der Mensch als eine Art „Blackbox" aufgefasst, d. h. als „geschlossenes System", dessen Inneres nicht von außen direkt erkannt, sondern nur empathisch erschlossen oder aus seinem Verhalten eruiert (Maturana 1982) werden kann. In einem geschlossenen System wird über die Rückmeldung des anderen, die eine empathische Aussage über den Interpretanten erlaubt, eine gemeinsame Wirklichkeit erschaffen oder konstruiert, wie die Untersuchungen von Christian und Haas (1949) demonstrieren. Die Bedeutung einer Bewegung kann in diesem Kontext, z. B. in einer therapeutischen Situation, von einem Beobachter nur gemeinsam mit dem Patienten interpretiert werden, und zwar auf Grundlage einer Haltung des Therapeuten bezüglich des Innenlebens des Patienten, die zunächst von Interesse und Respekt vor dem grundsätzlichen Nicht-Wissen geprägt ist.

Eine Körperwahrnehmung oder Bewegung erhält z. B. eine Bedeutung, weil sie innerhalb dieses kommunikativen Realitätsprinzips zu einem „Zeichen" wird, das vom Therapeuten „interpretiert" werden muss.

Lebende Systeme kommunizieren mit der Umgebung und innerhalb des Systems, d. h. zwischen den System-Ebenen oder Subsystemen durch den Austausch von verschiedenen Zeichen, die nach Peirce in drei Zeichenkategorien eingeteilt werden können (vgl. Nöth 2000).

Biosemiotisch interpretiert, existieren auf der basalen, vegetativen Ebene „ikonische" Zeichen, die für das Körper-Sein, d. h. das Empfinden und

Erleben, stehen und nach dem Prinzip des Bildes oder der Ähnlichkeit gedeutet werden.

Auf der mittleren Ebene der Funktionskreise, hier geht es z. B. um Wahrnehmen und Bewegen, werden die ikonischen Zeichen durch „indexikalische" Zeichen nach dem Prinzip „Ursache und Wirkung" in einem hinweisgebenden Zusammenhang geordnet.

Auf der Situationskreis-Ebene, der „inneren Bühne", werden die ikonischen und indexikalischen Zeichen integriert und zu sozial kommunizierbaren Zeichen, zu „Symbolen".

Aus der Sicht der Semiotik ist ein Mensch gesund, wenn er auf allen drei System-Ebenen mit allen drei Zeichenkategorien mit der Umgebung kommunizieren kann und durch Integration dieser verschiedenen Zeichen auf einer sprachlichen Ebene eine für ihn und seine Bedürfnisse passende Wirklichkeit „konstruieren" kann.

Krankheit wäre dementsprechend ein Verlust der „Passung mit der Umwelt", z. B. nach einer Traumatisierung, durch die der freie Gebrauch aller Zeichenkategorien unmöglich gemacht wird.

Ein Beispiel: Patientinnen mit chronischen Schmerzsyndromen im Bewegungsbereich, die oft gleichzeitig unter funktionellen Abdominalsymptomen leiden, haben nicht selten eine Lebensgeschichte mit gehäuften Traumatisierungen durch Gewalterfahrungen. Sie leiden nicht nur an einer traumatischen Sprachlosigkeit, sondern sind vor allem in ihrem Bewegungsverhalten eingeschränkt, was dem gleichzeitigen Empfinden entspricht, dass sie für bestimmte Körperregionen die Zeichen ihrer Körperwahrnehmung in ihrer Bedeutung nicht entschlüsseln können. Der Kommunikationszusammenhang wurde durch das Trauma zerrissen, erst durch eine therapeutische Arbeit an der Wahrnehmung der „ikonischen" sowie der „indexikalischen" Körperzeichen (die z. B. die Bewegungsmuster betreffen) kann häufig für diese Patientinnen der Zusammenhang zu ihrer traumatisierenden Lebenserfahrung wiederhergestellt werden.

Dies ist der Ansatz der Körperpsychotherapie-Methode Funktionelle Entspannung, ein Verfahren, das bei zerstörten Passungsprozessen zwischen Mensch und Umwelt, die sich durch Störungen von Körperwahrnehmung und Bewegung manifestieren, versucht, behutsam einen Zugang zur vorsprachlichen Welt der ikonischen und indexikalischen Zeichenprozesse zu finden und gemeinsam mit der Patientin eine Reintegration in die symbolische Zeichenwelt zu versuchen, z. B. dadurch, dass die Körperwahrnehmungen in Worte gefasst und mit der Lebensgeschichte der Patientin in einen sinnstiftenden Zusammenhang gebracht werden.

In der Therapie mit Funktioneller Entspannung geht es zunächst darum, dass der Patient zu einem Dialog mit sich selbst, genauer gesagt, zu einem Dialog mit seinem Körper ermuntert wird, und zwar auf der Ebene der „propriozeptiven Eigenwahrnehmung". Dieser Dialog des Patienten mit seinem Körper wird dadurch ermöglicht, dass er in einen weiteren Dialog, nämlich den zwischen Therapeut und Patient, „eingewickelt" wird. Der innere Dialog des Patienten mit seinem Körper wird also durch den verbalen Austausch mit dem Therapeuten gefördert, in seiner Bedeutung zu verstehen versucht und in die tragfähige therapeutische Beziehung gewissermaßen „eingehüllt".

Dies kann auch bedeuten, dass bei schweren Störungen eine konkrete „Wohnhülle-Erfahrung" durch eine taktile Berührung des Therapeuten notwendig werden kann, z. B., wenn Patienten durch ungenügende Erfahrungen im ikonischen Bereich (besonders im Bereich der Erfahrung von Halt und Grenzen) bestimmte Körperzonen nicht wahrnehmen und nur ungenügend bewegen können.

Erst durch eine therapeutische „semiotische" Regression auf die Ebenen der ikonischen Zeichen, z. B. durch eine taktile Wahrnehmung einer „guten Berührung", und einer nachfolgenden stimmenden Bewegung kann es in solchen Fällen gelingen, zu einer „semiotischen Progression" (Plassmann 1993) zu gelangen, d. h. bisher Nicht-Integriertes innerhalb einer körperbezogenen Therapie zu erleben und danach auch zu verbalisieren – und damit zu integrieren.

Man kann es auch so formulieren: In der Funktionellen Entspannung geht der Weg, besonders bei Patienten, die in der frühen Interaktion für ihre Bedürfnisse wenig Passung mit ihrer Umgebung erleben konnten (weil die Umgebung es nicht ermöglichte oder weil Faktoren im Kind, wie z. B. Behinderungen, die Passung erschwerten) und/oder bei denen die Passung traumatisch zerstört wurde, zunächst über die **Berührung** (ikonische Zeichen) zur **Bewegung** (indexikalische Zeichen) und erst dann zur **Bedeutung** (durch symbolische Integration der beiden anderen Zeichenkategorien).

In diesem Zusammenhang wird deutlich, dass es sich bei dem körperbezogenen Zugangsweg dieser Methode keineswegs um ein nonverbales Verfahren handelt, sondern dass es in der Therapie um ein ständiges „Oszillieren" zwischen den verschiedenen System-Ebenen des menschlichen Organismus geht. Anders gesagt, gebraucht diese therapeutische Beziehung bewusst alle drei Zeichenkategorien, mit dem Ziel der Integration, d. h., um dem Patienten sozusagen einen freien Gebrauch aller Zeichenklassen für die Kommunikation mit der Umgebung zu ermöglichen, damit eine neue oder bessere „Passung" hergestellt werden kann.

Auch wenn diese Sichtweise der theoretischen Begründung eines körperbezogenen Psychotherapieverfahrens wie der FE zunächst ungewohnt erscheint, so sind neue, integrative Modelle (als „Konstruktionsregeln der Wirklichkeit") notwendig, um therapeutische Prozesse in ihrer Bedeutung zu erfassen, ohne den bisherigen „Leib-Seele-Dualismus" weiter theoretisch zu unterstützen.

## 15.3.1 Methodische Grundelemente der Funktionellen Entspannung

Die FE ist eine Methode, um „das Unbemerkte im Körper zu bemerken", oder „eine Methode zur Konstruktion des Körpers" (Uexküll et al. 1994). Sie arbeitet mit fünf Körpersystemen, dem so genannten „leiblichen Material". Diese Systeme knüpfen an frühe Wahrnehmungsmodi des Säuglings an, besonders an den der Propriozeption (s. Abb. 15-1).

### Exkurs zum Begriff der Propriozeption

Auf der mittleren Ebene des Systems Organismus-Umwelt, die z. B. durch Wahrnehmen und Bewegen gekennzeichnet ist, besitzen wir eine Fähigkeit, die „unseren verborgenen 6. Sinn" (Sacks 1987) darstellt. Wir haben sie vermutlich sogar schon von Geburt an entwickelt, sie ist „vorbewusst", nur häufig verschüttet. Wir können uns dadurch selbst mit einer Präzision wahrnehmen, die in den Bereich von Millimetergraden geht, was die Stellung unseres Körpers im Raum angeht. Der Begriff „Propriozeption" wurde von Sherrington (1906) geprägt; „proprium" (lat.) heißt „Eigentum" bzw. „charakteristisches Merkmal", „capere" heißt „nehmen" oder „ergreifen". Der Begriff umschreibt also, dass das Eigene genommen, ergriffen wird. Propriozeption kann in der Sprache der Semiotik als ein Zeichenprozess verstanden werden. Bei diesem Zeichenprozess ist das so genannte Körperschema als eine kodierende Instanz von Bedeutung, also als der innere Kode, der uns sagt, was zu mir und was zu einem anderen gehört. Das Körperschema hat also die Aufgabe, sensorische und motori-

---

**Propriozeption:**

Von Sherrington geprägter Begriff für das „Sich-selbst-in-Besitz-Nehmen" bzw. die Vermittlung von Wahrnehmungen aus dem eigenen Körper. P. kann als Zeichenprozess verstanden werden, bei dem das Körperschema als kodierende Instanz sensorischen und motorischen Eindrücken die Bedeutung eines „Selbst" erteilt (Uexküll 1994). Sacks (1989) bezeichnet die P. als „lebensnotwendigen sechsten Sinn, (...) der von den Impulsen der Muskeln, Gelenke und Sehnen abhängig ist (...) und durch den der Körper sich selbst erkennt". P. ist also der gewöhnlich nicht bewusste Dialog des Körpers mit sich selbst.

**Abb. 15-1:** Propriozeption

sche Eindrücke zu einem Selbst zu formieren. Der Neuropsychologe Sacks stellte in z. T. sehr ergreifenden Fallgeschichten (z. B. in „Der Tag, als mein Bein fortging" [1989] und in „Der Mann, der seine Frau mit einem Hut verwechselte" [1987]) dar, was entsteht, wenn diese Eigenwahrnehmung ausfällt: Die betroffenen Menschen fühlen sich dann „wie tot". Propriozeption ist also der gewöhnlich nicht bewusste (normalerweise jedoch nicht verdrängte) Dialog des Körpers mit sich selbst.

---

**Körper-Selbst:**

Summe der zunächst (noch diffusen Empfindungen) von der Körperoberfläche – hier v. a. der Haut (Anzieu 1991) – und aus dem Körperinneren, die sich – in Abgrenzung zum psychischen Selbst – zu einem unbewussten und bewussten Bild des eigenen Körpers organisieren (Lichtenberg 1978; Joraschky 1986). Das K. bildet sich allmählich durch den unbewussten Dialog des Körpers mit sich selbst (Propriozeption). Nach Stern (1992) wird das körperliche Selbst „als kohärente physische Entität mit eigenem Willen, einzigartigen Affektregungen und eigener Geschichte erlebt". Es ist „das Empfinden eines Kern-Selbst".

**Abb. 15-2:** Das Körper-Selbst

---

Die Propriozeption konstruiert das Körper-Sein (als Basis des Körper-Selbst, s. Abb. 15-2). Die FE bezieht bewusst die erste extrauterine Konstruktionsleistung des lebenden Organismus, die Atem-Umwelt, als zentrales diagnostisch-therapeutisches Instrument mit ein, was an der zentralen Rolle des Rhythmus deutlich wird (enge Bezüge bestehen auch zu den Arbeiten Balints [1965] über die „primäre Liebe", d. h. die früheste extrauterine Kontaktaufnahme zwischen Säugling und Umwelt). Die Arbeit an den fünf Körpersystemen bedeutet, einen körperbezogenen Zugangsweg zu finden zu den Grundbedürfnissen des Menschen, von der Säuglingsforschung formuliert als die oben dargestellten fünf angeborenen Motivationssysteme (Lichtenberg 1991; Lichtenberg et al. 2000).

Dabei ergeben sich die in der Tabelle 15-2 angeführten Korrelationen.

Durch die therapeutische Arbeit an den Körpersystemen können vom Patienten angeborene Grundbedürfnisse besser wahrgenommen und gespürt werden, neue Lösungsmöglichkeiten und bessere Befriedigungswege als bisher können erprobt werden. Die Doppeldeutigkeit der Sprache drückt bereits aus, wofür die Körpersysteme in der FE zusätzlich stehen: So wird der Boden als „äußerer Halt" bezeichnet und das innere Skelettsystem als „innerer Halt".

Über die Arbeit an den Körpersystemen ermöglicht die FE-Therapie darüber hinaus basale Erfahrungen des Patienten, die an das frühe Selbstempfinden des Säuglings anknüpfen. Die Erlebnisweisen des auftauchenden Selbst

(„emergent self") werden durch die Aktivierung verschiedenartiger Sinnesreize wiederbelebt, die an die angeborene Fähigkeit zur transmodalen Wahrnehmung anknüpft, die auch im Erwachsenenalter erhalten bleibt. Durch diese Möglichkeit, im semiotischen Sinn „ikonische Erfahrungen" zu machen, wird an frühen Quellen der Lebendigkeit (im Sinne von Autonomie) angesetzt, die bei vielen Patienten verschüttet sind.

Die Fähigkeiten des Kernselbst („core self"), mit den Selbstgefühlen Träger eigener Aktivität (im Sinne von Autarkie) zu sein, differenzierte Affekte zu haben, ein Kontinuitäts- und ein Kohärenzgefühl zu empfinden, werden ebenfalls durch die Arbeit mit der FE aktiviert, z. B. durch die Angebote, propriozeptive Erfahrungen in Zusammenhang mit kleinen Eigenbewegungen und der Beachtung des eigenen Rhythmus zu erleben, wobei sich für viele Patienten innerhalb der körperbezogenen Therapie ein Gefühl für den eigenen Körperraum entwickelt oder sich ein Freude-Affekt einstellt, im Sinne von „Funktionslust" (Bühler 1930, s. Abb. 15-3).

Dabei gibt es auch hier bedeutsame Korrelationen zwischen den Körpersystemen der FE und den Selbstgefühlen des „core self" (s. Tab. 15-3). Darüber hinaus schafft die Arbeit mit FE Bedingungen, um bei Patienten unsichere Bindungserfahrungen der frühen Lebenszeit über

**Funktionslust:**

Begriff wurde von Ch. Bühler geprägt: Die Freude (des Säuglings) an den eigenen Körperfunktionen bzw. am Funktionieren der einzelnen Körperteile. Bedeutung der Erfüllung von basalen Grundbedürfnissen (Motivationssystemen, Lichtenberg 1983) nach Selbstexploration, Selbstkompetenz und sinnlichem Vergnügen; Bestandteil des Selbstempfindens des Kern-Selbst (core self, Stern 1986) im Sinne der folgenden Selbstgefühle: „sense of agency", „affectivity" und „coherence"; zentraler Begriff in der Funktionellen Entspannung (Fuchs 1974), z. B. für die Wirkung von kleinen Bewegungen im Ausatmen („Tun im Lassen").

**Abb. 15-3:** Funktionslust

**Tab. 15-2:** Die Korrelationen zwischen den Motivationssystemen und den Körpersystemen

| Motivationssystem (Lichtenberg 1991) | Körper- bzw. Bezugssystem der FE (Fuchs 1997) |
|---|---|
| Bindung | Beziehung zum Boden; Haut |
| Exploration und Selbstbehauptung | Bewegungssystem |
| Aversion (Widerstand oder Rückzug) | Bewegungssystem; Haut |
| Regulation physiologischer Bedürfnisse | Räume |
| sinnliches Vergnügen | Rhythmus |

**Tab. 15-3:** Korrelationen zwischen den Körpersystemen der FE und den Selbstgefühlen des Kernselbst

| Bezugssysteme der FE (Fuchs 1997) | Selbstempfinden des Kernselbst („core self") (Stern 1992) |
|---|---|
| Bezug zum Boden | Kohärenzgefühl („sense of coherence") |
| Bewegungssystem | Gefühl von Wirkmächtigkeit („sense of agency") |
| Haut als Grenze | Gefühl von Wirkmächtigkeit („sense of agency") |
| Haut als Hülle | Kohärenzgefühl („sense of coherence") |
| Haut als Kontaktorgan | Gefühl, Träger von Affekten zu sein („sense of affectivity") |
| Räume | Kontinuitätsgefühl („sense of continuity") |
| Rhythmus | Gefühl, Träger von Affekten zu sein („sense of affectivity"); Kohärenzgefühl („sense of continuity") |

körpernahe Erfahrungen korrigieren zu helfen, besonders durch die Erfahrung des Sich-verlassen-Könnens auf den Boden, d. h. durch die Erfahrung von Halt und Grenze.

Durch die ständige dialogische **Arbeit an der Verbalisierung** der Körperwahrnehmungen schafft die körperbezogene Arbeit (z. B. mit FE) Bedingungen für die Verbesserung der Symbolisierungsfähigkeit von Patienten. Bei traumatisierten Patienten ist das jedoch nur dann möglich, wenn das im Körper sozusagen als Fremdkörper aufbewahrte Trauma sich z. B. nach einer Berührung der traumatisierten Körperzone in der Therapie zeigen darf und Möglichkeiten gefunden werden, damit anders als bisher umzugehen. Ein derartiges lösungsorientiertes Vorgehen, das auch in diesem Bereich einen aufdeckenden Charakter hat, ist bei Traumatisierten jedoch nur nach einer ausreichend langen **Stabilisierungsphase** möglich, d. h., wenn ressourcenorientiert mit der Arbeit an Halt und Grenzen der Boden für eine aufdeckende Arbeit vorbereitet wurde, wenn „es stimmt", wenn also der „now moment" (Stern u. Geuter 1999) gekommen ist, „geschieht" als etwas Nicht-Machbares. Das bedeutet, dass der Passungsmoment auf der Ebene der ikonischen Zeichen wahrgenommen wird. Hierzu im folgenden Abschnitt ein Fallbeispiel.

Frau T. ist seit ca. zwei Jahren in Einzeltherapie mit Funktioneller Entspannung. Sie ist Ende dreißig, groß, dunkelhaarig, hübsch, gepflegt gekleidet, spricht einen breiten Dialekt und bekommt oft, besonders bei schwierigen Themen, eine weinerliche, klagende Kinderstimme, die gar nicht zu ihrer stattlichen, großen Erscheinung passt. Wenn sie etwas aufschreiben will, kommt schnell viel Scham, weil sie nicht fehlerfrei schreiben kann. Sie arbeitete 20 Jahre lang als Putzhilfe in einer Behörde und hat dort seit kurzem eine Stelle in einer Abteilung, in der sie auch am Computer arbeitet, was sie gut meistert, wie sie stolz und fast ungläubig schildert.

Zur **Geschichte ihrer Krankheit:** Ursprünglich kam sie wegen Schmerzen und Taubheitsgefühl in den Beinen. Die Diagnosen der somatischen Medizin waren u. a.: Wurzelschädigung L 5 re., später Th 11 – S 1 mit geringfügiger Parese, leichte spondylarthrotische Veränderungen, Bandscheibenprotrusion ohne Wurzelkompression, ligamentäre Insuffizienz, intraspinöses Syndrom bei Hyperlordose, M. Baastrup, multiple Insertionstendopathien, BWS-LWS-Syndrom, ISG-Blockierung. Diagnosen von neurologischer, psychiatrischer und psychosomatischer Seite: somatoforme Körperstörung in Form von chronifizierten Rückenschmerzen, neurotische Depression, chronisches Lumbago vor dem Hintergrund einer depressiven Persönlichkeitsentwicklung, somatoforme Schmerzstörung. Dies alles hatte schon zu mehrjähriger Arbeitsunfähigkeit und einigen stationären Aufenthalten geführt: in einer orthopädischen Klinik, einer neurologischen Klinik, einer Rheumaklinik und, einige Monate vor Therapiebeginn, einer psychosomatischen Klinik, in der Frau T. zum ersten Mal mit körperbezogener Therapie in Berührung gekommen war und die Erfahrung von ausgeprägten regressiven, angsterregenden Zuständen gemacht hatte. Sie fürchtete sich vor einer Wiederholung dieser Erlebnisse und war offensichtlich gleichzeitig auch neugierig auf sich selbst geworden, sie war jedenfalls einer Einbeziehung des Körpers gegenüber insgesamt aufgeschlossen.

Im Verlauf einer inzwischen über zweijährigen ambulanten FE-Therapie sind die Beschwerden stark rückläufig und stehen in der Therapie nicht mehr im Vordergrund, dafür umso mehr in den Stunden auftauchende, vorher „vergessene" Episoden ihrer Biografie, d. h. der **Geschichte der Patientin**, die als eine Kette von schweren Traumatisierungen aufgefasst werden kann und sich in Kurzform so liest: Unerwünschtes einziges Kind einer minderjährigen Mutter (17 Jahre); Vater (27 Jahre) schwer alkoholkrank und äußerst gewalttätig ihr und der Mutter gegenüber (in einem der letzten Gespräche äußerte die Patientin Vermutungen, dass der Vater sie als Kleinkind bzw. in der Vorschulzeit sexuell missbraucht habe). Scheidung der Eltern, als die Patientin fünf Jahre alt war; Wiederheirat der Eltern, als sie sieben war. In der Zeit der Trennung habe die Mutter Affären mit amerikanischen Soldaten gehabt, die Patientin erinnert sich an eine Szene, in der die mit im Haushalt lebende Großmutter (damals 41 Jahre) die 22-jährige Mutter der Patientin nachts heftig verprügelt habe, weil sie spät aus einer „Besatzerkneipe" gekommen sei. Plötzlicher Tod der Mutter, mit 27 Jahren an Herzinfarkt (sie litt an einer frühen Form der KHK aufgrund einer familiären Hyperlipidämie), und zwar während einer Szene, als der Vater, wie die Patientin sagt, seine Tochter verprügelt habe und die Mutter sich schützend habe einmischen wollen. Sie sei damals zehn Jahre alt gewesen. Sie habe sich nicht verabschieden können, habe die Mutter aber vor dem Abtransport als Tote gesehen: Die eine Körperhälfte sei ganz blau verfärbt gewesen.

Drei Jahre später (die Patientin war 13) ein ebenfalls dramatischer Tod der Großmutter (von der die Patientin aufgenommen worden war). Die Großmutter habe Zucker und eine Unterschenkelgangrän gehabt, ihrer Enkelin jedoch verboten, den Arzt zu holen. Da das rechte Bein sich jedoch dunkelblau verfärbt hatte und die Patientin zuletzt in Panik doch den Arzt verständigt hatte, sei die Großmutter nach wenigen Tagen im Krankenhaus gestorben, mit zur Wand gedrehtem Gesicht, ohne mit der Enkelin auch noch ein einziges Wort zu sprechen.

Danach jahrelanger Heimaufenthalt, kurzfristiges Abgleiten in eine Diebstahlkarriere mit Jugendlichen. Vom Heim aus eine Lehre (15.–17. Lebensjahr), bei der sie die Abschlussprüfung nicht bestanden habe. Tod des ersten Freundes der Patientin durch einen Autounfall, bei dem auch die Patientin (damals 16) verletzt wurde.

Heirat mit 18 Jahren – wegen einer unehelichen Schwangerschaft (Geburt der Tochter, als die Patientin 18 war) – mit einem alkoholkranken und gewalttätigen Mann (28 Jahre), der sie täglich darauf hingewiesen habe, dass sie aus dem Heim und daher „ein Nichts" sei. Sexuelle Misshandlungen mit Erpressungen, der Tochter etwas anzutun, wenn die Patientin nicht willig sei, seien an der Tagesordnung gewesen. Trennung von diesem Mann nach 15 Jahren, in denen die Patientin ihn, meist durch Nachtschicht-Tätigkeiten, ernährt und sogar für den Alkohol-Nachschub gesorgt habe. Die Patientin vermutet, dass in den Zeiten ihrer Abwesenheit ihr damaliger Ehemann, der häufig auch die Tochter emotional und physisch misshandelte, der Tochter gegenüber ebenfalls sexuell übergriffig gewesen sei. Wegen der ungünstigen Arbeitszeiten habe sie die Tochter oft allein lassen müssen, so habe sich die Tochter schon in der Kindergartenzeit selbst das Frühstück machen müssen und sei allein in den Kindergarten gegangen.

Beginn der Symptomatik, als die Tochter der Patientin sich ein Jahr nach der Scheidung von diesem ersten Ehemann im Rahmen von Pubertätskonflikten von ihrer Mutter abgewandt habe.

Aktuell berichtet Frau T., es ginge ihr, seit sie jetzt erneut den Ärger mit der Tochter habe, wieder schlechter, sie habe Sorge, dass es in der Zukunft nicht gut enden werde. Ihre Tochter habe, nachdem sie erfahren hatte, dass ihr Vater, d. h. der geschiedene erste Ehemann der Patientin, an Krebs erkrankt sei, den Kontakt zu ihm nach zehn Jahren wieder aufgenommen und ihn sogar bis zu seinem Tode gepflegt – und das, obwohl der Ex-Mann die Tochter doch damals auch drangsaliert habe! Bisher habe sie (die Patientin) gedacht, ihre Tochter stünde auf ihrer Seite und der ihres Stiefvaters (des zweiten Ehemannes von Frau T., er stammte aus dem Freundeskreis und hatte die Patientin bei der Scheidung unterstützt), der sie wie eine Tochter angenommen und so viel für sie getan habe! Aber das sei wohl nicht mehr so – die Tochter habe jetzt „das Lager gewechselt"! Deshalb wolle sie (Frau T.) am liebsten die Tochter aus ihrem Leben ausstreichen und an die Seite ihres gehassten ersten Ehemannes stellen, vor dem sie während ihrer 15 Ehejahre ausschließlich Angst gehabt habe.

Meine Reflexionen dazu waren folgende: In Bezug auf das Verstehen der **Geschichte meiner Patientin** als eine **Kette von Passungsverlusten** erschien mir beim Nachdenken über die Geschichte ihrer Krankheit bedeutsam, dass die Symptomatik der Patientin beginnt, als sich die Tochter nach der Trennung vom ersten Ehemann das erste Mal von ihr abwendet (im Rahmen von Ablösungskonflikten in der Pubertätszeit). Die Zuspitzung der Beschwerden, die schließlich Frau T. in die Psychotherapie führten, erfolgte kurz nach dem Auszug der Tochter aus der Wohnung von Frau T. und ihres zweiten Ehemannes, der sich sehr um die Stieftochter gekümmert hatte. Die aktuelle erneute Verschlechterung des Befindens, diesmal aber mit einer überwiegend psychischen Symptomatik und weniger Somatisierung, entwickelte sich zu einem Zeitpunkt, als die Tochter sich abermals von Frau T. abwandte und sich dem leiblichen Vater vor dessen Tod zugewandt hatte, sie selbst gleichzeitig eine Trennung von ihrem Ehemann und von ihrer Mutter (der Patientin), also einen Kontaktabbruch initiierte.

Das weist darauf hin, dass die Patientin, die innerhalb ihrer Biografie, die von kumulativen Traumatisierungen durchzogen ist, besonders von dem traumatischen frühen Mutter-Verlust, die Tochter als Selbstobjekt dringend brauchte, diese parentifizierte und als emotionales Boll-

werk gegen den verhassten ersten Ehemann benötigte. Als die Tochter sie emotional verließ,
kam der Hass auf die eigene Mutter, die Frau T.
ja verlassen hatte, in der Patientin hoch, verbunden mit dem Hass auf den misshandelnden Vater
und die Reinszenierung durch den ersten Ehemann. Zugrunde liegt ein unbewusster grundlegender Autonomie-Abhängigkeits-Konflikt, da
die Passung bereits in der frühen Lebenszeit
schwer gestört worden war und Frau T. deshalb
keine sichere Bindung, keine ausreichenden
Selbst- und Umweltrepräsentanzen und somit
kein autonomes Selbst entwickeln konnte. Deshalb brauchte sie die ständige reale Anwesenheit der Tochter und die in der Beziehung exis-
tierende gegenseitige Abhängigkeit, um sich ei-
nigermaßen sicher fühlen zu können. Sie kann
sich, als die Tochter eine eigene Familie gründet,
nicht von ihr lösen. Dagegen bleibt das aktuelle
eigene Familienleben von Frau T., besonders der
von der Patientin idealisierte zweite Ehemann,
in ihrem Erleben „blass". Sexualität findet kaum
statt, er wird in das Innenleben der Patientin
nicht einbezogen, vermutlich fürchtet sie, dass
die traumatischen Erfahrungen mit dem ersten
Ehemann und ihrem Vater wieder aufleben
könnten, wenn sie sich wirklich ihrem neuen
Partner öffnen würde. Stattdessen ist sie in ihrer
Freizeit, die sie mit dem jetzigen Ehemann verbringen könnte, zwanghaft mit dem Putzen der
Wohnung beschäftigt. Zwischen der Patientin
und ihrer Tochter scheint es (auch nach deren
Auszug) im Erleben der Patientin keine Grenze
zu geben. Die Tochter soll sich zum einen mit

der Mutter gegen den gehassten Ex-Mann soli-
darisieren, zum anderen soll sie den unbewussten Auftrag, die Delegation erfüllen, im weißen
Hochzeitskleid für ihre Mutter die Illusion eines
Familienidylls aufzubauen, das für die Patientin
selbst nie Realität gewesen war. Die Tochter
scheint sich vielleicht mit ihrer abrupten Ehe-
scheidung und der Zerstörung ihrer eigenen
Familie u. a. auch an der Mutter rächen zu
wollen für die ihr entgangene eigene Kindheit
und dafür, dass die Patientin sie unbewusst dem
sexuellen Missbrauch durch den Vater auslie-
ferte, womit sich die Kindheitsgeschichte der
Patientin in der Geschichte der Tochter wiederholte.

Die in meiner Gegenübertragung heftig spürbare Wut der Patientin auf die Tochter, die sich
bis zu Mordphantasien der Tochter gegenüber
steigert, scheint zum einen die Verschiebung der
Wut auf die früh gestorbene Mutter und den
misshandelnden Vater zu sein, zum anderen
wehrt die Patientin damit ihre massiven Schuldgefühle gegenüber der Tochter und ihre starken
Verlassenheitsängste sowie die ausgeprägte basale Depression ab.

Nun einige Ausschnitte aus der **Geschichte
der Beziehung** zwischen der Patientin und mir.
Zu Beginn der Therapie führten körperbezogene
FE-Angebote trotz des Versuchs der stabilisierenden Arbeit an Halt und Grenzen regelmäßig
zu einer Überschwemmung mit traumatischem
Material. Dazu einige Beispiele von Therapiesitzungen vor zwei Jahren:

---

Die Patientin berichtete während einer Sitzung,
sie könne vor Schmerzen weder stehen noch sitzen und müsse dauernd weinen. Auf die Frage,
wie sie sich spürt, berichtet sie, das rechte Bein
sei unendlich schwer und ziehe sie hinunter, das
linke Bein sei zu leicht und zu klein. Auf das
Angebot, dass sie sich selbst dort mit den Händen einmal anfasst, äußert sie, es werde immer
schlimmer, so als ob ihr jemand das Knie
abschnürt, ganz fest zuschnürt. Auf die Frage
nach Einfällen dazu sagt sie: Als sie die Großmutter kurz vor deren Tod im Krankenhaus be-

sucht habe, habe sie den Stumpf des frisch am-
putierten Beines ansehen müssen, die Wunde
hätte geeitert. Vorher habe sie das offene und
schwarz verfärbte Bein der Oma gesehen und
zu Hause heimlich den Arzt geholt, der dann die
Großmutter ins Krankenhaus eingewiesen hätte
– gegen deren Willen. Die Oma hätte ihr das nie
verziehen. Sie sei aus Wut gestorben, die Patientin verzeihe sich das nie und könne das Bild
nicht los werden.

In der übernächsten Stunde kann sie nicht
auf ihrem Stuhl sitzen, da „es sie nach vorn-un-

ten ziehe". Sie spüre es so, als ob sie jemand nach unten drücke, sie sei unfähig, sich zu bewegen, wolle sich hinlegen. Im Liegen rollt sich die Patientin wie ein Embryo zusammen, möchte die Hand der Therapeutin am Kreuzbein spüren, dann am Rücken zwischen den Schulterblättern. Für einen Moment fühlt sie sich geschützt, dann wird die Hand der Therapeutin zu einer misshandelnden Hand. Sie sieht und spürt den Vater, wie er mit dem Gürtel, mit Händen und Fäusten auf die Mutter einschlägt, dann auf die Patientin. Sie sieht sich, wie sie flüchten, den Doktor holen will, nachdem der Vater die Mutter geschlagen habe. Der Vater habe gedroht, sie umzubringen, wenn sie das tut. Sie sieht sich dann in einem schwarzen Kellerraum, alles ist dunkel und heiß, jemand hat sie dort allein eingesperrt. Ein schwarzes Loch zieht sie nach unten, die Beine ziehen schwer nach unten.

In der nächsten Stunde hat sie wieder das Gefühl, nach vorne zu fallen, ins Bodenlose. Wieder rollt sie sich auf der Erde zusammen, fühlt sich durch die Hand der Therapeutin für eine kurze Zeit geschützt – wie ein Baby im Mutterleib, sagt sie; nach wenigen Sekunden gehört die Hand dem Vater, der brutal zuschlägt, während sie immer kleiner wird. Diesmal besteht sie darauf, dass die Hand der Therapeutin an ihrem Rücken bleibt, und kann sich nach einigen Minuten aufrichten und für einen Moment freier durchatmen. Ähnliches wiederholt sich in einer Fülle von weiteren Szenen: Die Hand der Therapeutin verändert ihre Bedeutung, von der schutzgebenden Hand zur misshandelnden Folterhand. In der Gegenübertragung ist bei mir als Therapeutin eine zunehmende Hilflosigkeit zu spüren, oft gepaart mit Entsetzen und Schuldgefühlen in Bezug auf das, was meine Interventionen bei der Patientin auslösen. Es entwickelt sich das Gefühl, als seien die Stunden eine Aneinanderreihung von Erlebnissen des Scheiterns, zumal die Patientin einerseits einen Impuls hat, der in Richtung Aufdeckung der im Körper verborgenen Traumata drängt, und andererseits mit zunehmender Erwartungsangst in die Stunden kommt. Immer wieder gibt es auch längere Perioden, in denen „nichts geht" und die Patientin „nur sprechen" will.

Semiotisch ausgedrückt, findet bei der Patientin immer wieder eine Änderung des Interpretanten statt, sie kann die hilfreiche, haltgebende Berührung lange Zeit nicht auf Dauer für sich nutzen. Körperbezogene Angebote führen stattdessen nach sehr kurzer Zeit zum Erinnern von traumatischen Episoden, von denen Frau T. sich überschwemmt fühlt. Es ist ein langwieriger, noch andauernder Prozess, bis sich die Interpretanten durch allmähliche Akkomodation so verändern, dass die Patientin die therapeutische Beziehung als für sich hilfreich nutzen kann.

Dazu jetzt einige Ausschnitte der Therapie aus einer Zeit, in der die Patientin einige Bilder anfertigte.

Die aus diesem Zeitraum zunächst berichtete Therapiestunde ereignete sich nach einer längeren Zeit, während derer sich die Patientin strikt geweigert hatte, auf FE-Angebote einzugehen und den Körper in die Arbeit einzubeziehen, aus Angst, dass sich wieder, wie in vorherigen Stunden, besonders im ersten Therapiejahr, Erinnerungen an die schweren Misshandlungen durch ihren Vater zeigen könnten.

In dieser Stunde berichtete die Patientin, es ginge ihr seit zwei Wochen, seit sie den Ärger mit der Tochter habe, immer schlechter; sie habe Sorge, dass es in der Zukunft nicht gut enden werde. Sie gerate durch das Verhalten der Tochter unter Druck (s. Abb. 15-4). Sie spüre in sich eine mörderische Wut, mit der sie am liebsten sowohl den Ex-Mann als auch die Tochter umbringen würde (s. Abb. 15-5). „Ich habe so eine Wut auf die Tochter, dass ich platzen könnte. Wenn sie mir unter die Finger käme, ich wüsste nicht, was ich täte!" Sie sagt, sie habe Angst, all diese körperlichen Beschwerden würden wiederkommen – wie damals, zu Beginn der Therapie: die Taubheit in den Beinen, der Druck auf der Brust, die Atemnot und die Angst, sterben zu müssen. Daneben habe sie so einen unbezwingbaren Hass, dass sie am liebsten die Tochter erstechen wolle. Oder sich selber etwas antun.

Im Moment wolle sie am liebsten die Tochter aus ihrem Leben ausstreichen (s. Abb. 15-6) und an die Seite ihres gehassten ersten Ehemannes stellen, vor dem sie während ihrer 15 Ehejahre ausschließlich Angst gehabt habe.

Auf die Frage, die mir intuitiv einfällt, wie mächtig, wie groß sie ihren ersten Ehemann im Vergleich zu sich selbst heute noch empfindet, will die Patientin, wie sie es oft macht, wenn Worte schwer zu finden sind, ein Bild dazu anfertigen.

---

Gerade in der körperbezogenen Arbeit mit traumatisierten Patienten ist die Einbeziehung von Interventionen aus der **Gestaltungstherapie** häufig von großer Bedeutung, einerseits als Arbeit mit einem „triangulierenden Dritten", andererseits als Unterstützung für das Wieder-in-Gang-Bringen der Symbolisierungstätigkeit der Patienten, die, wenn es gut geht, das Malen als Bewältigungshilfe bzw. als Vorstufe der verbalen Symbolisierung (d. h. als **distanzierende Indexikalisierung** mit der Einführung von Raum und Zeit) für sich nutzen können. Diese Distanzierung gelingt nicht immer. Bei schweren Traumatisierungen kann die Konfrontation mit dem selbst gemalten Bild zu erneuten Affektüberschwemmungen im Sinne einer Re-Traumatisierung führen. Daher ist das genaue Erspüren des „now moment" (Stern u. Geuter 1999) im therapeutischen Prozess wesentlich, damit ein gestaltungstherapeutisches Angebot für den Patienten stimmig werden kann. Keßler und Schmitz (1999) berichteten von einer Gruppentherapie mit KBT (körperbezogene Therapie) bei traumatisierten Patienten und dabei über die Arbeit mit aus Ton gefertigten Körperskulpturen (die auch in der FE häufig eingesetzt wird) oder

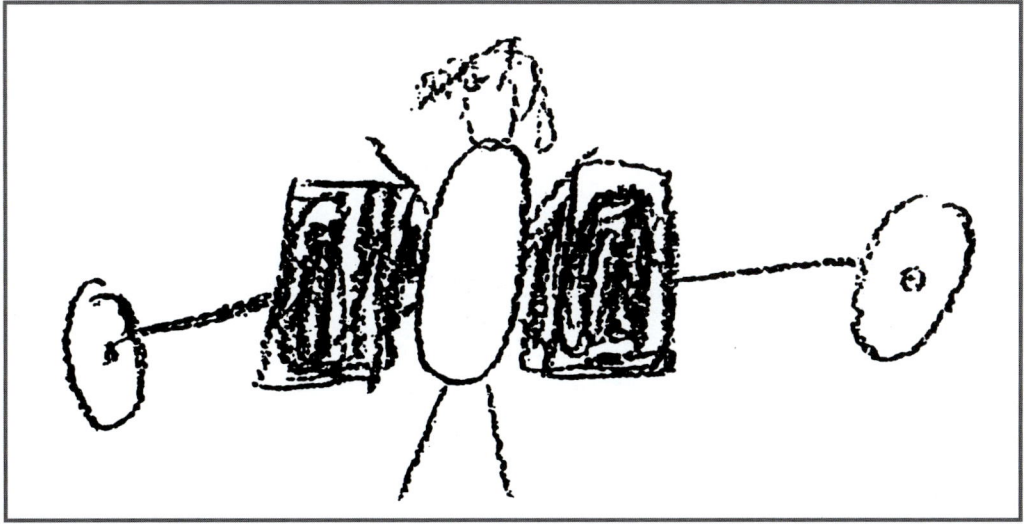

**Abb. 15-4:** Unter Druck

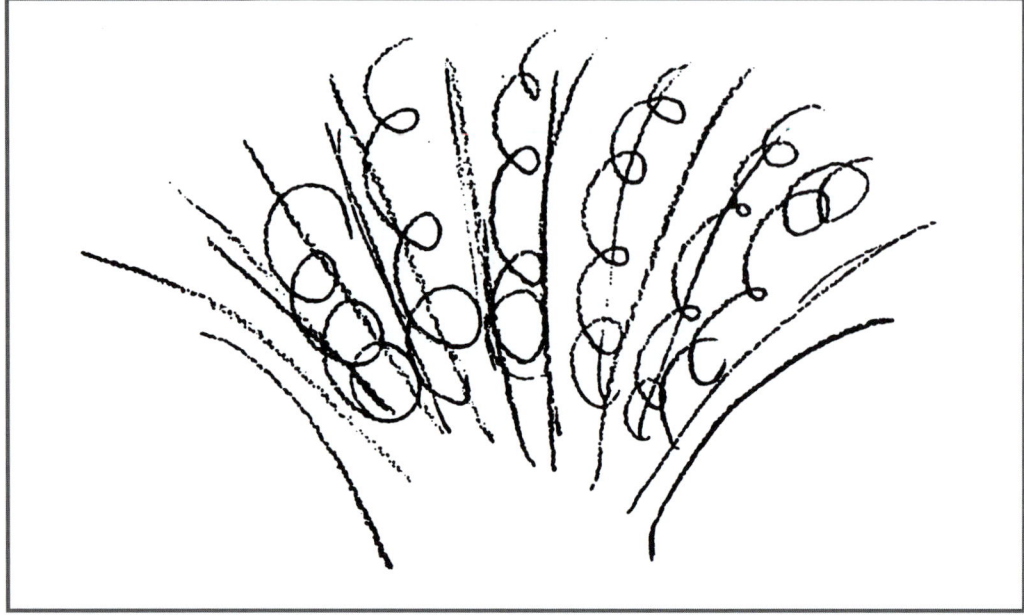

**Abb. 15-5:** Wut

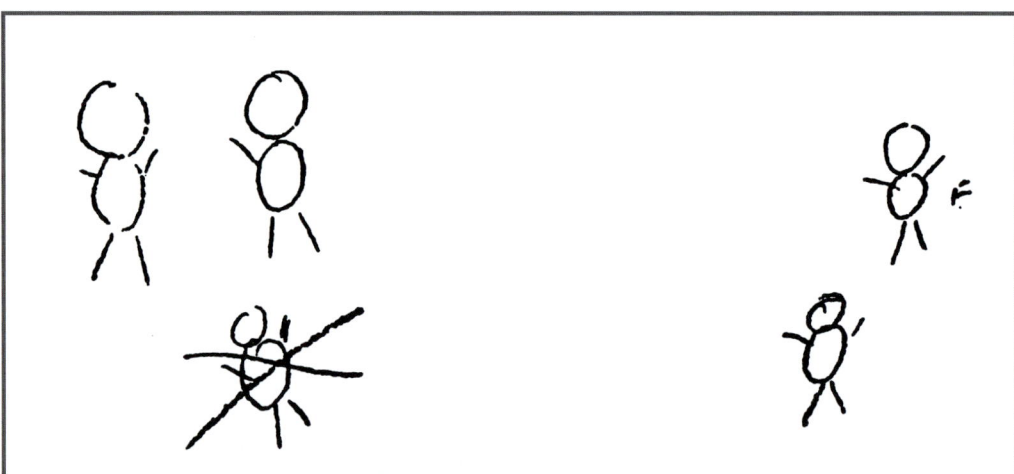

**Abb. 15-6:** Ausstreichen

auch mit symbolischen Gegenständen, die in der KBT-Therapie häufig verwendet werden. Diese Gegenstände, z. B. eine Stacheldrahtspule, können für die Patienten z. B. die Erstarrung nach dem Trauma darstellen, andere stehen für die positiven Ressourcen, wie z. B. den „tragenden Grund" oder „den inneren Kern der Person". Sie können m. E. auch als Übergangsobjekte im Sinne Winnicotts im Therapieprozess dienen.

Frau T. berichtet jedoch, nachdem sie zu zeichnen begonnen hat, sie könne es nicht malen, sie habe so ein „komisches" Gefühl, als ziehe sie etwas nach unten, es ginge immer weiter nach unten, sie malt, auf die Frage, was sie sieht, eine Treppe (s. Abb. 15-7), und beim Zeichnen jeder Stufe kommen neue Erinnerungen: Sie sei allein, es sei dunkel, sie liege im Gitterbett, ein Mann wolle ihr etwas tun, Angst. Weiter nach unten auf der Treppe werde es immer dunkler, alles sei eng, sie wolle sich zusammenkauern. Auf meinen Einfall („wie ein Embryo") sagt sie, ja, so fühle sie sich, und sie habe Angst, dass von außen jemand zuschlägt. Auf die Intervention, sie habe wahrscheinlich schon im Mutterleib Angst um ihr Leben haben müssen, antwortet sie, es sei im Moment so viel Angst in ihr, aber sie wolle trotzdem jetzt noch weitermachen, weil da noch etwas sei.

Zum ersten Mal ist *sie* es, die auf ein körperbezogenes Angebot wartet, mich fragend anschaut. Ich frage sie, ob sie im Sitzen ihre Füße auf dem Boden spürt. Wie schon in vorherigen Stunden hat sie wieder das Gefühl, die Füße seien mit dem Boden verklebt, sie ist unfähig, sich zu bewegen, es ist keine Grenze zwischen Füßen und Boden spürbar. Auf mein Angebot, meine Hände zwischen ihre Füße und den Fußboden zu legen, als eine Art „Zwischenboden", geht die Patientin ein, bekommt aber sofort Angst, dass jemand ihre Füße festhalten wolle. Erst nach einem zusätzlichen Angebot von mir, eine Decke zwischen ihre Füße und meine haltenden Hände zu legen, als eine weitere, offenbar notwendige „Zwischenschicht", fühlt sich die Patientin jetzt deutlich

wohler und gehalten. Langsam wirkt sie etwas beruhigter. Ich ermutige sie, Wünsche zu äußern, sozusagen „die Regie zu führen". Sie wünscht sich den Halt zunächst unter der Fußsohle, dann an den Zehen, die sich an meinen Händen eine Zeit lang festklammern, was sie lächelnd auch so benennt. Danach möchte die Patientin an den Knöcheln gehalten werden. Das Umschließen des Knöchels durch meine Hände macht sofort wieder Angst. Ich darf die Hände nur von außen anlegen und die Knöchel nicht mit dem Daumen umschließen. Unter der für die Patientin jetzt erst passenden Berührung kann sie erstmals ihre Beine wieder spüren, und zwar bis zum Knie. Das Kniegelenk spürt sie nicht. Sie wünscht sich daraufhin, in der Kniekehle gehalten zu werden, nur hinten, vorne am Knie nicht. Dann spürt sie, wie ihre Knie sich zueinander bewegen wollen, und hat plötzlich das Gefühl, es würde ihr jemand die Beine auseinanderdrücken. Es taucht ein Bild auf: „Ich bin ungefähr fünf, ich habe mein kariertes Kleidchen an, zwei junge Kerle zerren mich in einen Hauseingang, sie machen in einem Zimmer auf einem Sofa etwas mit mir, es tut weh, ich habe Angst, sie drücken mir die Knie auseinander". Auf die Intervention, dass das Furchtbare, das sie für die Zukunft befürchte, schon in der Vergangenheit stattgefunden habe, sie hier aber sicher sei und ihre Beine frei bewegen könne, äußert die Patientin, die Knie und Oberschenkel seien jetzt wieder da – spürbar und beweglich, auch die Füße auf dem Boden sind jetzt für die Patientin abgegrenzt vom Boden wahrzunehmen und beweglich. Sie kann zum ersten Mal aufatmen.

Roth (1988) schreibt in seinem Nachwort zu einer Veröffentlichung von Moser:

*„Gerade die therapeutische Arbeit, die den körperlichen Kontakt mit dem Patienten einschließt, setzt die Unterscheidung voraus zwischen der Wiederholung einer Geste, die schon lange tot ist, und dem Wagnis, in eine ehemals verletzende, jetzt neu aufkeimende Szene einzutauchen und sie zum guten Ende zu bringen. (...) Die wahrhaft spontane Geste erfolgt nur, wo das Kind oder der Patient gehalten wird. (...) Nur innerhalb dieser Sicherheit kann sich (nach Winnicott) das ‚Selbst vor dem Selbst‘ enthüllen. (...) Die Szene, die sich im therapeutischen Raum schließlich erfüllt, wurde vom Patienten selber geschaffen. (...) Wird sie nicht gebremst, führt sie zum Abschluß einer Entwicklungsgestalt und zur Vorbereitung einer neuen.“*

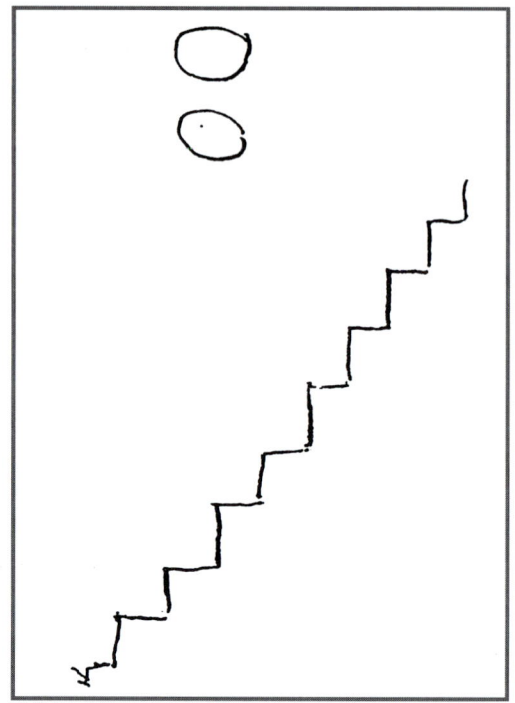

**Abb. 15-7:** Treppe

Im Gespräch danach wird deutlich: Die Patientin beginnt aufgrund dieser frühen Körpererinnerung zu verstehen, dass die Jahre der sexuellen Übergriffe ihres Ex-Mannes unbewusste Reinszenierungen der sexuellen Traumatisierung der Kindheit waren und dass die Wut auf die Tochter z.T. wohl auch damit zusammenhängt, dass die Patientin Befürchtungen hat, der Ex-Mann sei während ihrer häufigen Nachtdienste, in der sie die Tochter mit ihm allein gelassen hatte, auch der Tochter gegenüber sexuell übergriffig geworden, womit die Kindheitstraumata der Patientin sich bei der Tochter wiederholt hätten. Die Patientin berichtet, sie habe vor einigen Tagen mit der Tochter versucht, über ihre eigene Situation und ihre Kindheitsgeschichte zu sprechen und dabei das Gefühl gehabt, dass sie selbst nichts verstanden hätte, was sie der Tochter hätte erklären können. Jetzt dagegen habe sie das Gefühl, dass sie etwas verstehe. Es ginge ihr jetzt trotz allem, was da herausgekommen sei, jetzt besser.

Ich habe nach dieser Stunde so ein Gefühl, dass das doch nicht alles gewesen sein kann. Das ging zu glatt. Und richtig: In der nächsten Stunde hat sie vor allem Angst, berichtet über vielfältige rechtsseitige Körpersymptome, alles „vergessen Geglaubte“ ist wieder da, kein Körperangebot möglich. Ich bin in ihren Augen, das spüre ich an so einem unbestimmten Gefühl, ach je, ich hätte es nicht so weit kommen lassen dürfen, die „Verursacherin“ ihres Elends. Sie war schon beim Hausarzt, um sich wieder Spritzen geben lassen, wie damals. Ich bin als Therapeutinnen-Mutter sozusagen für sie gestorben.

Erst in der Stunde darauf kommt wieder etwas in Bewegung: Sie bringt ihr einziges Kindheits-Fotoalbum mit und versucht, mit der Therapeutin zusammen, das Missbrauchserlebnis in einem zeitlichen Zusammenhang mit anderen Kindheitserinnerungen zu sehen und es dadurch noch genauer in den autobiografischen Kontext zu stellen. Das „Sich-wieder-bewegen-

Können" am Ende der vorletzten Sitzung bekommt jetzt für die Patientin eine doppelte Bedeutung: Auch in die eingefrorene Beziehung zu ihrer Tochter war wieder Bewegung gekommen, da die Patientin mehr von sich und ihrer Geschichte verstanden hatte.

In einer der nächsten Stunden kann sie sich jedoch vor Hassgefühlen auf die Tochter gar nicht retten, es sei ihr, als zerplatze sie innerlich, sagt sie. Die Tochter habe sie nun endgültig verraten, wolle nichts mehr von ihr wissen, enthalte ihr nun das kleine Enkelkind vor, weil sie der Tochter diesmal die Meinung zu der abrupten Trennung gesagt habe. Seither melde sich die Tochter nicht mehr bei ihr und habe durch den Schwiegersohn aus-

richten lassen, ihre Mutter sei für sie gestorben. Wenn sie die Tochter zu fassen kriege, wisse sie nicht, was sie tue! Wenn sie ein Messer hätte ...!

Ich habe auf meinem Stuhl das Gefühl, ich müsse mich ducken vor diesem geballten Hass, der mich fast zu überrollen droht. Ich denke, na ja, besser, als wenn sie sich gegen sich selbst richtet, schließlich ist ihre eigene Mutter ja auch gestorben, und ich versuche, mich selbst gut auf meinem Stuhl zu spüren und zu „erden". Mich zu ducken, das spüre ich deutlich, hilft der Patientin nichts, drückt aber wohl deren eigenes Grundgefühl aus. Ich versuche mich langsam, von der Wirbelsäule aus, aufzurichten und etwas zu bewegen.

In der **Reflexion dieser Schlüsselszene** wird mir nachträglich Folgendes deutlich: Meine Angst, den Boden zu verlieren, entspricht den Erfahrungen der Patientin, auch das „Sich-ducken-Müssen" ist ein Ausdruck ihrer Gefährdung. Mein „Mich-Aufrichten" als „Selbsthilfestrategie" wird von der Patientin unbewusst wahrgenommen, wahrscheinlich auch als eine Art Lösungsmodell. Es werden also in dieser Szene sowohl die traumatisierenden Erfahrungen der Patientin als auch die ängstigenden mörderischen (Täter-)Seiten der Patientin, also ihre sadistischen Introjekte, als auch potenzielle Lösungswege in mein Körpererleben übersetzt. Die „körperliche Gegenübertragung" ist also hier deutlich Teil der „Containerfunktion" (Bion 1990) des Therapeuten.

In einem Aufsatz des Themenheftes „Psychotherapie mit traumatisierten Patienten" betonen Clauer und Heinrich (1999) die Bedeutung und besondere Intensität und Direktheit von körperlichen Gegenübertragungsprozessen bei traumatisierten Patienten und warnen vor der Gefahr der Abspaltung der körperlichen Aspekte in der Behandlung dieser Patientengruppe, zumal der Therapeut bei diesen Patienten häufig mit traumatisiert wird und während der Therapiesitzung schützend mit sich selbst umgehen müsse. Einige Therapeuten würden aus Angst vor eigener Traumatisierung bzw. vor der Wucht der eigenen

Gegenübertragungswut die Einbeziehung des Körpers ablehnen. Die Autoren zitieren an dieser Stelle Klopstech, der 1994 äußerte, „daß die Entscheidung des Therapeuten für eine Form der Behandlung von sexuellem Mißbrauch, die den Körper nicht einbezieht, unbewußt ein Gegenübertragungsagieren darstellt". Die Gegenübertragungsgefühle des Therapeuten sind ebenso wie die Symptome des Patienten Ausdruck der extremen Passungsstörung bzw. des Passungsverlustes des traumatisierten Patienten, der sein Leiden ebenso auf den Therapeuten überträgt wie seine ausgeprägte Desintegration. In einer Studie zu den **Gegenübertragungsthemen** von Therapeuten, die mit Holocaust-Überlebenden arbeiteten, benannte Danieli (1994) als häufige Reaktionen von Psychotherapeuten auf die Opfer des Nazi-Holocaust:

- Unfähigkeit, heftige Emotionen in Schach zu halten
- Furcht und Schrecken
- Trauer, Scham und extreme Wut
- Abstumpfung, Verleugnung und Vermeidungsverhalten
- Anklammerung an die professionelle Rolle
- Schuldgefühle

Daran wird deutlich, dass das Trauma auch den Therapeuten desintegriert. Das Trauma wird auf der Ebene der Begegnung zwischen Therapeut und Patient reinszeniert, und zwar dadurch, dass es vom Therapeuten gefühlt und erlebt wird. Es handelt sich um eine semiotische Regression. Auch der Therapeut ist bezüglich seiner Symbolisierungskompetenz paralysiert. In dieser semiotischen Regression beginnt die Suche nach den verloren gegangenen Aspekten der Geschichte des Patienten. Erst durch das Traumatisiertwerden wird der Prozess der Konstruktion einer gemeinsamen Wirklichkeit in Gang gesetzt. Dazu muss der Therapeut auf der ikonischen, d. h. körperlich-emotionalen Ebene, ein Leiden zulassen, sonst verändert sich nichts. Erst durch das Wahrnehmen der eigenen Gegenübertragung und die nachfolgende Verbalisierung besteht eine Chance zur symbolischen Integration. Beide Beteiligte, Patient und Therapeut, leisten die Integration des Desintegrierten.

Die Patientin dekompensiert in der Krise mit ihrer Tochter, da sie den Wunsch hat, eine gute Mutter zu sein, die eine gute Tochter und einen guten (d. h. asexuellen) Mann hat. Sie möchte eine gute Mutter bleiben. Durch den Hass auf die Tochter kommt sie in Kontakt mit ihrem negativen, bisher abgewehrten Selbstanteil. Auch gegenüber der Therapeutin möchte sie das gute Kind sein und wird desintegriert von einer diesem Ziel nicht entsprechenden Selbstwahrnehmung, in der sie nun bislang abgespaltene aggressive Impulse spürt.

---

Im nächsten Moment äußert die Patientin, manchmal denke sie jetzt, sie müsse Schluss machen. Ich äußere meinen Gedanken, die Tochter zu verlieren, das sei für sie sicher so ein Gefühl wie damals, als sie die Mutter verloren habe. Aber vielleicht habe sie jetzt andere Möglichkeiten, mit diesen Gefühlen umzugehen. Was hilft bei so viel Hass, frage ich so in den Raum hinein und reiche ihr die große blaue Schale mit den verschiedenen kleinen Bällen. Sie nimmt einige, quetscht sie zusammen, zeigt mir, wie zusammengedrückt sie sich fühle, und sagt, es helfe alles nichts ...

Ich entdecke unter der Couch den großen, schweren Medizinball, den sie mir in einer früheren Stunde einmal auf dem Boden vorsichtig zugerollt hatte, wobei sie damals betonte, dass das nichts für sie sei, so ein schwerer Ball, damit könne sie nicht umgehen, das traue sie sich nicht. Diesmal sagt sie, der sei zu gefährlich, denn in der Schule, damals in der Heimzeit, habe man sie vom Sportunterricht ausgeschlossen, weil sie beim Völkerball so scharf „geschmettert" habe, dass sie einmal eine Mitschülerin verletzt habe. Sie habe einfach rechts mit dem Arm „aufgezogen" und es dann nicht mehr dosieren können. Sie habe sich sehr geschämt wegen des Verweises. Also – mit diesem Ball, das ginge darum erst recht nicht!

Ich schlage vor, auf die Terrasse vor meinem Therapiezimmer zu gehen, sie könne ja den Ball gegen die Wand „schmettern". Sie lässt sich darauf ein und fordert mich auf, mich direkt vor diese Wand zu stellen. Mir wird etwas mulmig, aber sie will offensichtlich das Spiel so, dass zuerst ich den Ball nehme, ihn dann ihr zuwerfe, und erst danach sie in Aktion tritt. Erst dann kann sie „aufziehen" und ihn wirklich mit voller Wucht (knapp an mir vorbei, ich ziehe etwas den Kopf ein, bin aber doch sicher, dass sie mich nicht treffen wird) gegen die Wand werfen. Immer und immer wieder tut sie dies, bis sie sagt, jetzt spüre sie den rechten Arm, jetzt sei es genug. Ich sage beeindruckt: „Ich staune, wie viel Kraft in Ihnen ist." Die Stunde ist zu Ende.

Zur nächsten Sitzung kommt sie, irgendwie stolz wirkend, zum ersten Mal in einem Kleid und berichtet, dass sie den Arm noch ziemlich lange gespürt habe. Sie habe auch ihrem Mann davon erzählt. Ob ich nicht einmal einen etwas kleineren Ball mitbringen könne? Einen, der noch besser in der Hand liegt, sodass sie mir das mal zeigen könne, wie sie früher beim Völkerball... Und das mit der Tochter, das sei jetzt wohl erst mal so, das müsse sie jetzt wohl erst einmal aushalten. Sie könne es jetzt etwas besser.

In diesen beiden Stunden gingen Therapeutin und Patientin gemeinsam auf den Weg des ikonischen Erlebens und indexikalischen Handelns. In diesen Szenen wurde das Therapiezimmer für die Patientin auch konkret zum „Spielraum". Winnicott (1965) betont die Bedeutung des Spiels für die Selbstentwicklung des Kindes. Für traumatisierte Patienten gilt: Je schwerer die durch das Trauma bedingte Passungsstörung ist, desto weniger ist ein „Als-ob", d. h. ein zu erneuter kreativer Bedeutungserteilung führender, spielerischer Prozess möglich. Insofern ist das von der Patientin aufgenommene Angebot zu einem Ballspiel ein Neubeginn, der durch die Offenheit des Spielausgangs zu einem freieren Lernen und zu einem Wieder-in-Gang-Kommen der Symbolisierung führen konnte. Dabei ist es gleichzeitig für die therapeutische Beziehung so etwas wie eine „Wilhelm-Tell-Probe", also eine **Vertrauensübung**: Die Therapeutin muss sich der Wut der Patientin aussetzen und sich spielerisch „abschießen" lassen und dabei ihrem Gefühl trauen, dass es „schon gut gehen wird". Nur so kann sie den von der Patientin auf der Handlungsebene inszenierten „Beziehungstest", wie von Sampson und White (1986) ausführlich dargestellt, bestehen. Erst nachdem sich die Therapeutin der Gefährdung ausgesetzt und in sich Vertrauen entwickelt hatte, war ein „Hin und Her" (ein „fit" oder „match" im Sinne Sterns und im realen Sinn) möglich.

In den beiden Szenen mit Frau T. wird deutlich, was Plassmann (1993) unter „semiotischer Progression" versteht: Es geht um eine Bedeutungsverknüpfung von körperlichen Wahrnehmungen, d. h. ikonischen (und, darauf aufbauend, indexikalischen) Erfahrungen mit wieder erinnerten biografischen Episoden, die zuvor nur im Symptom „sprechen" konnten, jetzt jedoch wieder mit der Lebensgeschichte in einen sinnvollen Zusammenhang gestellt werden können, was einen Zuwachs an Kompetenz zum freien Gebrauch aller drei Zeichenklassen darstellt. Dies geschah bei Frau T. sowohl dadurch, dass sie ihre **Symbolisierungsfähigkeit** steigern konnte als auch dadurch, dass sie die zuvor als unbeweglich wahrgenommenen Körperregionen wieder als beweglich empfand (indexikalische Zeichenkompetenz). In dem Fall dieser Patientin geht, semiotisch betrachtet, der Weg allerdings über die Berührung zur Bedeutung und erst dann zur Bewegung. Der Therapeut muss also auch die „Not-Symbolisierungen" des Patienten mitmachen, der seinerseits auf der Ebene der Sprache nach einer Begegnung mit dem Therapeuten sucht, ohne dass bereits eine echte Symbolisierungsfähigkeit entstanden ist. Wie bereits bei den vorherigen Szenen dargestellt, muss der Therapeut bereit sein zum Erleben passagerer Desintegration, d. h. zum Mitagieren im Rahmen der projektiven Identifizierung auf der körperlichen Ebene. Bei schwer traumatisierten Patienten gelingt der Aufbau einer gemeinsamen Wirklichkeit nur, indem dieser körperlich erlebte Passungsverlust zunächst einmal zugelassen wird. Nur durch das Zulassen einer semiotischen Regression aufseiten des Therapeuten und aufseiten des Patienten ist eine Entwicklung in Richtung semiotischer Progression möglich.

---

In den nächsten beiden Stunden ging es immer wieder um die Themen „Schuld" und „Verantwortung". Die Patientin wurde zunehmend sicher, dass der Ex-Mann die Tochter missbraucht habe und sie die Tochter, ohne es zu wollen, ihm ausgeliefert hatte.

In den Sitzungen der letzten Wochen nähert sich die Patientin in Bildern und Körperwahrnehmungen Erinnerungen an sexuelle Übergriffe durch ihren Vater an, ein Thema, das sie drei Jahre lang vermieden hatte. Sie ist motiviert, sich diesen wahrscheinlich sehr frühen und gravierenden Traumata zu stellen, da sie an ihren Körperwahrnehmungen, z. B. Übelkeit, die in kaum zu stoppenden Zorn umschlägt, spürt, dass da noch etwas in ihr ist, was „raus muss". Anders als zu Beginn der Therapie wird sie jetzt nicht mehr davon überschwemmt, sondern berät mit mir als Therapeutin, wann ein günstiger Zeitpunkt ist, um diese frühen Erlebnisse zu bearbeiten. Deutlicher als am Anfang geht es um den biografischen Gesamtzusammenhang, in dem sie traumatische Erfahrungen einordnen kann.

An den letzten Ausschnitten aus der Fallgeschichte der Patientin Frau T. wird deutlich, dass es insgesamt um eine Rekonstruktion ihres Narrativs geht.

Im Verhältnis zu ihrer Tochter hat Frau T. ein neues Gleichgewicht gefunden, sie hält sowohl zu ihr als auch zu deren Ex-Ehemann sowie dem Enkelkind Kontakt, betont aber beiden Erwachsenen gegenüber, sich aus deren Trennungzwisten herauszuhalten. Sie sagte kürzlich zu ihrer Tochter: „Ich geh' jetzt meinen Weg!"

## 15.4 Konsequenzen aus den Erfahrungen mit traumatisierten Patienten für die Integrierte Medizin: Indikationen für körperbezogene Therapieansätze

Bei Patienten, deren Geschichten im Zustand der semiotischen Regression in Körpersymptomen verborgen sind (wie bei schweren Traumatisierungen) oder deren frühe Beziehungsgeschichten bereits Traumatisierungen aufweisen, die nie Zugang zur Symbolisierung gefunden haben, sind andere therapeutische Zugangswege als bei neurotischen Patienten notwendig: Die wichtigste therapeutische Intervention ist hier jene, die zu einer **Erfahrung von Halt und Grenze** aufseiten des Patienten führt, und die FE vermittelt ihm diese Erfahrung durch einen körperbezogenen Zugangsweg. Der Patient kann auf diese Weise eine ikonische Erfahrung durch eine „passende Berührung" machen. Die **Erfahrung einer haltgebenden Berührung**, die die Grenzen des Patienten respektiert und unter seiner Regie durchgeführt wird, ermöglicht weitere ikonische Erfahrungen, z. B. Aufatmen-Können durch Loslassen oder Sich-wieder-bewegen-Können. Unter dem Schutz einer haltvermittelnden körperlichen Wahrnehmung können weitere körperliche Elemente des Selbstempfindens in der Therapie bedeutsam werden, z. B. die **Erfahrung von Wirkmächtigkeit durch Selbstbewegung**, von indexikalischer Problemlösungskompetenz und von semiotischer Progression

durch eine Verbesserung der Symbolisierungskompetenz – und zwar durch Worte, die tatsächlich etwas über das Selbst und die Geschichte des Patienten enthüllen und die nicht länger Worthülsen sind, wie dies bei traumatisierten Patienten häufig der Fall ist, wo Worte häufig Ausdruck eines falschen Selbst durch Überanpassung sind.

Halt und Grenzen bestimmen auch das therapeutische Beziehungsgeschehen. Der Therapeut muss warten können, gegebenenfalls auch Wochen oder Monate, bis die Zeit für den Patienten reif ist und eine körperbezogene Intervention in der Übertragungs-/Gegenübertragungssituation „stimmig" ist.

Bei traumatisierten Patienten, bei denen die Geschichte des Traumas in schmerzenden oder nicht gespürten oder nicht beweglichen Körperzonen (vgl. auch die „toten Zonen" oder „Spaltungszonen" nach Plassmann [1993]) verborgen ist, wird das Trauma häufig durch eine Berührung „aufgedeckt". Es ist daher wesentlich, dass der Therapeut darauf vorbereitet ist und lange genug eine behutsame, Halt und Grenzen stabilisierende Arbeit mit dem Patienten durchführt, bis dieser selbst den Zugang zu verschütteten Teilen seiner Geschichte sucht. Trotzdem entwickelt sich die therapeutische Beziehung bei sehr schwer traumatisierten Patienten häufig zunächst als ein lange Geschichte des wiederholten Scheiterns bzw. Überschwemmt-Werdens mit traumatischem Material.

Durch eine körperbezogene Arbeit, z. B. mit FE oder verwandten Methoden, können jedoch die Integration des Traumas und die Integration des beim Patienten durch das Trauma blockierten Austausches mit der Umgebung mithilfe aller drei Zeichenkategorien langfristig gefördert werden. Zu erwähnen sind in diesem Zusammenhang z. B. Falldarstellungen von Karcher (1996), die Patienten des „Behandlungszentrums für Folteropfer Berlin" mit Konzentrativer Bewegungstherapie (KBT) behandelt. Sie spricht von „basaler Körperarbeit" mit den „haltgebenden äußeren und inneren Strukturen", von der Einbeziehung des Atemrhythmus und der Körperinnenräume, aber auch davon, den Patienten zu helfen, den eigenen Platz und die Körpergrenzen zu finden – also von einem der FE-Arbeit sehr ähnlichen Ansatz, der Stabilisierung vor Aufdeckungsarbeit stellt. (Anders als z. B. einige bio-energetisch orientierte Körperpsychotherapie-Verfahren, die spezielle Techniken wie Vertiefung der Atmung und Steigerung des Energieniveaus zur forcierten Traumabearbeitung nutzen. Aber auch in diesen Methoden wird in letzter Zeit mehr Wert auf die Arbeit mit Halt und Grenzen gelegt.) In den eher „stillen" Methoden – wie der KBT oder der FE – werden durch haltgebende Berührung, Ermöglichung des Loslassens und damit der „Befreiung" des Eigenrhythmus des Patienten Erfahrungen im Bereich der ikonischen Zeichen ermöglicht. Im Schutz von Halt und Grenzen wird der Patient ermutigt, durch Ausprobieren neue indexikalische Erfahrungen zu machen, die von guten ikonischen Erfahrungen „unterfüttert" sind. Die Integration von ikonischen und indexikalischen Zeichen erfolgt dann durch die Verbalisierung, d. h. der Dialog des Patienten mit sich selbst wird in einen verbalen Dialog mit dem Therapeuten „eingewickelt". Integration und damit semiotische Progression werden nur durch ein ständiges Oszillieren zwischen allen drei Zeichenkategorien möglich.

An dieser Stelle ein kurzer Exkurs zur semiotischen Bedeutung der so genannten „Spielregeln" der FE:

Die drei Spielregeln betonen den oben dargestellten Zusammenhang: Die **erste Spielregel** („Tun im Lassen") besagt, dass nach der Erfahrung von ausreichend sicherheitgebendem Halt eine Verbindung von kleinen Bewegungen entsteht, Eigenwahrnehmungen und Ausatmung, d. h. eine unbewusste Kopplung von Propriozeption und dem so genannten „Loslassen". Hierdurch wird auf die Bedeutung der **ikonischen** Erfahrungen hingewiesen.

Die **zweite Spielregel** (Wiederholung der Wahrnehmung, aber nicht zu oft: „Weniger ist mehr") betont das spielerische Ausprobieren, d. h. eine für den Patienten neue Art von **indexikalischen** Erfahrungen.

Die **dritte Spielregel** betont das „Nachspüren", d. h. das Oszillieren zurück in die ikoni-

sche Welt, das den Raum (der durch das „Nichts-mehr-Tun" eröffnet wird) für eine Verbalisierung und damit den Zugang zur **symbolischen** Welt ermöglicht.

Durch die Arbeit mit traumatisierten Patienten hat die Bedeutung der nicht in den Spielregeln gesondert aufgeführten Notwendigkeit zur Arbeit mit der Berührung sehr zugenommen. Besonders bei diesen Patienten ist die Berührung jedoch oft erst die Voraussetzung, um ein „Loslassen" und ein spielerisches Ausprobieren zu ermöglichen, wobei dieses Thema in der theoretischen Auseinandersetzung innerhalb und außerhalb der Psychoanalyse insgesamt noch sehr kontrovers behandelt wird.

Stern hat sich in dem oben bereits zitierten Interview (Stern u. Geuter 1999) eindeutig dazu geäußert:

*„Je mehr jemand traumatisiert oder verletzt ist, desto mehr sollte man von Worten zu Berührung oder Bewegung übergehen. Mit Menschen, die vergewaltigt wurden, die Gewalt erfuhren oder kaum fassbare traumatische Unfälle hatten, kann man nicht nur sprechen. Denn diese Menschen kann man mit Worten allein nicht genügend halten. Sie benötigen eine haltende Umgebung, die Berührung und andere Arten von Unterstützung einschließt. Dann können sie auch sprechen. (...) Es ist heute nicht mehr nötig, den Körper auszuschließen, um einen Menschen zu verstehen (wie Freud dies tat, Ergänzung der Verfasserin). Die Zeit ist reif, um den Körper wieder einzubringen."*

Auch Lichtenberg et al. (2000), Müller-Braunschweig (1997) und andere psychoanalytische Säuglingsforscher plädieren inzwischen für die Einbeziehung körperbezogener, „berührender" Therapie-Interventionen, wie sie z. B. in der FE durchgeführt werden. Mertens (2000) sagt dazu schlicht, aber treffend: „Einsicht allein bringt's nicht, es muss etwas zur Deutung hinzukommen."

Daraus ergeben sich Schwerpunkte in Bezug auf die **Indikationsbereiche**.

Zum einen sollte diese Art von Körperpsychotherapie verstärkt im Bereich der „Primärprä-
vention" oder im Bereich der Mutter-Kind-
Therapien eingesetzt werden. Stern (Stern u.
Geuter 1999) betont diesen Ansatz besonders bei
„jüngeren Patienten, Kindern oder autistischen
Patienten". Hinzufügen könnte man hier: bei allen Patienten, die nicht über die Sprache erreicht
werden können, z. B. auch Koma-Patienten.

Zum anderen ist eine Methode wie die FE bei
Patienten indiziert, die aufgrund von Traumatisierungen Bereiche ihres Erlebens „abgekap-
selt", d. h. von der Symbolisierung ausgeschlossen haben.

Beide Indikationsbereiche sollten innerhalb
der Praxis und deren theoretischer Aufarbeitung
mehr Bedeutung erhalten. Innerhalb der Methodik der FE sollte auf die Arbeit an „Halt und
Grenzen" mehr Gewicht gelegt werden. Das
„therapeutische Anfassen in verantworteter Beziehung" erhält in den oben ausgeführten Indikationsbereichen ein besonderes Gewicht.

Im Bereich der Didaktik sollte das Lehren
mehr auf die Beziehungsdynamik ausgerichtet
werden, d. h. auf das Übertragungs-/Gegenüber-
tragungsgeschehen oder, um es mit Stern (Stern
u. Geuter 1999) zu sagen, auf den „now moment"
innerhalb einer Therapiestunde, also auf den
Moment, an dem ein körperbezogenes Angebot stimmig sein kann. Erst durch die **Beachtung von Übertragung und Gegenübertragung** wird eine körperbezogene Therapie zu einer ernst zu nehmenden Psychotherapie.

Stern äußerte sich in dem oben zitierten Interview (Stern u. Geuter 1999) in folgender Weise dazu:

*„Berührung kann in der Therapie zwar zu Pro-
blemen mit der Übertragung und Gegenübertragung führen, aber dann muss man diese ex-
plorieren."*

Im Bereich der Forschung sollte mehr als bisher der Tatsache Rechnung getragen werden,
dass körperbezogene Verfahren wie die FE keine „nonverbalen Entspannungsverfahren", sondern theoretisch fundierte tiefenpsychologische
Psychotherapie-Methoden sind. Therapiestudien
sind besonders in den o. g. Indikationsbereichen

notwendig, wie sie z. B. in der Erlanger Fibro-
myalgie-Studie mit traumatisierten Schmerzpa-
tientinnen durchgeführt werden, aber auch in
anderen Indikationsbereichen, z. B. als Therapie
bei Angst und Depression. Bezüglich der Grundlagenforschung sollten körperbezogene Methoden den Anschluss an die Bindungsforschung
suchen. Die qualitative Forschung, z. B. im Bereich von Körperbilduntersuchungen und narrativen Interviews, sollte mehr Gewicht bekommen – bei beiden Forschungsansätzen geht es um
Körperwahrnehmung und deren Symbolisierung.

Grundlagenforschung zum vegetativen Bereich des Systems „lebender Organismus" ist
darüber hinaus sinnvoll, man sollte sich jedoch
davor hüten, einzelne Versatzstücke aus der Methode, z. B. kleine Bewegungen, aus dem Zusammenhang der Gesamttherapie zu reißen, um sie
mit anderen Entspannungsverfahren zu vergleichen. Stattdessen sollten die Forschungsschwer-
punkte entlang zentraler Wirkfaktoren wie Halt,
Grenze, Rhythmus, Beziehung, Symbolisierung
gesetzt werden.

Notwendig ist jedoch eine Intensivierung der
Weiterbildung innerhalb der Ausbildungsorgani-
sationen für körperbezogene Psychotherapie, die
diese Konzepte integriert, damit zum einen mehr
Sicherheit in den Interventionen der praktischen
therapeutischen Arbeit gewonnen werden kann,
zum anderen, um neben den bisherigen Indikationen auch eine Ausweitung des Indikationsbe-
reichs auf den präventiven und pädagogischen
Bereich, besonders aber auf den therapeutischen
Bereich der Arbeit mit Mutter-Baby-Paaren zu
begründen. Dies sollte auch geschehen, um deutlich zu machen, warum auch schwer bindungs-
gestörte und traumatisierte Patienten mit einem
körperbezogenen Ansatz wie der Funktionellen
Entspannung adäquat behandelt werden können.
Zunehmend kommen diese Anforderungen sowohl im ambulanten als auch im stationären Bereich auf die körperbezogene Psychotherapie zu.
Sie muss sich diesen Herausforderungen stellen,
z. B. auch durch Therapie-Evaluation, die die
Frage der Veränderbarkeit von Bindungsstilen
durch Körperpsychotherapie aufgreift.

Zum Schluss noch einmal Stern (Stern u.
Geuter 1999) zu diesem Thema:

*„Ein gewisses Maß an Bemutterung, an Halt-Geben, ist vielleicht ein ganz entscheidender Faktor in einem analytischen Prozeß. Ich glaube sogar, daß der Aspekt, eine haltende Umgebung zu schaffen, in allen Psychotherapien der entscheidende unspezifische Faktor ist, der sie wirksam werden läßt."*

Am Ende dieses Abschnittes zu den Indikationen für körperbezogene Ansätze soll ein weiteres Tango-Gedicht stehen. Thematisch geht es in diesem Gedicht um den anderen Pol (der als Indikationsbereich der Körperpsychotherapie innerhalb dieses Beitrags nicht extra entwickelt wurde, aber deshalb nicht minder bedeutsam ist): die zweite Lebenshälfte.

**Das alte Tangopaar**
*Seelennarben schon verheilter Wunden
und doch noch sichtbar
in ihren Gebärden,
prägen die Schönheit und Wärme
ihres Lebens-Tanzes,
in ihrer Gelassenheit und Weisheit,
aus der tiefsten Spielkraft heraus,
gleich einem alten, unbändigen Flusse,
im Rhythmus der ewigen Neugeburt.*
A. Walter (Rappmann u. Walter 1997)

# Glossar

| Begriff | geschlossenes System | offenes System |
| --- | --- | --- |
| Zeichen | ikonisch | indexikalisch |
| Metapher: Maschine | nicht-trivial (Foerster) | trivial (Foerster) |
| Körper | das Leib-Seelische (Winnicott) | Körper ohne Seele |
| Körper-Erleben | Körper-Sein (Plessner) | Körper-Haben (Plessner) |
| Organismus/Umwelt | Einheit des Überlebens (Bateson) | Ursache-Wirkungs-Gefüge |
| Symptom | Zeichen einer Passungsstörung | Wirkung einer Ursache im Körper |
| Konstruktionsregeln | Regel-, Funktions-, Situations-kreis | mechanische Abläufe |
| Metapher für Außen/Innen | Geheimnis | Uhr |
| Teile | Subsysteme | Elemente |
| Beobachter | zweiter Ordnung | erster Ordnung |
| Beobachtungsmethode | teilnehmende Beobachtung | Messen, Wiegen, Analysieren |
| Therapeutisches Agens | Wort (Spaemann, Löw) | Hand (Spaemann, Löw) |

# Literatur

Ainsworth M, Blehar M, Waters E, Wall S (1991). Patterns of Attachment. New Jersey: Erlbaum.

Alzheimer A (1911). Über eigenartige Krankheitsfälle des späteren Alters. Zeitschr f die ges Psychiatr u Neurol; 4: 356–85.

Anonymous (1995). Statement on use of apolipoprotein E testing for Alzheimer disease. American College of Medical Genetics/American Society of Human Genetics Working Group on ApoE and Alzheimer disease. JAMA; 274: 1627–9.

Antonovsky A (1979). Health, Stress and Coping. San Francisco: Jossey Brass.

Antonovsky A (1989). Die salutogenetische Perspektive. Zu einer neuen Sicht von Gesundheit und Krankheit. Medicus; 2: 51–7.

Argelander H (1970). Die szenische Funktion des Ichs. Psyche; 24: 325–30.

Arnim A v (1998a). Funktionelle Entspannung als tiefenpsychologisch fundiertes körperbezogenes Verfahren in einer empirischen Therapiestudie an der Universität Erlangen mit Fibromyalgiepatientinnen. Vortrag auf dem Berliner Kongress „Perspektiven der Körperpsychotherapie" (31.5.1998). Münsterschwarzach: Auditorium (Audiokassette).

Arnim A v (1998b). Funktionelle Entspannung bei Autodestruktion. In: Wiesse J, Joraschky P (Hrsg). Psychoanalyse und Körper. Göttingen: Vandenhoeck & Ruprecht; 27–51.

Arnim A v (2000). Körperbezogene Psychotherapieverfahren. In: Egle UT, Hoffmann SO, Joraschky P (Hrsg). Sexueller Mißbrauch, Mißhandlung, Vernachlässigung. 2. Aufl. Stuttgart, New York: Schattauer; 433–46.

Arnim A v (2001). Die Arbeit mit der Körperbildskulptur in störungsspezifischen Therapiegruppen mit Funktioneller Entspannung. Überarbeiteter Vortrag für die 52. Arbeitstagung des Deutschen Kollegiums für Psychosomatische Medizin (DKPM) e.V. In: Mattke D (Hrsg). Vom Allgemeinen zum Besonderen, störungsspezifische Konzepte. Frankfurt a. M.: VAS (in Vorbereitung).

Arnim A v, Wronn B (1999). Funktionelle Entspannung nach Marianne Fuchs in der Behandlung des Fibromyalgiesyndroms. Funktionelle Entspannung, Beiträge zu Theorie und Praxis; 27: 40–59.

Auerbach C (1991). Development of the true self: a semiotic analysis. Psychoanal Contemp Thought; 14: 109–42.

Ayres de Campo D, Bernardes J, Costa-Pereira A (1999). Inconsistencies in classification by experts of cardiotocograms and subsequent clinical decision. Br J Obstetr Gynaecol; 106: 1307–10.

Azoulay I (1998). Die Gewalt des Gebärens. Streitschrift wider den Mythos der glücklichen Geburt. München: List.

Baehr R v, Bieger U (1999). Das chronische Erschöpfungssyndrom. CFS-Forum 10/11; 17–25.

Baehr V v, Bieger U, Baehr R v (2000). CFS – Chronic Fatigue Syndrome. Zelluläre Immunologie; 2.

Bakhtin M (1973). Marxism and the Philosophy of Language. New York: Seminar Press.

Balint M (1955). Friendly experiences – horrid empty spaces. Int J Psychoanal; 36: 225–41.

Balint M (1957). Der Arzt, sein Patient und die Krankheit. Stuttgart: Klett.

Balint M (1965). Die Urform der Liebe und die Technik der Psychoanalyse. Stuttgart: Klett-Cotta.

Balint M (1973). Therapeutische Aspekte der Regression. Hamburg: Rowohlt.

Bardmann TM (Hrsg) (1997). Zirkuläre Positionen. Konstruktivismus als praktische Theorie. Opladen: Westdeutscher Verlag.

Bateson G (1985). Krankheiten der Erkenntnistheorie. In: Ökologie des Geistes. Frankfurt a. M.: Suhrkamp; 614–26.

Bauer J (1994). Die Alzheimer-Krankheit: Neurobiologie, Psychosomatik, Diagnostik und Therapie. Stuttgart, New York: Schattauer.

Bauer J (1997). Möglichkeiten einer psychotherapeutischen Behandlung bei Alzheimer-Patienten im Frühstadium der Erkrankung. Nervenarzt; 68: 421–4.

Bauer J, Berger M (1993). Neuropathologische, immunologische und psychobiologische Aspekte der Alzheimer-Demenz. Fortschr Neurol Psychiatr; 61: 225–40.

Bauer J, Bauer H, Teising M (1994). Psychosomatische Aspekte der Alzheimer-Demenz. In: Hirsch R (Hrsg). Psychotherapie bei Demenzen. Darmstadt: Steinkopff Verlag; 47–63.

Bauer J, Stadtmüller G, Qualmann J, Bauer H (1995). Prämorbide psychologische Prozesse bei Alzheimer-Patienten und bei Patienten mit vaskulären Demenzerkrankungen. Z Gerontol Geriat; 28: 179–89.

Bauer J, Qualmann J, Stadtmüller G, Bauer H (1998). Lebenslaufuntersuchungen bei Alzheimer-Patienten: Qualitative Inhaltsanalyse prämorbider Entwicklungsprozesse. In: Kruse A (Hrsg). Jahrbuch 16 der Medizinischen Psychologie. Psychosoziale Gerontologie: Intervention. Göttingen, Bern, Toronto, Seattle: Hogrefe; 251–74.

Beebe B, Stern D (1977). Engagement-disengagement and early object experiences. In: Freedman N, Grand S (eds). Communicatice Structures and Psychic Structures. New York: Plenum Press; 35–6.

Beebe B, Lachmann F, Jaffe J (1997). Mother-infant interaction structures and presymbolic self- and object representations. Psychoanal Dialogues; 7: 133–82.

Benedetti G (1998). Botschaft der Träume. Göttingen: Vandenhoeck & Ruprecht.

Berger FL, Luckmann T (1969). Die gesellschaftliche Konstruktion der Wirklichkeit. Eine Theorie der Wissenssoziologie. Frankfurt a. M.: Fischer.

Bernfeld S, Cassirer-Bernfeld S (1981). Bausteine der Freud-Biographik. Frankfurt a. M.: Suhrkamp.

Bion WR (1962). Learning from Experience. New York: Basic Books.

Bion WR (1990). Lernen durch Erfahrung. Frankfurt a. M.: Suhrkamp.

Bischof N (1995). Struktur und Bedeutung. Bern, Göttingen, Toronto, Seattle: Hans Huber Verlag.

Bitzer J, Hösli I, Stadlmayr W, Bürgin D (1996). Geburtserleben und Geburtsverarbeitung: Forschungsantrag beim Schweizerischen Nationalfonds (SNF-Nr. 3200-049741-96).

Blankenburg W (1971). Der Verlust der natürlichen Selbstverständlichkeit. Stuttgart: Enke.

Bollas C (1987). The Shadow of the Object: Psychoanalysis of the Unthought Known. New York: Columbia University Press.

Bornschein S, Hausteiner C, Zilker T, Förstl H (2000). Psychiatrische und somatische Morbidität bei Patienten mit vermuteter Multiple Chemical Sensitivity (MCS). Nervenarzt; 9: 737–44.

Bowlby J (1975). Bindung. Eine Analyse der Mutter-Kind-Beziehung. München: Kindler.

Braakman R, Jennett WB, Minderhoud JM (1988). Prognosis of the posttraumatic vegetative state. Acta Neurochir; 95: 49–52.

Brähler E, Adler C (1996). Quantitative Einzelfallanalysen und qualitative Verfahren. Gießen: Psychosozial-Verlag.

Brazelton TB, Cramer BG (1991). Die frühe Bindung. Stuttgart: Klett-Cotta.

Brisch KH, Buchheim A, Kächele H (1999). Diagnostik von Bindungsstörungen. Prax Kinderpsychol Kinderpsychiatr: 425–37.

Bruner J (1986). Actual Minds, Possible Worlds. Cambridge, MA: Harvard University Press.

Bruner J (1990). Acts of Meaning. Cambridge, MA: Harvard University Press.

Bühler K (1930). Die geistige Entwicklung des Kindes. Jena: Fischer.

Bürgin D (1994). Kinder und Jugendpsychiatrischer Liaisondienst. In: Uexküll T v (Hrsg.) Integrierte Psychosomatische Medizin in Klinik und Praxis. Stuttgart, New York: Schattauer; 325–36.

Bürgin D (1998). Erinnerung von Wirklichkeiten. Psychoanalyse und Neurowissenschaften im Dialog. Stuttgart: Verlag Internationale Psychoanalyse; 12–47.

Bürgin D, Klitzing K v, Simoni H, Schwendke A (1996). Der Einfluss elterlicher Psychopathologie und Beziehungsstörungen auf die frühe Entwicklung des Kindes und der Familie: Forschungsantrag beim Schweizerischen Nationalfonds (SNF-Nr. 3200-049674-96).

Cavalini PM (1992). It's an ill wind that brings no good. Studies on odour annoyance and the dispersion of odorant concentrations from industries. Dissertation. Groningen: University Press.

Christian P (1989). Anthropologische Medizin. Heidelberg, New York, London: Springer.

Christian P, Haas R (1949). Wesen und Formen der Bipersonalität. Beiträge aus der Allgemeinen Medizin. Heft 7. Stuttgart: Klett.

Ciompi L (1982). Affektlogik über die Struktur der Psyche und ihre Entwicklung. Stuttgart: Klett-Cotta.

Clauer J, Heinrich V (1999). Körperpsychotherapeutische Ansätze in der Behandlung traumatisierter Patienten: Körper, Trauma und Seelenlandschaften zwischen Berührung und Abstinenz. Psychotherapieforum; 7/2: 75–93.

Conrad K (1958). Die beginnende Schizophrenie. Stuttgart: Thieme.

Danieli Y (1994). Die Konfrontation mit dem Unvorstellbaren. In: Stoffels H (Hrsg). Terrorlandschaften der Seele. Regensburg: Roderer; 83–103.

Davis M, Wallbridge D (1995). Eine Einführung in das Werk von D. W. Winnicott. Stuttgart: Klett-Cotta.

Deacon TW (1997). The Symbolic Species. The co-evolution of language and the brain. New York: Norton.

Deutsch H (1954). Psychologie der Frau. Bd. 2. Bern, Stuttgart: Huber.

Dornes M (1993). Der kompetente Säugling. Frankfurt a. M.: Fischer.

Dornes M (1999). Die frühe Kindheit. Frankfurt a. M.: Fischer.

Downing G (1996). Körper und Wort in der Psychotherapie (Leitlinie für die Praxis). München: Kösel.

Drew NC, Salmon P, Webb L (1989). Mothers', midwives' and obstetricians' views on the features of obstetric care which influence satisfaction with childbirth. Br J Obstetr Gynaecol; 96: 1084–8.

Duyckaerts C, Hauw JJ, Piette F, Rainsard C, Poulain V, Berthaux P, Escourolle R (1985). Cortical atrophy in senile dementia of the Alzheimer type is mainly due to a decrease in cortical length. Acta Neuropathol; 66: 72–4.

Eccles JC (1992). Evolution of consciousness. Proc Natl Acad Sci USA; 89: 7320–4.

Egle UT, Hoffmann SO (Hrsg) (1993). Der Schmerzkranke: Grundlagen, Pathogenese, Klinik und Therapie chronischer Schmerzsyndrome aus bio-psycho-sozialer Sicht. Stuttgart, New York: Schattauer.

Egle UT, Hoffmann SO, Steffens M (1997). Psychosoziale Risiko- und Schutzfaktoren in Kindheit und Jugend als Prädisposition für psychische Störungen im Erwachsenenalter. Gegenwärtiger Stand der Forschung. Nervenarzt; 68: 683–95.

Egle UT, Derra C, Nix WA, Schwab R (1999). Spezielle Schmerztherapie. Leitfaden für Weiterbildung und Praxis. Stuttgart, New York: Schattauer.

Eich W (1986). Medizinische Semiotik (1750–1850). Ein Beitrag zur Geschichte des Zeichenbegriffs in der Medizin. Freiburg: Schulz-Verlag.

Eisenberg L (1995). The social construction of the human brain. Am J Psychiatry; 152: 1563–75.

Eliacheff C (1997). Das Kind, das eine Katze sein wollte. München: dtv.

Emmerich S, Sauer M (2001). Integrierte Neuropsycho(trauma)-Therapie. Psychotraumatologie; 1: 13.

Emrich HM (1990). Psychiatrische Anthropologie: therapeutische Bedeutung von Phantasiesystemen. München: Pfeiffer.

Emrich HM (1998). Psychosen als Psychosomatosen. Forum Psychoanal; 14: 151–61.

Enke H (1965). Bipolare Gruppenpsychotherapie als Möglichkeit psychoanalytischer Arbeit in der stationären Psychotherapie. Z Psychother Med Psychol; 15: 116–21.

Erikson E (1999). Kindheit und Gesellschaft. Stuttgart: Klett-Cotta.

Etymologisches Wörterbuch des Deutschen (1993). 1. Bd. Berlin: Akademie Verlag.

Feige A, Krause M (1998). Beckenendlage. München, Wien, Baltimore: Urban & Schwarzenberg.

Fischer G (1993). Arbeit und Liebe – zu Phänomenologie und Dialektik des psychoanalytischen Arbeitsbündnisses. In: Tress W, Nagel S (Hrsg). Psychoanalyse und Philosophie: Eine Begegnung. Heidelberg: Roland Assanger-Verlag; 119–39.

Fischer G (1998). Konflikt, Paradox und Widerspruch. Frankfurt a. M.: Fischer.

Fischer G, Riedesser P (1998). Lehrbuch der Psychotraumatologie. München, Basel: Ernst-Reinhard-Verlag.

Fischer G, Gurris N, Pross C, Riedesser P (1996). Psychotraumatologie – Konzepte und spezielle Themenbereiche. In: Uexküll T v, Adler H, Herrmann JM, Köhle K, Schonecke OW, Wesiack W (Hrsg). Psychosomatische Medizin. 5. Aufl. München, Wien, Baltimore: Urban & Schwarzenberg; 543–52.

Flick U, Kardorff E v, Keupp H, Rosentstiel L v, Wolff S (Hrsg) (1991). Handbuch Qualitative Sozialforschung. München: Psychologie Verlags Union.

Foerster H v (1993). Wissen und Gewissen. Frankfurt a. M.: Suhrkamp.

Foerster H v (1995). Entdecken oder Erfinden. Wie läßt sich Verstehen verstehen? In: Einführung in den Konstruktivismus. München: Piper; 41–88.

Foerster H v, Glasersfeld E v (1999). Wie wir uns erfinden. Eine Autobiographie des radikalen Konstruktivismus. Heidelberg: Carl Auer.

Frank A (1998). Just listening: narrative and deep illness. Families, systems and health; 3: 197–212.

Franke G (1995). SCL 90. Die Symptom-Checkliste von Derogatis. Weinheim: Beltz.

Freud (1913). Das Unbewußte. GW X. Frankfurt a. M.: Fischer; 263–303.

Friedland RP, Smyth KA, Rowland DY, Esteban-Santillan C, Koss E, Cole R, Lerner AJ, Whitehouse PJ, Petot G, Debanne SM (1996/97). Premorbid activities are reduced in patients with Alzheimer's disease as compared to age and sex matched controls: results of a case-control study. In: Iqbal K, Winblad B, Wisniewski H (eds). Proceedings of the Fifth International Conference on Alzheimer's Disease and Related Disorders. London: John Wiley & Sons.

Fuchs M (1997). Funktionelle Entspannung: Theorie und Praxis einer organismischen Entspannung über den rhythmisierten Atem. Mit einer medizinischen Einführung von E. Wiesenhütter. Durchges. u. erw. Aufl. Stuttgart: Hippokrates.

Gadamer HG (1990). Gedicht und Gespräch. Frankfurt a. M.: Insel.

Gambaroff M (1984). Utopie der Treue. Reinbek: Rowohlt.

Gauler TC, Weihrauch TR (1997). Placebo – ein wirksames und ungefährliches Medikament? München: Urban & Schwarzenberg.

Geigges W (1996). Familienprozesse bei Krebskrankheiten In: Uexküll T v, Adler R, Herrmann JM, Köhle K, Schonecke OW, Wesiack W (Hrsg). Psychosomatische Medizin. 5. Aufl. München: Urban & Schwarzenberg; 370–8.

Geigges W (1999). Balint-Gruppen und Reflektierte Kasuistik. In: Hontschik B, Uexküll T v (Hrsg). Psychosomatische Chirurgie. Stuttgart, New York: Schattauer; 55–63.

Gellerstedt N (1932/33). Zur Kenntnis der Hirnveränderungen bei der normalen Altersinvolution. Upsala Läkareforen Förhandl; 38: 193–409.

Gennep A v (1986). Übergangsriten. Frankfurt a. M., New York: Campus.

Gerdes N, Jäckel WH (1995). IRES. Indikatoren des Reha-Status. Hochrhein-Institut für Rehabilitationsforschung. Bad Säckingen.

Gieler U, Bullinger M, Behrendt H, Eikmann T, Herr C, Ring J, Schwarz E, Suchenwirth R, Tretter Z (1998). Multiple Chemical Sensitivity (MCS). Z Umweltmed Forsch Prax; 3: 3–10.

Ginzburg C (1983). Spurensicherungen. Die Wissenschaft auf der Suche nach sich selbst. Berlin: Wagenbach.

Gipper H (1964). Bausteine zur Sprachinhaltsforschung. Bonn: Bouvier.

Gjerdingen DK, Froberg DG, Fontaine P (1991). The effects of social support on women's health during pregnancy, labor and delivery, and the postpartum period. Fam Med; 23: 370–5.

Glasersfeld E v (1996). Radikaler Konstruktivismus – Ideen, Ergebnisse, Probleme. Frankfurt a. M.: Suhrkamp.

Glasersfeld E v, Wissen E (1987). Sprache und Wirklichkeit. Braunschweig, Wiesbaden: F. Vieweg & Sohn.

Grün S, Tennigkeit F, Munk M (1998). The role of time in neuronal processing. B. I. F. Futura; 13: 182–96.

Häger G, Hasenburg A, Behrens C, Fallenstein F, Spätling L (1995). Geburtsfortschritt und Vierkanaltokographie unter der Geburt. Vortrag auf der 5. Jahrestagung der Arbeitsgemeinschaft für Informationsverarbeitung in der Gynäkologie und Geburtshilfe. Universität Bochum, 29.–30.9.1995.

Hagel K, Grossman P (1994). Prognose, Therapie und Dokumentation des traumatischen „Apallischen Syndroms". Eine Literaturstudie. Ministerium für Arbeit, Gesundheit und Sozialordnung Baden-Württemberg.

Halasz P (1998). Hierarchy of micro-arousals and the microstructure of sleep. Neurophysiol Clin; 28: 461–75.

Hamburger A (1995). Entwicklung der Sprache. Stuttgart, Berlin, Köln: Kohlhammer.

Hanson BG (1989). Definitional deficit: a model of senile dementia in context. Fam Proc; 28: 281–9.

Harlacher W, Schahn J (1998). „Elektrosensitivität" – ein psychologisches Problem? In: Kals E (Hrsg). Umwelt und Gesundheit. Weinheim: Beltz; 151–72.

Hermanns H (1995). Narratives Interview. In: Flick U, Kardorff E v, Keupp H, Rosenstiel L v, Wolff S (Hrsg). Handbuch Qualitative Sozialforschung. Weinheim: Beltz; 182–5.

Hess-Liebers W (1999). Erfahrungen mit der Körperempathie. Forum Psychoanal; 4: 312–26.

Hoffmeyer J (1996). Molekularbiologie und Genetik in semiotischer Sicht. In: Uexküll T v, Adler H, Herrmann JM, Köhle K, Schonecke OW, Wesiack W (Hrsg). Psychosomatische Medizin. 5. Aufl. München, Wien, Baltimore: Urban & Schwarzenberg; 53–62.

Hopf C (1995). Qualitative Interviews in der Sozialforschung. In: Flick U, Kardorff E v, Keupp H, Rosenstiel L v, Wolff S (Hrsg). Handbuch Qualitative Sozialforschung. Weinheim: Beltz; 177–81.

Hornberg C (1999). Multiple Chemical Sensitivity (MCS). In: Konietzko J (Hrsg). Handbuch der Arbeitsmedizin. Landsberg: Ecomed-Verlag; 1–10.

Huber G (1994). Psychiatrie. Stuttgart, New York: Schattauer.

Humphreys RP, Hendrick EB, Hoffman HJ (1990). The head-injured child who „talks and dies". Child's Nerv Syst; 6: 139–42.

Janssen PL (1987). Psychoanalytische Therapie in der Klinik. Stuttgart: Klett-Cotta.

Janus L (2000). Die lebensgeschichtliche Bedeutung vorgeburtlicher und geburtlicher Gefühle. In: Funktionelle Entspannung. Beiträge zu Theorie und Praxis; 28: 5–14.

Jaspers K (1963). Kausale und „verständliche" Zusammenhänge zwischen Schicksal und Psychose bei der Dementia praecox (Schizophrenie). Gesammelte Schriften zur Psychologie. Nachdruck d. 1. Aufl. Berlin: Springer.

Joffe WG, Sandler J (1967). Kommentar zur psychoanalytischen Anpassungspsychologie mit besonderem Bezug zur Rolle der Affekte und der Repräsentanzen-Welt. Psyche; 11: 728–44.

Joraschky P (1998). Umweltbezogene Ängste und Körperbeschwerden. In: Rudolf G, Henningsen P (Hrsg). Somatoforme Störungen. Stuttgart, New York: Schattauer: 63–75.

Jüttemann G (1990). Komparative Kasuistik. Heidelberg: Asanger.

Jung R (1967). Neurophysiologie und Psychiatrie. In: Gruhle HW, Jung R, Mayer-Groß W, Müller H (Hrsg). Psychiatrie der Gegenwart. Berlin, Heidelberg, New York: Springer; 481–90.

Karcher S (1996). In meinen Fingerspitzen habe ich keine Seele mehr. In: Graessner S (Hrsg). Folter. An der Seite der Überlebenden. München: Beck; 99–128.

Kernberg OF (1975). Borderline-Störungen und pathologischer Narzißmus. Frankfurt a. M.: Suhrkamp.

Keßler W, Schmitz U (1999). Erfahrungen in der Therapie mit Traumapatienten mit den Methoden der KBT und Gestalttherapie. Vortrag, Nürnberg.

Klaus MH, Kennel JH, Robertson SS, Sosa R (1986). Effects of social support during parturition on maternal and infant morbidity. Br Med J; 293: 585–87.

Klaus MH, Kennel JH, Robertson SS, McGrat S, Hinkley C (1992). Continuous emotional support during labor – an essential ingredient of birth rediscovered? In: Wiljme K, Schoultz B v (eds). Reproductive Life. New Jersey: Parthenon.

Klein M (1957). Envy and Gratitude. New York: Basic Books.

Klopstech A (1994). Das Trauma des sexuellen Mißbrauchs: Wo Berührung mißhandelt hat und wie Berührung helfen kann. In: Hoffmann-Axthelm D (Hrsg). Schock und Berührung. Körper und Seele. Bd. 4. Oldenburg: TransForm; 97–111.

Knight RG, Thirkettle JA (1987). The relationship between expectations of pregnancy and birth, and transient depression in the immediate postpartum period. J Psychosom Res; 31: 351–7.

Köhler L (1990). Neuere Ergebnisse der Kleinkindforschung. Ihre Bedeutung für die Psychoanalyse. Forum Psychoanal; 6: 32–51.

Kondo K, Niino M, Shido K (1994). A case-control study of Alzheimer's disease in Japan: significance of lifestyles. Dementia; 5: 314–26.

Krause R (1996). Emotion als Mittler zwischen Individuum und Umwelt. In: Uexküll T v, Adler R, Herrmann

JM, Köhle K, Schonecke OW, Wesiack W (Hrsg). Psychosomatische Medizin. 5. Aufl. München: Urban & Schwarzenberg; 252–61.

Krietsch S, Heuer D (1997). Schritte zur Ganzheit. Lübeck: Gustav Fischer.

Kris E (1952). Psychoanalytic Explorations in Art. New York: International University Press.

Kropiunigg U (1999). Kompensation und ephemer-fragiles Selbst: Eine individualpsychologische Analyse der Alzheimer-Krankheit. Z Individualpsychol; 24: 186–202.

Kropiunigg U, Sebek K, Leonhardsberger A, Schemoer M, Dal-Bianco P (1999). Psychosoziale Risikofaktoren für die Alzheimer-Krankheit. Psychother Psychosom Med Psychol; 49: 153–9.

Kuhn TS (1973). Die Struktur wissenschaftlicher Revolutionen. Frankfurt a. M.: Suhrkamp.

Kuntner L (1991). Neue Erkenntnisse und Ansichten über die Gebärhaltung. Der Gebärhocker Maia. München: Hans Marseille-Verlag.

Kuntner L (1994). Die Gebärhaltung der Frau. München: Hans Marseille-Verlag.

Lamprecht FR, Johnen R (1994). Salutogenese. Ein neues Konzept in der Psychosomatik. Frankfurt a. M.: VAS.

Langosch W (1996). Selbstschädigendes Verhalten am Beispiel der Koronaren Herzerkrankung. In: Uexküll T v, Adler R, Herrmann, JM, Köhle K, Schonecke O, Wesiack W (Hrsg). Psychosomatische Medizin. 5. Aufl. München: Urban & Schwarzenberg; 553–9.

Laplanche J, Pontalis JB (1972). Das Vokabular der Psychoanalyse. 2. Bd. Frankfurt a. M.: Suhrkamp.

Leff J, Vaughn C (1985). Expressed Emotions in Families. New York: Guilford Press.

Legewie H (1995). Feldforschung und teilnehmende Beobachtung. In: Flick U, Kardorff E v, Keupp H, Rosenstiel L v, Wolff S (Hrsg). Handbuch Qualitative Sozialforschung. Weinheim: Beltz; 189–92.

Leibing LE, Rüger U, Schüßler G (1999). Biographische Risikofaktoren und psychische Störungen bei Patienten mit Fibromyalgie-Syndrom. Z psychosom Med; 45: 142–56.

Leuschner W, Hau S, Fischmann T (2000). Die akustische Beeinflussbarkeit von Träumen. Tübingen: edition diskord.

Leuzinger-Bohleber M (2000). Unveröff. Mitteilung im Rahmen des Vortrags auf die 50. Lindauer Psychotherapiewochen.

Levin HS, Eisenberg HM (1991). Management of head injury. Neurobehavioral outcome. Neurossurg Clin North Am; 2: 457–72.

Levinson E (1983). The Ambiguity of Change: an inquiry into the nature of psychoanalytic reality. New York: Basic Books.

Lichtenberg J (1991). Psychoanalyse und Säuglingsforschung. Heidelberg, Berlin, New York: Springer.

Lichtenberg J (1996). The Clinical Exchange. London: The Analytic Press.

Lichtenberg J, Lachmann FM, Fosshage JL (2000). Das Selbst und die motivationalen Systeme: zu einer Theorie psychoanalytischer Technik. Frankfurt a. M.: Brandes & Apsel.

Loch W (1995). Theorie und Praxis von Balint-Gruppen. Tübingen: edition diskord.

Lohmer M (1988). Stationäre Psychotherapie bei Borderlinepatienten. Berlin, Heidelberg, New York: Springer.

Lübke H v (1995). Säuglingsforschung und pränatale Psychologie. Prenat Perinat Psychol Med; 4: 329–34.

Luhmann N (1981). Die Unwahrscheinlichkeit der Kommunikation. In: Soziologische Aufklärung. Bd. 3. Opladen: Westdeutscher Verlag; 25–34.

Luhmann N (1984). Soziale Systeme. Grundriß einer allgemeinen Theorie. Frankfurt a. M.: Suhrkamp.

Mahler MS, Pine F, Bergmann A (1980). Die psychische Geburt des Menschen. Frankfurt a. M.: Fischer.

Masliah E (1995). Mechanisms of synaptic dysfunction in Alzheimer's disease. Histol Histopathol; 10: 509–19.

Matteson MA, Linton AD, Barnes SJ, Cleary BL, Lichtenstein MJ (1996). The relationship between Piaget and cognitive levels in persons with Alzheimer's disease and related disorders. Aging Clin Exp Res; 8: 61–9.

Matthes A, Schneble H (1992). Epilepsien. 5. Aufl. Stuttgart, New York: Thieme.

Maturana H (1982). Erkennen: Die Organisation und Verkörperung von Wirklichkeit. Braunschweig, Wiesbaden: F. Vieweg & Sohn.

Mayring P (1993). Qualitative Inhaltsanalyse. Weinheim: Deutscher Studien Verlag.

McDougall J (1980). Plea for a Measure of Abnormality. New York: International University Press.

Mead GH (1968). Geist, Identität und Gesellschaft. Frankfurt a. M.: Suhrkamp.

Medawar PB, Medawar IS (1977). The Life Science. New York: Harper & Row.

Mentzos S (1996). Psychodynamische Modelle in der Psychiatrie. Göttingen, Zürich: Vandenhoeck & Ruprecht.

Mentzos S (2000). Ätiopathogenese psychotischer Erkrankungen. Göttingen: Vandenhoeck & Ruprecht.

Merleau-Ponty M (1962). Phenomenology of Perception. London: Routledge & Kegan Paul.

Mertens W (2000). Unveröff. Mitteilung im Rahmen des Vortrags auf dem DPG-Kongress (29.4.2000) in Regensburg.

Merzenich MM, Recanzone GH, Jenkins WM, Nudo RJ (1990). How the brain functionally rewires itself. In: Arbib M, Robinson JA (eds). Natural and Artificial Parallel Computations. Cambridge, MA: MIT Press; 177–210.

Meyer-Abich A (Hrsg) (1940). Bios. Abhandlungen zur theoretischen Biologie und ihrer Geschichte, sowie zur Philosophie der organischen Naturwissenschaften. Band X. Leipzig: Barth.

Miller JD (1992). Head injury. J Neurol Neurosurg Psychiatry; 56: 440–7.

Moleman N, van der Hart O, van der Kolk B (1992). The Partus Stress Reaction: a neglected etiological factor in postpartum psychiatric disorders. J Nerv Ment Dis; 180: 271–2.

Molinski H (1968). Bilder der eigenen Weiblichkeit. Ärger während der Geburt und Rigidität des Muttermundes. Z psychosom Med Psychoanal; 14: 90.

Molinski H (1972). Archaische Mütterlichkeit. Grundlage psychogener Störungen von Schwangerschaft und Geburt. Sexualmed; 3: 140.

Molinski H (1989). Emotionale und interpersonale Aspekte der Geburt. Gynäkologe; 22: 96–9.

Müller-Braunschweig H (1975). Die Wirkung der frühen Erfahrung. Stuttgart: Klett-Cotta.

Müller-Braunschweig H (1994). Wirkfaktoren der verbalen und der körperbezogenen Psychotherapie. In: Uexküll T v, Fuchs M, Müller-Braunschweig H, Johnen R (Hrsg). Subjektive Anatomie. Stuttgart, New York: Schattauer; 171–84.

Muthny FA (1989). Freiburger Fragebogen zur Krankheitsverarbeitung. Weinheim: Beltz.

Nasterlack M (1998). Multiple Chemical Sensitivity (MCS). Idiopathic Environmental Intolerances (IEI). In: Coenen W (Hrsg). Arbeitsmedizin und Arbeitsschutz. München: Urban und Fischer; 47–59.

Neutra R, Lipscomb J, Satin K, Shusterman D (1991). Hypotheses to explain the higher symptom rates observed around harzardous waste sites. Environment Health Persp; 94: 31–8.

Nirkko O, Laurama M, Siltanen P, Tnominen H, Vanhaler K (1982). Psychological risk factors related to coronary heart disease. Acta med Scand; 660, Suppl: 137–46.

Nöth W (2000). Handbuch der Semiotik. Stuttgart: Metzler.

Nüchterlein K (1987). Vulnerability models for Schizophrenia. States of the art. In: Haefner H (Hrsg). Search for the Causes of Schizophrenia. Berlin, Heidelberg, New York: 297–316.

Ogden TH (1988). On the dialectical structure of experience: some clinical and theoretical implications. Contemp Psychoanal; 23: 17–45.

Ogden TH (1989). Frühe Formen des Erlebens. Wien: Springer.

Olbrich D, Plassmann R (1998). Psychosomatische Rehabilitation und Sozialmedizin. Frankfurt a. M., Berlin, Bern, New York, Paris, Wien: Verlag Peter Lang.

Olds DD (2000). A semiotic model of the mind. J Am Psychoanal Assoc; 48: 497–529.

Olson DH, Russel C, Sprenkle DH (1983). Circumplex-Model of marital and familiy system: VI. theoretical update. Fam Proc; 22: 69–84.

Parrino L, Boselli M, Spaggiari MC, Smerieri A, Terzano MG (1998). Cyclic alternating pattern (CAP) in normal sleep: polysomnographic parameters in different age groups. Electroencephalogr Clin Neurophysiol; 107: 439–50.

Paterson-Brown S (1998). Should doctors perform an elective caesarean section on request ? Br Med J; 317: 462–5.

Peirce CS (1902). Logic as semiotic: the theory of signs. In: Innis RE (ed) (1985). Semiotics: an introductory anthology. Bloomington, IN: Indiana University Press; 1–23.

Peirce CS (1991). Vorlesungen über Pragmatismus. Hamburg: Meiner.

Peirce CS (1993). Phänomen und Logik der Zeichen. Frankfurt a. M.: Suhrkamp.

Peters UH (1984). Wörterbuch der Psychiatrie und medizinischen Psychologie. München, Wien: Urban & Schwarzenberg.

Piaget J (1936). The Origins of Intelligence in Children. New York: International University Press.

Piaget J (1969). Das Erwachen der Intelligenz beim Kinde. Stuttgart: Klett-Cotta.

Piaget J (1973a). Einführung in die genetische Erkenntnistheorie. Frankfurt a. M.: Suhrkamp.

Piaget J (1973b). The affective unconscious and the cognitive unconscious. J Am Psychoanal Assoc; 21: 249–61.

Piaget J (1975a). Der Aufbau der Wirklichkeit beim Kinde. Stuttgart: Klett-Cotta.

Piaget J (1975b). Gesammelte Werke. Studienausgabe. Stuttgart: Klett.

Piontelli A (1987). An infant observation from before birth. Psychoanal; 68: 453–63.

Plassmann R (1993). Organwelten: Grundriß einer analytische Körperpsychologie. Psyche; 47: 261–82.

Plassmann R (1996a). Münchhausensyndrome und artifizielle Erkrankungen. In: Uexküll T v (Hrsg). Lehrbuch der Psychosomatischen Medizin. München, Wien, Baltimore: Urban & Schwarzenberg; 567–79.

Plassmann R (1996b). Körperpsychologie und Deutungstechnik. Forum Psychoanal; 12: 19–30.

Plassmann R (1996c). Methodenintegration in der stationären Psychotherapie. Vortrag auf dem Europäischen Verband für Psychotherapie. Frankfurt a. M., 10.2.1996.

Plassmann R (1997). Qualitätsmerkmale einer Reha-Fachklinik. Vortrag auf dem Reha-Kongress. Bonn, 25.9.1997.

Plassmann R (1998). Integrierte Medizin in der Rehabilitation. DRV-Schriften. Bd. 11. Tagungsband. Bad Homburg: 504.

Plessner H (1976). Die Frage nach der Conditio humana. Frankfurt a. M.: Suhrkamp.

Pohlen M (1973). Das Münchener Kooperationsmodell. Gruppentherapie in einem neuen klinischen Organisationsmodell. Nervenarzt; 44: 476–83.

Portmann A (1956). Zoologie und das neue Bild des Menschen. Hamburg: Rowohlt.

Portmann A (1969). Biologische Fragmente zu einer Lehre vom Menschen. 3. Aufl. Basel, Stuttgart: Schwabe.

Prill HJ (1986). Die Entwicklung der psychosomatischen Geburtshilfe und Gynäkologie In: Beck L (Hrsg). Zur Geschichte der Gynäkologie und Geburtshilfe. New York, Berlin, Heidelberg: Springer; 345–55.

Ranta P, Spalding M, Kangas-Saarela T, Jokela R, Hollmen A, Jouppila P, Jouppila R (1995). Maternal expectations and experiences of labor pain – options of 1091 Finnish parturients. Acta Anaesthesiol Scandinav; 39: 60–6.

Rappmann R, Walter A (1997). Tango – Obsession – Passion. Neu Ravensburg: FIU-Verlag.

Redlich E (1898). Über miliare Sklerose der Hirnrinde bei senilerer Atrophie. Jahrbücher f Psych u Neurol; 17: 208–16.

Renner MJ, Rosenzweig MR (1987). Recent Research in Psychology. Berlin, Heidelberg, New York: Springer.

Retzer A (1995). Sprache und Psychotherapie. Psychotherapeut; 40: 210–21.

Reynolds JL (1997). Post-traumatic stress disorder after childbirth: the phenomenon of traumatic birth. Can Med Assoc J; 156: 831–5.

Rice AK (1965). Führung und Gruppe. Stuttgart: Klett.

Riley D (1995). Postpartum Stress Disorder. In: Bitzer J, Stauber M (eds). Psychosomatic Obstetrics and Gynecology. 11th International Congress (ISPOG-Meeting). Basel, Switzerland: May 21st–24th. Monduzzi Editore: International Proceedings Division; 197–9.

Ritter J, Gründer K (1974). Historisches Wörterbuch der Philosophie. Bd. 3. Basel, Stuttgart: Schwabe.

Robinson PN, Salmon P, Yentis SM (1998). Maternal satisfaction. Int J Obstetr Anesthesia; 7: 32–7.

Roth N (1988). Nachwort. In: Moser T. Das erste Jahr. Frankfurt a. M.: Suhrkamp; 149–91.

Rothschild D (1937). Pathologic changes in senile psychoses and their psychobiologic significance. Am J Psychiatry; 93: 757–88.

Rothschild D, Kasanin J (1936). Clinicopathologic study of Alzheimer's disease. Arch Neurol Psychiatry; 36: 293–321.

Rümke HC (1967). Eine blühende Psychiatrie in Gefahr. Berlin: Springer.

Sackett DL (1976). The magnitude of compliance and noncompliance. In: Sackett DL, Haynes RB (eds). Compliance with Therapeutic Regimes. Baltimore: Johns Hopkins University Press.

Sacks O (1987). Der Mann, der seine Frau mit einem Hut verwechselte. Reinbek: Rowohlt.

Sacks O (1989). Der Tag, an dem mein Bein fortging. Reinbek: Rowohlt.

Salmon P, Drew NC (1992). Multidimensional assessment of women's experience of childbirth: relationship to obstetric procedure, antenatal preparation and obstetric history. J Psychosom Res; 36: 317–27.

Sampson H, White J (1986). Testing hypotheses: the approach of the Mount Zion Psychotherapy Research Group. In: Greensberg LS, Pinsof W (eds). The Psychotherapeutic Process: a research handbook. New York: Guilford Press; 591–613.

Sandler J (1960). The background of safety. Int J Psychoanal; 41: 352–6.

Sands SL, Rothschild D (1952). Sociopsychiatric foundations for a theory of the reactions to aging. J Nerv Ment Dis; 116: 233–41.

Sauer M (1999). Neurotraumatologie. In: Hontschik B, Uexküll T v (Hrsg). Psychosomatik in der Chirurgie. Stuttgart, New York: Schattauer; 191–203.

Sauer M (2001). Traum und Koma – eine phänomenologische Betrachtung (in Vorbereitung).

Saussure F (1959). Course in General Linguistics. New York: Philosophical Library.

Schleske G (1999). Buchbesprechung: Isabelle Azoulay: Die Gewalt des Gebärens. Streitschrift wider den Mythos der glücklichen Geburt. Z psychoanal Theor Prax; 4: 464–8.

Schneider H (1993). Bedeutung der intrapartalen Asphyxie für die kindlichen Hirnschäden. Geburtshilfe und Frauenheilkunde; 53: 369–78.

Schneider H (1994). Überwachung des Feten während der Geburt – CTG oder Auskultation? In: Festschrift „100 Jahre Schweizerischer Hebammenverband"; 137–48.

Schrage R (1973). Zur Ätiologie der Beckenendlage. Z Geburtshilfe Perinatol; 177: 437–45.

Schüffel W, Brucks U, Johnen R, Köllner V, Lamprecht F, Schnyder U (1998). Handbuch der Salutogenese. Konzept und Praxis. Wiesbaden: Ullstein Medical.

Schütz M (1996a). Zur Behandlung psychotisch erkrankter Patienten in einer psychosomatischen Klinik. Nervenarzt; 67, Suppl 1: 63.

Schütz M (1996b). Über Schwierigkeiten in der therapeutischen Begegnung mit psychiatrisch erkrankten Patienten. Ärzteblatt Thüringen 7; 3: 150–3.

Schütz M (1997). Zur Behandlung psychotisch erkrankter Patienten in einer psychosomatischen Fachklinik. In: Olbrich D, Plassmann R (Hrsg). Psychosomatische Rehabilitation und Sozialmedizin. Frankfurt a. M., Berlin, Bern, New York, Paris, Wien: Verlag Peter Lang; 148–58.

Schütz M, Plassmann R, Färber K (1998). Psychosenrehabilitation in einer psychosomatischen Fachklinik – eine katamnestische Untersuchung. In: Interdisziplinarität und Vernetzung. DRV-Schriften. Tagungsband 7. Rehabilitationswissenschaftliches Kolloquium. Hamburg, 10.3.–12.3.97. Bd. 11; 487–88.

Seaburn D, Lorenz A, Kaplan D (1992). The transgenerational development of chronic illness meanings. Fam Systems Med; 10: 385–94.

Sebeok TA (1979). Theorie und Geschichte der Semiotik. Reinbek: Rowohlt.

Segal L (1988). Das 18. Kamel oder die Welt als Erfindung. München: Piper.

Sherrington CS (1906). The Integrative Action of the Nervous Systems. New Haven: Yale University Press.

Shusterman D (1992). Critical review: the health significance of environmental odour pollution. Arch Environment Health; 47: 76–87.

Sluzki CE (1992). Transformation von Erzählungen. Familiendynamik; 17.1: 19–38.

Snowdon DA, Kemper SJ, Mortimer JA, Greiner LH, Wekstein DR, Markesberry WR (1996). Linguistic ability in early life and cognitive function and Alzheimer's disease in late life. JAMA; 275: 528–32.

Sonntag S (1993). Krankheit als Metapher. Frankfurt a. M.: Fischer.

Spitz RA (1973). Die Entstehung der ersten Objektbeziehungen. Stuttgart: Klett.

Spitz RA (1983). Vom Säugling zum Kleinkind. Naturgeschichte der Mutter-Kind-Beziehung im ersten Lebensjahr. Stuttgart: Klett-Cotta.

Spörri S, Gyr T, Schollerer A, Werlen S, Schneider H (1994). Methoden, Techniken und Beurteilungskriterien der geburtshilflichen Pelvimetrie. Z Geburtshilfe Perinatol; 198: 37–46.

Stadlmayr W, Herr I (2001). Das Geburtsnarrativ am 2.–4. Tag nach der Geburt: Auswertungsmanual für postpartale Interviews zur Operationalisierung verschiedener Dimensionen des Geburtserlebens. Unveröff. Manuskript.

Stanley F, Blair E, Westaway J (1994). Cerebral Palsy – the Role of Obstetric Care in Pregnancy and Delivery. A monograph for lawyers, doctors and parents prepared by the Institute for Child Health Research in conjunction with the Medical Defence Associations of Western Australia and Victoria and United Medical Defence. Perth, Western Australia.

Stauber M (1996). Geburtshilfe und Gynäkologie. In: Uexküll T v, Adler H, Herrmann JM, Köhle K, Schonecke OW, Wesiack W (Hrsg). Psychosomatische Medizin. 5. Aufl. München, Wien, Baltimore: Urban & Schwarzenberg; 1046–56.

Steinheider B (1998). Gesundheitliche Wirkungen von Industrie- und Umweltgerüchen. In: Kals E (Hrsg). Umwelt und Gesundheit. Weinheim: Beltz; 43–60.

Stephan H, Bourgeois BFD (1999). Anfälle und Epilepsien bei Kindern und Jugendlichen. 3. Aufl. Stuttgart, New York: Thieme.

Stern DN (1985). The Interpersonal World of the Infant. New York: Basic Books.

Stern DN (1992). Die Lebenserfahrung des Säuglings. Stuttgart: Klett-Cotta.

Stern DN (1998). Die Mutterschaftskonstellation. Stuttgart: Klett-Cotta.

Stern DN, Geuter U (1999). Wie das Gewebe der Seele geknüpft wird. Ein Gespräch mit dem Säuglingsforscher Daniel Stern. Psychologie heute; 12: 38–44.

Straus E (1978). Geschehnis und Erlebnis – zugleich eine historiologische Deutung des psychischen Traumas und der Renten-Neurosen. Reprint. Berlin, Heidelberg, New York: Springer.

Sullivan HS (1953). The Interpersonal Theory of Psychiatry. New York: Norton.

Swaab DF (1991). Brain aging and Alzheimer's disease, "wear and tear" versus "use it or lose it". Neurobiol Aging; 12: 317–24.

Terry RD, Masliah E, Salmon DP, Butters N, DeTeresa R, Hill R, Hansen LA, Katzman R (1991). Physical basis of cognitive alterations in Alzheimer's disease: synapse loss is the major correlate of cognitive impairment. Ann Neurol; 30: 572–80.

Thiele G (1980). Handlexikon der Medizin. München, Wien, Baltimore: Urban & Schwarzenberg.

Thöni A (1999). Die Wassergeburt. Erste Erfahrungen am Krankenhaus Sterzing und abschließende Überlegungen. Deutsche Hebammen Zeitschrift; 1: 3–7.

Thöni A (2000). Gebären im Wasser. Deutsche Hebammen Zeitschrift; 4: 198–201.

Tienari P, Sorri A, Lahti J (1985). Interaction of genetic and psychological factors in Schizophrenia. Acta Psychiatr Scand; 71: 19–30.

Traue HC, Rudisch T, Kessler M. Funktionelle Schmerzen der Muskulatur. In: Herrmann JM, Lisker H, Dietze GJ (Hrsg). Funktionelle Erkrankungen. München, Wien, Baltimore: Urban & Schwarzenberg; 153–76.

Trimborn W (1983). Die Zerstörung des therapeutischen Raumes. Das Dilemma stationärer Psychotherapie bei Borderline-Patienten. Psyche; 37: 204–36.

Uexküll J v (1920). Theoretische Biologie. Frankfurt a. M.: Suhrkamp 1973.

Uexküll J v (1936). Nie geschaute Welten. Die Umwelten meiner Freunde. Berlin: Fischer.

Uexküll J v (1940). Bedeutungslehre. In: Meyer-Abich A (Hrsg). Bios. Abhandlungen zur theoretischen Biologie und ihrer Geschichte, sowie zur Philosophie der organischen Naturwissenschaften. Band X. Leipzig: Barth.

Uexküll J v, Kriszat G (1934). Streifzüge durch die Umwelten von Tieren und Menschen. Wien: Springer.

Uexküll T v (1994). Integrierte psychosomatische Medizin in der Praxis und Klinik. Stuttgart, New York: Schattauer.

Uexküll T v (1997). Gedanken über Geschichten und Zeichen. St. Gallen: Erker.

Uexküll T v (1998). Akademie für Integrierte Medizin. Unveröff. Manuskript.

Uexküll T v (1999). The relationship between semiotics and mechanical models of explanation in the sciences. Semiotica; 127: 647–55.

Uexküll T v (2001). Körper-Sein, Körper-Haben – der Hintergrund des Dualismus in der Medizin. PPmP; 51: 128–33.

Uexküll T v, Wesiack W (1988). Theorie der Humanmedizin. München, Wien, Baltimore: Urban & Schwarzenberg.

Uexküll T v, Wesiack W (1996). Wissenschaftstheorie, ein bio-psycho-soziales Modell. In: Uexküll T v, Adler H, Herrmann JM, Köhle K, Schonecke OW, Wesiack W (Hrsg). Psychosomatische Medizin. München, Wien, Baltimore: Urban & Schwarzenberg; 13–52.

Uexküll T v, Wesiack W (1998). Theorie der Humanmedizin. 3. Aufl. München, Wien, Baltimore: Urban & Schwarzenberg.

Uexküll T v, Fuchs M, Müller-Braunschweig H, Johnen R (Hrsg) (1994). Subjektive Anatomie: Theorie und Praxis körperbezogener Psychotherapie. Stuttgart, New York: Schattauer.

Uexküll T v, Krejci E, Dornberg M (1996a). Der Säugling und das Phantasieren. Zu Martin Dornes' „Können Säuglinge phantasieren?" Psyche; 11: 1019–35.

Uexküll T v, Adler H, Herrmann JM, Köhle K, Schonecke OW, Wesiack W (Hrsg) (1996b). Psychosomatische Medizin. 5. Aufl. München, Wien, Baltimore: Urban & Schwarzenberg.

Uexküll T v, Geigges W, Herrmann JM (1997). Endosemiose. In: Posner R, Robering K, Sebeok TA (Hrsg). Semiotik. Ein Handbuch zu den zeichentheoretischen Grundlagen von Natur und Kultur. Berlin, New York: De Gruyter; 464–87.

Ulrich G (1997). Biomedizin – die folgenschweren Wandlungen des Biologiebegriffs. Stuttgart, New York: Schattauer.

Voss W (1997). Praktische Statistik mit SPSS. München, Wien: Hanser.

Vygotsky L (1962). Thought and Language. Cambridge, MA: MIT Press.

Vygotsky L (1978). Mind in Society: The Development of Higher Psychological Processes. Boston: Harvard University Press.

Waldenström U, Nilsson CA (1993). Women's satisfaction with birth center care: a randomized controlled study. Birth; 21: 3–13.

Waldenström U, Nilsson CA (1994). Experience of childbirth in birth center care: a randomized controlled study. Acta Obstetr Gynecol Scand; 73: 547–54.

Waldenström U, Borg IM, Olsson B, Skold M, Wall S (1996). The childbirth experience: a study of 295 new mothers. Birth; 23: 144–53 (dt. [1998]: Die Geburtserfahrung: eine Studie mit 295 Wöchnerinnen. Die Hebamme; 11: 151–61).

Wälte D, Hendrische A, Kröger F (2000). Familiäre Krankheitskonzepte. Ein neuer Ansatz in der empirischen Sozialforschung. In: Kröger F, Hendrische A, McDaniel S (Hrsg). Familie, System und Gesundheit. Heidelberg: Carl Auer; 267–94.

Weiss PAM (1994). Sectio Caesarea und assoziierte Fragen. Wien, New York: Springer.

Werner W, Kaplan B (1963). Symbol Formation: An Organismic-Developmental Approach to Language and Expression of Thought. New York: John Wiley.

Wiesel TN (1994). Genetics and behavior (editorial). Science; 264: 1647.

Willi J (1975). Die Zweierbeziehung. Reinbek: Rowohlt.

Willi J (1978). Die Therapie der Zweierbeziehung. Reinbek: Rowohlt.

Winnicott DW (1965). Reifungsprozesse und fördernde Umwelt. Frankfurt a. M.: Fischer.

Winnicott DW (1973). Vom Spiel zur Kreativität. Stuttgart: Klett-Cotta.

Winnicott DW (1983). Von der Kinderheilkunde zur Psychoanalyse. Frankfurt a. M.: Fischer.

Wirsching M (1988). Krebs im Kontext. Patient, Familie und Behandlungssystem. Stuttgart: Klett-Cotta.

Wulff E (1995). Wahnsinnslogik. Von der Verstehbarkeit schizophrener Erkrankungen. Bonn: Psychiatrie-Verlag.

Wygotski LS (1964). Sprechen und Denken. Conditio humana. Frankfurt a. M.: Fischer.

Zain HA, Wright JW, Parrish GE, Diehl SJ (1998). Interpreting the fetal heart rate tracing. Effect of knowledge of neonatal outcome. J Reprod Med; 43: 367–70.

Zenz H, Bischoff C, Hrabal V (1996). Patientenfragebogen (PATEF). Göttingen, Bern: Hogrefe.

Zwiener U, Ludin HP, Petsche H (1990). Neuropathophysiologie. Jena: G. Fischer Verlag.

# Sachverzeichnis

# Weitere Werke von Thure von Uexküll bei Schattauer

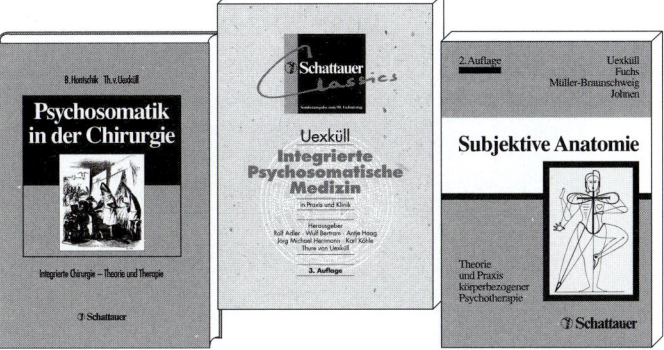

## Psychosomatik in der Chirurgie

Hontschik/Uexküll (Hrsg.)
**Psychosomatik in der Chirurgie**
Integrierte Chirurgie –
Theorie und Therapie

1999. 414 Seiten, 30 Abbildungen,
22 Tabellen, geb.
€ 50,95/CHF 76,90
ISBN 3-7945-1938-8
Schriftenreihe der
Akademie für Integrierte Medizin

Die Chirurgie galt lange Zeit als *das* technisch-operative Fach der Medizin schlechthin. Psychosomatische Aspekte wurden kaum beachtet oder als „psychische Überlagerung" ausgegrenzt. Dieses chirurgische Selbstverständnis ändert sich gegenwärtig grundlegend.

Ausgewiesene Experten aus verschiedenen chirurgischen Fachgebieten sowie namhafte Psychosomatiker stellen die enge Verbindung psychischer und organischer Probleme in der Chirurgie mit einem klaren Praxisbezug dar. Damit zeigen sie Möglichkeiten einer patientengerechteren und ökonomischeren Behandlung auf.

Das Buch liefert Grundlagen für die Vervollständigung der chirurgischen Aus- und Weiterbildung. Für Ärzte und Psychologen, die im Konsiliar- und Liaisondienst chirurgische Patienten psychisch betreuen, ist es ein Leitfaden für die adäquate Realisierung eines komplexen chirurgisch-psycho-sozialen Behandlungskonzepts.

## Integrierte Psychosomatische Medizin

Uexküll
**Integrierte Psychosomatische Medizin**
in Praxis und Klinik

Classics-Ausgabe 1998 der 3. Auflage
1994. 448 Seiten, 32 Abbildungen,
29 Tabellen, kart.
€ 25,95/CHF 39,20
ISBN 3-7945-1864-0
Schriftenreihe der
Akademie für Integrierte Medizin

Die erste überzeugende Dokumentation einer veränderten Praxis auf der Basis einer neuen Theorie der Humanmedizin.

Aus dem Inhalt:
▶ Geschichte des Paradigmawechsels in der Medizin
▶ Der gesundheitsökonomische Nutzen einer integrierten Medizin
▶ Erfahrungen und Modelle aus den wichtigsten Fachgebieten
▶ Der Hausarzt als Psychosomatiker
▶ Psychosomatik und Pflege
▶ Psychosomatik in der Klinik: Innere Medizin, Onkologie, Kinder- und Jugendpsychiatrie, Neurologie u.v.m.
▶ Psychosomatische Rehabilitation

*Offenbar ist die deutsche Medizin auf dem Weg zur Besserung, dieses außergewöhnliche Buch stimmt jedenfalls zuversichtlich.*
Münchener Medizinische Wochenschrift

## Subjektive Anatomie

Uexküll/Fuchs/Müller-Braunschweig/
Johnen (Hrsg.)
**Subjektive Anatomie**
Theorie und Praxis körperbezogener
Psychotherapie

2. Auflage 1997. 263 Seiten,
25 Abbildungen, kart.
€ 22,95/CHF 34,70
ISBN 3-7945-1799-7

Die Subjektive Anatomie führt den Leser in das Grenzgebiet zwischen den bekannten Kontinenten der somatischen und psychologischen Medizin. Gleichzeitig ist es eine Einführung in die Grundlagen der Funktionellen Entspannung (FE). In der FE-Arbeit kommt es zu einer vertieften sinnlichen Selbstwahrnehmung, so dass gesunde Anteile und Störungen erlebbar und in ihrer Bedeutung verstehbar werden. Dabei ermöglicht die Methode eine Umstimmung der autonomen, vegetativ gesteuerten Körperfunktionen.

Die Fachpresse schreibt über dieses Buch:
*„Das Buch ist für alle Ärzte, Psychologen, Körpertherapeuten und Psychotherapeuten eine Bereicherung, in deren klinischen Alltag die Unvermeidbarkeit von objektivem Befund (offizielles Körpermodell) und den Vorstellungen, die der Patient von seinem Körper hat (inoffizielles Körpermodell), eine große Rolle spielen."*
Psychotherapeut

# Heilkunst & Ethik

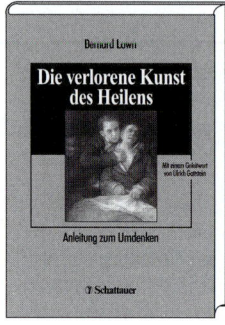 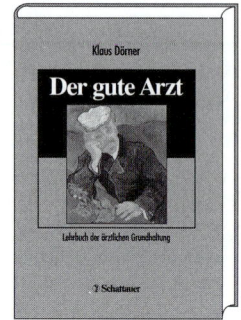

Lown
## Die verlorene Kunst des Heilens
Anleitung zum Umdenken

Deutsche Übersetzung von Helga Drews
Mit einem Geleitwort von Ulrich Gottstein

2002. 304 Seiten, geb.
€ 29,95/CHF 45,20
(Für IPPNW-Mitglieder: € 25,–/CHF 37,75)
ISBN 3-7945-2168-4

Nie zuvor konnte die Medizin so viel Gutes tun wie heute – und nie zuvor hinterfragten so viele Patienten die schulmedizinische Therapie ihrer Ärzte. Liegt das daran, dass vielen Ärzten die Kunst des Heilens abhanden gekommen ist, die sehr viel mehr beinhaltet als diagnostische Skills und technisches Know-how? „Heilkunst" beruht vor allem auf einer gelungenen Arzt-Patient-Beziehung.

Bernard Lown, einer der renommiertesten Ärzte unserer Zeit, propagiert eine Medizin mit menschlichem Gesicht, in der das Verhältnis von Patient und Arzt ebenso wichtig ist wie das Beherrschen moderner medizinischer Technik. Lown ist Kardiologe von Weltrang. Er entwickelte die geltende Klassifikation der Herzrhythmusstörungen und erfand die Elektrodefibrillation bei Kammer- und Vorhofflimmern, die seither vielen Tausend Menschen das Leben gerettet hat. Dafür erhielt er zwar nicht den Nobelpreis für Medizin, konnte aber 1985 den Friedensnobelpreis für die von ihm gegründete Vereinigung „Ärzte zur Verhütung von Atomkrieg" (IPPNW) entgegennehmen.

In diesem Buch, dessen deutsche Ausgabe exklusiv bei Schattauer erscheint, schildert Lown sein ärztliches Wirken, seine Erfahrungen, seine Erfolge, aber auch seine Fehler – auf ebenso unterhaltsame wie bereichernde Weise. Das Buch quillt nahezu über von anschaulichen, lebendigen Kasuistiken, die jeden Arzt an eigene Erlebnisse in Klinik und Praxis erinnern werden. Ein Buch, das anregt und Mut macht.

Klaus Dörner
## Der gute Arzt
Lehrbuch der ärztlichen Grundhaltung

2001. 342 Seiten, geb.
€ 35,95/CHF 54,30
ISBN 3-7945-2050-5

SCHRIFTENREIHE DER
AKADEMIE FÜR INTEGRIERTE MEDIZIN

**Großes Echo auf den neuen Dörner**
*Der gute Arzt*

„Das Gespenst Ethik" überschreibt die Verfasserin, Christiane Grefe, ihre Würdigung des Werkes von Dörner im Literaturteil der ZEIT. Sie fasst ihre Rezension mit den Worten zusammen *„… gerade in Zeiten neuer Machbarkeitseuphorie wie in der Biomedizin ist dieses Buch eine unendlich wichtige Lektüre für angehende oder selbstkritisch gebliebene Ärzte.*

*Mit seltener Demut lehrt Dörner sie neben dem professionellen Bemühen, Leiden zu beseitigen, niemals den Respekt vor dem Einzelnen zu verlieren, vor dem Leben mit Krankheiten, vor deren Sinn wie deren Geheimnis."*

Bereits das Ärzteblatt hatte im Februar 2001 dem „neuen Dörner" unter dem Titel „Unbequeme, irritierende Gedanken" eine ganze Seite gewidmet.

Mit diesem Buch knüpft Dörner an den Erfolg seines gemeinsam mit Ursula Plog verfassten legendären Bestsellers „Irren ist menschlich" an, der 1978 erstmals erschien und seither mehr als 300 000 Mal verkauft wurde: Knapp ein Dreivierteljahr nach Erscheinen war das Buch *Der gute Arzt* bereits vergriffen und musste nachgedruckt werden.

**http://www.schattauer.de**